临床护理基础与新技术应用

主 编　甘蕾蕾　于　娟　王连萍　郭静芳
　　　　辛　静　蒋　睿　刘红艳　张　娟

中国海洋大学出版社
·青岛·

图书在版编目(CIP)数据

临床护理基础与新技术应用 / 甘蕾蕾等主编. —青岛:中国海洋大学出版社,2023.6

ISBN 978-7-5670-3474-7

Ⅰ.①临… Ⅱ.①甘… Ⅲ.①护理学 Ⅳ.①R47

中国国家版本馆 CIP 数据核字(2023)第 061183 号

出版发行	中国海洋大学出版社			
社　　址	青岛市香港东路 23 号		**邮政编码**	266071
出 版 人	刘文菁			
网　　址	http://pub.ouc.edu.cn			
电子信箱	369839221@qq.com			
订购电话	0532—82032573(传真)			
责任编辑	韩玉堂		**电　话**	0532—85902349
印　　制	蓬莱利华印刷有限公司			
版　　次	2023 年 6 月第 1 版			
印　　次	2023 年 6 月第 1 次印刷			
成品尺寸	185 mm×260 mm			
印　　张	31			
字　　数	783 千			
印　　数	1～1000			
定　　价	128.00 元			

《临床护理基础与新技术应用》编委会

主　编　甘蕾蕾　枣庄市中医医院
　　　　　　于　娟　山东第一医科大学第一附属医院
　　　　　　　　　　山东省千佛山医院
　　　　　　王连萍　邹平市中医院
　　　　　　郭静芳　长治医学院附属和平医院
　　　　　　辛　静　泰安八十八医院
　　　　　　蒋　睿　新疆医科大学第六附属医院
　　　　　　刘红艳　湖北省恩施州中心医院
　　　　　　张　娟　中国人民解放军总医院第八医学中心

副主编　沈兆媛　中国人民解放军联勤保障部队第九八七医院
　　　　　　兰　燕　中国人民解放军联勤保障部队第九八七医院
　　　　　　舒　晴　湖北省十堰市太和医院
　　　　　　　　　　湖北医药学院附属医院
　　　　　　曹　芳　晋中市第二人民医院
　　　　　　孙小梅　青岛妇女儿童医院
　　　　　　苏国红　运城市中心医院
　　　　　　王文燕　北京大学第一医院太原医院
　　　　　　　　　　太原市中心医院
　　　　　　王亚茹　中国人民解放军总医院第八医学中心
　　　　　　李亚丹　中国人民解放军总医院第二医学中心
　　　　　　石媛媛　北京大学第一医院太原医院
　　　　　　　　　　太原市中心医院
　　　　　　窦凌松　中国人民解放军总医院第七医学中心
　　　　　　王萌超　中国人民解放军总医院第八医学中心
　　　　　　狄　青　新疆维吾尔自治区中医医院
　　　　　　　　　　新疆医科大学附属中医医院
　　　　　　夏　玲　中国人民解放军总医院第八医学中心
　　　　　　刘福琴　中国人民解放军总医院第八医学中心

前　言

随着护理事业的改革和医学模式的转变,护理工作由单一的疾病护理转变为以患者为中心的整体护理,护理模式、护理观念不断更新,这就对临床护士的技术和综合素质要求越来越高。本书旨在为临床护理人员提供最新的护理知识与新技术的应用,护理工作者必须不断学习,更新知识,交流临床经验,熟悉和掌握各领域护理进展,才能跟上护理学技术发展的步伐,更好地为患者服务,为人类健康保健提供可靠的保障。

本书对临床护理技术、临床常见病和多发病的护理技能等进行了详细阐述,内容包括呼吸内科、心内科、神经内科、精神科、普外科和神经外科以及妇产科疾病、儿科疾病及老年病等常见病、多发病,并针对各系统疾病的不同特点给出相应的护理建议。对每种疾病的病因、临床表现及护理评估、护理措施均做了具体介绍。最后对手术室护理与护理管理也做了简要介绍。本书内容丰富、详略得当,条理清晰,专科护理特点突出,秉承整体护理观念,能让读者更直观形象地了解现阶段护理学的最新进展,为临床护理提供科学依据;是一本集权威性、前沿性和可操作性于一体的护理学参考书,适合各级护理工作者参考。

本书编写设置:主编甘蕾蕾编写了第十三章第一节至第九节、第十二节至第十三节、第十六节,共 110.39 千字;主编于娟编写了第十三章第十节至第十一节、第十四节至第十五节、第十七节至第二十一节,共 32.99 千字;主编王连萍编写了第五章第一节至第四节,共26.74千字;主编郭静芳编写了第十二章,共 85.80 千字;主编辛静编写了第一章第二节至第五节,共 25.56 千字;主编蒋睿编写了第十一章,共 22.68 千字;主编刘红艳编写了第十章,共 54.52 千字;主编张娟编写了第一章第七节至第八节、第四章第一节至第二节,共 24.13

千字；副主编沈兆媛编写了第十五章第一节至第三节、第十六章第一节至第二节，共 23.39 千字；副主编兰燕编写了第四章第三节至第四节，共 16.79 千字；副主编舒晴编写了第五章第五节至第六节，共 17.33 千字；副主编曹芳编写了第十四章，共 107.93 千字；副主编孙小梅编写了第八章第三节至第五节，共 12.39 千字；副主编苏国红编写了第六章第一节至第十六节，共 56.63 千字；副主编王文燕编写了第三章第一节至第九节，共 53.71 千字；副主编王亚茹编写了第一章第六节、第五章第七节，共 15.29 千字；副主编李亚丹编写了第九章第四节，共 5.98 千字；副主编石媛媛编写了第三章第十节至第十八节，共 52.58 千字；副主编窦凌松编写了第八章第一节至第二节，共 8.68 千字；副主编王萌超编写了第十六章第四节，共 5.79 千字；副主编狄青编写了第二章第一节，共 5.77 千字；副主编夏玲编写了第七章第一节，共 5.55 千字；副主编刘福琴编写了第七章第二节至第三节，共 5.39 千字；副主编刘红瑞编写了第二章第二节，共 5.61 千字；副主编姚若瑶编写了第三章第十九节，共 5.39 千字；副主编杜英华编写了第九章第一节，共 5.21 千字；副主编张蕾编写了第九章第三节，共 5.18 千字；编委白志芳编写了第五章第八节，共 3.99 千字；编委吕京会编写了第九章第二节，共 3.74 千字；编委张建伟编写了第十五章第五节，共 5.39 千字；编委甄茜编写了第六章第十七节，共 3.52 千字；编委孟祥霞编写了第十六章第三节，共 2.69 千字；编委田少琴编写了第二章第三节，共 3.12 千字；编委李彩玲编写了第十五章第四节，共 3.93 千字；编委薛梅编写了第一章第一节，共 2.57 千字；编委龚宇鲜编写了第二章第四节，共 3.11 千字；编委孙书铭编写了第四章第五节，共 3.27 千字。

由于本书篇幅有限，难以将所有疾病的护理内容全部列入。虽然我们在编写过程中力求精益求精，对稿件进行了多次认真的修改，但由于编写经验不足和水平有限，书中难免存在不足之处，敬请广大读者提出宝贵的修改意见，以期再版时修正完善。

编者

2023 年 2 月

目　录

第一章　呼吸内科疾病护理

第一节　支气管哮喘

支气管哮喘(简称哮喘)是由嗜酸性粒细胞、肥大细胞、T淋巴细胞等多种炎性细胞和细胞组分参与的气道慢性炎症性疾病。

一、护理评估

(一)健康史

询问起病经过,发病前有无呼吸道感染及过敏原接触史,发作时间及用药情况;了解既往有无哮喘发作史,有无患过敏性疾病史,有无对药物或食物过敏史,有无哮喘家族史。

(二)身体状况

评估患者咳嗽、胸闷、喘息和呼吸困难情况,评估呼吸困难的程度,有无恐惧不安、大汗淋漓,面色青灰及被迫端坐位;检查有无胸廓饱满、叩诊过清音、听诊全肺布有哮鸣音。及时了解辅助检查的结果及意义。

(三)心理-社会状况

本病呈慢性反复发作,发作时呼吸困难较严重,使患者及其家属产生紧张、焦虑和恐惧感。年长患者会因反复就医、长期用药及药物不良反应产生自卑、自我否认、情绪低落等心理反应。

二、护理措施

(一)缓解呼吸困难

①给患者取舒适的半卧位或坐位,以利呼吸;给与氧气吸入,浓度以40%为宜,定时进行血气分析,及时调整氧流量,使PaO_2保持在9.3～12.0 kPa(70～90 mmHg)[①];②指导患者作深而慢的呼吸运动;③监测患者呼吸,注意有无呼吸困难及呼吸衰竭的表现,做好气管插管的准备,必要时给予机械呼吸;④按医嘱给予支气管扩张剂和肾上腺糖皮质激素,注意观察药物疗效和不良反应。

(二)保持呼吸道通畅

①保持室内空气流通和适宜的温度、湿度(温度为18 ℃～22 ℃,湿度为60%);②饮食宜清淡、营养丰富的流质或半流质,多进水,对鱼、虾、蟹类食物过敏者宜忌食,多吃水果和新鲜蔬菜;③翻身拍背,鼓励患者咳嗽,痰液黏稠者可行雾化吸入,必要时进行体位引流及吸痰;④按医嘱及时准确地给予药物治疗。

(三)密切观察病情变化

密切监测患者是否有烦躁不安、气喘加剧、心率加快、肝在短时间内急剧增大及血压下降

---

① 临床上仍习惯用毫米汞柱表示血压单位,1 kPa＝7.5 mmHg。全书同。

等情况,警惕心力衰竭及呼吸骤停等并发症的发生,同时还应警惕发生哮喘持续状态。若发生哮喘持续状态,应立即吸氧并给予半坐卧位,协助医师共同处理。

(四)用药护理

(1)支气管扩张剂:如拟肾上腺素类、茶碱类及抗胆碱药物,可采用吸入疗法、口服、皮下注射或静脉滴注等方式给药。其中吸入治疗具有用量少、起效快、不良反应小等优点,是首选的药物治疗方法。使用时嘱患者在按压喷药于咽喉部的同时深吸气,然后闭口屏气 10 s 可获较好效果,吸药后清水漱口可减轻局部和胃肠道的不良反应。拟肾上腺素类药物不良反应主要是心动过速、血压升高、虚弱、恶心、过敏反应及反常的支气管痉挛。茶碱类药物不良反应主要有胃部不适、恶心、呕吐、头晕、头痛、心悸及心率不齐等。另外,由于氨茶碱的有效浓度与中毒浓度很接近,故宜做血药浓度监测,维持在 $10\sim15\ \mu g/mL$ 的最佳血浓度水平。

(2)肾上腺皮质激素类是目前治疗哮喘最有效的药物,但长期使用可产生较多不良反应,如二重感染、肥胖等,当患者出现身体形象改变时要做好心理护理。

(3)抗生素伴呼吸道细菌感染,特别是合并肺炎时,需合理使用抗生素控制感染。

(五)心理护理

哮喘发作时应安慰并鼓励患者消除紧张、恐惧心理,促使患者放松,确保安全;指导家长以积极的态度应对疾病,充分调动患者及其家属自我护理和预防复发的主观能动性,树立战胜疾病的信心。

(六)健康教育

(1)戒烟,戒酒。

(2)增强体质,防治感染。季节变化时注意保暖,平时加强营养,可使用增强免疫力的药物,避免重体力活动,适量运动。

(3)掌握发病规律,避免接触过敏原,如某种花粉、粉尘、动物皮毛、鱼虾、药物、油漆等;避免精神刺激。

(薛　梅)

第二节　支气管扩张

支气管扩张(bronchiectasis)是指直径大于 2 mm 的支气管由于管壁的肌肉和弹性组织破坏引起的慢性异常扩张。临床特点为慢性咳嗽、咳大量脓性痰和(或)反复咯血。患者常有童年麻疹、百日咳或支气管肺炎等病史。随着人民生活条件的改善,麻疹、百日咳疫苗的预防接种,以及抗生素的应用,本病发病率已明显降低。

一、病因及发病机制

(一)支气管-肺组织感染和支气管阻塞

支气管-肺组织感染和支气管阻塞是支气管扩张的主要病因。感染和阻塞症状相互影响,促使支气管扩张的发生和发展。其中婴幼儿期支气管-肺组织感染是最常见的病因,如婴幼儿麻疹、百日咳、支气管肺炎等。

由于儿童支气管较细,易阻塞,且管壁薄弱,反复感染破坏支气管壁各层结构,尤其是对平滑肌和弹性纤维的破坏削弱了其对管壁的支撑作用。支气管炎使支气管黏膜充血、水肿、分泌物阻塞管腔,导致引流不畅而加重感染。

支气管内膜结核、肿瘤、异物引起管腔狭窄、阻塞,也是导致支气管扩张的原因之一。由于左下叶支气管细长,且受心脏血管压迫引流不畅,容易发生感染,故支气管扩张左下叶比右下叶多见。肺结核引起的支气管扩张多发生在上叶。

(二)支气管先天性发育缺陷和遗传因素

此类支气管扩张较少见,如巨大气管-支气管症、Kartagener综合征(支气管扩张、鼻旁窦炎和内脏转位)、肺囊性纤维化、先天性丙种球蛋白缺乏症等。

(三)全身性疾病

目前已发现类风湿关节炎、克隆恩病、溃疡性结肠炎、系统性红斑狼疮、支气管哮喘等疾病可同时伴有支气管扩张;有些不明原因的支气管扩张患者,其体液免疫和(或)细胞免疫功能有不同程度的异常,提示支气管扩张可能与机体免疫功能失调有关。

二、临床表现

(一)症状

1.慢性咳嗽、大量脓痰

痰量与体位变化有关。晨起或夜间卧床改变体位时,咳嗽加剧、痰量增多。痰量多少可估计病情严重程度。感染急性发作时,痰量明显增多,每日可达数百毫升,外观呈黄绿色脓性痰,痰液静置后出现分层的特征:上层为泡沫;中层为脓性黏液;下层为坏死组织沉淀物。合并厌氧菌感染时痰有臭味。

2.反复咯血

50%～70%的患者有程度不等的反复咯血,咯血量与病情严重程度和病变范围不完全一致。大量咯血最主要的危险是窒息,应紧急处理。部分发生于上叶的支气管扩张,引流较好,痰量不多或无痰,以反复咯血为唯一症状,称为"干性支气管扩张"。

3.反复肺部感染

其特点是同一肺段反复发生肺炎并迁延不愈。

4.慢性感染中毒症状

反复感染者可出现发热、乏力、食欲缺乏、消瘦、贫血等,儿童可影响发育。

(二)体征

早期或干性支气管扩张多无明显体征,病变重或继发感染时在下胸部、背部常可闻及局限性、固定性湿啰音,有时可闻及哮鸣音;部分慢性患者伴有杵状指(趾)。

三、辅助检查

(一)胸部X线检查

早期无异常或仅见患侧肺纹理增多、增粗现象。典型表现是轨道征和卷发样阴影,感染时阴影内出现液平面。

(二)胸部CT检查

管壁增厚的柱状扩张或成串成簇的囊状改变。

（三）纤维支气管镜检查

有助于发现患者出血的部位，鉴别腔内异物、肿瘤或其他支气管阻塞原因。

四、诊断要点

根据患者有慢性咳嗽、大量脓痰、反复咯血的典型临床特征，以及肺部闻及固定而局限性的湿啰音，结合儿童时期有诱发支气管扩张的呼吸道病史，一般可做出初步临床诊断。胸部影像学检查和纤维支气管镜检查可进一步明确诊断。

五、护理问题

（1）清理呼吸道无效：咳嗽、大量脓痰、肺部湿啰音与痰液黏稠和无效咳嗽有关。

（2）有窒息的危险与痰多、痰液黏稠或大咯血造成气道阻塞有关。

（3）营养失调：乏力、消瘦、贫血、发育迟缓与反复感染导致机体消耗增加以及患者食欲缺乏、营养物质摄入不足有关。

（4）恐惧：精神紧张、面色苍白、出冷汗与突然或反复大咯血有关。

六、护理措施

（一）一般护理

1.休息与环境

急性感染或咯血时应卧床休息，大咯血患者需绝对卧床，取患侧卧位。病室内保持空气流通，维持适宜的温、湿度，注意保暖。

2.饮食护理

提供高热量、高蛋白、高维生素饮食，发热患者给予高热量流质或半流质饮食，避免冰冷、油腻、辛辣食物诱发咳嗽。鼓励患者多饮水，每天 1 500 mL 以上，以稀释痰液。指导患者在咳痰后及进食前后用清水或漱口液漱口，保持口腔清洁，促进食欲。

（二）病情观察

观察痰液量、颜色、性质、气味和与体位的关系，记录 24 h 痰液排出量；定期测量生命体征，记录咯血量，观察咯血的颜色、性质及量；病情严重者需观察有无窒息前症状，发现窒息先兆，立即向医生汇报并配合处理。

（三）对症护理

1.促进排痰

（1）指导有效咳嗽和正确的排痰方法。

（2）采取体位引流者需依据病变部位选择引流体位，使病肺居上，引流支气管开口向下，利于痰液流出。一般于饭前 1 h 进行。引流时可配合胸部叩击，提高引流效果。

（3）必要时遵医嘱选用祛痰剂或 β_2 受体激动剂喷雾吸入，扩张支气管、促进排痰。

2.预防窒息

（1）痰液排除困难者，鼓励多饮水或雾化吸入，协助患者翻身、拍背或体位引流，以促进痰液排除，减少窒息发生的危险。

（2）密切观察患者的表情、神志、生命体征，观察并记录痰液的颜色、量与性质，及时发现和判断患者有无发生窒息的可能。如患者突然出现烦躁不安、神志不清、面色苍白或发绀、出冷汗、呼吸急促、咽喉部明显的痰鸣音,应警惕窒息的发生,并及时通知医生。

（3）对意识障碍、年老体弱、咳嗽咳痰无力、咽喉部明显的痰鸣音、神志不清者、突然大量呕吐物涌出等高危患者,立即做好抢救准备,如迅速备好吸引器、气管插管或气管切开等用物,积极配合抢救工作。

(四)心理护理

病程较长,咳嗽、咳痰、咯血反复发作或逐渐加重时,患者易产生焦虑、沮丧情绪。护士应多与其交谈,讲明支气管扩张反复发作的原因及治疗进展,帮助患者树立战胜疾病的信心,缓解患者情绪。患者咯血时医护人员应陪伴、安慰,帮助稳定情绪,避免因情绪波动加重出血。

(五)健康教育

1.疾病知识指导

帮助患者及其家属了解疾病发生、发展与治疗和护理过程。与其共同制订长期防治计划。宣传防治百日咳、麻疹、支气管肺炎、肺结核等呼吸道感染的重要性;及时治疗上呼吸道慢性病灶;避免受凉,预防感冒;戒烟、减少刺激性气体吸入,防止病情恶化。

2.生活指导

讲明加强营养对机体康复的作用,使患者能主动摄取必需的营养素,以增强机体抗病能力。鼓励患者参加体育锻炼,建立良好的生活习惯,劳逸结合,以维护心、肺功能状态。

3.用药指导

向患者介绍常用药物的用法和注意事项,观察疗效及不良反应。指导患者及其家属学习和掌握有效咳嗽、胸部叩击、雾化吸入和体位引流的方法,以利于长期坚持,控制病情的发展;了解抗生素的作用、用法和不良反应。

4.自我监测指导

定期复查。嘱患者按医嘱服药,教患者学会观察药物的不良反应。教会患者识别病情变化的征象,观察痰液量、颜色、性质、气味和与体位的关系,并记录 24 h 痰液排出量。

（辛　静）

第三节　急性呼吸道感染

急性呼吸道感染通常包括急性上呼吸道感染和急性气管-支气管炎。急性上呼吸道感染是鼻腔、咽或喉部急性炎症的总称。常见病原体为病毒,仅有少数由细菌引起。本病全年皆可发病,但冬、春季节多发,具有一定的传染性,有时引起严重的并发症,应积极防治。急性气管-支气管炎是指由感染,物理、化学过敏等因素引起的气管-支气管黏膜的急性炎症。可由急性上呼吸道感染蔓延而来。多见于寒冷季节或气候多变时,或气候突变时多发。

一、护理评估

(一)病因及发病机制

1.急性上呼吸道感染

急性上呼吸道感染者的 $70\%\sim80\%$ 由病毒引起。其中主要包括流感病毒、副流感病毒,呼吸道合胞病毒、腺病毒、鼻病毒等。由于感染病毒类型较多,又无交叉免疫,人体产生的免疫力较弱且短暂,同时在健康人群中有病毒携带者,故一个人可有多次发病。细菌感染占20%～30%,可直接或继病毒感染之后发生,以溶血性链球菌最为多见,其次为流感嗜血杆菌、肺炎球菌和葡萄球菌等。偶见革兰阴性杆菌。当全身或呼吸道局部防御功能降低时,尤其是年老体弱或有慢性呼吸道疾病者更易患病,原先存在于上呼吸道或外界侵入的病毒和细菌迅速繁殖,引起本病。通过含有病毒的飞沫或被污染的用具传播,引起发病。

2.急性气管-支气管炎

(1)感染:由病毒、细菌直接感染,或急性上呼吸道病毒(如腺病毒、流感病毒)、细菌(如流感嗜血杆菌、肺炎链球菌)感染迁延而来,也可在病毒感染后继发细菌感染。也可为衣原体和支原体感染。

(2)物理、化学性因素:过冷空气、粉尘、刺激性气体或烟雾的吸入使气管-支气管黏膜受到急性刺激和损伤,引起本病。

(3)变态反应:花粉、有机粉尘、真菌孢子等的吸入及对细菌蛋白质过敏等,均可引起气管-支气管的变态反应。寄生虫(如钩虫、蛔虫的幼虫)移行至肺,也可致病。

(二)健康史

有无受凉、淋雨、过度疲劳等使机体抵抗力降低等情况,应注意询问本次起病情况、既往健康情况、有无呼吸道慢性疾病史等。

(三)身体状况

1.急性上呼吸道感染

急性上呼吸道感染主要症状和体征个体差异大,根据病因不同可有不同类型,各型症状、体征之间无明显界定,也可互相转化。

(1)普通感冒:又称急性鼻炎或上呼吸道卡他,以鼻咽部卡他症状为主要表现,俗称"伤风"。成人多为鼻病毒所致,起病较急,初期有咽干、咽痒或咽痛,同时或数小时后有打喷嚏、鼻塞、流清水样鼻涕,经2～3 d分泌物变稠,伴咽鼓管炎可引起听力减退,伴流泪、味觉迟钝、声嘶、少量咳嗽、低热不适、轻度畏寒和头痛。检查可见鼻腔黏膜充血、水肿、有分泌物,咽部轻度充血。如无并发症,一般经5～7 d痊愈。

(2)病毒性咽炎和喉炎:临床特征为咽部发痒、不适和灼热感、声嘶、讲话困难、咳嗽、咳嗽时咽喉疼痛,无痰或痰呈黏液性,有发热和乏力,伴有咽下疼痛时,常提示有链球菌感染。体检发现咽部明显充血和水肿、局部淋巴结肿大且触痛,提示流感病毒和腺病毒感染,腺病毒咽炎可伴有眼结合膜炎。

(3)疱疹性咽峡炎:主要由柯萨奇病毒A引起,夏季好发。有明显咽痛,常伴有发热,病程约1周。体检可见咽充血,软腭、腭垂、咽和扁桃体表面有灰白色疱疹及浅表溃疡,周围有红晕。多见儿童,偶见于成人。

(4)咽结膜热:常为柯萨奇病毒、腺病毒等引起。夏季好发,游泳传播为主,儿童多见。表现为发热、咽痛、畏光、流泪、咽及结膜明显充血。病程为4～6 d。

(5)细菌性咽-扁桃体炎:多由溶血性链球菌感染所致,其次为流感嗜血杆菌、肺炎球菌、葡萄球菌等引起。起病急,咽痛明显,伴畏寒、发热,体温超过39 ℃。检查可见咽部明显充血,扁桃体充血肿大,其表面有黄色点状渗出物,颌下淋巴结肿大伴压痛,肺部无异常体征。

本病如不及时治疗,可并发急性鼻旁窦炎、中耳炎、急性气管-支气管炎。部分患者可继发病毒性心肌炎、肾炎、风湿热等。

2.急性气管-支气管炎

急性气管-支气管炎起病较急,常先有急性上呼吸道感染的症状,继之出现干咳或少量黏液性痰,随后可转为黏液脓性或脓性痰液,痰量增多,咳嗽加剧,偶可痰中带血。全身症状一般较轻,可有发热,38 ℃左右,多3～5 d消退。咳嗽、咳痰为最常见的症状,常为阵发性咳嗽,咳嗽、咳痰可延续2～3周才消失。若迁延不愈,则可演变为慢性支气管炎。呼吸音常正常或增粗,两肺可听到散在干、湿啰音。

(四)实验室及其他检查

1.血常规

病毒感染者白细胞正常或偏低,淋巴细胞比例升高;细菌感染者白细胞计数和中性粒细胞增高,可有核左移现象。

2.病原学检查

可做病毒分离和病毒抗原的血清学检查,确定病毒类型,以区别病毒和细菌感染。细菌培养及药物敏感试验,可判断细菌类型,并可指导临床用药。

3.X线检查

胸部X线多无异常改变。

二、护理问题

(1)舒适的改变:鼻塞、流涕、咽痛、头痛与病毒和(或)细菌感染有关。

(2)潜在并发症:鼻窦炎、中耳炎、心肌炎、肾炎、风湿性关节炎。

三、护理目标

患者躯体不适缓解,日常生活不受影响;体温恢复正常;呼吸道通畅;睡眠改善;无并发症发生或并发症被及时控制。

四、护理措施

(一)一般护理

注意隔离患者,减少探视,避免交叉感染。患者咳嗽或打喷嚏时应避免对着他人。患者使用的餐具、痰盂等用具应按规定消毒,或用一次性器具,回收后焚烧弃去。多饮水,补充足够的热量,给予清淡易消化、高热量、丰富维生素、富含营养的食物。避免刺激性食物,戒烟、酒。患者以休息为主,特别是在发热期间。部分患者往往因剧烈咳嗽而影响正常的睡眠,可给患者提供容易入睡的休息环境,保持病室适宜温度、湿度和空气流通。保证周围环境安静,关闭门窗。指导患者运用促进睡眠的方式,如睡前泡脚、听音乐等。必要时可遵医嘱给予镇咳、祛痰或镇静药物。

(二)病情观察

关注疾病流行情况、鼻咽部发生的症状、体征及血常规和胸部X线片改变。注意并发症,如耳痛、耳鸣、听力减退、外耳道流脓等提示中耳炎;如头痛剧烈、发热伴脓涕、鼻窦有压痛等提示鼻旁窦炎;若在恢复期出现胸闷、心悸、眼睑水肿、腰酸和关节痛等提示心肌炎、肾炎或风湿性关节炎,应及时就诊。

(三)对症护理

1.高热护理

体温超过 37.5 ℃,应每 4 h 测体温 1 次,观察体温过高的早期症状和体征,体温突然升高或骤降时,应随时测量和记录,并及时报告医师。体温＞39 ℃时,要采取物理降温。降温效果不好可遵照医嘱选用适当的解热剂进行降温。患者出汗后应及时处理,保持皮肤的清洁和干燥,并注意保暖。鼓励多饮水。

2.保持呼吸道通畅

清除气管、支气管内分泌物,减少痰液在气管、支气管内的聚积。指导患者采取舒适的体位进行有效咳嗽。观察咳痰情况,如痰液较多且黏稠,可嘱患者多饮水,或遵照医嘱给予雾化吸入治疗,以湿润气道、利于痰液排出。

(四)用药护理

1.对症治疗

选用抗感冒复合剂或中成药减轻发热、头痛,减少鼻、咽充血和分泌物,如对乙酰氨基酚(扑热息痛)、银翘解毒片等。干咳者可选用右美沙芬、喷托维林(咳必清)等;咳嗽有痰可选用复方氯化铵合剂、溴己新(必嗽平),或雾化祛痰。咽痛者可含服喉片或草珊瑚片等。气喘者可用平喘药,如特布他林、氨茶碱等。

2.抗病毒药物

早期应用抗病毒药有一定疗效,可选用利巴韦林、奥司他韦、金刚烷胺、吗啉胍和抗病毒中成药等。

3.抗菌药物

如有细菌感染,最好根据药物敏感试验选择有效抗菌药物治疗,常可选用大环内酯类、青霉素类、氟喹诺酮类及头孢菌素类。

根据医嘱选用药物,告知患者药物的作用、可能发生的不良反应和服药的注意事项,如按时服药;应用抗生素者,注意观察有无迟发过敏反应发生;对于应用解热镇痛药者注意避免大量出汗引起虚脱等。发现异常及时就诊等。

(五)心理护理

急性呼吸道感染预后良好,多数患者于 1 周内康复,仅少数患者可因咳嗽迁延不愈而发展为慢性支气管炎,患者一般无明显心理负担。但如果患者咳嗽较剧烈,加之伴有发热,可能会影响休息、睡眠,进而影响工作和学习,个别患者产生急于缓解咳嗽等症状的焦虑情绪。护理人员应与患者进行耐心、细致的沟通;通过对病情的客观评价,解除患者的心理顾虑,建立治疗疾病的信心。

(六)健康指导

1.疾病知识指导

帮助患者和家属掌握急性呼吸道感染的诱发因素及本病的相关知识,避免受凉、过度疲劳,注意保暖;外出时可戴口罩,避免寒冷空气对气管、支气管的刺激。积极预防和治疗上呼吸道感染,症状改变或加重时应及时就诊。

2.生活指导

平时应加强耐寒锻炼,增强体质,提高机体免疫力。有规律生活,避免过度劳累。室内空气保持新鲜、阳光充足。少去人群密集的公共场所。戒烟、酒。

五、护理评价

患者舒适度改善;睡眠质量提高;未发生并发症或发生后被及时控制。

（辛 静）

第四节 肺 炎

肺炎是指各种原因引起终末气道肺泡和肺间质的炎症,为呼吸系统常见病。病原微生物感染、理化因素、免疫原性损伤等均可引起肺炎。老年人或免疫功能低下者并发肺炎的病死率较高。

一、病因及发病机制

正常情况下,由于局部防御功能的正常发挥,可使气管隆凸以下的呼吸道保持无菌状态。当个体局部或全身免疫功能低下及病原体数量增多、毒力增强时,病原菌被吸入下呼吸道,并在肺泡内生长繁殖,导致肺泡毛细血管充血、水肿、炎细胞浸润和渗出,引起系列临床症状。常见的病原菌有肺炎链球菌、葡萄球菌、肺炎支原体、肺炎衣原体、病毒等。除了金黄色葡萄球菌、铜绿假单胞菌和肺炎克雷伯杆菌等可引起肺组织的坏死性病变容易形成空洞外,肺炎治愈后多不留瘢痕,肺的结构与功能可恢复。

病原菌可通过以下途径入侵:口咽部定植菌吸入;周围空气中带菌气溶胶的直接吸入;由菌血症引起的血行感染;邻近感染部位直接蔓延至肺。分类如下。

(1)按病因分类。分为:①细菌性肺炎;②病毒性肺炎;③真菌性肺炎;④其他病原体所致肺炎;⑤理化性因素所致肺炎。

(2)按解剖学分类。分为:①大叶性肺炎;②小叶性肺炎;③间质性肺炎。

(3)按感染来源分类。分为:①社区获得性肺炎;②医院获得性肺炎。

二、临床表现

（一）症状与体征

多数肺炎患者起病急剧,有高热、咳嗽、咳痰症状,不同类型的肺炎痰液有所区别,当炎症累及胸膜可出现胸痛,常伴随全身毒性症状,如疲乏、肌肉酸痛、食欲缺乏等。

（二）并发症

(1)感染性休克:当病原菌入侵使微循环和小动脉扩张,有效血容量锐减,周围循环衰竭而引起休克,出现感染性休克的表现。

(2)低氧血症:炎症使肺泡通气量减少,动脉血二氧化碳分压升高,动脉血氧分压降低,肺内气体交换障碍引起低氧血症,可出现呼吸困难、发绀等症状。

(3)肺脓肿:肺部炎症的激化,可形成肺脓肿,咳出大量脓痰或脓血痰,有臭味。

(4)肺不张:多见于年老体弱、长期卧床者,由于无力咳嗽,痰液阻塞气道,引起肺组织萎缩。小面积肺不张症状不明显,严重肺不张可引起呼吸困难、阵发性咳嗽、胸痛、发绀。

(5)支气管扩张:肺炎病程超过 3 个月者为慢性肺炎,由于长期咳嗽、气道受阻,支气管弹力纤维受损,引起支气管扩张变形,支气管扩张加重肺炎呼吸道症状,引起恶性循环。

三、治疗要点

治疗原则:抗感染和对症治疗。

(一)抗感染

根据不同的感染类型,个体化应用抗生素,重症者尤其强调早期、联合、足量、足疗程、静脉给药。用药疗程至体温恢复正常和呼吸道症状明显改善后经 3～5 d 停药。病毒感染者给予对症治疗,加强支持疗法,防止并发症的发生。

(二)对症治疗

注意纠正酸碱平衡紊乱,改善低氧血症。

四、护理评估

1.健康史

询问既往健康状况,有无呼吸道感染史、糖尿病等慢性病史,有无着凉、淋浴、劳累等诱因,有无吸烟等不良生活嗜好,本次发病的症状体征如何,做过何种治疗等。

2.身体状况

观察呼吸的频率、节律、型态、深度,有无呼吸困难,胸部叩诊有无实音或浊音,听诊有无啰音和胸膜摩擦音,有无咳嗽,痰液的性质如何,意识、体温和血压有无异常等。

3.心理及社会因素

了解患者对疾病知识的了解,情绪状态,社会支持度。

4.辅助检查

胸部 X 线片有无空洞,有无肺纹理改变及炎性浸润;血液白细胞计数有无增多,中性粒细胞有无异常;痰培养有无细菌生长,药敏试验结果等。

五、护理诊断及合作性问题

(1)体温过高:与肺部感染有关。

(2)清理呼吸道无效:与痰多、黏稠、咳痰无力有关。

(3)疼痛:胸痛与频繁咳嗽、炎症累及胸膜有关。

(4)潜在并发症:低氧血症、感染性休克与感染有关。

六、护理目标

(1)患者体温降至正常范围。

(2)能掌握咳嗽、咳痰技巧,有效咳痰,保持呼吸顺畅。

(3)学会放松技巧,疼痛缓解,舒适感增强。

(4)无并发症,或能及时发现并发症的先兆及时处理。

七、护理措施

(一)一般护理

为患者创造良好的室内环境。注意保暖,卧床休息,呼吸困难者,可采取半坐卧位,增强肺通气量。给予"三高"饮食,鼓励多饮水,酌情补液,病情危重、高热者可给清淡易消化半流质饮食。加强口腔护理,预防口腔感染。

(二)病情观察

定时测量患者生命体征,观察其意识状态、有无休克先兆,如有四肢发凉、体温下降、无烦躁不安或反应迟钝等,表示病情加重。观察记录尿量、尿 pH 和尿比重。军团菌释放毒素可引起低血钠等,应定期检查患者血电解质、尿常规及肾功能。

(三)对症护理

(1)指导有效咳嗽技巧,减轻疼痛:痰液黏稠不易咳出或无力咳出时,可协助叩背、体位引流、雾化吸入、应用祛痰药,促进排痰,保持呼吸道通畅。胸痛时可用宽胶布固定患侧胸部或应用止痛药以减轻疼痛。

(2)给予氧气吸入:提高血氧饱和度,改善呼吸困难症状。对于肺水肿患者,应在湿化瓶中加入 50%酒精,以减低肺泡中液体表面张力,使泡沫破裂,改善气体交换,缓解症状。

(3)休克患者的护理:立即采取去枕平卧、下肢略抬高,严密观察生命体征,迅速建立两条静脉通路。补液原则:先盐后糖,先快后慢,见尿补钾的原则。一条通路快速补充血容量,根据医嘱给予右旋糖酐-40 或葡萄糖盐水和抗生素,注意掌握输入量和速度,防止发生肺水肿;另一条通路输入血管活性药物,根据血压调节药物浓度和滴速,血压应维持在(90~100)/(60~70)mmHg,脉压差应高于 2.7 kPa(20 mmHg)。

(4)高热护理:对症处理,体温低下者应予保暖,高热者给予物理降温,药物降温应使体温降至 37 ℃~38 ℃即可,避免出汗过多引起虚脱。

(四)用药护理

密切观察药物疗效及不良反应。静脉输液过程中,注意配伍禁忌,控制好输入量和速度,防止肺水肿的发生。红霉素为治疗军团菌肺炎的首选药,可以口服,也可静脉滴注,常见药物不良反应为恶心、呕吐等胃肠道不适感,应慢速滴入,避免空腹用药。注意观察有无两重感染的迹象发生。

(五)心理护理

多数肺炎患者起病急剧,对其身体和生活造成很大影响,当病因不明诊断未出的情况下,对患者采取相应的隔离措施尤其会引起患者恐慌,因此,对该类患者的解释应透彻,并给予必要的心理干预。

(六)标本采集

清晨咳痰前,给予多贝尔漱口液含漱 2~3 次,再用生理盐水漱口,指导患者深吸气后,用力咳嗽,将来自下呼吸道的痰液直接吐入无菌容器中加盖,2 h 内尽快送检。血液标本应在应用抗生素前进行,采血量应在 10 mL 以上,寒战、高热期采血阳性率高。

(七)其他

发现可疑发热患者应及时采取呼吸道隔离,防止发生交叉感染。

八、护理评价

(1)体温是否恢复正常。

(2)有无掌握咳痰技巧,能否有效咳嗽、咳痰,呼吸是否顺畅。

(3)胸痛是否缓解。

（4）有无并发症，能否及时发现并发症的先兆，是否能及时配合处理。

九、健康指导

避免过度疲劳、淋雨，季节交换时避免受凉，感冒流行时少去公共场所；纠正不良生活习惯，戒烟、避免酗酒，积极参加体育锻炼，增强机体抵抗力；保持口腔卫生，预防上呼吸道感染，及时、彻底治疗呼吸道及其他部位的感染病灶；肺炎易感者，可接受疫苗注射。

（辛　静）

第五节　肺脓肿

肺脓肿是由于多种致病菌引起的肺组织化脓性炎症，继而坏死、液化，由肉芽组织包绕形成脓肿，临床特征为高热、咳嗽、大量脓臭痰，多发于青壮年男性及年老体弱、有基础疾病者。

一、疾病概述

（一）病因和发病机制

病原菌为口腔、上呼吸道的常居菌，常为需氧与厌氧菌混合感染，常见需氧和兼性厌氧菌有肺炎球菌、金黄色葡萄球菌、溶血性链球菌、克雷白杆菌、大肠埃希菌绿脓杆菌等。常见的厌氧菌有胨链球菌、胨球菌等。根据感染途径肺脓肿分下三种类型。

1. 吸入性肺脓肿

病原体由口、鼻、咽部吸入所引起的肺脓肿，又称原发性肺脓肿。正常情况下，呼吸道有灵敏的咳嗽反射、气道黏液-纤毛运载系统和肺巨噬细胞，可防止吸入并迅速清除吸入病原体。当患者有意识障碍（如麻醉、醉酒、药物过量、脑血管意外等）、受寒熟睡、极度疲劳等诱因，使全身免疫力与呼吸道防御功能下降时，可吸入口咽部化脓性分泌物、手术积血及呕吐物，阻塞细支气管，病原体感染而发病，为肺脓肿发病的主要原因。肺脓肿常为单发，其部位与支气管解剖和体位有关。由于右主支气管较陡直，且管径较粗大，吸入物易进入右肺，故肺脓肿右肺多于左肺（仰卧位时，多发于上叶后段或下叶背段；坐位时，多发于下叶后基底段）。厌氧菌感染达 80%。

2. 继发性肺脓肿

某些细菌性肺炎（如金黄色葡萄球菌、绿脓杆菌、克雷伯杆菌等）、支气管扩张、支气管肺癌、肺结核空洞等继发感染所致的肺脓肿，以及肺部邻近器官化脓性病变，如膈下脓肿、肾周围脓肿、食管穿孔感染穿破至肺所引起的肺脓肿，称为继发性肺脓肿。

3. 血源性肺脓肿

因皮肤外伤感染、疖、痈、骨髓炎等所致败血症，菌栓经血播散到肺，可引起小血管栓塞、炎症、坏死形成肺脓肿。血源性肺脓肿常为多发性脓肿，致病菌以金黄色葡萄球菌多见。急性肺脓肿治疗不当、引流不畅、感染迁延 3 个月以上可形成慢性肺脓肿。

（二）症状

多数（70%～90%）发病急骤、畏寒、发热，体温达 39℃～40℃，多为弛张热，伴咳嗽、咳黏液痰或黏液脓性痰,炎症累及胸膜可有胸痛。病变范围大可有呼吸急促。常伴精神不振、全身乏力、食欲减退等全身中毒症状。如感染不能及时控制,于发病10~14 d,突然咳大量脓臭痰及坏死组织,每日可达300~500 mL,静置后分层。约1/3患者有不同程度咯血。大量脓痰咯出后,体温明显下降,全身症状随之减退,过几周逐渐恢复正常。肺脓肿溃破入胸腔,自发突发性胸痛、气急,出现脓气胸。血源性肺脓肿多先有原发病灶引起的畏寒、高热等全身脓毒血症的表现,经数日或数周才出现咳嗽、咳痰,痰量不多,极少咯血。慢性肺脓肿常有咳嗽、咳脓痰,反复咯血,持续数月,可有贫血、消瘦等慢性消耗症状。

(三)体征

初起时肺部可无阳性体征,或患侧可闻及湿啰音;病变继续发展出现肺实变体征;肺脓肿增大时可出现空瓮音;病变累及胸膜可闻及胸膜摩擦音或胸腔积液体征。慢性肺脓肿可有杵状指(趾)。

(四)实验室和其他检查

1.血常规检查

急性患者白细胞总数达$(20~30)×10^9$/L,中性粒细胞在90%以上,核明显左移,常有中毒颗粒。慢性肺脓肿中性粒细胞可稍高或正常,红细胞和血红蛋白减少。

2.痰细菌学检查

深部痰培养有需氧菌和厌氧菌生长。

3.X线检查

早期见大片、浓密炎性浸润阴影,脓肿形成后可见空洞及液平。血源性金黄色葡萄球菌肺脓肿有多个脓肿,周围可见气囊样变,具有特征性。

4.纤维支气管镜检查

可吸出脓痰,注入抗生素,取分泌物培养及直视下活检有利于诊断和治疗。

(五)诊断要点

有误吸或可能有误吸的病史,突发畏寒、高热、咳嗽、咳大量脓痰,血白细胞总数及中性粒细胞升高,伴核左移。X线示浓密的炎性阴影中有空洞、液平,可诊断急性肺脓肿。

二、治疗要点

(一)抗菌药治疗

一般选用青霉素,对青霉素过敏或耐药选用林可霉素、克林霉素、甲硝唑等药物,开始采用静脉给药,待体温降到正常后改为肌内注射或口服,持续8~12周,直至X线空洞和炎症消失或仅有少量稳定的残留纤维化。

(二)脓液引流

它是提高疗效的有效措施。身体状况较好者应体位引流,痰液黏稠用祛痰药或雾化吸入及支气管扩张药以利引流。经纤维支气管镜冲洗及吸引也是引流的有效方法。

(三)手术治疗

经内科治疗不能闭合的慢性肺脓肿,并有反复感染、大咯血或并发脓胸或怀疑癌肿阻塞者应考虑手术治疗。

三、护理评估

(1)体温过高与肺组织炎症性坏死有关。

(2)清理呼吸道无效与脓痰聚集有关。

(3)有窒息的危险与大量脓痰、大咯血而咳嗽反射减弱有关。

(4)营养失调:营养低于机体需要量与肺部感染导致机体消耗增加有关。

(5)气体交换受损与气道内痰液聚集、肺部感染有关。

(6)疼痛:胸痛与炎症波及胸膜有关。

四、护理措施

(一)体温过高

(1)监测患者的体温、脉搏、呼吸、血压、神志、尿量并做好记录。

(2)卧床休息:以减少机体耗氧量及不适,增加机体抵抗力。

(3)加强营养和补充水分:高热时机体分解代谢增加,但消化道功能降低,给予高热量、高蛋白、高维生素及易消化的流质、半流质饮食。鼓励患者多饮水或选择喜欢的饮料,每日摄入量应为3 000 mL以上。高热,进食减少或暂不能进食者,应静脉补充;静脉滴速不宜过快以防引起肺水肿。

(4)保暖与降温:患者寒战时应注意保暖,高热时物理降温,或给予小量退热药;大量出汗时,帮助其擦汗;患者应及时更换内衣和被褥,并及时补充液体以防虚脱。

(5)保持口腔清洁:高热时唾液分泌减少,口腔黏膜干燥,同时机体抵抗力低,易发生口唇干裂、口唇疱疹、口腔溃疡、口腔感染,应定时进行口腔护理,保持口腔湿润、舒适,并可增加患者食欲。

(6)遵医嘱,早期、足量使用有效的抗生素,观察疗效及不良反应。

(二)清理呼吸道无效

(1)密切观察患者的体温、咳嗽、咳痰及血痰等症状,观察痰的颜色、性质、气味、量及静置后是否分层。观察患者有无发绀、胸闷、胸痛及全身营养状况。准确记录排痰量。

(2)高热中毒症状明显者应卧床休息,保持室内空气新鲜、通风,注意保暖。

(3)咳嗽、咳痰的护理:鼓励并指导患者有效咳嗽,经常活动和改换体位,以利痰液排出。鼓励患者多饮水,既利于降温及毒性物质的排泄,又利于脓痰排出。如有痰中带血或咯血,应立即报告医生,嘱患者头偏向一侧,最好取患侧卧位,密切观察病情变化,并准备好抢救的药品和用品。

(4)痰液引流的护理:给患者讲解排痰的意义及技巧,指导患者体位引流排痰,但对脓痰较多、体质较弱的患者应做好监护,以免大量脓痰涌出,因无力咳出而发生窒息。

(5)口腔护理:肺脓肿患者高热、大量脓臭痰,易引起口腔炎及口腔溃疡,大量抗生素应用易诱发真菌感染,因此在晨起、饭后、体位引流后、睡前协助患者漱口做好口腔护理。

(6)遵医嘱用抗生素、祛痰药、支气管扩张剂或雾化吸入,以利痰液稀释排除。

(三)营养失调

(1)评估患者营养状况及进餐情况,为制订饮食计划提供依据。

(2)向患者及其家属宣传饮食与患者康复的关系及重要性,鼓励患者主动进食,以增加抗病能力和机体修复能力。

(3)制订饮食营养摄入计划:①为患者提供高热量、高蛋白、高维生素易消化的食物,补充鱼、肉、牛奶、豆制品,每天摄入一定量的新鲜蔬菜、水果;②注意食物的合理搭配,保证色香味,以增加食欲,促进消化液的分泌,保证摄入足够的营养;③创造一个整洁、安静、舒适的进餐环境,去除不良气味、不良视觉的影响,创造一个轻松愉快的进餐环境;④患者摄入营养不足时,应遵医嘱静脉补充营养。

(4)患者如无心、肾功能障碍,应补充足够的水分。由于机体代谢增加、盗汗等使体内水分消耗量增加,应鼓励患者多饮水,每天一般为 1.5～2 L,既保证代谢的需要,又利于体内毒性物质的排泄。

(5)每周测体重一次并记录,观察患者营养状况的改善及进食情况。

五、健康指导

重视口腔、上呼吸道慢性感染灶的治疗,杜绝污染分泌物吸入下呼吸道。口腔、胸腔手术前注意保持口腔清洁;术中注意清除口腔和上呼吸道血块及分泌物;术后加强口腔护理,鼓励患者咳嗽,及时清除呼吸道分泌物,保持呼吸道通畅,可有效防止呼吸道吸入感染。积极治疗皮肤外伤感染、疖、痈等肺外化脓病灶,不挤压疖、痈,防止血源性肺脓肿的发生。加强昏迷、全麻患者的护理,防止异物吸入,预防肺部感染。如患者有异物吸入或肺部感染,应及时处理。肺脓肿用抗生素治疗时间需 8～12 周,必须向患者解释,使之遵从治疗计划,以防复发、迁延不愈。提倡健康的生活方式,不过劳、不吸烟、不酗酒,积极锻炼身体,提高抗病能力。

肺脓肿如能及时诊断、积极治疗,预后良好。但用抗生素时间短,治疗不彻底易转为慢性。如原有基础病、老年体弱、出现并发症,又无手术可能,则预后差。

(辛 静)

第六节 肺结核

一、概述

肺结核是由结核分枝杆菌引起的肺部慢性传染性疾病。结核菌属分枝杆菌属,对人类致病主要是人型菌,其次为牛型菌,具有抗酸染色的特性。对外界环境抵抗力较强,在阴湿处可生存 5 个月以上,但在烈日下直晒 2～7 h 或煮沸 10 min 能被杀灭。结核分枝杆菌可侵及全身各个脏器,但以肺结核最多见。健康人吸入带菌的飞沫后附着于肺泡上皮引起肺部感染。结核菌的致病性、病变范围及发病时间取决于人体的免疫状态、机体的过敏反应和感染的菌量与毒力。

二、护理评估

(一)临床症状评估及观察

1.注意询问接触史、患者的生活环境和疫苗接种史

结核菌主要通过呼吸道传播,其次是消化道感染。传染源主要是排菌的肺结核患者,尤其是痰涂片阳性、未经治疗者。

2.了解患者既往健康状况

麻疹、糖尿病、硅肺(矽肺,矽沉着肺)、艾滋病和其他严重疾患以及营养不良或使用免疫抑

制剂、糖皮质激素等,可使人体免疫力下降,容易受感染而发病,或引起原已稳定的病灶重新活动。

3.免疫与变态反应

人体对结核菌的自然免疫力是非特异性的,接种卡介苗或经过结核菌感染后所获得的免疫力具有特异性,能将入侵的结核菌杀死或严密包围,制止其扩散,使病灶愈合。少量或毒力弱的结核菌多能被人体防御功能杀灭;只有在受大量或毒力强的结核菌侵袭而人体免疫力低下时感染才能发病。

4.全身症状

发热为最常见的全身中毒症状之一。多数为长期午后低热,少数重症患者可有高热,伴有疲乏、盗汗、食欲减退、体重减轻及妇女月经不调等自主神经功能紊乱的症状。

(二)辅助检查评估

1.实验室检查

(1)痰结核菌检查:是确诊肺结核最可靠的方法。有直接涂片法、集菌法、培养法。应连续多次送检,痰菌阳性说明病灶是开放性的。

(2)其他检查:血常规、血沉、胸腔积液检查等。

2.胸部 X 线、CT 检查

胸部 X 线、CT 检查是早期诊断肺结核的重要方法。结核灶在 X 线上的表现有浸润性病灶、干酪性病灶、空洞、纤维钙化的硬结灶、粟粒性病灶及胸膜腔积液等。

3.结核菌素试验

结核菌素试验是判断机体是否感染过结核分枝杆菌的主要手段,结核菌素强阳性反应提示机体处于结核超敏感状态。

4.支气管镜检查

可直接观察气管、支气管等解剖结构,还可通过支气管镜吸取支气管的分泌物、毛刷刷检、活检钳活检等方法,进行病理学、细菌学、细胞学、免疫学、生化学检查等。

5.分子生物学及免疫学检查

聚合酶链反应(PCR)、血清学检测、细胞免疫反应检测等。

6.胸膜、肺的活体组织检查

胸膜穿刺活检术、肺穿刺活检术取胸膜、肺组织的活体组织进行检查。

(三)其他评估

1.既往的生活习惯

它包括饮食休息情况、嗜好,如吸烟、饮酒等,家族史,有无结核病接触史,既往是否患有结核病等。

2.家庭成员及经济情况

家庭成员是否和睦,关心患者程度及经济承受能力。

三、护理问题

(1)疲乏与结核杆菌感染后,身体消耗过多有关。

(2)焦虑与担心疾病恶化有关。

(3)体温过高与结核杆菌感染有关。

四、护理措施

（一）一般护理

1.休息与活动

保持环境安静、舒适、整洁,使患者身心愉悦。结核患者易疲劳,应指导其合理休息并制订活动计划。轻症患者,在保证充分的休息和睡眠、无传染性的前提下,可正常工作,但要避免劳累。处于肺结核活动期、结核中毒症状明显,或有大量胸腔积液者,需卧床休息。大咯血患者应绝对卧床,取患侧卧位,防止病灶向健侧扩散。指导结核性胸膜炎患者取患侧卧位,减轻胸痛。

2.饮食护理

结核病为慢性消耗性疾病,尤须加强营养。为患者制订饮食计划,注意烹调方法以增强患者食欲。以高热量、高蛋白质、富含维生素的食物为主。蛋白质能增加机体的抗病与修复能力,多食用新鲜蔬菜和水果,以补充维生素,食物中的维生素 C 有减轻血管渗透性的作用,可以促进渗出病灶的吸收。B 族维生素对神经系统有调节作用。鼓励患者多饮水,以补充体液,并有助于体内毒素的排泄,每日不少于 1 500 mL,避免饮用咖啡、浓茶等刺激性饮料,避免生硬、刺激饮食,戒烟、酒。

（二）用药护理

向患者及其家属介绍疾病治疗知识。严格按医嘱用药,不可漏服、不可擅自更改治疗方案,帮助患者适应并坚持完成治疗方案,提高治愈率,降低复发率和减少耐药性的发生。向患者讲解药物的不良反应,应定期进行相应的检查。如出现不良反应,应及时遵医嘱给予处理。①异烟肼:注意肝脏损害和神经毒性症状。指导患者遵医嘱服维生素 B_6,戒酒,空腹服药避免与抗酸药同时服用。②利福平:告知患者体液、分泌物等会呈橘红色,使隐形眼镜永久变色;监测肝脏毒性、过敏反应。妊娠 3 个月以内忌用,早晨空腹或早饭前半小时服药。③链霉素:每 1～2 个月测听力。老年人、有肾脏疾病患者的慎用。监测尿量、体重和肾功能。服药期间液体摄入量为 2 000～3 000 mL/d,减少药物在肾小管的聚集。④吡嗪酰胺:进食的同时服药,警惕肝脏毒性反应,监测血清尿酸,注意关节疼痛、皮疹等反应;⑤乙胺丁醇:服药前测视觉灵敏度和颜色辨别力,每 1～2 个月复查 1 次。

（三）心理护理

患者对结核病往往缺乏正确认识,病后怕影响生活和工作,又因结核病是慢性传染病,由于住院隔离治疗,家人和朋友不能与患者密切接触,加上疾病带来的痛苦,常出现自卑、多虑、悲观等情绪。要向患者做好耐心细致的解释工作,并告诉患者结核病是可以治愈的,向患者介绍有关病情的治疗、护理知识,使患者树立信心。选择适合患者的娱乐消遣方式,丰富患者的生活。疾病急性期患者需多休息。同时做好患者及家属的工作,保证家属既能做到消毒、隔离,又能关心爱护患者,给予患者精神和经济上的支持。

五、健康指导

（1）宣传结核病的知识,预防传染。控制传染源,早期发现患者并登记管理监督用药。切断传播途径,提高人们对结核病发病的病因、传播途径、治疗和预防的认识,养成不随地吐痰的好习惯。

(2)宣传消毒、隔离的方法,预防传染。严禁随地吐痰,不要对着他人咳嗽或打喷嚏。尽可能和家人分餐、分床、分碗、分筷、分毛巾等,物品定时消毒。

(3)向患者及家属解释病情,坚持正确服药。介绍服药方法、药物的剂量和不良反应;详细说明坚持规律用药、全程用药的重要性,以取得患者及家属的主动配合。

(4)嘱患者定期复查。检查肝功能和胸部 X 线片,便于了解病情变化,有利于治疗方案的调整。

(5)指导患者合理安排生活,保证充足的睡眠和休息时间。注意营养搭配和饮食调理,增加机体抗病能力,避免复发。

(王亚茹)

第七节 急性呼吸衰竭

一、概述

急性呼吸衰竭是指患者由于某种原因在短期内呼吸功能迅速失去代偿,出现严重缺氧和(或)呼吸性酸中毒者。其原因多为溺水、电击、创伤、药物中毒等,起病急骤,病情发展迅速,须及时抢救才能挽救生命。近年来,成人呼吸窘迫综合征(ARDS)作为急性呼吸衰竭的一种类型日益多见。

二、临床表现

1.呼吸困难

呼吸困难是呼吸衰竭最早出现的症状。早期表现为呼吸频率增加,病情严重时出现呼吸困难,呼吸深度与节律改变,辅助呼吸肌活动增加,可出现三凹征。上呼吸道梗阻以吸气性呼吸困难为主,下呼吸道梗阻以呼气性呼吸困难为主;中枢性疾病或中枢神经抑制性药物所致的呼吸衰竭,常表现为呼吸节律紊乱,呈潮式呼吸、毕奥呼吸等;呼吸肌麻痹者呼吸浅而无力。

2.发绀

发绀是缺氧的典型表现。当动脉血氧饱和度<90%时,可在口唇、指甲出现发绀。需要注意的是,发绀的程度与还原血红蛋白含量有关,红细胞增多者即使动脉血氧饱和度>90%,也可表现发绀;而贫血者动脉血氧饱和度<90%可不出现发绀。严重休克等原因引起末梢循环障碍的患者,即使动脉血氧分压正常,则也可发绀。发绀还受皮肤色素及心功能的影响。

3.神经精神症状

缺氧及 CO_2 潴留均可引起神经精神症状。急性呼吸衰竭的神经精神症状较慢性呼吸衰竭明显。急性严重缺氧可出现谵妄、抽搐、昏迷。慢性缺氧可有注意力不集中、智力或定向力功能障碍。CO_2 潴留主要表现中枢神经系统抑制,可引起头痛、烦躁不安、扑翼样震颤、嗜睡、昏迷、抽搐和呼吸抑制。由于缺氧和 CO_2 潴留导致的神经精神障碍综合征称为肺性脑病。患者还可出现球结膜充血、水肿。

4.循环系统改变

缺氧和 CO_2 潴留均可导致心率增快、血压升高。严重缺氧可出现血压下降、各种类型的心律失常,甚至心搏骤停。CO_2 潴留可引起表浅毛细血管和静脉扩张,表现为皮肤温暖、红润、多汗等。

5. 消化和泌尿系统表现

缺氧可损害肝细胞,出现肝功能异常,使丙氨酸氨基转移酶升高。严重缺氧和 CO_2 潴留使胃肠道黏膜充血水肿、糜烂、坏死、溃疡和出血。

泌尿系统可出现血尿素氮、肌酐升高,尿中出现蛋白、管型。呼吸衰竭的早期表现:睡眠规律颠倒(夜间失眠而白天嗜睡)、头痛、多汗、肌肉不自主地抽动或震颤、自主运动失调、球结膜充血、水肿。

三、辅助检查

实验室检查主要为气体交换功能异常。同时可依据不同的病因而伴有呼吸驱动,通气和呼吸力学等呼吸功能改变。

1. 动脉血气分析

在安静状态下,动脉 $PaO_2 \leqslant 60$ mmHg,伴或不伴 $PaCO_2 \geqslant 50$ mmHg。,$SaO_2 \leqslant 85\%$,可确诊为呼吸衰竭。

2. 肺功能检测

能判断通气障碍的性质(阻塞性、限制性或混合性)及是否合并有换气功能障碍,并判断肺通气、肺换气功能障碍的严重程度,是目前肺气肿分级的主要评定标准,气道阻力分析能提供气道阻塞的位置。

3. 呼吸肌功能测试

能够提示呼吸肌无力的原因和严重程度,如中枢驱动减弱、外周呼吸肌本身功能障碍。

4. 胸部影像学检查

包括普通胸部 X 线片、胸部 CT 和放射性核素肺通气/灌注扫描、肺血管造影等,对肺炎、肺不张、肺水肿、胸腔积液、气胸、COPD、急性肺栓塞等的检查。上述检查应根据病情适当、适时选用。

5. 纤维支气管镜检查

对于明确大气道肿瘤、异物阻塞及获取病理学证据具有重要意义。诊断性支气管肺泡灌洗,可寻找病原学依据,但用于呼吸衰竭患者时要注意患者的耐受程度,检查前必须做好抢救准备。

四、护理措施

(一)急救护理

1. 改善或维持有效通气

(1)保持呼吸道通畅。①体位:帮助患者取仰卧位,颈部后仰,抬起下颌,以解除部分上呼吸道阻塞。②清除呼吸道异物和分泌物:可采用中心或电动负压吸引法,每次吸引前需调节合适的负压,一般成人为 40.0～53.3 kPa,婴幼儿为 13.3～26.6 kPa。

吸痰时,动作要轻柔,从深部向上提拉,左右旋转,吸尽痰液。每次插入吸痰时间不超过 15 s,以免缺氧。在吸痰过程中,随时擦净喷出的分泌物,观察吸痰前、后呼吸频率的改变,同时注意吸出物的性状、颜色等。

(2)呼吸兴奋药的应用:呼吸道通畅而呼吸中枢有抑制者,可按医嘱给予呼吸兴奋药,常用的有尼可刹米、洛贝林(山梗菜碱)等。

(3)解痉、祛痰、抗感染药的应用:解除支气管痉挛,保持呼吸道通畅,常用氨茶碱;祛痰常用乙酰半胱氨酸、氨溴索。

2.做好人工气道的护理

(1)做好气管插管、气管切开的护理。

(2)做好使用人工呼吸机的护理。

3.严密观察病情

(1)严密观察患者的呼吸状况:注意患者的呼吸频率、节律、深度、双侧胸廓运动是否对称以及有无呼吸肌运动。在静息状态下,成人自主呼吸频率为 20 次/分钟,提示呼吸功能不全;超过 30 次/分钟,常需要机械通气治疗,持续超过 35 次/分钟、不宜撤机;呼吸节律改变常提示脑干呼吸中枢病变或脑水肿;双侧胸廓运动不对称、呼吸肌运动异常,常见于气胸、肋骨骨折和呼吸肌麻痹。

(2)脉搏和心率:通过对脉搏的强弱及心电的监测,有助于了解心功能情况。若发现心力衰竭,心律失常,需及时按医嘱给予强心、利尿和抗心律失常等药物。

(二)一般护理

1.饮食护理

保证营养的供应,增强机体抵抗力。神志清醒者给予高蛋白、高热量、富含维生素、易消化的饮食,昏迷者给予鼻饲,胃肠功能障碍者可经静脉补充营养和水分。

2.对症护理

加强基础护理,预防并发症。做好口腔、皮肤护理,定时帮助患者翻身、拍背、吸痰、湿化气道,防止其口腔、呼吸道、肺部感染。住单间或重症监护室,保持室内空气新鲜,温、湿度适宜,病室每日用紫外线消毒 1 次。

(三)心理护理

(1)由于病情危急,神志尚清楚的患者可出现恐惧、焦虑的心理。因此,做好心理护理,可稳定患者的情绪,提高抢救的成功率。

(2)护理人员要表现出自信、镇静、耐心及对患者的理解,加强沟通。对因呼吸困难、呼吸机的使用而不能说话者,可采用书面语言(书写板、卡片等)及非语言沟通技巧(手势、点头、摇头、眼神等)进行沟通。

(3)对患者及家属多安慰、多关心。给予心理支持,树立战胜疾病的信心。

(四)特殊护理

1.血流动力学监测

对危重患者的循环支持和机械通气治疗有重要的指导意义。正压通气时,胸腔内压力过高,可减少静脉回心血量,使肺毛细血管楔压下降,心输出量减少。

2.机械通气监测

机械通气期间,经常检查呼吸机与面罩或人工气道是否紧密连接,防止脱开或漏气;观察自主呼吸与辅助通气是否同步;观察呼吸机运转情况及呼吸机各参数的变化,如潮气量和肺活量、气道压力、气道阻力、肺顺应性是否正常。

(张 娟)

第八节　急性呼吸窘迫综合征

一、概述

急性呼吸窘迫综合征（ARDS）是指非心源性的各种肺内外致病因素所导致的严重急性缺氧性呼吸衰竭，临床上是以呼吸窘迫、顽固性低氧血症和非心源性肺水肿为特征的一组症候群。ARDS是重症监护病房（ICU）较常见的危重症之一，病死率较高。晚期多诱发或合并多器官功能障碍综合征（MODS），甚至多器官功能衰竭（MOF），病情凶险，预后很差，病死率高达40%～50%，孕期发生急性呼吸窘迫综合征的病理生理过程与正常人群相同，目前仍无有效的治愈方法。ARDS是急性肺损伤（acutelunginjury，ALI）的严重阶段，为同一疾病过程的两个阶段，具有性质相同的病理生理改变。肺损伤，是指肺脏对各种损伤的反应，包括对肺的直接损伤，如肺炎、或吸入性损伤、或间接损伤、机体其他部位炎症损伤影响肺脏。近年来，对其定义、发病机制、病理生理和治疗的研究取得了长足进步，治疗成功率有所提高。但肺损伤的发生机制未明，已得到证实的是，不恰当的机械通气可导致或加重损伤。

二、临床表现

（一）症状

ARDS大多数于原发病起病后72 h内发生，几乎不超过7 d。除原发病的相应症状和体征外，最早出现的症状是呼吸增快，呼吸频率＞28次/分钟，并呈进行性加重的呼吸困难、发绀，常伴有烦躁、焦虑、出汗等。其呼吸困难的特点是呼吸深快、费力，患者常感到胸廓紧束、严重憋气，即呼吸窘迫，不能用通常的氧疗方法改善，亦不能用其他原发肺疾病（如气胸、肺气肿、肺不张、肺炎、心力衰竭）解释。

（二）体征

早期体征可无异常，或仅在双肺闻及少量细湿啰音；后期多可闻及水泡音，可有管状呼吸音。

三、实验室及辅助检查

（一）动脉血气分析

早期以低氧血症为主，$PaCO_2$降低，呈呼吸性碱中毒。晚期CO_2潴留，呈混合性酸中毒。典型改变为$PaO_2 < 60$ mmHg，$PaCO_2 < 35$ mmHg，pH升高；氧合指数（PaO_2/FiO_2）<300 mmHg为肺损伤，如<200 mmHg为诊断ARDS的必要条件；肺泡-动脉氧分压差（$PA\text{-}aO_2$）增大，肺内分流增大。

（二）胸部X线片

早期无异常或仅有肺纹理增粗及少许片状影，继之出现斑片状阴影并逐渐融合成大片状浸润阴影（称之为"白肺样改变"），大片阴影中可见支气管充气征。后期可出现肺间质纤维化改变。

（三）血流动力学监测

可置入Swan-Ganz导管实施血流动力学监测。监测肺毛细血管楔压（PCWP）有助于与左心衰竭相鉴别,若 PCWP>16 mmHg,则支持左心衰竭诊断。

(四)肺功能监测

肺顺应性降低,肺活量尤其是功能残气量(FRC)降低。

四、诊断

(一)诊断标准

1.1994 年欧美标准

(1)ALI 诊断标准:①急性起病;②氧合指数(动脉血氧分压/吸入氧浓度,PaO_2/FiO_2)<300 mmHg(无论呼气末正压,即 PEEP 值多少);③后前位胸部 X 线片提示双侧肺浸润影;④肺毛细血管楔压(PAWP)<18 mmHg(2.4 kPa)或临床上无左心房高压的证据;⑤具备以上 4 项者可诊断 ALI。

(2)ARDS 诊断标准:①急性起病;②PaO_2/FiO_2<200 mmHg(无论 PEEP 值多少);③后前位胸部 X 线片提示双侧肺浸润影;④PAWP<18 mmHg 或临床上无左心房高压的证据;⑤具备以上 4 项者可诊断 ARDS。

2.中华医学会呼吸病学分会 1999 年制订的诊断标准

(1)ALI/ARDS 的高危因素。①直接肺损伤因素:严重肺感染、胃内容物吸入、肺挫伤、吸入有毒气体、淹溺、氧中毒等;②间接肺损伤因素:感染中毒症、严重的非胸部创伤、重症胰腺炎、大量输血、体外循环、弥散性血管内凝血(DIC)等。

(2)急性起病,呼吸频率进行性增加和(或)呼吸窘迫。

(3)低氧血症:ALI 时动脉血氧分压(PaO_2)/吸入氧分数值(FiO_2)≤300 mmHg;ARDSs ≤200 mmHg。

(4)胸部 X 线检查显示两肺浸润阴影。

(5)PAWP≤18 mmHg 或临床上能除外心源性肺水肿。

(6)符合以上 5 项条件者,可以诊断 ALI 或 ARDS。

(二)鉴别要点

1.与支气管肺炎合并呼吸衰竭相鉴别

多以呼吸道感染起病,病情进展较 ARDS 慢,胸部 X 线片多为一侧为主的肺实质浸润,血气分析可显示低氧血症,逐渐进展可有 CO_2 潴留。经抗感染、氧疗、支持疗法逐渐恢复。

2.与心源性肺水肿相鉴别

常有心脏或肾脏病史和体征,或有过量、过快输液史。患儿可突然发生呼吸困难,咯血性泡沫样痰,发绀较 ARDS 轻,肺部啰音出现早,胸部 X 线片显示心影增大,肺门两侧片状阴影。经控制输液、利尿、强心和给氧治疗有效。

3.与其他原因的非心源性肺水肿相鉴别

有明确的大量输液、抽胸腔积液或气体过多和过快的病史。肺水肿的症状、体征和 X 线表现出现较快。低氧血症一般不重,经过对症处理后可以较快地纠正。

4.与急性肺栓塞相鉴别

有高凝状态或深静脉血栓的高危因素,突发呼吸困难,可伴有低血压。血气分析 PaO_2 和 $PaCO_2$ 均降低,肺泡动脉氧分压差加大,体检可有右心室负荷升高的体征。表现为颈静脉怒张、肺动脉第二心音亢进、心动过速等。行计算机断层摄影肺血管造影(CTPA)和选择性肺动脉造影有助于本病的诊断。

5. 与急性心肌梗死相鉴别

以胸痛和呼吸困难为突发表现,常有心脏病的基础。典型的心电图和心肌损伤标志物和酶学的动态演变,可以做出鉴别。

五、健康评估

（一）健康史

评估患者的年龄、性别、疾病史及原发病,有无严重感染、外伤大手术等。评估患者肺损伤的情况,注意患者是否存在休克、严重的非胸部创伤、大面积烧伤、急性重症胰腺炎、药物或麻醉品中毒等情况。

（二）身体症状

1. 症状

ARDS 的首发症状多不明显,除原发病的表现外,常在原发病起病后 5 d 内(约半数发生于 24 h 内)表现为呼吸困难、急促、咳嗽和烦躁。随着病程的进展,症状加重。患者出现进行性加重的呼吸窘迫,气促,肋间隙凹陷。此外,心动过速、发绀和皮肤苍白均可出现,不能被通常的氧疗所改善,也不能用其他心肺原因所解释。常伴有烦躁、焦虑、出汗。

2. 体征

肺部听诊早期无阳性体征;中期可闻及细湿啰音;后期出现实变,呼吸音减低,并可闻及明显湿啰音及管状呼吸音。

3. 辅助检查

评估患者的血液检查(动脉血气分析)、尿液检查、粪便检查、腹部超声检查、胸部 X 线检查、心电图检查、肺功能检查等检查结果。

六、护理诊断

(1)清理呼吸道无效:与气管插管致不能咳嗽有关。

(2)气体交换受损:与疾病致肺换气障碍有关。

(3)营养失调,低于机体需要量:与慢性疾病消耗有关。

(4)活动无耐力:与体力下降有关。

(5)生活自理能力缺陷:与长期卧床或气管插管有关。

(6)便秘:与长期卧床致肠蠕动减慢有关。

(7)有皮肤完整性受损的危险:与长期卧床有关。

(8)焦虑、恐惧:与担心疾病预后有关。

七、护理措施

（一）病情观察

严密观察生命体征,尤其是呼吸频率的变化,如呼吸频率＞25 次/分钟,常提示有呼吸功能不全,是 ALI 先兆期的表现。观察意识状态、发绀、皮肤的温湿度、皮肤黏膜的完整性、出血倾向、球结膜有无充血及水肿、两侧呼吸运动的对称性,肺部叩诊音、呼吸音及啰音,心率、心律,腹部有无胀气及肠鸣音的情况。建立有效的监测系统,注意无菌操作,防止二次感染。备好各种急救设施,如有异常,及时通知医生。准确记录出入量,注意电解质尤其血钾的变化。

(二)卧位

注意患者体位的舒适度,适当约束,一般为仰卧位,避免头过伸,抬高床头 $15°\sim30°$,头部两侧放置大砂袋以防止其头部过度转动造成脱管并保证有效通气。

(三)饮食护理

ARDS 时机体处于高代谢状态,应补充充足的营养。静脉营养可引起感染和血栓形成等并发症,应提倡全胃肠营养。加强营养,合理安排膳食,保证热量摄入。鼓励进食高蛋白、高脂肪和低糖类的饮食。

(四)对症护理

1. 氧疗

尽快提高 PaO_2 是抢救 ARDS 的中心环节。一般需高浓度给氧($>50\%$),使 PaO_2 ≥60 mmHg 或 $SaO_2\geq90\%$。轻症者可使用面罩给氧,无效时,需使用机械通气。

2. 机械通气

由于 ARDS 主要表现为常规吸氧难以纠正的顽固性低氧血症,故多数患者宜尽早使用机械通气,以提供充分的通气和氧合,支持器官功能。急性肺损伤阶段的早期轻症患者可试用无创正压通气,无效或病情加重时尽快行气管插管或气管切开行有创机械通气。

3. 液体管理

液体管理为减轻肺水肿,需合理限制液体入量。原则是在保证血容量足够、血压稳定的前提下,液体出入量宜轻度负平衡($-1000\sim-500$ mL),液体入量一般以不超过 $1.5\sim2$ L/d 为宜;可使用利尿剂促进水肿消退,治疗过程中应随时纠正电解质紊乱。

4. 药物治疗

抗菌药物应按处方的浓度在规定时间内滴入,使用过程中应注意抗生素的毒副作用。使用糖皮质激素时要定期检查口腔黏膜等部位有无真菌感染,并做相应的处理。纠正低血钾时要严格按处方用药,并了解补钾后血钾等的变化。

(五)心理护理

向清醒患者解释使用呼吸机的目的,取得合作,消除恐惧心理。可采用纸笔或写字板等非语言交流形式。鼓励患者主动加强自主呼吸,争取早日脱机。加强心理疏导,患者会有情绪紧张、恐惧、悲哀、绝望等心理,护士应用通俗易懂的语言向患者讲解有关的医学知识,使其懂得各种仪器是为了更好地进行治疗、护理,帮助患者客观正确看待自己的病情,增加战胜疾病的信心。

(六)健康宣教

指导患者制订合理的活动与休息计划,避免氧耗量大的活动。合理安排膳食,加强营养。告知患者使用的药物、剂量、用法和注意事项,教会低氧血症的患者及其家属家庭氧疗方法及注意事项。介绍该病的治疗、预后及并发症预防等方面的知识,提高患者对该病的认识,树立战胜疾病的信心。教会患者有效咳嗽、咳痰技术,如缩唇呼吸、腹式呼吸、体位引流、叩背等方法;戒烟,避免吸入有害烟雾和刺激性气体。告知患者若出现气急、发绀加重等情况,应尽早就医。

(张 娟)

第二章　心血管内科疾病护理

第一节　心律失常

一、概念

正常心律起源于窦房结,频率为每分钟60～100次、比较规则。窦房结激动以一定顺序传导到心房与心室。心律失常是指心脏冲动的频率、节律、起源部位、传导速度与激动次序的异常。

心律失常的分类:心律失常按其发生原理可分为冲动形成异常和冲动传导异常两大类。

1.冲动形成异常

(1)窦房结心律失常:窦性心动过速;窦性心动过缓;窦性心律不齐;窦性停搏。

(2)异位心律:①被动性异位心律:逸搏(房性、房室交界性、室性);逸搏心律(房性、房室交界性、室性);②主动性异位心律:期前收缩(房性、房室交界性、室性);阵发性心动过速(房性、房室交界性、室性);心房扑动、心房颤动;心室扑动、心室颤动。

2.冲动传导异常

(1)生理性:干扰及房室分离。

(2)病理性:窦房传导阻滞;房内传导阻滞;房室传导阻滞;室内传导阻滞(左、右束支传导阻滞)。

(3)房室间传导途径异常:预激综合征。

二、临床表现

1.窦房结心律失常

正常心脏起搏点位于窦房结,由窦房结产生的冲动引起的心律称为窦性心律,其正常频率为60～100次/分钟。心电图示窦性P波在Ⅰ、Ⅱ、aVF导联直立,aVR导联倒置,P-R间期0.12～0.20 s。

(1)窦性心动过速:当窦性心律的心率超过100次/分钟,称为窦性心动过速。常见于健康人的某些活动如吸烟、饮酒、剧烈运动等;某些病理状态如发热、贫血、甲亢、休克以及应用肾上腺素、阿托品等药物。

(2)窦性心动过缓:当窦性心律的心率低于60次/分钟,称为窦性心动过缓。常见于健康的青年人、运动员、睡眠状态;亦可见于病理状态下如颅内高压、甲状腺功能低下、阻塞性黄疸、服用洋地黄等药物及某些器质性心脏病。窦性心动过缓多无自觉症状,当心率过分缓慢不能满足身体需要,患者可有胸闷、头晕、甚至昏厥等症状。

(3)窦性停搏:当窦房结不能产生电冲动,而由低位起搏点发放的冲动控制心脏的机械活动称为窦性停搏或窦性静止。一旦窦性停搏的时间过长而又不能产生逸搏时,患者常可发生头晕、昏厥甚至抽搐。

(4)病态窦房结综合征:病态窦房结综合征简称病窦综合征,是由于窦房结或其周围组织的器质性病变导致窦房结起搏或传导功能障碍,从而产生多种心律失常的综合表现。心电图表现主要为:心动过缓,当伴有快速性房性心律失常时称为心动过缓-心动过速综合征或慢-快综合征。病窦综合征常见于冠心病、心肌病、心肌炎、风湿性心瓣膜病、先天性心脏病、甲状腺功能低下、感染等。轻者有发作性眩晕、头痛、黑蒙、乏力、心绞痛等心脑供血不足的临床表现,重者可出现阿-斯综合征。

2.期前收缩

期前收缩是临床上最常见的心律失常,是一种提早的异位心搏。按起源部位的不同将期前收缩分为房性、房室交界性、室性三类。

3.室性期前收缩

(1)提前出现的 QRS-T 波群,其前无相关 P 波。

(2)提前出现的 QRS 波形态异常,时限通常为 0.12 s 或以上。

(3)ST 段、T 波与 QRS 波群主波方向相反。

(4)期前收缩后可见一完全代偿间歇。

4.阵发性心动过速

阵发性心动过速是一种阵发性快速而规律的异位心律,其发作与终止大多突然。根据异位起搏点的部位,可分为房性、房室交界性和室性阵发性心动过速。由于房性与房室交界性阵发性心动过速在临床上常难以区别,故统称为室上性阵发性心动过速,简称室上速。

三、心电图特征

1.窦性心动过速

心电图特征:窦性 P 波规律出现,频率>100 次/分钟,P-P 间隔<0.6 s。

2.窦性心动过缓

心电图特征:窦性 P 波规律出现,频率<60 次/分钟,P-P 间隔>1 s。

3.期前收缩

心电图特点如下。

(1)房性期前收缩:①提前发生的 P 波,其形态与窦性 P 波稍有差别,P-R 间大于 0.12 s;②提前的 P 波后继以形态正常的 QRS 波;③期前收缩后常可见一不完全代偿间歇。

(2)房室交界性期前收缩:①提前出现的 QRS-T 波群,该 QRS-T 波群形态与正常的窦性激动的 QRS-T 波群基本相同;②提前出现的 QRS-T 波群前、中、后可见逆型 P 波,且 P-R 间期小于 0.12 s 或 R-P 间期小于 0.20 s;③期前收缩后多见有一完全代偿间歇。

(3)室性期前收缩:①提前出现的 QRS-T 波群,其前无相关 P 波;②提前出现的 QRS 波形态异常,时限通常为 0.12s 或以上;③ST 段、T 波与 QRS 波群主波方向相反。

四、治疗原则

1.窦性心动过速

一般不需特殊治疗。去除诱发因素和针对原发病作相应处理即可。必要时可应用 β 受体阻滞剂如美托洛尔,减慢心率。

2.窦性心动过缓

一般无症状也不需治疗;病理性心动过缓应针对病因采取相应治疗措施。如因心率过慢而出现症状者则可用阿托品、异丙肾上腺素等药物,但不宜长期使用。症状不能缓解者可考虑心脏起搏治疗。

3. 期前收缩

(1)积极治疗病因,消除诱因。

(2)偶发期前收缩无重要临床意义,不需特殊治疗,亦可用小量镇静剂或 β 阻滞剂如普萘洛尔等。

(3)对症状明显、呈联律的期前收缩需应用抗心律失常药物治疗,如频发房性、交界区性期前收缩常选用维拉帕米、β 受体阻滞剂等;室性期前收缩常选用利多卡因、美西律、胺碘酮等。洋地黄中毒引起的室性期前收缩应立即停用洋地黄,并给予钾盐和苯妥英钠治疗。

五、护理措施

1. 休息与活动

影响心脏排血功能的心律失常患者应绝对卧床休息,协助完成日常生活。功能性和轻度器质性心律失常血流动力学改变不大者,应注意劳逸结合,避免劳累及感染,可维持正常工作和生活,积极参加体育运动,改善自主神经功能。

2. 心理护理

对于轻度心律失常患者,给予必要的解释和安慰,以稳定情绪。对于严重心律失常患者,加强巡视,加强生活护理,给予心理支持,消除恐惧心理,增加患者的安全感。

3. 饮食护理

宜选择低脂、易消化、营养饮食,不宜饱食,少量多餐,避免吸烟、酗酒、饮用刺激性或含咖啡因的饮料或饮食。

4. 病情观察

密切观察脉搏、呼吸、血压、心率、心律,以及神志、面色等变化。

严重心律失常患者应实行心电监护,注意有无引起猝死的危险征兆,如频发性、多源性、成联律、RonT 室性期前收缩,阵发性室上性心动过速,心房颤动,第二度Ⅱ型房室传导阻滞等。随时有猝死危险的心律失常,如阵发性室性心动过速、心室颤动、第三度房室传导阻滞等。如发现上述症状,应列为紧急情况,立即报告医师进行处理。同时嘱患者卧床、吸氧、开放静脉通道、准备抗心律失常药物、除颤器、临时起搏器等。

5. 用药护理

正确、准确使用抗心律失常药物,观察药物不良反应。应用利多卡因须注意静脉注射不可过快、过量,以免导致传导阻滞、低血压、抽搐甚至呼吸抑制和心脏停搏。奎尼丁药物有较强的心脏毒性作用,使用前须测血压、心率,用药期间应经常监测血压、心电图,如有明显血压下降、心率减慢或不规则,心电图示 Q-T 间期延长时,须暂停给药,并报告医师处理。

6. 心脏电复律护理

(1)心脏电复律适应证:非同步电复律适用于室颤、持续性室性心动过速。同步电复律适用于有 R 波存在的各种快速异位心律失常,如房颤、室性阵发性心动过速等。

(2)心脏电复律禁忌证:病史长、心脏明显扩大,同时伴Ⅱ度Ⅱ型或Ⅲ度房室传滞的房颤和房扑患者;洋地黄中毒或低血钾患者。

(3)操作配合:准备用物如除颤器、氧气、吸引器、心电血压监护仪、抢救车等。患者仰卧于绝缘床上,连接心电监护仪,建立静脉通路,静脉注射地西泮 0.3～0.5 mg/kg。放置电极板,电极板须用盐水纱布包裹或均匀涂上导电糊,并紧贴患者皮肤。放电过程中医护人员注意身体的任何部位均不要直接接触铁床及患者,以防电击意外。

(4)电复律后要严密观察心律、心率、呼吸、血压,每半小时测量并记录 1 次直至平稳,并注意面色、神志、肢体活动情况。电击局部皮肤如有烧伤,应给予处理;遵医嘱给予抗心律失常药物维持窦性心律,观察药物不良反应。

7. 心脏起搏器安置术后护理

(1)术后可心电监护 24 h,注意起搏频率和心率是否一致,监测起搏器工作情况。

(2)绝对卧床 1～3 d,取平卧位或半卧位,不要压迫植入侧。指导患者 6 周内限制体力活动,植入侧手臂、肩部应避免过度活动,避免剧烈咳嗽等以防电极移位或脱落。

(3)遵医嘱给予抗生素治疗,同时注意伤口有无渗出和感染。

(4)作好患者的术后宣教,如如何观察起搏器工作情况和故障、定期复查的必要、日常生活中要随身携带"心脏起搏器卡"等。

(狄 青)

第二节 慢性心功能不全

心功能不全系指由于各种原因引起心肌收缩力减退,使心脏排血量不能满足机体的需要(绝对的或相对的)而产生静脉系统的瘀血和动脉系统的供血不足的一种综合征。

一、概念

由于各种慢性心肌病损和心室长期压力或容量负荷过重,引起慢性的心输出量低下,而产生静脉系统的瘀血及动脉系统的供血不足,各脏器大多有瘀血的表现,通常称为慢性心力衰竭。按其发生的部位和临床表现可分为左、右心力衰竭及全心衰竭。

二、临床表现

早期症状为呼吸困难、疲乏及无力。左心功能不全表现还有咳嗽、咳痰、咯血,还可因脑缺氧而出现嗜睡、烦躁、精神错乱等精神神经系统症状。

右心功能不全表现有颈静脉怒张、发绀、水肿、胸腔积液、腹部积液、肝大伴有压痛,以及消瘦、营养不良等。

三、辅助检查

1. X 线检查

左心功能不全的患者主要有肺门阴影增大,肺纹理增加等肺瘀血表现;右心功能不全患者则常见右心室增大,有时伴胸腔积液表现。

2. 心电图

心电图可有左心室肥厚劳损,右心室肥大。

3. 超声心动图

利用 M 型、二维、多普勒超声技术测量计算左心室射血分数(LVEF)、二尖瓣前叶舒张中期关闭速度(EF 斜率)、快速充盈期和心房收缩期二尖瓣血流速度(E/A)等,能较好地反映左心室的收缩和舒张功能。

4.创伤性血流动力学检查

应用右心导管或漂浮导管可测定肺毛细血管楔嵌压(PCWP)、心排出量(CO)、心脏指数(CI)、中心静脉压(CVP)。PCWP 正常值为 $6\sim12$ mmHg($0.8\sim1.6$ kPa)时,当 PCWP >18 mmHg(2.4 kPa)时即出现肺瘀血;>25 mmHg(3.3 kPa)时,有重度肺瘀血;达 30 mmHg(4 kPa)时,出现肺水肿。CI 正常值为 $2.6\sim4.0$ L/(min・m^2),当 CI 低于 2.2 L/(min・m^2)即出现低心排出量症候群。右心功能不全时,CVP 可明显升高。

四、治疗原则

1.治疗病因、消除诱因

控制高血压,应用药物、介入或手术治疗改善冠心病心肌缺血,心瓣膜病的手术治疗等。积极控制感染,对于心室率较快的心房颤动,及时复律或控制心室率;甲状腺功能亢进症注意予以纠正。

2.减轻心脏负担

(1)休息:限制体力活动,避免精神紧张,减轻心脏负荷。

(2)饮食:应低钠饮食,同时要少食多餐。水肿明显时应限制水的摄入量。

(3)吸氧:给予持续氧气吸入,流量为 $2\sim4$ L/min,增加血氧饱和度,改善呼吸困难。

(4)利尿剂应用:可排出体内潴留的体液,减轻心脏前负荷,改善心功能。常用的利尿剂有:①排钾利尿剂,阻碍钠、钾、氯化物的重吸收,达到利尿目的。此类利尿剂有噻嗪类利尿剂如氢氯噻嗪;利尿剂如呋塞米、丁脲胺。排钾利尿剂主要不良反应是可引起低血钾,应补充氯化钾或与保钾利尿剂同用。噻嗪类利尿剂可抑制尿酸排泄,引起高尿酸血症,大剂量长期应用可影响胆固醇及糖的代谢,应严密监测。②保钾利尿剂,排钠和氯化物,潴留钾。常用的有螺内酯、氨苯蝶啶。利尿作用弱,常与排钾利尿剂合用,加强利尿减少排钾。

3.扩血管药物应用

通过扩张小动脉,减轻心脏后负荷;通过扩张小静脉,减轻心脏前负荷。

(1)扩张小静脉制剂,临床上以硝酸酯制剂为主。如硝酸甘油,每次 $0.3\sim0.6$ mg 舌下含服,可重复使用,重症患者可静脉点滴;硝酸异山梨醇(消心痛)$2.5\sim10$ mg 舌下含化,每 4 h 1 次或 $5\sim20$ mg 口服,每日 $3\sim4$ 次。

(2)扩张小动脉制剂的药物种类很多,如血管紧张素转换酶(ACE)抑制剂的卡托普利、贝那普利;α-受体阻滞剂的哌唑嗪等;直接舒张血管平滑肌的制剂如双肼屈嗪等。

4.正性肌力药物应用

正性肌力药物是治疗心力衰竭的主要药物,具有增强心肌收缩力作用,适于治疗以收缩功能异常为特征的心力衰竭,尤其是对心腔扩大引起的低心输出量心力衰竭,伴快速心律失常的患者作用最佳。

(1)洋地黄类药物:是临床最常用的强心药物,具有正性肌力和减慢心率作用,在增加心肌收缩力的同时,不增加心肌耗氧量。

①应用洋地黄类药物的适应证:充血性心力衰竭,尤其对伴有心房颤动和心室率增快的心力衰竭,对心房颤动、心房扑动和室上性心动过速均有效。②应用洋地黄类药物的禁忌证:严重房室传导阻滞、梗阻性肥厚型心肌病、急性心肌梗死 24 h 内不宜使用。洋地黄中毒或过量者为绝对禁忌证。③常用洋地黄制剂有:地高辛为口服制剂,使用维持量的给药方法即维持量

法,0.25 mg,1 次/日。此药口服后经 2～3 h 血浓度达高峰,4～8 h 获最大效应,半衰期为 1.6 d,连续口服 7 d 后血浆浓度可达稳态。适用于中度心力衰竭的维持治疗。毛花苷 C 为静脉注射制剂,注射后 10 min 起效,1～2 h 达高峰,每次 0.2～0.4 mg,稀释后静脉注射,24 h 总量 0.8～1.2 mg。适用于急性心力衰竭或慢性心力衰竭加重时,尤其适用于心力衰竭伴快速心房颤动者。④洋地黄类药物毒性反应:药物的治疗剂量和中毒剂量接近,易发生中毒。易导致洋地黄中毒的情况主要有:急性心肌梗死、急性心肌炎引起的心肌损害、低血钾、严重缺氧、肾衰竭、老年人等情况。

常见以下毒性反应胃肠道表现:食欲下降、恶心、呕吐等;神经系统表现:头晕、头痛、视力模糊、黄视、绿视等;心血管系统表现:是洋地黄类药物较严重的毒性反应,常出现各种心律失常,室性期前收缩二联律最为常见,尚有室上性心动过速伴房室传导阻滞、房室传导阻滞、窦性心动过缓等,长期心房颤动患者使用洋地黄后心律变得规则,心电图 ST 波出现鱼钩样改变,应注意有发生洋地黄中毒的危险。

(2)β受体兴奋剂:常用的有多巴酚丁胺、多巴胺。静脉点滴,由小剂量开始,逐渐增加用量。适用于急性心肌梗死伴心力衰竭的患者;小剂量多巴胺能扩张肾动脉,增加肾血流量和排钠利尿,从而用于充血性心力衰竭的治疗,大剂量多巴胺可维持血压,用于心源性休克的治疗。

(3)磷酸二酯酶抑制剂:常用的有氨力农、米力农等,具有正性肌力作用和扩张周围血管作用,可缓慢静脉滴注,宜短期使用。

5.β受体阻滞剂

β受体阻滞剂可对抗代偿机制中交感神经兴奋性增强这一效应,从而降低患者病死率、住院率,提高其运动耐量。常用药物有卡维地洛、美托洛尔等。但β受体阻滞剂有负性肌力作用,临床应用应十分慎重。仅小剂量应用于以舒张功能不全为特征的轻、中度心力衰竭的治疗。

五、护理措施

1.休息

原则是心力衰竭一度患者可参加轻度活动,增加休息;二度患者则需限制活动,延长卧床休息时间;三度患者以绝对卧床休息为主。

2.卧床患者并发症的预防

(1)由于心力衰竭患者常伴有水肿、呼吸困难而表现强迫体位,患者不能活动或活动受限,加之缺氧、末梢循环差,极易发生压疮,故应加强皮肤护理,预防压疮。对伴有高度水肿患者,在保持皮肤清洁、干燥的同时,注意避免划破、摩擦等,保持皮肤的完整性,防止皮肤破溃、感染不愈。水肿较重的部位如会阴部,可用 50% 硫酸镁湿敷。

(2)长期卧床患者易发生下肢深静脉血栓,可每日按摩下肢,鼓励并协助患者在床上做主动或被动的肢体伸屈活动。尽量避免在下肢静脉输液。注意观察下肢皮温、颜色,有无肿胀和疼痛,如有变化,提示有血栓形成,应及时报告医生处理。同时,患者应绝对卧床,肢体抬高于心脏平面以上,避免大幅度活动、剧烈咳嗽和用力排便,以防栓子脱落而引起肺栓塞。

(3)卧床患者由于体位改变,活动量减少而出现便秘,因此应食入含纤维素较多的食品,多食蔬菜、水果,养成定时排便的习惯,必要时服用缓泻药物。

3.用药护理

(1)应用利尿剂:以清晨或上午为宜,以便日间利尿,防止夜间多次排尿影响睡眠。利尿期间应准确记录出入量,定期检查血液电解质水平,防止水、电解质失调。

(2)服用强心苷类药物前应观察心率、心律,静脉使用应稀释后缓慢推入,同时有专人观察心率、心律情况,指导用量。服用此类药物期间,如有不明原因的各种心律失常,尤其是室性期前收缩(早搏)、黄视、绿视、头痛、嗜睡、食欲不振、恶心及呕吐等症状,应警惕为洋地黄中毒,需及时处理。如有条件可定期查血清地高辛浓度,当>2.0 μg/mL 时,提示有药物中毒的可能性。

(3)应用血管扩张剂前应测量血压、心率,用药过程中定时复查,酌情调整滴速。若出现不良反应,如胸闷、出汗、气急、脉速、血压下降、恶心及呕吐等,应通知医生减慢或停止注射。对口服血管扩张剂者,注意防止体位性低血压的发生,告诫患者服药后需卧床休息片刻,起立时动作需缓慢。静脉应用硝普钠或硝酸甘油时,应现用现配,先输注葡萄糖液体并调整好速度后再加入药物,避光输注。因硝酸甘油易黏附在塑料上,应避免使用塑料输液器具。快速心律失常、严重贫血、低血压及青光眼患者,应慎用硝酸甘油。

4.饮食原则

限制钠盐的摄入,心功能Ⅲ级时,限制膳食含钠量为(1.2~1.8) g/d,心功能Ⅳ级时,含钠量应小于 1 g/d。但限制过严可引起低钠血症。当合并稀释性低钠血症时,应限制水的摄入。另外,为避免增加心脏负担,需少量多餐,进食易消化的食物。

5.心理护理

患者常因病情反复而表现烦躁不安、紧张恐惧及悲观失望等,以致病情加重。因此,应帮助患者认识本病的特点,教会患者自我护理的方法,介绍如何预防呼吸道感染、避免过度劳累及饮食原则等。多给予患者鼓励和支持,讲明心理因素对疾病的影响,稳定患者情绪,增强治疗信心。

(刘红瑞)

第三节　原发性高血压

一、概念

高血压是指体循环动脉压增高,可使收缩压或舒张压高于正常或两者均高。临床高血压常见于两类疾病.第一类为原发性高血压又称高血压病,是一种以血压升高为主要表现而病因尚未明确的独立疾病。第二类为继发性高血压又称为症状性高血压。根据 1999 年世界卫生组织和国际高血压学会(WHO/ISH)高血压治疗指南,高血压的诊断标准为:收缩压≥140 mmHg(18.7 kPa)和(或)舒张压≥90 mmHg(12 kPa)。

二、临床表现

大多数患者起病缓慢,早期多无症状。亦可有头痛、头晕、耳鸣、失眠、乏力等症状。随着病程进展,血压持久升高,可有心、脑、肾等靶器官受损的临床表现。

高血压急症是指患者血压在短时间内(数小时至数天)急剧升高,伴有心、脑、肾重要脏器损害或功能障碍的一种临床危重状态。按临床表现可分为以下几点。

1.恶性高血压

患者血压明显升高,舒张压持续在 130 mmHg(17.3 kPa)以上,眼底出血、渗出或视神经盘水肿,出现头痛、乏力、视力迅速减退,肾衰竭,亦可有心、脑功能障碍。死亡原因多为肾衰竭、脑卒中或心力衰竭。

2.高血压危象

血压在短时间内剧升,收缩压达 260 mmHg(34.7 kPa),舒张压 120 mmHg(16 kPa)以上,患者出现头痛、烦躁、心悸、多汗、恶心、呕吐、面色苍白或潮红、视力模糊等征象。

3.高血压脑病

高血压脑病是指血压急剧升高的同时伴有中枢神经功能障碍,如严重头痛、呕吐、神志改变,重者意识模糊、抽搐、癫痫样发作甚至昏迷。

三、辅助检查

动态血压监测:用小型携带式血压计录仪测定 24h 血压动态变化,对高血压的诊断有较高的诊断价值。

四、治疗原则

使血压下降、接近或达到正常范围,预防或延缓并发症的发生,是原发性高血压治疗的目标。

1.改善生活行为

(1)减轻体重,尽量将体重指数控制在<25。

(2)限制钠盐摄入,每日食盐量不超过 6g。

(3)补充钙和钾盐。

(4)减少脂肪摄入。

(5)限制饮酒。

(6)低度、中度等张运动。

2.药物治疗

(1)利尿剂:常用呋塞米 20～40 g,1～2 次/日,主要不良反应有电解质紊乱和高尿酸血症。

(2)β受体阻滞剂:常用阿替洛尔 50～200 mg,1～2 次/日,主要不良反应有心动过缓和支气管收缩,阻塞性支气管疾病患者禁用。

(3)钙通道阻滞剂:常用硝苯地平 5～20 mg,3 次/日,维拉帕米 40～120 mg,3 次/日,主要不良反应有颜面潮红、头痛,长期服用硝苯地平可出现胫前水肿。

(4)血管紧张素转换酶抑制剂(ACEI):常用卡托普利 12.5～25 mg,2～3 次/日,主要不良反应有干咳、味觉异常、皮疹等。

(5)α-受体阻滞剂:常用哌唑嗪 0.5 mg,2 次/日,逐渐增至 5 mg/次,主要不良反应有心悸、头疼、嗜睡。

五、护理措施

1.保证合理的休息

睡眠,避免劳累提倡适当的体育活动,尤其是对心率偏快的轻度高血压患者,进行有氧代谢运动效果较好,如骑自行车、跑步、做体操及打太极拳等,但需注意劳逸结合,避免时间过长的剧烈活动。对自主神经功能紊乱者可适当使用镇静剂。严重的高血压患者应卧床休息,高血压危象者则应绝对卧床。

2.心理护理

患者多表现有易激动、焦虑及抑郁等心理特点,而精神紧张、情绪激动、不良刺激等因素均与本病密切相关。因此,医务人员对待患者应耐心、亲切、和蔼、周到。根据患者特点,有针对性地进行心理疏导。同时,做好卫生宣传教育工作,使其掌握预防保健的基本知识,了解控制血压的重要性,指导患者训练自我控制的能力,参与自身治疗护理方案的制订和实施。

3.饮食护理

应选用低盐、低热量、低脂、低胆固醇的清淡易消化饮食。鼓励患者多食水果、蔬菜,戒烟,控制饮酒、咖啡、浓茶等刺激性饮料。对服用排钾利尿剂的患者应注意补充含钾高的食物如蘑菇、香蕉、橘子等。肥胖者应限制热量摄入,控制体重在理想范围之内。

4.病情观察

对血压持续增高的患者,应每日测量血压2～3次,并做好记录,必要时测立、坐、卧位血压,掌握血压变化规律。若血压波动过大,要警惕脑出血的发生。若在血压急剧增高的同时,出现头痛、视物模糊、恶心、呕吐、抽搐等症状,应考虑高血压脑病的发生。若出现端坐呼吸、喘憋、发绀、咳粉红色泡沫痰等,应考虑急性左心衰竭的发生。出现上述各种表现时均应立即报告医生,进行抢救处理。

5.用药护理

服用降压药应从小剂量开始,逐渐加量。同时,密切观察疗效,如血压下降过快,应调整药物剂量。在血压长期控制稳定后,可按医嘱逐渐减量,不得随意停药。某些降压药物如哌唑嗪、胍乙啶等,可引起体位性低血压,嘱患者服药后卧床2～3 h,必要时协助患者起床,待其坐起片刻,无异常后,方可下床活动。同时,告诫患者变换体位时动作应缓慢,以免发生意外。有些降压药,如肼苯哒嗪、米诺地尔(长压定)、胍乙啶等可引起水钠潴留。因此,需每日测体重,准确记录出入量,观察水肿情况,注意保持出入量的平衡。

6.高血压危象及脑病患者的护理

一旦发生危象或脑病,应迅速建立静脉通道,静滴速效降压药物,或含服硝苯地平(心痛定)。对持续抽搐患者,护士应守护在患者身旁,去除口腔内假牙,安放牙垫,以防咬伤舌头。及时吸痰,保持呼吸道通畅。对意识不清、烦躁不安的患者需加床挡,防止坠床。

(田少琴)

第四节　经皮冠状动脉介入治疗

一、护理诊断/问题

(1)潜在并发症:出血、血栓形成、造影剂肾病、血管迷走反射等。

(2)舒适的改变与局部穿刺处加压包扎有关。

(3)自理缺陷与手术后制动有关。

(4)知识缺乏即缺乏疾病及配合治疗的相关知识。

(5)焦虑与担心手术有关。

二、护理措施

(一)术前护理

1.心理护理

介绍手术注意事项及配合要点,安慰患者,缓解其焦虑情绪。

2.饮食护理

低盐、低脂饮食,应予以营养丰富、易消化的饮食,术前一餐以六成饱为宜,不宜进食牛奶、甜食等易产气食物。

3.活动与休息

血清肌钙蛋白 I(TnI)≥1.0 μg/L 者需卧床休息。保持病房安静舒适,保证患者休息和睡眠。

4.用药护理

术前遵医嘱口服抗血小板聚集的药物。有造影剂肾病危险因素者行水化治疗,遵医嘱予生理盐水 1～1.5 mL/(kg·h)静脉滴注。

5.评估处置

(1)检查双侧桡动脉及足背动脉搏动情况,并在足背动脉搏动明显处做好标记,以备术中、术后对比观察。左侧上肢留置外周静脉留置针或遵医嘱。术日晨测量患者生命体征,并填写《病房与心导管室患者转运交接单》。

(2)行股动脉穿刺者,术前训练患者床上排便。

6.病情观察

(1)观察有无胸闷、胸痛等不适,以及发作的部位、持续时间、性质程度、诱因、缓解方式及伴随症状。

(2)观察胸痛前后的血压、呼吸、脉搏的变化情况,有无灌注不足的症状和体征。

(3)心电监护者,每小时观察生命体征变化并记录,注意观察患者面色,有无大汗或恶心、呕吐等症状。

(4)注意有无心肌梗死等潜在并发症,如心力衰竭、心源性休克、心律失常、心跳骤停等。

(5)观察患者大便是否通畅,嘱其避免用力排便,必要时给予缓泻剂或甘油灌肠。

7.其他

嘱患者准备带刻度水杯1只。对于准备行穿刺股动脉的患者,术前一天训练其床上排便。

(二)术后护理

1.心理护理

介绍术后注意事项及配合要点,避免情绪激动。

2.饮食护理

低盐、低脂饮食,少食多餐,避免过饱;多食蔬菜、水果。

3.体位与活动

(1)经桡动脉、肱动脉穿刺者,穿刺部位制动,穿刺侧上肢抬高伸直位。桡动脉鞘管术后

2 h 拔除,肱动脉鞘管术后 4 h 拔除。鞘管拔除后,穿刺侧关节部位伸直,继续抬高上肢,减轻上肢肿胀。加压包扎期间,前 2 h 内进行握拳与松拳活动,每 10 min 3～5 次,2 h 后逐渐降低包扎压力,活动频率可减缓。完全解除加压包扎后,可停止握拳与松拳活动。如患者病情平稳,可下床行走。

(2)经股动脉穿刺者,穿刺部位制动,穿刺侧下肢保持伸直位。术后 4 h 护士协助医师拔除鞘管,局部加压包扎,穿刺点 0.5 kg 沙袋压迫 6～8 h。穿刺部位继续制动 12～24 h。动脉鞘管拔除后伤口加压包扎期间,指导或协助患者进行穿刺侧下肢等长及踝泵运动 2～3 次。床上运动以上肢为主。如第 2 天病情平稳,患者可下床站立。一周内避免穿刺侧下肢大幅度运动。

4.病情观察

回病房后测量脉搏、呼吸、血压或遵医嘱予心电监护等。完全解除加压包扎前及后 1 h,每小时观察穿刺部位有无出血、穿刺侧肢体皮肤温度、颜色及桡动脉、足背动脉搏动情况。完全解除加压后如有出血,继续加压包扎,观察频次同前,无出血者,穿刺 3 d 内每班交接时查看。

5.并发症的观察与预防

(1)观察有无穿刺点出血、血管迷走反射等并发症,及时发现并按相关应急预案处理。做好拔除动脉鞘管的护理。①备好抢救药品:多巴胺、阿托品、间羟胺;②拔除鞘管前测量脉搏、血压;拔除股动脉鞘管,需在心电监护的情况下进行;③拔管过程中监测患者的神志、血压、脉搏,穿刺侧肢体皮肤颜色、温度及动脉搏动的情况,观察有无表情淡漠、打哈欠、心率减慢、血压下降等血管迷走反射的表现。

(2)预防造影剂肾病的发生。鼓励患者多饮水,术后前 3 h 饮水 500 mL 或遵医嘱,以促进造影剂的排出。

(3)预防支架内血栓形成。遵医嘱准确使用抗凝药物,关注心电监护和心电图的情况。

6.健康教育及出院指导

(1)活动与休息。继续日常活动,活动量以不引起疲乏、呼吸困难、胸闷为宜,适当锻炼,如散步、打太极拳、练体操。坚持健康的生活方式,保持心情愉快,防受凉感冒。

(2)用药指导。遵医嘱服药,随身携带硝酸甘油以备急需。口服抗血小板聚集药物者,观察有无出血征象。

(3)饮食与营养。以富含营养、易消化的低盐、低脂、低胆固醇饮食为宜,多食新鲜水果和蔬菜,戒烟限酒。

(4)伤口护理。保持穿刺点局部清洁、干燥,穿刺点未完全愈合前禁止沐浴。行股动脉穿刺者,进行可致腹压增高的活动时,如排便、咳嗽等,可用手指按压、保护穿刺点,以免出血。穿刺点愈合过程中有痒感时,可用碘伏棉签轻轻外擦,禁抓破,以防感染。

(5)随诊。遵医嘱定期门诊复查,出现穿刺部位出血,疼痛加剧、牙龈出血、鼻出血、血尿、血便、呕血等出血现象,以及有胸闷、胸痛,或用硝酸酯类药物症状不缓解时,应及时就诊。

(龚宇鲜)

第三章 内分泌科疾病护理

第一节 糖尿病

糖尿病(diabetes mellitus,DM)是由遗传和环境因素相互作用而引起的一组代谢异常综合征。因胰岛素分泌或作用的缺陷,或者两者同时存在而引起的碳水化合物、蛋白质、脂肪、水和电解质等代谢紊乱。临床以慢性高血糖为共同特征,随着病程延长可出现多系统损害,导致眼、肾、神经、心脏、血管等组织的慢性进行性病变,引起功能缺陷及衰竭。重症或应激时可发生酮症酸中毒、高渗性昏迷等急性代谢紊乱。

一、糖尿病分型

糖尿病分为 4 型,即 1 型糖尿病、2 型糖尿病,其他特殊类型糖尿病和妊娠糖尿病。

1.1 型糖尿病

胰岛 B 细胞破坏导致胰岛素绝对缺乏。

(1)免疫介导性。

(2)特发性。

2.2 型糖尿病

从主要以胰岛素抵抗为主伴相对胰岛素分泌不足,到主要以胰岛素分泌不足伴胰岛素抵抗。

3.其他特殊类型糖尿病

病因已经明确的糖尿病。

(1)B 细胞功能遗传性缺陷。

(2)胰岛素作用遗传性缺陷。

(3)胰腺外分泌疾病。

(4)内分泌腺病。

(5)药物或化学物诱导。

(6)感染。

(7)免疫介导的罕见类型。

(8)伴糖尿病的其他遗传性综合征。

4.妊娠糖尿病(gestational diabetes mellitus,GDM)

妇女怀孕期间发生的糖尿病,而非糖尿病妊娠。

二、发病机制

遗传和环境因素相互作用导致胰岛素分泌或作用的缺陷,或者两者同时存在而引起的碳水化合物、蛋白质、脂肪、水和电解质等代谢紊乱。糖尿病时,葡萄糖在肝、肌肉和脂肪组织的利用减少以及肝糖输出增多是发生高血糖的主要原因。脂肪代谢方面,由于胰岛素不足,脂肪组织摄取葡萄糖及从血浆移除三酰甘油减少,脂肪合成减少。脂蛋白活性降低,血游离脂肪酸和三酰甘油浓度升高。近年来研究认为,脂代谢障碍有可能是糖尿病及其并发症的原发性病理生理变化。

此外,在胰岛素极度缺乏时,脂肪组织大量动员分解,产生大量酮体,若超过机体对酮体的氧化利用能力时,大量酮体堆积形成酮症或发展为酮症酸中毒。此外,还有蛋白质合成降低,分解代谢加速,导致负氮平衡。

三、诊断要点

(一)实验室检查

(1)糖尿病的临床诊断应依据静脉血浆血糖,而不是毛细血管血的血糖检测结果。若无特殊提示,书中所提到的血糖均为静脉血浆葡萄糖值。

(2)血糖的正常值和糖代谢异常的诊断切点主要依据血糖值与糖尿病并发症和糖尿病发生风险的关系来确定。

(3)建议已达到糖调节受损的人群,应行葡萄糖耐量试验包括口服葡萄糖耐量试验(oralglucose tolerance test,OGTT)和静脉注射葡萄糖耐量试验(intravenous glucose tolerancetest,IVGTT),以降低糖尿病的漏诊率。

(二)诊断标准

1.血糖值

随机血糖≥11.1 mmol/L 和(或)空腹血糖(FPG)≥7.0 mmol/L 和(或)糖负荷后2 h 血糖≥11.1 mmol/L。

2.糖尿病症状

高血糖所导致的多饮、多食、多尿、体重下降、皮肤瘙痒、视物模糊等急性代谢紊乱表现。符合上述2条者可诊断糖尿病;如血糖达标而无糖尿病症状者,需改日重复检查血糖。注意:空腹状态指至少8 h 没有进食热量;随机血糖指一天中任意时间的血糖,无须考虑膳食影响,随机血糖不能用来诊断空腹血糖受损(IFG)或糖耐量异常(IGT)。

四、治疗要点

饮食治疗、运动治疗、药物治疗、血糖监测、并发症监测、心理疏导和健康教育是糖尿病治疗的"新七点",其中饮食治疗和运动治疗是所有治疗的基础,是糖尿病自然病程中任何阶段的预防和控制所不可缺少的措施。

五、主要护理问题

1.营养失调:低于机体需要量或高于机体需要量

营养失调与胰岛素分泌或作用缺陷引起糖、蛋白质、脂肪代谢紊乱有关。

2.有感染的危险

感染与血糖增高、脂代谢紊乱、营养不良、微循环障碍等因素有关。

3.有体液不足的危险

体液不足与血糖升高、尿渗透压增高有关。

4.活动无耐力

活动无耐力与严重代谢紊乱、蛋白质分解增加有关。

5.自理缺陷

自理缺陷与视力障碍有关。

6.焦虑

焦虑与糖尿病慢性并发症、长期治疗导致经济负担加重有关。

7.知识缺乏

与缺乏糖尿病的预防和自我护理知识有关。

8.潜在并发症

潜在并发症包括糖尿病足、低血糖、酮症酸中毒、高渗性昏迷、乳酸酸中毒。

六、护理措施

(一)安全与舒适管理

1.合理运动

运动能促进糖代谢及提高胰岛素在周围组织中的敏感性,降低血糖,促进体重减轻并维持适当的体重,促进肌肉利用脂肪酸,降低胆固醇,有利于预防冠心病、动脉硬化等并发症的发生。应根据年龄、性别、体力、病情及有无并发症等不同情况,进行循序渐进和长期坚持、有规律的合适运动。

空腹血糖>16.7 mmol/L、反复低血糖或血糖波动较大,有糖尿病酮症酸中毒等急性代谢并发症,合并急性感染、增殖性视网膜病、严重肾病、严重心脑血管疾病等情况下禁忌运动。

(1)运动方式:可结合患者的爱好,进行有氧运动,如快走、做体操、打太极拳、慢跑、打球等,成年糖尿病患者每周至少运动150 min(如每周运动5 d,每次30 min),肥胖的患者可适当增加运动次数。如无禁忌证,每周最好进行2~3次抗阻运动。

(2)运动量:宜适当,以不感到疲劳为度,可使用简易心率计算法:心率=170-年龄。过量的运动可使病情加重。

(3)运动原则:循序渐进、逐步增加运动量和运动时间,持之以恒,切忌随意中断。

(4)运动注意事项:①运动时间最好在餐后1 h以后,避免在空腹、降糖药物作用的高峰期进行运动以免发生低血糖。尽量避免在恶劣天气中运动。②使用胰岛素患者,需要注意运动量,如运动量比平常多时,可适量加餐或减少胰岛素剂量,预防低血糖。③不可单独进行运动,尤其爬山、游泳、远足等。运动时随身携带糖尿病卡以备急用。④运动时需穿合适的鞋袜,避免扭伤脚部,运动后要察看双足有无损伤。⑤运动中注意补充水分,随身携带糖果,如在运动中出现低血糖症状时,应立即停止运动并进食,一般休息10 min左右即可缓解,若不能缓解应立即送医院治疗;⑥运动中若出现胸闷、胸痛、视力模糊等应立即停止运动并及时处理。

2.指导患者注意个人卫生,保持全身和局部清洁

①皮肤护理:指导患者勤换衣服,选择质地柔软、宽松的衣服,避免摩擦损伤皮肤;经常用中性肥皂和温水清洁皮肤,勤洗澡,常按摩皮肤促进局部血液循环;如有外伤或皮肤感染时,嘱患者不要搔抓皮肤。②保持口腔清洁,睡前、早起后刷牙,饭后漱口,防牙周及口腔黏膜感染。③会阴护理:女性患者要特别注意外阴部清洁,以防止瘙痒和湿疹发生,防泌尿道逆行感染。

(二)疾病监测

1.常规检测

血糖监测包括空腹血糖、餐后血糖和糖化血红蛋白。建议患者应用便携式血糖仪进行自我血糖监测(SMBG),对无症状低血糖或频发低血糖的患者可进行持续血糖监测。糖化血红蛋白可用于评价长期血糖控制情况及调整治疗方案,患者初诊时应常规行此检查,此后每 3 个月检查 1 次。每年至少做 1 次全面检查,了解血脂及心、肾、眼底、神经等情况,合并高血压的患者同时加强血压的监测。

2.并发症监测

监测血糖、血酮、血渗透压、血脂及心、肾、神经和眼底等情况,尽早发现糖尿病酮症酸中毒(DKA)、高渗性高血糖状态(HHS)等并发症并给予相应治疗。

3.加重期监测

严密观察患者的生命体征、神志,记录 24 h 出入液量,必要时行心电监护及血氧饱和度监测。

(三)并发症护理

1.低血糖

一般将血糖<2.8 mmol/L 作为低血糖的诊断标准,而糖尿病患者血糖<3.9 mmol/L 就属于低血糖。①糖尿病患者低血糖有 2 种临床类型,即空腹低血糖和餐后(反应性)低血糖。前者多见于胰岛素及口服促胰岛素分泌类药物使用不当;后者见于 2 型糖尿病初期。由于餐后胰岛素分泌高峰延迟,于餐后 4~5 h 出现反应性低血糖,尤以单纯性进食碳水化合物时为著。②低血糖症状包括交感神经过度兴奋的表现如焦虑、心悸、出冷汗、强烈饥饿感、肌肉颤抖、疲乏无力、面色苍白、心率加快、收缩压轻度升高等和中枢神经症状如思维语言迟钝、头晕、嗜睡、视物不清、步态不稳、神志改变、认知障碍、幻觉、躁动甚至抽搐、昏迷等。③反复发生低血糖或较长时间的低血糖昏迷可引起脑部损伤,怀疑低血糖时立即测定血糖以明确诊断,无法确定血糖时暂按低血糖处理,应尽快补充糖分以解除脑细胞缺糖症状。意识清楚者,给予口服15~20 g 糖类食品如饼干、面包、含糖饮料等。意识障碍者,给予 50%葡萄糖液 20~40 mL 静脉注射或胰高血糖素 0.5~1.0 mg 肌内注射。15 min 后监测血糖,若血糖≤3.0 mmol/L,继续给予 50%葡萄糖液 60 mL 静脉注射;若血糖≤3.9 mmol/L,可给予葡萄糖口服或静脉注射;若血糖≥3.9 mmol/L,但距离下次就餐时间在 1 h 以上,应给予含淀粉或蛋白质的食物;若低血糖还未纠正,可给予 5%或 10%的葡萄糖静脉滴注或加用糖皮质激素。继续监测血糖24~48 h,注意低血糖诱发的心脑血管疾病,积极寻找并纠正低血糖的原因。④低血糖的预防:胰岛素或胰岛素促泌剂应从小剂量开始,根据血糖水平谨慎调整剂量,告知家属及患者不可随意更改剂量;注射胰岛素或服用降糖药物后,应按照要求及时就餐。若进餐量减少,时则相应减少药物剂量;反复发生低血糖或严重低血糖,应在专科医生的帮助下及时调整治疗方案,并适当调整血糖控制目标;运动量增加时应减少胰岛素用量或及时加餐;避免酗酒和空腹饮酒;易在夜间及清晨发生低血糖的患者,晚餐适当增加主食或含蛋白质较高的食物,并监测睡前血糖;老年患者可因自主神经功能紊乱而导致低血糖症状不明显,因此对血糖控制不宜过严,一般空腹血糖不超过 7.8 mmol/L,餐后血糖不超过 11.1 mmol/L 即可;强化治疗的患者空腹血糖控制在 4.4~6.7 mmol/L,餐后血糖<10 mmol/L,睡前血糖 5.6~7.8 mmol/L,凌晨 3 时血糖不低于 4 mmol/L 为宜;糖尿病患者应常规随身备用碳水化合物类食品,一旦发生低血糖,立即食用。

2.酮症酸中毒、高渗性昏迷

(1)预防措施:定期检测血糖,应激状况时每天监测血糖;合理用药,不可随意减量或停用药物;需要脱水治疗时,应监测血糖、血钠和渗透压;鼓励患者主动饮水,特别是发生呕吐、腹泻、严重感染等疾病时应保证足够的水分。

(2)病情监测:①对有诱因的患者,密切观察是否出现酮症酸中毒、高渗性昏迷的征象;②严密观察和记录患者的神志、生命体征、24 h 液体出入量等变化;③遵医嘱及时留取血、尿标本检测血糖、血钾、pH 值、酮体等,并将检验结果及时通知主管医生。

(3)急救配合:①立即开放两条静脉通路,准确执行医嘱,确保液体和胰岛素的输入;②给予低流量持续吸氧;③患者绝对卧床休息,加强生活护理,注意保暖,加强皮肤、口腔护理;④昏迷者按昏迷常规护理。

3. 视网膜病变

患者出现视物模糊时,应减少活动,保持大便通畅,避免用力排便,防止发生视网膜剥离。患者视力下降时,注意加强日常生活的协助和安全护理,以防意外,如将日常用物放在患者随手可及范围内,移去环境中障碍物,鼓励患者通过触摸去熟悉环境等。

4. 糖尿病足

①评估患者有无足溃疡的危险因素。每天检查患者双足 1 次,观察足部皮肤有无颜色、温度改变及足背动脉搏动情况,注意检查趾甲、趾间、足底部皮肤有无鸡眼、甲沟炎、甲癣,是否发生红肿、溃疡、坏死等损伤;了解足部感觉,定期做足部感觉的测试,如关节位置觉、振动觉、痛觉、温度觉、触觉和压力觉,评估患者是否出现保护性感觉丧失,以判断足溃疡的危险性。②保持足部清洁,避免感染。每天用温水清洗足部 1 次,可用肘部或请家人代试水温,不可用过热的水烫脚;若足部皮肤干燥,清洁后可涂用油膏类护肤品。③预防外伤。指导患者避免赤脚走路,以防刺伤;袜子宜透气散热好及弹性好的棉毛之品;鞋子宜轻巧柔软、前端宽大,并需每天进行检查、保持里衬的平整和清除可能的异物;对有视力障碍的患者,应由他人帮助修剪指甲,指甲应与脚趾平齐,避免修剪得太短;冬天使用热水袋、电热毯等需谨防烫伤,同时应注意预防冻伤。④其他。积极控制血糖;保持良好坐姿,避免盘腿坐或跷二郎腿;劝导患者戒烟。

(四)用药护理

1. 口服降糖药

①磺脲类:应从小剂量开始,于餐前半小时口服。该药的主要不良反应是低血糖,少见有肠道反应、皮肤瘙痒、胆汁淤滞性黄疸、肝功能损害、再生障碍性贫血、溶血性贫血、血小板减少等。此外,还应注意水杨酸类、磺胺类、保泰松、利舍平、β 受体阻滞剂等可增强磺脲类降糖药的作用。而噻嗪类利尿药、呋塞米、依他尼酸(利尼酸)、糖皮质激素等可降低磺脲类降血糖的作用。②双胍类:常见不良反应是胃肠反应,表现为口干苦、金属味、厌食、恶心、呕吐等,应于进餐时或餐后服药,从小剂量开始,逐渐增加剂量。③其他:α-葡萄糖苷酶抑制剂应与第一口饭同时服用,服用后常有腹部胀气等症状。瑞格列奈应于餐前口服,不进餐不服用。噻唑烷二酮主要不良反应为水肿,有心力衰竭倾向和肝病者应注意观察。二肽基肽酶－4(DPP-Ⅳ)抑制剂、SGLT－2 抑制剂(SGLT-2)抑制剂餐前、餐后服用均可。

2. 胰岛素

(1)胰岛素的注射途径。①静脉滴注:指静脉输入小剂量胰岛素,使用方法详见糖尿病酮症酸中毒的处理;②皮下注射:有胰岛素专用注射器、胰岛素笔和胰岛素泵 3 种。专用于胰岛素注射的 1 mL 注射器消除了普通 1 mL 注射器注射无效腔较大的缺点,并且注射器上直接标注胰岛素单位,有利于减少发生剂量错误;胰岛素笔是一种笔式注射器,胰岛素笔芯直接装入笔内,不需抽取,易于携带,对老年患者、经常外出的患者尤其方便;使用胰岛素泵时,将短效或超短效胰岛素装入其储药器内,按预先设定的程序注入体内,特点是模拟胰岛 β 细胞生理分泌,亦可餐前追加负荷量。

(2)使用胰岛素的注意事项。①胰岛素的保存:未开封的胰岛素保存温度为 2 ℃~8 ℃,禁止冷冻;正在使用的胰岛素在常温环境下(25 ℃~30 ℃)可保存 28~30 d,无需放入冰箱,应避免过热、过冷、太阳直晒、剧烈晃动等。②准确用药:熟悉各种胰岛素的名称、剂型及作用特点;准确执行医嘱,做到制剂、种类正确,剂量准确,按时注射,并注意胰岛素的有效期和单位换算;使用短效人胰岛素或含短效与中效成分的预混入胰岛素须在餐前 30 min 进行注射。③注射胰岛素应严格无菌操作,防止发生感染。④混合胰岛素配制方法:自行混合两种剂型胰岛素时,先抽短效胰岛素,再抽中效或长效胰岛素,然后摇匀,以免将长效胰岛素混入短效内,影响其速效性。⑤注射部位的选择与更换:人体适合皮下注射胰岛素的部位是手臂外侧、腹部、大腿外侧和臀部;注射部位要经常更换,长期注射同一部位可能导致局部皮下脂肪萎缩或增生,局部硬结;如在同一区域注射,必须与上一次注射部位相距 1 cm 以上。⑥注意监测血糖,如持续高血糖或血糖波动过大,应及时通知医生。⑦使用胰岛素笔注射时,应注意笔与笔芯相互匹配,每次注射前均应更换针头。

(3)胰岛素不良反应的观察及处理。①低血糖反应:最常发生,危险性也较大。②过敏反应:如荨麻疹、血管神经性水肿,甚至过敏性休克。处理措施包括更换胰岛素制剂种类,使用抗组胺药和糖皮质激素等,严重过敏反应者需停止或暂时中断胰岛素治疗。③注射部位皮下脂肪萎缩、硬结:采用多部位交替皮下注射可预防其发生。停止该部位注射后,硬结多可缓慢自然恢复。

(五)饮食护理

医学营养治疗是达到理想代谢控制的关键因素。主要目标是纠正代谢紊乱、达到良好的代谢控制,减少血糖波动,减少心血管疾病的危险因素,提供最佳营养以改善患者的健康状况,维持体重、血脂正常。

1.计算总热量

首先按患者性别、年龄和身高查表或用简易公式计算理想体重[理想体重(kg)=身高(cm)-105],然后根据理想体重和工作性质,参照原来生活习惯等,计算每日所需总热量。成年人休息状态下每日每千克理想体重给予热量 105~125.5 kJ(25~30 kcal),轻体力劳动 125.5~146 kJ(30~35 kcal),中度体力劳动 146~167 kJ(35~40 kcal),重体力劳动 167 kJ(40 kcal)以上。儿童、孕妇、乳母、营养不良和消瘦及伴有消耗性疾病者应酌情增加,肥胖者酌减,使体重逐渐恢复至理想体重的 ±5%。

2.营养物质

①碳水化合物占饮食总热量 50%~60%,提倡用粗制米、面和一定量杂粮,严格限制葡萄糖、蔗糖、蜜糖及其制品(各种糖果、甜糕点饼干、冰淇淋、含糖饮料等)。②蛋白质含量一般不超过总热量 15%~20%,成人每日每千克理想体重 0.8~1.2 g,儿童、孕妇、乳母、营养不良或伴有消耗性疾病者增至 1.5~2.0 g,伴有糖尿病肾病而肾功能正常者应限制至 0.8 g,血尿素氮升高者应限制在 0.6 g。蛋白质至少 1/3 为动物蛋白质,以保证必需氨基酸的供给。③脂肪约占总热量 30%,饱和脂肪、多不饱和脂肪与单不饱和脂肪的比例应为 1:1:1,每日胆固醇摄入量宜在 300 mg 以下。超重及血脂增高患者忌食油炸食品,少食动物内脏、蟹黄、鱼子

等含胆固醇较高的食物。④各种富含可溶性食用纤维的食品可延缓食物吸收,降低餐后血糖高峰,有利于改善糖、脂代谢紊乱,并促进胃肠蠕动,防止便秘。每日饮食中纤维素含量不宜少于 40 g,提倡食用绿叶蔬菜、豆类、块根类、粗谷物、含糖成分低的水果等。⑤每日摄入食盐应限制在 6 g 以下,限制饮酒。

3. 合理分配

确定每日饮食总热量和糖类、蛋白质、脂肪的组成后,按每克糖类、蛋白质产热 16.7 kJ(4 kcal),每克脂肪产热 37.7 kJ(9 kcal),将热量换算为食品后制订食谱,并根据生活习惯、病情和配合药物治疗需要进行安排。可按每日三餐分配为 1/5、2/5、2/5 或 1/3、1/3、1/3。

七、健康指导

健康教育是糖尿病重要的基础管理措施,包括糖尿病防治专业人员的培训,医务人员的继续医学教育,患者及其家属和公众的卫生保健教育等。

1. 预防疾病

开展糖尿病社区预防,普及糖尿病相关知识。针对高危人群进行筛查,对糖耐量减低的人群进行生活方式的干预。

2. 管理疾病

①采用多种方式对患者及家属宣教,让患者了解糖尿病的基础知识和治疗控制要求,了解糖尿病的控制目标;②嘱患者保持生活规律,戒烟和烈性酒,加强足部护理、口腔护理、皮肤护理等;③学会正确使用便携式血糖仪及规范的胰岛素注射技术;④掌握医学营养治疗的具体措施和体育锻炼的具体要求,使用降血糖药物的注意事项,指导患者识别常用药物的不良反应如低血糖等,并教会处理方法;⑤随身携带糖尿病治疗卡,以便发生紧急情况时及时得到救治;⑥定期门诊复查,一般每 2~3 个月复检 HbA1c,如原有血脂异常,每 1~2 个月监测 1 次,如无异常每 6~12 个月监测 1 次。体重每 1~3 个月测 1 次,每年全身检查 1~2 次,如查眼底、尿蛋白、心血管及神经系统功能等,以便尽早防治慢性并发症。

3. 康复指导

指导患者正确处理疾病所致的压力,树立战胜疾病的信心,提高患者对治疗的依从性,从而在医务人员指导下长期坚持合理治疗并达标,坚持随访,按需要调整治疗方案。

(王文燕)

第二节　低血糖

一、概述

血糖指血液中的葡萄糖,人体组织主要靠葡萄糖供应能量。中枢神经系统不能合成葡萄糖,且贮存的糖原极少,故短暂的低血糖就能引起明显的脑功能紊乱。如长期、严重的低血糖未及时纠正,会导致永久性神经系统损伤甚至致死。

在正常情况下,葡萄糖的来源和去路保持动态平衡,维持在较窄的范围内,该平衡被破坏时可致高血糖或低血糖。临床上以前者常见,后者除了在糖尿病的治疗过程中常见外,其他情况均少见。低血糖症不是一种独立的疾病,而是多种原因引起的血浆葡萄糖浓度过低综合征。

二、病因

低血糖的病因多种多样,糖的摄入不足、生成不足、消耗过多、转化过多等均可导致血糖下降。

三、临床表现

正常人在血糖下降至 $2.8\sim3.0$ mmol/L($50\sim55$ mg/dL)时,胰岛素分泌受抑制,升糖激素的分泌被激活。当血糖继续降至 $2.5\sim2.8$ mmol/L($45\sim50$ mg/dL)时,脑功能障碍已很明显。

低血糖临床表现复杂,可分为神经性症状和脑功能紊乱性症状两类。一般是按顺序出现大脑皮质、皮质下中枢(包括基底核)、下丘脑及自主神经中枢、延髓等受抑制的表现。其顺序与脑的发育进化过程有关,细胞愈进化对缺氧愈敏感;低血糖纠正则按上述的逆顺序恢复。低血糖症状随血糖恢复正常而很快消失。脑功能障碍症状则在数小时内逐渐消失,较重低血糖时,需要数天或更长时间才能恢复,而严重持久的低血糖症可导致永久性功能障碍或死亡。常见症状如下。

(1)意识朦胧,定向力与识别能力丧失,嗜睡,多汗,肌张力低下,震颤,精神失常等。

(2)躁动不安,痛觉过敏,阵挛性或舞蹈样动作或幼稚动作,如吮吸、紧抓物体、做鬼脸,瞳孔散大,锥体束征阳性,强直性惊厥等。

(3)阵发性及张力性痉挛,扭转性痉挛,阵发性惊厥,眼轴歪斜,巴宾斯基征阳性等。

(4)昏迷,去大脑强直,反射消失,瞳孔缩小,肌张力降低,呼吸减弱,血压下降。

(5)儿童和老年人的低血糖表现可极不典型,易被误诊或漏诊。例如,婴儿低血糖发作时可表现为多睡、多汗,甚至急性呼吸衰竭;老年人发生低血糖时,常以性格改变、失眠、多梦或窦性心动过缓为主诉。

四、分类

按低血糖发生的时间,尤其是与进食的时间关系可分为空腹低血糖和餐后低血糖。药物、严重肝肾功能受损、升高血糖的激素缺乏、非胰岛 B 细胞肿瘤、胰岛 B 细胞瘤等可致高胰岛素血症及低血糖症。全身性疾病及婴幼儿和儿童代谢性疾病也可引起空腹低血糖。先天性酶缺乏较少引起餐后低血糖症,餐后低血糖主要见于功能性疾病。

五、辅助检查

(1)血糖与血胰岛素的测定:当血糖低于 2.8 mmol/L 时,血浆胰岛素应降至 10 μU/ mL以下。血浆葡萄糖水平低于 2.2 mmol/L,胰岛素值将低于 5 μU/ mL。胰岛素与血糖比值 I:G 一般也降低。如 I:G 值增加或 >0.3,应怀疑有高胰岛素血症,I:G >0.4 提示胰岛素瘤可能。

(2)口服葡萄糖耐量试验(OGTT):欲确定是否存在空腹低血糖,OGTT 没有意义。如糖耐量试验延长至 $4\sim5$ h,对于诊断餐后低血糖有一定价值。

(3)血浆胰岛素原和 C 肽测定:正常血浆含有少量的胰岛素原,大部分胰岛素瘤患者血循环中胰岛素原水平增高。C 肽水平高提示内源性高胰岛素血症;反之,低 C 肽水平提示血浆胰岛素水平增高是外源性胰岛素所致。

(4)胰岛素抗体、胰岛素受体抗体测定:血浆中存在胰岛素抗体提示既往使用过胰岛素或胰岛素自身免疫综合征。一种少见的情况是机体产生的自身抗胰岛素抗体可兴奋胰岛素受体而引起严重的低血糖症。

(5)血浆磺脲类药物及其尿中代谢产物测定:测定血浆磺脲类药物或其尿中代谢产物,可协助确定磺脲类药物诱发的高胰岛素血症的诊断。氯磺丙脲因半衰期长,诱发的低血糖危险性较大。

(6)胰岛素抑制试验:用外源性胰岛素不能完全抑制胰岛素瘤 C 肽和胰岛素原的释放,但胰岛素瘤患者在血糖正常时,血浆胰岛素和 C 肽不被抑制,而在低血糖时,可抑制内源性胰岛素和 C 肽的分泌。

六、治疗要点

(1)长时间低血糖会严重影响大脑的功能,出现低血糖时应尽快纠正,并预防低血糖的再次发生。大多数无症状或轻至中度症状的低血糖仅通过进食葡萄糖或含碳水化合物的食物,如果汁、软饮料、糖果或进餐等自我治疗即可。推荐进食葡萄糖的量为 20 g(儿童0.3 g/kg)。

口服葡萄糖升高血糖的作用很短暂,对胰岛素诱发的低血糖症维持正常血糖的时间不足 2 h。因此,血糖上升后还需进食足够的含淀粉类主食。

(2)严重低血糖时,应迅速皮下、肌内或静脉注射 1 mg 高血糖素(儿童 15 μg/kg),可迅速升高血糖,但维持时间短(高血糖素鼻内给药效果和注射用药类似)。然后静脉注射 25 g 葡萄糖,再滴注葡萄糖维持,如患者能口服则应及时鼓励进食。

(3)应用精氨酸(刺激胰高血糖素的分泌)和 β_2-肾上腺素能激动剂(如特布他林,有拟肾上腺素作用)也能使血糖升高,并且维持时间要比高血糖素和葡萄糖持久。另外,预防夜间低血糖时,精氨酸或特布他林比常规睡前加餐的效果要好。

(4)加餐是防治 1 型糖尿病患者低血糖的有效治疗手段之一,但对于慢性低血糖的长期治疗,频繁进食不是可取的办法,因为可引起体重增加。找不到其他更好的治疗措施时,有时仍然需要少量多次进食,个别严重患者甚至需要整晚鼻饲。

(5)药源性低血糖在终止服药(至少是暂时的)后可迅速缓解,但在药物作用未完全消除时需注意维持血糖水平。如果确定是正在服用的药物导致的低血糖,应立即停用,待低血糖恢复后改用其他类型的降血糖药。

(6)胰岛素瘤所致的空腹低血糖经手术切除肿瘤后多可治愈。如肿瘤为多发性、转移性或无法明确定位,不能施行手术时,二氮嗪治疗有时能奏效。

(7)非 B 细胞肿瘤所致低血糖的治疗包括内科治疗、手术治疗或放疗。糖皮质激素和生长激素治疗有时也有效。

糖皮质激素等免疫抑制治疗可用于治疗自身免疫性低血糖症。营养不良、肝肾疾病、心力衰竭或脓毒血症所致低血糖的治疗除对症处理外,要尽可能治疗原发病。

七、护理评估

1.健康史

患者有无基础疾病如糖尿病、肾功能不全、肝功能不全等可以引起低血糖症状的疾病。

2.症状与体征

有无大汗、心慌、手抖、饥饿、意识模糊、黑蒙、呼之不应、昏迷等症状,采取何种措施可缓解。

3.心理社会状况

有无紧张、焦虑、恐惧等不良情绪,是否影响患者正常工作和生活,以及对抗疾病的信心。

八、常见护理诊断/问题

1.有受伤的危险

受伤与低血糖导致乏力、意识丧失有关。

2.急性意识障碍

急性意识障碍与低血糖导致大脑功能受抑制有关。

3.焦虑

焦虑与低血糖反复发作有关。

九、护理措施

1.一般护理

保证病室内环境干净整洁,安静无闲杂人员。室内温湿度适宜,每日开窗通风,保持空气流通。地面无水渍杂物。保证床单位干净整洁,衣裤长短适宜,及时更换。常用物品及呼叫器置于患者触手可及处。协助患者做好头发、口腔等部位的清洁工作。护士加强巡视,注意观察有无低血糖反应。

2.皮肤护理

(1)由于长期大量测量指尖血糖,手指皮肤破坏严重,皮肤易出现瘀青、疼痛,且易发生感染。因此在使用采血针测量时,尽量选择针眼较少、疼痛感较轻的地方,测量时捏紧皮肤,按压采血针时要快按快弹,棉签按压时间充分。

(2)患者发生低血糖时往往出汗较多,护士应及时更换患者衣物,帮助患者擦洗皮肤,必要时涂抹爽身粉,保证皮肤的干燥、清洁。

(3)当患者出现皮肤淹红时应在清洁皮肤后给以润肤油外涂,嘱患者尽量减少皮肤衣物间摩擦。

3.低血糖护理

(1)遵医嘱监测患者血糖变化,做好记录,及时通知医生。

(2)随时观察患者病情变化,警惕出现低血糖症状:乏力、嗜睡、心慌、出汗、手抖,甚至昏迷。当患者出现轻微低血糖反应时,可嘱患者适量进食,如水果、牛奶、饼干;如患者血糖偏低,意识清醒,可嘱患者立即进食糖块、喝含糖饮料;如患者已经发生低血糖昏迷,应立即静脉推注50%葡萄糖20~40 mL,直至患者意识恢复。

4.饮食护理

(1)对于使用胰岛素的1型或2型糖尿病患者可嘱其根据血糖情况按时加餐,少食多餐。加餐食物可选择苏打饼干、牛奶、含糖较低的水果等。

(2)对于胰岛素瘤患者应根据血糖规律定时加餐,加餐食物以碳水化合物为主,也可准备高蛋白、高糖分食物以保证血糖较长时间维持稳定水平,如鸡蛋、肉类等。除此以外还应准备葡萄糖水、果汁、糖块、巧克力等快速升糖的食物。

5.心理护理

(1)糖尿病患者发生低血糖,常常说明血糖波动较大,控制欠佳,因此会对治疗产生怀疑。尤其是1型糖尿病患者,反复发生低血糖和低血糖后反弹的高血糖情况,往往会产生抵触情绪。护士应在日常护理工作中多与患者进行沟通,了解患者内心情绪变化,鼓励患者配合治疗。

(2)胰岛素瘤患者由于频繁发生低血糖以及不断进食,会产生焦虑抑郁情绪。护士应向患者讲解症状发生的原因、治疗及预后,帮助患者树立信心,积极配合治疗,尽早完成手术,恢复健康。

(3)与患者家属进行沟通,取得家庭支持。

（王文燕）

第三节　腺垂体功能减退症

腺垂体功能减退症是由于各种原因导致的腺垂体及周围组织、器官缺血坏死,从而导致激素分泌减少或缺乏所致的临床综合征。

一、病因

1.原发于垂体本身的病变

原发于垂体本身的病变约占腺垂体功能减退症的80%。

(1)垂体瘤:成人最常见病因。肿瘤多为良性,分为功能性(如GH瘤、PRL瘤、ACTH瘤)和非功能性(可有激素前体产生,但无生物作用)两种。

(2)垂体缺血性坏死:又称为希恩(Sheehan)综合征,因女性围生期大出血导致,约占临床女性腺垂体功能减退症的65%。

(3)蝶鞍区手术、创伤或放射性损伤。

(4)其他:如垂体卒中、梗死、炎症、变性等。

2.继发于中枢神经系统和下丘脑的病变

继发于中枢神经系统和下丘脑的病变约占病因的20%。

(1)下丘脑肿瘤。

(2)下丘脑感染和炎症,如细菌、病毒、真菌等引起的脑膜炎、脑炎、流行性出血热、结核等。

(3)下丘脑浸润性病变,如白血病、淋巴瘤等。

(4)下丘脑肉芽肿,如结节病。

3.药物

长期使用糖皮质激素后突然停药。

4.其他

如空泡蝶鞍、颞动脉炎、海绵窦处颈内动脉瘤等。临床引起腺垂体功能减退的主要病因是垂体瘤及术后,垂体部位的放、化疗及外伤、产后出血。希恩综合征发生率随着医疗水平的不断提高和女性围术期保健水平的提升而逐年下降。

二、诊断要点

（一）病史

（1）女性患者产后大出血、休克、昏迷病史。

（2）患者既往罹患脑炎、颅咽管瘤等。

（3）患者曾接受垂体瘤放疗或手术治疗。

（4）患者既往有头痛伴视力下降、饮食改变、乏力、多饮多尿等。

（5）青少年有生长发育迟缓病史。

（二）临床表现

腺垂体多种激素分泌不足的现象逐渐出现，其顺序多先为催乳素、促性腺激素、生长激素分泌不足，继而为促甲状腺激素，最后为促肾上腺皮质激素，有时肾上腺皮质功能减退可早于甲状腺功能减退。腺垂体功能减退可为单一垂体激素（常见的为促性腺激素和催乳素）系统的功能缺陷，也可为多种垂体激素系统的功能缺陷。

1.性腺功能减退

性腺功能减退常最早出现。妇女可有产后乳房不胀、无乳汁分泌、闭经、性欲减退或消失、乳房及生殖器明显萎缩，不育；男性常表现为第二性征和性功能改变，如阴毛减少，睾丸萎缩，性欲减退；儿童常表现为第二性征不发育。

2.甲状腺功能减退

成年患者常表现为代谢降低、活动能力减弱等，可表现为畏寒、贫血、毛发稀疏、皮肤干燥或水肿、反应迟钝、心率减慢，心电图可有心肌损害表现；儿童表现为生长发育迟缓。

3.肾上腺皮质功能减退

患者常表现为精神淡漠，血压偏低，软弱乏力，体重减轻，皮肤粗糙干燥、色素减退，消化道症状和发生低血糖。感染后易发生休克、昏迷。由于醛固酮分泌减少，且皮质醇不足引起排水能力减退导致水潴留，均可产生低钠表现。

4.希恩综合征

多有围生期大出血病史，全垂体激素缺乏症状，但无颅内占位性病变表现。

5.垂体内或其附近肿瘤压迫患者

常同时存在垂体激素系统功能缺陷和颅内压迫症状，严重者甚至出现垂体卒中（瘤体内出血）。

（三）实验室及其他检查

1.性腺功能测定

性激素（雌二醇、血睾酮）水平降低。

2.甲状腺功能测定

（1）总 T_4（total T_4，TT_4）、游离 T_4（free T_4，FT_4）降低。

（2）总 T_3（total T_3，TT_3）、游离 T_3（free T_3，FT_3）正常或降低。

3.肾上腺皮质功能测定

（1）血浆皮质醇浓度降低，但节律正常。

（2）24 h 尿 17-羟皮质激素及游离皮质醇含量减少。

（3）口服葡萄糖耐量试验显示血糖呈低平曲线改变。

4.腺垂体激素测定

FSH、LH、TSH、ACTH、PRL 及 GH 血浆水平低于正常低限。

5.垂体储备功能测定

垂体病变者 TRH、PRL、LRH 兴奋试验常无增加,延迟上升者常为下丘脑病变。

6.其他检查

其他检查包括 X 线、CT、MRI。

(四)排除诊断

排除多发性内分泌腺功能减退症、神经性厌食、失母爱综合征等疾病。

三、治疗要点

1.病因治疗

肿瘤患者除催乳素瘤一般先采用药物(如溴隐亭)治疗外,均宜首先考虑手术、化疗或放疗。

2.激素替代治疗

多采用相应靶腺激素替代治疗,需长期、甚至终身维持,口服给药是替代治疗最好的方式。

四、主要护理问题

1.活动无耐力

活动无耐力与肾上腺皮质、甲状腺功能减退有关。

2.受伤的危险

受伤与乏力、低血压有关。

3.体温过低

体温过低与继发性甲状腺功能减退有关。

4.有感染的危险

感染与患者进食差、肾上腺皮质功能减退有关。

5.体液过多

体液过多与甲减导致组织间隙水肿有关。

6.便秘

便秘与甲状腺功能减退有关。

7.性功能障碍

性功能障碍与促性腺激素分泌不足有关。

8.自我形象紊乱

自我形象紊乱与疾病导致身体外貌发生改变有关。

9.潜在并发症

潜在并发症包括垂体危象、低血糖、垂体卒中。

五、护理措施

1.基础护理

(1)腺垂体功能减退的患者往往体温较低,免疫力差,因此应为其提供温湿度适宜的病室环境,温度 18℃~24 ℃、湿度 50%~60%为宜。

（2）每日开窗通风以保证室内空气清新,同时应减少家属探视,避免交叉感染。

（3）室内光线不宜太强,同时避免病室及周围声音嘈杂,治疗检查安排合理,开关门动作轻,说话时降低音量、语气轻柔,尽量为患者提供安静舒适的睡眠环境和充足的睡眠时间。

（4）活动不便或卧床的患者应协助患者进食、洗漱、如厕,呼叫器和生活必需品放在伸手可及处。护士加强巡视,随时观察患者情况,必要时安排家属陪伴。

2.饮食护理

（1）腺垂体功能减退的患者常表现软弱乏力、畏食、恶心、呕吐、体重减轻、纳差。护士应首先向患者及家属解释出现以上症状的原因和危害,取得理解后进一步指导患者正确合理的饮食。

（2）食物应以高热量、高蛋白、高维生素、清淡、易消化为主。进食优质蛋白如鱼肉、鸡肉等,烹饪时应避免煎炸,以蒸、煮为宜,比如加入蔬菜、肉类的粥、面条等。适当进食新鲜蔬菜和水果,保证膳食纤维的摄入,以促进肠蠕动,预防便秘发生。

（3）进餐时不宜过饱,可少食多餐,但应定时进餐,必要时监测血糖,预防低血糖发生。

（4）家属应尊重患者平日的饮食喜好和习惯,为其提供色香味俱全的食物。低钠患者应限制水的摄入,必要时遵医嘱给予盐胶囊口服。低钾患者可多进食橘子、香蕉、绿叶蔬菜等富含钾的食物。

3.运动指导

（1）垂体功能减退的患者往往精神淡漠,血压偏低,反应迟钝,记忆力和注意力减退,动作缓慢,对周围环境的感知能力下降,不能及时感知环境中的危险因素或因发生体位性低血压而造成患者意外。

（2）护理中要注意为患者提供安全的环境,保证室内、楼道地面没有水渍和过多的杂物;病号服长短适宜,活动时不穿拖鞋、凉鞋。

（3）当患者病情好转、可以适当活动时,护士可以和患者交流,共同制订合理的运动计划。运动量、时间和方式以适宜患者为前提,患者活动后应无心慌、气短等不适主诉,活动范围可由病室内开始,循序渐进。活动时间由 5 min,10 min 到 30 min 逐渐增加,以走路为主。

（4）患者单独活动时,最好先借助工具或沿墙壁行走,防止患者体力下降时发生跌倒等意外。有低血糖病史的患者应随身携带糖块,避免低血糖发生。

4.心理护理

（1）垂体前叶功能低减患者会由于病程长,不适感强烈,体力差,影响日常生活等原因产生焦虑、不愿与人交流、对外界事物缺乏兴趣等心理变化,对之前的工作和社会角色适应力下降,会感到力不从心,对前途丧失信心,护士要正确评估患者的心理状态,接受其表现的焦虑、恐惧或抑郁,关心、体贴、尊重、支持患者。

（2）性腺功能减退患者,会不同程度出现第二性征消退,生理周期改变和性欲减退、性交痛,女性出现阴道分泌物减少,男性存在勃起障碍等影响夫妻生活。尤其是男性青少年患者由于第二性征发育迟缓,导致容貌、声音、外部特征异于同龄人,往往会产生自卑、自闭、抑郁等不良情绪。

（3）患者心理上的变化会影响其对医疗护理工作的配合程度,因此,护士在日常护理、治疗过程中应注意患者的心理情绪变化,在取得患者同意的情况下,选择隐蔽舒适的环境与患者一起分析、讨论压力的来源,通过对疾病的病因、治疗、预后的宣教,使患者对疾病有一定的了解,向患者讲解不良情绪对疾病的影响,指导患者采取合适的应对方法。真诚、耐心地与其沟通交流,不能歧视患者。取得患者信任,鼓励患者说出内心真实感受,以达到减轻心理压力的目的。

(4)男性患者可引导其多与男性医生、患者交流,请治疗效果好的患者现身说法,协助患者营造良好的病室氛围。探讨自己感兴趣的话题,提升自我认同感。

(5)动员患者的社会支持系统,如丈夫(妻子)和儿女的支持。

5.病情观察和症状护理

(1)病情观察:①观察患者神志、体重、睡眠、排便及活动状况;②观察患者有无头痛、视野变化、视力变化;③准确记录每日出入量;④监测患者生命体征、血电解质、血糖变化。

(2)注意保暖:甲状腺功能减退的患者常表现怕冷,要注意保暖。维持室内温度在20 ℃～28 ℃、湿度在50%～60%,定时通风换气,使患者感觉舒适。要注意监测患者的生命体征变化,如体温偏低,可加盖棉被或用热水袋,但要注意防止烫伤。

(3)皮肤护理:肾上腺皮质功能减退的患者皮肤粗糙干燥、色素减退、苍白、少汗、弹性差。因此,应使用温水清洗以保持患者皮肤清洁卫生,同时避免使用碱性香皂等。干燥粗糙的皮肤涂抹润肤品保护,贴身衣物应选择棉质透气的材料,避免化纤类及穿紧身衣。日常活动中注意安全,防止受伤。

(4)低血糖护理:腺垂体功能减退患者因疾病会导致神志淡漠、懒言、嗜睡等症状,发生低血糖时不易被觉察,因此有低血糖病史的患者应遵医嘱密切监测患者血糖水平,血糖低于2.8 mmol/L时给予静脉推注50%葡萄糖20～40 mL,之后可协助患者进食或10%葡萄糖静脉输液。腺垂体功能减退患者由于肾上腺皮质功能受损,因此需要输注氢化可的松50～100 mg帮助升高血糖。向患者及家属介绍其他低血糖症状,如心慌、手抖、出汗、饥饿感等。

6.激素替代治疗的护理

垂体功能减退的患者多采用相应靶腺激素替代治疗,包括糖皮质激素、甲状腺素、性激素等。需长期甚至终生服药。护理中要注意以下几点。

(1)治疗过程中应先补充糖皮质激素,然后再补充甲状腺素,以免诱发肾上腺危象。

(2)遵医嘱正确服用激素类药物,服用方法模仿生理分泌节律,剂量随病情变化而调节,应激状态下需适当增加剂量。

(3)老年人、冠心病、骨密度低的患者需服用甲状腺素时,宜从小剂量开始,缓慢递增剂量,以免增加代谢率而加重肾上腺皮质负担,诱发危象。同时要监测有无心绞痛等不良反应。

(4)正确留取标本,及时复查激素水平,指导临床治疗。

(5)注意观察药物的不良反应。在应用皮质激素时要观察患者的情绪变化,注意有无兴奋、烦躁以及夜间失眠症状,以便帮助医生随时调节药物剂量;同时观察患者有无反酸、胃痛及有无黑便等消化道出血征象;在应用优甲乐时应观察患者有无心悸、心前区疼痛的症状,指导患者及家属自己监测脉率的变化,如脉率、心率超过100次/分钟时,应立即报告医生,以便及早发现心力衰竭、心绞痛的发生。

7.出院指导

(1)加强检查和教育,预防垂体功能减退症:①加强产前检查,积极防治产后大出血及产褥热。②严密观察垂体瘤手术、放疗的患者,及时复查激素水平。③指导患者保持情绪稳定,注意生活规律,避免过度劳累。④预防外伤和感冒,少到公共场所或人多之处,注意皮肤的清洁卫生,以防发生感染;冬天注意保暖;更换体位时动作应缓慢,以免发生昏厥。

（2）饮食指导：指导患者进食高热量、高蛋白、高维生素、易消化的饮食，少量多餐，以增强机体抵抗力。

（3）用药指导：①教会患者认识所服用药物的名称、剂量、用法及不良反应，如肾上腺糖皮质激素过量易致欣快感、失眠，服用甲状腺素应注意心率、心律、体温、体重变化等；②指导患者认识到随意停药的危险性，必须严格遵医嘱服用药物，不得随意停药和增减药量。当生活或身体发生大的变化时及时就诊，在医生指导下调整治疗方案。

（4）观察与随访：指导患者定期随访，如果出现垂体危象的征兆，如感染、发热、外伤、腹泻、呕吐、头痛等情况时，应立即就医。外出时随身携带识别卡，以防意外发生。

（王文燕）

第四节　垂体危象

垂体功能减退性危象是腺垂体功能减退症严重的并发症，简称垂体危象。

一、诱因

严重感染、腹泻、呕吐、失水、饥饿、寒冷、急性心肌梗死、脑卒中、严重低血糖、手术、外伤、麻醉及使用镇静剂或催眠药等。

二、临床表现

1.高热型

体温＞40 ℃。因缺乏多种激素，以皮质醇为主，机体抵抗力降低，易并发感染而发生高热，患者较易发生意识不清而致昏迷。

2.低温型

体温＜30 ℃。此型多因甲状腺功能减退引起，甲状腺激素缺乏时，细胞内氧化速度减慢，基础代谢率降低，同时存在体温调节中枢功能紊乱而致体温下降。此病多发生在冬季，患者皮肤干冷、面色苍白，如遇寒冷可诱发昏迷、休克、心力衰竭、心律失常，也可伴有低钠、低血糖。

3.低血糖型

此型最为常见，且病情较严重，血糖可低于 2.8 mmol/L。表现为头晕、饥饿感、出汗、心悸、面色苍白，也可有头痛、恶心、呕吐、烦躁不安或神志迟钝。当血糖降至 2 mmol/L 时，可影响大脑而出现神经系统症状，严重时可发生昏迷。

4.失钠型

胃肠道功能紊乱、手术、感染等所导致的钠丢失，加上皮质醇分泌不足，肾远曲小管重吸收减少，而促发继发性肾上腺皮质功能减退症危象，此型危象昏迷伴周围循环衰竭。

5.水中毒型

由于皮质醇缺乏，利尿功能减退，水分不能及时排出，可发生水潴留，细胞外液因稀释而呈低渗状态，水进入细胞内，造成水分过多，从而影响细胞正常代谢及其功能。

6.混合型

各种类型有相应的症状，突出表现为循环系统、消化系统和神经精神方面的症状，如高热、循环衰竭、休克、恶心、呕吐、头痛、神志不清、谵妄、抽搐、昏迷等严重危险状态。

三、急救和护理

1.备齐急救物品

积极配合抢救。

2.一旦发生垂体危象,立即报告医生并协助抢救

(1)迅速建立静脉通道,遵医嘱给予静脉注射 50%的葡萄糖 40~60 mL 以抢救低血糖,然后静脉滴注 5%葡萄糖盐水 500~1 000 mL+氢化可的松 50~100 mg,以解除肾上腺功能减退危象。

(2)循环衰竭者快速补液,按抗休克原则治疗。

(3)感染败血症者及时抽取血培养,进行药敏试验和静脉使用抗生素抗感染。

(4)水中毒者加强利尿,可给予泼尼松或氢化可的松,同时限制饮水。

(5)低体温与甲状腺功能减退有关,可给予小剂量甲状腺素,并采取保暖措施使患者体温回升。高温者给予降温治疗。

(6)慎用麻醉剂、镇静剂、催眠药和降糖药等,以防止诱发昏迷。

3.保持呼吸道通畅

给予氧气吸入。

4.严密监测病情

(1)监测患者意识状态、生命体征的变化,注意有无低血糖、低血压、低体温等情况。

(2)评估患者神经系统体征及瞳孔大小、对光反射的变化。

(3)准确记录 24 h 出入量。

5.做好基础护理

(1)低体温者:注意保暖,使用暖水袋时热水温度不宜过高,以不超过 50 ℃为宜,可用毛巾包裹后使用,同时观察热敷部位皮肤,注意防止烫伤。

(2)高温者:给予温水擦浴或冰袋等物理降温,操作过程中防止着凉,冰袋可放在腋下、腹股沟等处,放置时间不宜过长,防止冻伤发生。体温高于 38.5 ℃时遵医嘱使用退热药,不能口服者可使用栓剂,及时帮助患者更换病号服。

(3)口腔护理:神志清醒的患者可协助其刷牙或漱口。昏迷的患者给予口腔护理时应注意患者头偏向一侧,纱球要拧干,避免发生呛咳。口腔护理过程中仔细观察患者口腔内皮肤、黏膜情况,发现有溃疡等应及时告知医生,给予相应的处理。

(4)皮肤护理:①预防压疮,昏迷患者应每两小时更换体位,注意观察骨突处皮肤情况,耳郭后、脚跟处也不可忽略,可局部按摩或同时使用泡沫敷料予以保护,必要时可使用气垫预防压疮发生,如出现压红则不建议继续按摩。注意患者皮肤的清洁,尤其是褶皱处,如腋下、腹股沟等,要每天清水擦洗。发热患者使用退烧药也应及时擦洗。保证床单位的清洁、平整。协助患者翻身时避免拖、拉、拽等动作,以减少摩擦力和剪力。消瘦的患者注意补充营养;水肿的患者遵医嘱给予利尿剂缓解,卧位时应保持头高脚低位,鞋袜不宜过紧。②皮肤干燥的患者避免使用碱性强的肥皂等清洁用品,并及时使用润肤乳,防止发生皲裂。大小便失禁的患者及时清理,做好会阴部及肛周皮肤的清洁工作,保证局部皮肤的干燥,观察有无皮肤淹红、破溃等,必要时使用爽身粉或油剂保护皮肤。

(5)保持排尿通畅,防止尿路感染。使用尿管和行动不便的患者应每天会阴冲洗两次,同时观察会阴处皮肤有无异常,分泌物量和颜色、尿液有无混浊等。留置尿管患者应夹闭尿管定时开放,以保持膀胱括约肌功能。

(6)生活部分自理的患者可协助其床上进食;昏迷使用鼻饲管的患者应每天测量暴露管路的长度,妥善固定,防止脱出。鼻饲前抽吸胃液或听气过水声,确保管路位置正常、通畅。鼻饲液体温度适宜,速度不宜过快,可少食多餐。鼻饲结束后温水冲洗,妥善放置,并做好标记,防止与其他管路发生混淆。

(7)心理护理:做好患者及家属的安抚工作,消除紧张情绪,主动配合治疗和护理工作。

(8)其他:保证机体营养需求,保持水、电解质平衡,待患者清醒后鼓励进食。帮助患者尽早活动,并逐渐使患者恢复排便功能。

四、出院指导

护士应做好出院指导工作,预防并发症和再次发生危象。

(1)坚持正规的激素治疗,不能随意减量或停药,发生感染或其他应急状态时及时就诊,在医生指导下调整用药。

(2)适当锻炼,增强体质,冬天注意保暖,避免发生感染。

(3)注意饮食和卫生,避免腹泻、呕吐、失水、饥饿。

(4)患者发生急性心肌梗死、脑卒中、严重低血糖、手术、外伤时要及时调整治疗方案。

(5)禁用或慎用麻醉剂、镇静剂、催眠药和降糖药等,以防诱发昏迷。

(6)患者出现高热、循环衰竭、休克、恶心、呕吐、头痛、神志不清、谵妄、抽搐、昏迷症状时要及时就诊和处理。

(王文燕)

第五节　甲状腺功能亢进症

甲状腺功能亢进症(简称甲亢)系由多种病因引起的甲状腺功能增强,甲状腺激素(TH)分泌过多所致的临床综合征。甲亢是一种常见病、多发病,按病因分为甲状腺性及垂体性,其中最常见的是弥漫性甲状腺肿伴甲亢(Graves disease,GD),约占全部甲亢的90%。

一、病因

引起甲状腺功能亢进症的病因:Graves病、多结节性甲状腺肿伴甲亢(毒性多结节性甲状腺肿)、甲状腺自主性高功能腺瘤、碘甲亢、垂体性甲亢、绒毛膜促性腺激素(hCG)相关性甲亢。

其中以Graves病最为常见,占所有甲亢的90%左右。Graves病的发病率约为0.5%,可发生于任何年龄,但常见于20~50岁人群。女性易发生在青春期、妊娠期、更年期;男性多发生在青壮年,常伴有突眼。女性与男性之比为(5~10):1,女性患病率达2%,且有逐年增高的趋势。

二、诊断要点

（一）临床表现

(1)T_3、T_4分泌增多综合征:患者表现为代谢增高,神经、精神兴奋性增加,多系统器官功能亢进和受损。

(2)甲状腺肿大。

(3)眼征:分浸润性突眼和非浸润性突眼。

（二）实验室检查

1.甲状腺功能检查

T_3、T_4升高,TSH下降。

2.甲状腺摄^{131}I率

甲状腺摄^{131}I率增高,高峰前移。

三、治疗要点

1.一般治疗

保持情绪稳定,合理休息和营养。

2.抗甲状腺药物治疗

(1)适应证:症状轻、甲状腺肿较轻的患者;年龄20岁以下;孕妇、年老体弱者;合并有严重心、肝、肾等疾病不宜选择手术治疗的患者;术前准备和术后复发的辅助治疗。

(2)常用药物:硫脲类有丙硫氧嘧啶(PTU)、甲硫氧嘧啶(MTU);咪唑类有甲巯咪唑(MM)、卡比马唑(CMZ)。其机制为抑制合成甲状腺素。

3.手术治疗

适用于甲状腺较大、长期口服药治疗无效、停药后易复发、对抗甲状腺药物有严重不良反应,不愿长期服药而盼望迅速控制病情者,以及结节性甲状腺肿怀疑恶变者等。

4.放射性碘治疗

放射性碘治疗适用于中度GD患者;年龄30岁以上患者;老年患者;不能用药物或手术治疗或治愈后易复发的患者。

四、主要护理问题

1.营养失调:低于机体需要量

营养失调与基础代谢率高、吸收差有关。

2.活动无耐力

活动无耐力与基础代谢率增高、蛋白质代谢呈负氮平衡有关。

3.自我形象紊乱

自我形象紊乱与甲状腺肿大、突眼有关。

4.焦虑

焦虑与缺乏本病知识及甲亢所致神经系统兴奋有关。

5.潜在并发症

潜在并发症包括甲亢危象。

五、护理措施

(一)饮食和活动

1.饮食

给予高热量、高蛋白、高维生素、低碘的饮食。腹泻者限制含纤维高的食物,并注意补充液体。忌饮酒、咖啡、浓茶,以减少食物对患者的不良刺激。

2.活动

在病情允许的范围内适当活动,注意避免劳累,病情严重者严格卧床休息。

(二)病情观察

(1)患者的生命体征、神志、体重、精神状态、饮食、睡眠、活动能力、大小便及出入量。

(2)甲状腺肿大的程度,有无压迫症状。

(3)突眼的程度和症状,是否存在视力下降等隐患。

(三)症状护理

1.高代谢症状的护理

甲亢患者由于T_3、T_4分泌增多,往往存在怕热、多汗、易饥多食、消瘦、乏力、脉速、紧张、兴奋、多言易怒等症状。护理上要做到以下几个方面。

(1)提供安静、整洁、安全、通风良好的环境,维持适当的温度和湿度,避免强光照射,减少陪伴探视,使患者感觉凉爽舒适。

(2)进食清淡易消化饮食,保证水分摄入,忌饮酒、咖啡、浓茶等兴奋性饮料。

(3)在病情允许的情况下适当活动,但要避免劳累,病情重者卧床休息,必要时予以吸氧。

(4)皮肤潮湿多汗者,勤换内衣,勤洗澡,保持皮肤清洁、干爽。

(5)腹泻者减少饮食中纤维素的摄入,适当增加饮水,注意保护肛周皮肤,避免肛周皮损。

(6)医务人员和家属要耐心对待患者,注意自己的语言和行为,避免对患者形成不良刺激。

(7)保证患者有足够睡眠,必要时遵医嘱使用辅助睡眠的药物。

2.甲状腺肿大的护理

甲亢患者甲状腺多呈不同程度的对称性蝶形、弥漫性肿大,肿大的甲状腺质软,扪及震颤或血管杂音是诊断甲亢的重要体征。甲状腺肿大程度与甲亢轻重无明显关系,但易给患者尤其是女性患者造成心理负担。护理上要注意以下几个方面。

(1)向患者讲解疾病相关知识,使其对疾病有正确的认识。

(2)指导患者穿宽松高领衫可以适当修饰颈部和避免甲状腺受压。

(3)体检时避免用力触诊甲状腺。

(4)告知患者如果出现吞咽困难、局部疼痛等压迫症状应及时告诉医护人员。

(四)与治疗相关的护理

1.用药的护理

(1)指导患者正确按疗程足量服药:抗甲状腺药物治疗分为初始期、减量期和维持期3个阶段。护士应熟知药物的作用及不良反应,要向患者讲清疗程和用法,讲清随意停药和减量的危害,嘱患者用药期间勿私自变更药物剂量或停药,指导和鼓励患者正规服药。

(2)甲状腺药物一般不良反应发生率约5%,包括荨麻疹及其他皮疹、皮肤瘙痒、关节痛或关节炎、发热、消化道不适、口腔异味等。症状轻者无须停药,减少剂量或使用抗组胺等药物对症治疗,不能缓解者应更换药物。甲状腺药物严重并发症发生率约为 0.3% 包括粒细胞缺乏症、中毒性肝炎、血管炎等可直接威胁到患者的生命,必须立即停药。粒细胞缺乏:为致命性,多在初治 2 个月及复治 1 个月内发生,该期内需每周复查 WBC。高热、咽痛时要警惕粒细胞缺乏。停药指征:WBC $<3.0\times10^9/L$,粒细胞 $<1.5\times10^9/L$。

(3)协助医生取血复查甲状腺功能、血常规和肝肾功能,并注意追查结果。

(4)其他:服用 β 受体阻滞剂,如美托洛尔、普萘洛尔要监测患者的脉搏。

2.放射性碘治疗的护理

甲状腺细胞具有很强的吸收和浓缩碘化物的能力,口服一定量的 ^{131}I 被甲状腺大量吸收进入甲状腺组织,其放射出的有效射程仅 0.5~2 mm 的 β 射线选择性地破坏甲状腺腺泡上皮而不影响邻近组织,被破坏后的腺体逐渐坏死,被无功能的结缔组织代替,使甲状腺的分泌功能降低,甲亢得以治愈。由于该疗法效果明显,疗程短,受到患者青睐。但并非所有甲亢都适用本疗法,护理上应注意以下几点。

(1)向患者讲明年龄小于 25 岁者,妊娠、哺乳期妇女,肝功能差,活动性肺结核,白细胞 $<3.0\times10^9/L$,粒细胞 $<1.5\times10^9/L$,中度浸润性突眼者,甲状腺危象,以往用过大量碘剂而甲状腺不能摄碘者禁用本疗法。

(2)向患者讲明虽然本疗法效果好,但少数患者仍可能发生甲亢未控制或发生甲减及其他不良反应。

(3)服药后要妥善处理患者的分泌物,以免污染环境。

(4)服药后注意监测患者甲状腺功能、肝肾功能、血常规等。

(五)心理护理

(1)评估患者心理状态并给予必要的关心,消除患者的自卑心理。

(2)动员患者的社会支持系统。

(六)出院指导

1.甲亢一般知识宣教

教育患者有关甲亢的临床表现、诊断性试验、治疗、饮食原则和要求以及眼睛的防护方法。

2.用药指导

强调抗甲状腺药物长期服用的重要性,服用抗甲状腺药物者应注意复查甲状腺功能、血常规和肝肾功能。

3.自我监测

每日清晨卧床时自测脉搏,定期测量体重,脉搏减慢、体重增加是治疗有效的重要标志。

4.预防并发症

上衣宜宽松,严禁用手挤压甲状腺以免甲状腺受压后甲状腺激素分泌增多,加重病情。出现高热、恶心、呕吐、大汗淋漓、腹痛、腹泻、体重锐减、突眼加重等甲亢危象应及时就诊。

5.门诊随访

初次治疗 4 周应复查血 T_3 与 T_4 水平,并据此调整药物。此后 1~2 个月门诊随访做甲状腺功能测定。当患者临床症状改善、甲状腺功能恢复正常后,逐渐药物减量维持 1 年至 1 年半后,如果患者血 TSH 一直维持在正常水平可考虑停药。

(王文燕)

第六节 甲状腺危象

甲状腺危象简称甲亢危象,是甲亢未能及时有效地得到控制的患者,甲状腺毒症极度增重、危及患者生命的严重并发症。本病病死率高。一般占住院甲亢患者总数的 1%~2%。本病女性高于男性,可发生于任何年龄阶段的人群,儿童少见。

一、诱因及发病机制

1.诱因

(1)感染:以急性呼吸道感染最为常见。

(2)应激:精神极度紧张、过度劳累、高温、饥饿、过敏、心绞痛、低血糖、心力衰竭、高钙血症、肺栓塞、脑血管意外、分娩、妊娠等,均可导致甲状腺突然释放大量的甲状腺激素进入血中,导致甲亢危象。

(3)外科手术:产钳引产、拔牙等小手术也可引起甲亢危象发生,特别是甲亢术前准备不充分的次全切手术。

(4)不适当停用碘剂药物:突然停用碘剂,原有的甲亢表现可迅速加重。

(5)放射性^{131}I 治疗:重症甲亢^{131}I 放疗中 5%~10% 患者可有甲亢加重,少数出现危象。

(6)其他:如过度挤压甲状腺、重症甲亢病例等。

2.发病机制

甲状腺危象发病机制未完全阐明,较多学者认为可能与下列因素有关。

(1)单位时间内甲状腺素入血过多:甲亢患者服用大量甲状腺激素;过度挤压甲状腺、甲状腺手术、不适当停用碘剂以及放射性碘治疗后,患者血中的甲状腺激素升高。

(2)肾上腺皮质功能减退:甲亢患者肾上腺皮质储备功能不足,一旦发生甲亢危象易致功能衰竭。甲状腺危象中不少因素和某些症状与肾上腺皮质危象相似。

二、诊断要点

(1)原有甲亢病史,且未得到及时有效的控制。

(2)临床表现。①体温升高:体温急骤升高,常在 39 ℃以上,伴大汗淋漓、皮肤潮红。高热是甲亢危象的特征表象,是与重症甲亢的重要鉴别点。②中枢神经系统:精神变态、焦虑、震颤、极度烦躁不安、谵妄、嗜睡,甚至昏迷。③循环系统:心动过速,常达 120 次/分钟以上,与体温升高不成比例,可出现心律失常。④消化系统:食欲极差、恶心、呕吐频繁、腹痛、腹泻,伴大量出汗易导致严重脱水,不少患者可有肝功能异常。⑤电解质紊乱:临床上,有很少患者的临床症状和体征不典型,突出特点是表情淡漠、嗜睡、木僵、反射降低、低热、明显乏力、心率慢、恶病质,最后昏迷,甚至死亡。患者体温低于 39 ℃和脉率在 160 次/分钟以下,多汗、烦躁、食欲减退、嗜睡、恶心以及大便次数增多等定位甲亢危象前期;而当患者体温超过 39 ℃,脉率>160 次/分钟,大汗淋漓、躁动、谵妄、昏睡、呕吐或腹泻显著增多等症状时定位甲亢危象。

三、治疗要点

1.快速抑制 T_3、T_4 的合成和分泌

甲亢危象的治疗根本在于抑制甲状腺激素的合成和释放。因 PTU 有抑制 T_4 向 T_3 转化

的作用,故为首选。首剂 600 mg,口服或由胃灌入,也可以用 PTU 300～400 mg,每 4 h 1 次,必要时可直肠给药。症状控制后每日给维持量(相当于 PTU 300～600 mg/d,分次给药)。

2.保护机体脏器,防止功能衰竭

发热患者,用退热剂或积极物理降温,如冰袋、电扇或空调等,必要时可人工冬眠。由于代谢明显增高,所以必须给氧治疗。因高热大量出汗或呕吐者易发生脱水及高钠状态,需及时补充水分及纠正电解质紊乱。有心力衰竭或肺充血者,应积极处理,用利尿剂和洋地黄制剂,对心房颤动、心率极度增快的患者,应当使用洋地黄制剂或钙离子通道阻滞剂。

3.阻止 TH 释放

服用抗甲状腺药物 1～2 h 后,加用碘化钾液,首剂 30～60 滴,以后 5～10 滴,每 8 h 1 次,口服或由胃管注入,或碘化钠 0.5～1.0 g 加入 5％葡萄糖盐水 500 mL 中,缓慢静脉滴注 12～24 h。病情好转后逐渐减量,危象消除即可停用。

4.降低周围组织对甲状腺激素的反应

抗交感神经药物可减轻周围组织对儿茶酚胺作用,常用的肾上腺素阻滞药为普萘洛尔,若无心功能不全,40～80 mg,每 6～8 h 口服 1 次或静脉缓慢注入 2 mg,能持续作用几小时,可重复使用。同时观察心率、血压变化,视病情好转后逐渐减量,危象消除即可改用常规剂量。

5.拮抗应激

可用氢化可的松 100 mg 或相应剂量的地塞米松加入 5％葡萄糖液中静脉滴入,每天可用 2～3 次,危象解除后可停用或改用泼尼松小剂量口服,维持数日后停药。

6.抗感染预防并发症

合理使用抗生素控制感染,预防并发症的发生。

7.支持和对症治疗

(1)吸氧:4～6 L/min。

(2)积极控制体温:可用冰袋,酒精擦浴,必要时冷生理盐水保留灌肠。

(3)镇静药的使用:可选用地西泮(安定)10 mg 肌内注射或静脉缓注,或用巴比妥钠 0.1 g 肌内注射,必要时可行人工冬眠。

(4)纠正水电解质紊乱:补液,一般补 5％葡萄糖盐水,24 h 可输入 2 000～3 000 mL,根据血钾、尿量合理补钾。

四、护理措施

1.病情观察

(1)甲亢患者甲亢症状加重,出现严重乏力、烦躁、发热(＞39 ℃)、多汗、心悸、心率达 120 次/分钟以上,伴纳差、恶心、腹泻等,应警惕发生甲亢危象。

(2)密切观察生命体征和意识状态并记录。如发现谵妄、昏迷、躁动者,及时通知医生,及时抢救。

(3)准确记录出入量。

2.环境护理

(1)保证病室环境安静,患者绝对卧床休息,病室应备深色窗帘,避免一切不良刺激。

3.对症护理

(1)加强皮肤、口腔护理,定时翻身,预防压疮、肺炎的发生。

(2)高热者积极降温,可采取冰敷或酒精擦浴。如采用人工冬眠者,应观察并记录降温效果。

(3)烦躁者做好安全护理。

(4)高流量吸氧,以保证血氧供应。

4.生活护理

(1)给予足够的热量供给,选择高热量、高蛋白、高维生素的饮食,液体入量每日在3 000 mL以上。

(2)保持床铺、患者衣服干燥,及时更换潮湿衣服及床单。

5.心理护理

(1)病情许可时,教育患者及家属,告知感染、严重精神刺激、创伤等是诱发甲亢危象的重要因素,应避免。

(2)指导患者进行自我心理调节,增强应对能力。家属、亲友要理解患者现状,多关心、爱护患者。

(3)向患者讲解成功病例,树立战胜疾病的信心,消除其紧张自卑的心理。

(王文燕)

第七节　甲状腺功能减退症

甲状腺功能减退症简称甲减,是各种原因引起的甲状腺激素合成、分泌或生物效应不足所致的一组内分泌疾病。

一、病因

本病病因较复杂,以原发于甲状腺本身疾病性甲减多见。普通人群的患病率为0.1%~2.0%(女性较男性多见,男女比例大致为1∶10),其患病率随着年龄的增加而增加。

二、诊断要点

(一)临床表现

甲减按起病年龄分3型:呆小病或克汀病、幼年型甲减、成年型甲减。重者表现为黏液性水肿,昏迷者称为"黏液水肿性昏迷"。

1.成人型甲减

功能减退始于成人期,主要表现为低代谢症候群和黏液性水肿,严重者发生黏液性昏迷。中年女性多见,男女之比均为1∶5。

2.呆小症

呆小症又名"呆小病"或"克汀病",功能减退始于胎儿期或出生后不久的新生儿,主要表现为大脑和体格发育迟缓和低代谢症候群。

3.幼年型甲减

功能减退始于发育前儿童者称为幼年型甲减,临床可表现为呆小病或黏液性水肿。

(二)实验室检查

1.甲状腺功能检查

基础代谢率常在-45%～30%以下;甲状腺摄碘率低于正常;血清 T_3、T_4 降低。

2.定位检查

(1)原发性甲减患者 TSH>20 mU/L;继发性甲减患者 TSH 显著降低,可<0.5 mU/L。

(2)TSH 兴奋试验:甲状腺摄 ^{131}I 率明显升高提示为继发性甲减,如不升高,提示为原发性甲减。

(3)TRH 兴奋试验:血清 TSH 呈延迟增高反应提示病变可能在下丘脑水平;如无增高反应病变可能在垂体;如 TSH 基础值较高,TRH 注射后更高,则提示病变在甲状腺。

(4)其他:头颅 X 线片、CT、磁共振或脑室造影检查。

三、治疗要点

(1)对症治疗:补充铁剂、维生素 B_{12}、叶酸等,食欲缺乏者适当补充稀盐酸。

(2)TH 替代治疗。

(3)病因治疗及预防。

四、主要护理问题

1.便秘

便秘与代谢率降低使胃肠蠕动减慢、活动量减少等因素有关。

2.体温过低

体温过低与机体新陈代谢率降低有关。

3.社交障碍

社交障碍与精神情绪改变造成反应迟钝、冷漠有关。

4.皮肤完整性受损

皮肤完整性受损与皮肤组织粗糙脆弱及四肢水肿有关。

5.营养失调:低于机体需要量

营养失调与代谢率降低、厌食、贫血有关。

6.活动无耐力

活动无耐力与疲倦、软弱无力、反应迟钝有关。

7.潜在并发症

潜在并发症包括黏液性水肿昏迷。

五、护理措施

(一)病情观察和症状护理

1.监测患者的生命体征变化

甲减患者由于甲状腺素分泌不足,往往存在低代谢综合征,患者表现为怕冷、低体温、行动迟缓、记忆力减退、注意力不集中、易疲乏等。护士要注意观察患者有无颤抖、发冷、皮肤苍白等低体温现象,以及心律不齐、心动过缓。同时要注意调节室温,适当保暖,以免患者受凉。

2.观察患者的神志和精神状态

甲减患者常常存在表情淡漠、反应迟钝、言语缓慢、音调暗哑、面颊及眼睑水肿,皮肤萎黄、粗糙、少光泽，毛发干燥、稀疏、脆、易脱落等黏液性水肿症状，所以要注意监测患者身体与精神、智力的变化，及时发现精神异常如痴呆、幻想、木僵、昏睡等，及时报告医生，及时干预，确保患者安全。另外，要注意皮肤护理，每日用温水擦洗皮肤并涂以润滑剂，防止皮肤干裂。观察患者皮肤有无发红、起水疱或破损等，避免造成压疮。给予皮肤护理，避免使用肥皂，洗完后用刺激性小的润肤油涂擦。

3.观察患者的活动能力

甲减患者常常感到疲乏无力，体检时可见肌肉萎缩、反射弛缓期延长，有的甚至出现关节腔、胸腹膜腔和心包积液及心脏扩大、血压升高、动脉粥样硬化及冠心病等，影响患者的活动能力。护士要指导和鼓励患者适当活动，对于活动能力和反应能力低下者，应注意保护，保证其活动范围内无障碍物，地面清洁、干燥，以防发生意外。

4.观察患者的进食和营养状况

甲减患者由于肠蠕动减慢，患者常常存在腹胀、便秘、厌食等，所以护士要注意指导患者进食高蛋白、高糖、高维生素、低脂饮食，食品烹饪时要注意清淡易消化，少食多餐以免加重肠道负担，准备饮食时还要考虑患者的喜好。多食蔬菜、水果以增加膳食纤维摄入，每日饮入2 000～3 000 mL水，教会患者腹部按摩方法，必要时给予缓泻剂、清洁灌肠以保持其大便通畅。同时教育患者每日定时排便，养成规律排便的习惯。注意观察患者大便次数、性质、量的改变，观察有无腹胀、腹痛等麻痹性肠梗阻表现。

（二）用药护理

（1）用药前后分别测脉搏，观察有无心悸、腹痛、心律失常、出汗、烦躁不安等药物过量的症状。

（2）观察患者的体重和水肿情况。

（3）甲状腺制剂需长期或终生服用，不能随意间断。

（三）心理护理

护士多与患者交谈，让患者倾诉自己的想法，鼓励患者家属及亲友来探视患者，与患者多沟通，理解其行为，提供心理支持。鼓励患者多参与社交互动，结交朋友。

（四）甲减筛查

甲减的临床表现缺乏特异性，轻型甲减易被漏诊，在临床上，有下列情况之一者，均要进行甲减的筛查。

（1）无法解释的乏力、虚弱或易于疲劳。

（2）反应迟钝、记忆力和听力下降。

（3）不明原因的虚浮或体重增加。

（4）不耐寒。

（5）甲状腺肿大。

（6）血脂异常，尤其是总胆固醇、LDL-C 增高者。

（7）心脏扩大，心动过缓，尤其是伴有心肌收缩力下降和血容量增多时。甲减的筛查方法主要是检测血清 TSH 和 FT_4 水平。

（五）出院指导

（1）合理饮食：根据病情来增加或减少含碘食品的摄入。

（2）适当体育锻炼，提高机体抵抗力。

（3）注意个人卫生，避免皮肤破损、感染和创伤。

（4）冬季注意保暖。

（5）解释终生服药的必要性，给患者说明按时服药，不可随意停药或变更剂量，解释其严重后果。指导患者定时到医院复查。

（6）指导及安排患者出院后的活动计划。鼓励家属多关心，给予支持。

（王文燕）

第八节　亚急性甲状腺炎

亚急性甲状腺炎（subacute thyroiditis，SAT）又称肉芽肿性甲状腺炎、巨细胞性甲状腺炎，是一种与病毒感染有关的自限性甲状腺炎，一般不遗留甲状腺功能减退症。

一、病因

本病病因与病毒感染有关，如流感病毒、腺病毒、腮腺炎病毒和柯萨奇病毒，可以在患者甲状腺组织或者患者血清发现这些病毒。多数患者于上呼吸道感染后发病，发病率约为 4.9/10 万人/年，以 30～50 岁女性多见。

二、诊断要点

（一）临床表现

起病前 1～3 周常有病毒性咽炎、腮腺炎、麻疹或其他病毒感染的症状。典型病例呈现甲状腺毒症期、甲减期和恢复期三期表现。甲状腺区发生明显的疼痛，可放射至耳部，吞咽时疼痛加重。可有全身不适、食欲减退、肌肉疼痛、发热、多汗等。

（二）实验室检查

视疾病的不同阶段而不同。甲状腺毒症期：血清 T_3、T_4 升高，TSH 降低，血沉增快；甲状腺 ^{131}I 摄取率降低，呈"分离现象"。甲减期：血清 T_3、T_4 正常或降低，TSH 升高，^{131}I 摄取率逐渐恢复。恢复期：血清 T_3、T_4、TSH、^{131}I 摄取率恢复正常。

三、治疗要点

本病为自限性病程，预后良好。轻型患者仅需应用非甾体抗炎药，如阿司匹林、布洛芬、吲哚美辛等；中、重型患者可给予泼尼松每日 20～40 mg，可分 3 次口服，能明显缓解甲状腺疼痛，1～2 周后逐渐减量，疗程 2～3 个月。少数患者有复发，复发后泼尼松治疗仍然有效。针对甲状腺毒症表现可给予普萘洛尔；针对一过性甲减者，可适当给予左甲状腺素替代。发生永久性甲减者罕见。

四、主要护理问题

1. 发热

发热与病毒感染及甲状腺激素释放入血引起的甲状腺毒症有关。

2.疼痛

疼痛与甲状腺滤泡细胞破坏有关。

3.焦虑

焦虑与缺乏本病知识担心预后有关。

五、护理措施

1.发热的护理

①遵医嘱给予抗菌药物抗感染,鼓励患者多饮水。②密切监测体温,并做好记录。体温达38.5 ℃以上者给予物理降温和解热镇痛剂口服。③出汗时,应注意保暖,防止受风,预防受凉感冒,同时用干毛巾擦面、胸、背或全身,并及时更换内衣裤,保持清洁卫生。④保障口腔清洁,饭后要漱口,防止食物残渣发酵腐败引起口臭和牙龈病变。

2.颈前区疼痛的护理

①提供安静、舒适、通风的环境,减少不良刺激;②经常巡视病房,听取患者的主诉,告诉患者颈前区疼痛为此疾病的常见表现,并表示理解,提高患者对疼痛的耐受性;③勿用手按压颈部疼痛部位,必要时给予应用镇痛剂。

3.亚急性甲状腺炎不同时期的护理

(1)甲状腺毒症期:由于炎症时甲状腺滤泡被破坏,过多的甲状腺激素释放到血液中,导致全身组织代谢增强,因而出现怕热、多汗、心慌、食欲亢进、消瘦、情绪激动及全身乏力等甲亢的表现。护理时应注意:①给予高蛋白、高热量、高维生素和含钾、钙丰富的饮食,多饮水,保证营养物质供给;②告知患者卧床休息,减少能量消耗;③避免吃含碘丰富的食物,如海带、紫菜等,以免促进甲状腺激素合成;④减少肠道刺激,限制纤维饮食;⑤避免刺激性语言,多与患者交谈,仔细耐心做好疏导工作,解除患者焦虑和紧张情绪;⑥避免强光和噪声的刺激,忌饮兴奋性饮料,如咖啡、茶。

(2)甲减期:当炎症消除、甲状腺组织不再破坏、甲状腺激素也不再大量释放进入血液循环时,甲状腺功能亢进症状也随之消失,进入到甲状腺功能正常阶段,在甲状腺实质细胞尚未修复前,血清甲状腺激素浓度可降至甲状腺功能减退水平。因而引起心动过缓、反应迟钝、表情淡漠、疲倦、怕冷、腹胀、便秘等甲状腺功能减退症临床表现。护理工作有:①提供少量多餐的低热量、低钠、多维生素、高蛋白饮食,细嚼慢咽有助于消化;②每天定时排便,安排适度的运动,如散步等,每天饮入足够的水分,2 000～3 000 mL,建立正常的排便习惯,必要时给予软便剂或缓泻剂;③注意保暖,提供温暖舒适的环境;④慎用安眠、镇静、止痛药,避免感染和创伤。

(3)恢复期:此期患者症状逐渐好转,甲状腺肿大逐渐缩小,也有部分病例遗留小结节,以后缓慢吸收。如果治疗及时,可完全恢复,变成永久性甲状腺功能减退症患者占极少数。病情缓解后,尚有复发可能。此期应指导患者正规化治疗,按时服药、定期检测甲状腺功能。增强抵抗力,防止上呼吸道感染、腮腺炎。定期复诊。

4.用药护理

(1)服用肾上腺糖皮质激素的指导:临床上常用泼尼松治疗。指导患者:①遵医嘱按时服药,剂量要正确;②饭后服用,以免刺激胃肠道;③长期服用时定期监测血糖、血电解质和大便有无潜血,有无骨质疏松。

(2)服用解热镇痛药的指导:临床上常用布洛芬。指导患者:①发热、疼痛时遵医嘱服用;

②用药期间注意定期检查肝、肾功能;③空腹用药,若胃肠道反应剧烈可以和食物、牛奶同时服用。

(3)服用肾上腺受体拮抗剂的指导:临床上常用普萘洛尔。应注意监测心率、心律,防止出现窦性心动过缓、房室传导阻滞。长期服用时告知患者可影响脂质代谢,并可导致低血压,注意监测血压、血脂的变化。

5.心理护理

本组患者均存在精神紧张、焦虑不安心理,是由于患者对疾病认识不够,缺乏相关方面的知识,易导致局促不安、寝食难安,会反复向医护人员和患同种疾病的患者咨询与自己疾病相关的信息,患者心理压力大,对疾病的预后缺乏信心。因此,护理时应重视患者潜在的积极性,消除其紧张、敌对情绪,增强战胜疾病的信心。

6.出院指导

(1)适当体育锻炼,提高机体抵抗力。

(2)注意个人卫生,避免呼吸道感染。

(3)冬季注意保暖。

(4)指导及安排患者出院后的活动计划。鼓励家属多关心,给予支持。

(王文燕)

第九节　皮质醇增多症

皮质醇增多症(hypercotisolism)又称库欣综合征(Cushing syndrome,CS),是内分泌系统常见的疾病之一,是因肾上腺皮质分泌过量的糖皮质激素而致蛋白质、糖类、脂肪和电解质代谢紊乱的一组临床综合征。患者主要表现为满月脸、多血质外貌、向心性肥胖、痤疮、紫纹、高血压、继发性糖尿病、骨质疏松症等。

一、病因

库欣综合征根据病因不同可分为 ACTH 依赖性库欣综合征、ACTH 非依赖性库欣综合征和其他特殊类型的库欣综合征三类,可发生于任何年龄,成人多于儿童,女性多于男性,多发于 20～45 岁,男女比例为 1:(3～8)。

二、诊断要点

对疑诊库欣综合征的患者,应仔细询问近期内有无使用肾上腺糖皮质激素病史,以排除医源性(药源性)库欣综合征的可能。

(一)临床表现

1.向心性肥胖

表现为满月脸、水牛背、悬垂腹和锁骨上窝脂肪垫,以上是库欣综合征的特征性临床表现。

2.负氮平衡状态

患者肌肉萎缩无力,皮肤变薄,皮下毛细血管清晰可见,宽大的紫纹等。

3.糖代谢异常

糖耐量减低,类固醇糖尿病。

4.其他

高血压、低血钾、骨质疏松、痤疮、身体抵抗力下降等。

(二)库欣综合征的定性检查

1.初步检查

对临床表现典型,高度怀疑库欣综合征的患者,应同时进行下述至少 2 项检查。考虑到库欣综合征患者体内皮质醇浓度的波动,推荐至少测定 2 次尿或唾液皮质醇水平以提高测定结果的可信度。

(1)24 h 尿游离皮质醇(24 h urine free cortisol,24 hUFC):库欣综合征患者 24 h UFC 大都明显高于正常值。推荐使用各实验室的正常上限作为阳性标准。

(2)午夜唾液皮质醇测定:推荐使用各实验室的正常上限作为阳性标准。

(3)血清皮质醇昼夜节律检测:测定早晨 8 点、下午 4 点及午夜 12 点的血皮质醇水平。正常人血浆皮质醇水平有明显昼夜节律(上午 8~9 点皮质醇水平最高,午夜最低),库欣综合征患者主要表现为血浆皮质醇水平增高,节律消失。

2.进一步检查

当初步检查结果异常时,则应进行过夜或经典小剂量地塞米松抑制试验来进行库欣综合征确诊。正常人血浆皮质醇抑制率大于 50%,当不能抑制到对照值 50%以上时,提示有库欣综合征的可能。

(三)库欣综合征的病因检查

1.血浆促肾上腺皮质激素(adrenocoticotropin,ACTH)浓度

测定 ACTH 可用于库欣综合征患者的病因诊断,即鉴别 ACTH 依赖性和 ACTH 非依赖性库欣综合征。

肾上腺增生患者此值多轻度高于正常,肿瘤患者在正常低值,异位 ACTH 综合征患者明显升高。

2.大剂量地塞米松抑制试验(DST)

主要用于鉴别库欣综合征和异位 ACTH 综合征,如用药后 24 h UFC、24 h 尿 17—羟皮质类固醇(17-OHCS)或血皮质醇水平被抑制超过对照值的 50%则提示为库欣病,反之提示为异位 ACTH 综合征。

3.促肾上腺皮质激素释放激素(CRH)兴奋试验

如结果阳性提示为库欣综合征;而肾上腺性库欣综合征患者通常对 CRH 无反应、其 ACTH 和皮质醇水平不升高。

4.去氨加压素(DDAVP)兴奋试验

应用 DDAVP 后血皮质醇升高≥20%,血 ACTH 升高≥35%则判断为阳性。

5.有创检查

如上述试验无法判别 ACTH 的升高来源于垂体或肿瘤异源性分泌,可行有创检查。

(四)影像学检查

1.鞍区磁共振成像(MRI)

对 ACTH 依赖性库欣综合征患者进行垂体增强 MRI 或垂体动态增强 MRI 并判断。

2.肾上腺影像学检查

肾上腺影像学包括 B 超、CT、MRI 检查,对诊断 ACTH 非依赖性库欣综合征患者有很重要的意义。

3.双侧岩下窦插管取血(bilateralinferior petrosal sinus sampling,BIPSS)

此检查是创伤性介入检查,经股静脉、下腔静脉插管至双侧岩下窦。ACTH 依赖性库欣综合征患者可行 BIPSS 以鉴别 ACTH 来源。

三、治疗要点

CS 的治疗原则包括去除病因、降低机体皮质醇水平,纠正各种物质代谢紊乱,避免长期用药或激素替代治疗,改善患者生活质量,防止复发,提高治愈率。

1.手术治疗

垂体瘤切除术、肾上腺切除手术。

2.药物治疗

(1)影响神经递质和神经调质作用的药物包括利舍平、赛庚啶、甲麦角林、丙戊酸钠、溴隐亭和奥曲肽等。

(2)皮质醇合成抑制剂包括密托坦、美替拉酮、酮康唑、氨鲁米特等。

四、主要护理问题

1.自我概念紊乱

自我概念紊乱与库欣综合征引起身体外观改变有关。

2.体液过多

体液过多与皮质醇增多引起的水钠潴留有关。

3.有感染的危险

感染与皮质醇增多导致机体免疫力下降有关。

4.有受伤的危险

受伤与代谢异常引起的钙吸收障碍,导致骨质疏松有关。

5.活动无耐力

活动无耐力与蛋白质代谢障碍引起的肌肉萎缩有关。

6.无效性生活型态

无效性生活型态与体内激素水平变化有关。

7.潜在并发症

潜在并发症包括心力衰竭、脑卒中、类固醇性糖尿病。

8.焦虑

焦虑与 ACTH 增加引起患者情绪不稳定、烦躁有关。

9.有皮肤完整性受损的危险

皮肤完整性受损与皮肤干燥、菲薄、水肿有关。

五、护理措施

(一)饮食护理

由于高血浆皮质醇水平导致患者物质代谢紊乱,患者出现轻到中度甚至重度肥胖,机体长期处于负氮平衡状态,糖耐量减低甚至出现类固醇糖尿病、高血压、低血钾、骨质疏松、抵抗力下降等。所以饮食要注意以下几点。①给予低盐、高钾、高蛋白、低糖类、低热量的食物,预防和控制水肿。鼓励患者食用柑橘类、枇杷、香蕉、南瓜等含钾高的食物。应避免油腻,少食动物脂肪及胆固醇高的食品,如动物内脏、蛋黄、鱼子等。保持适当的体重,避免水肿。②鼓励患者进食富含钙及维生素 D 的食物,如豆制品、牛奶、芝麻酱、虾等,预防骨质疏松。③若并发糖尿病者,应给予糖尿病饮食,控制总热量;④避免刺激性食物,禁烟酒。

(二)运动和休息

在保证患者休息的基础上适当运动,不能过度劳累,注意安全。可指导患者睡硬板床,提供安全、支持性的环境,体位变化时动作轻柔,防止过度活动,必要时给予拐杖支持。室内避免过多的桌椅,浴室内放置防滑垫,避免碰撞或跌倒。对于长期卧床者,应防止压疮。

(三)口服药物的护理

库欣综合征常用的药物包括降压药、阻断皮质醇生成药,肿瘤术后的激素替代治疗。

1.应用利尿剂的护理

水肿严重时,根据医嘱给予利尿剂,观察疗效及不良反应。如出现心律失常、恶心、呕吐、腹胀等低钾症状和体征时,及时处理。

2.糖皮质激素替代治疗的护理

在激素治疗过程中,应观察血压、电解质。永久性替代治疗的患者应坚持服药,不宜中断药物,防止肾上腺危象发生。

3.服用阻断皮质醇生成药物的护理

应注意观察药物的不良反应,如低血压、头昏、嗜睡、口干、恶心呕吐、头痛、腹泻、皮疹等症状,定期复查肝功能等。

(四)预防感染

观察患者体温的变化,定期检查血常规,及时发现感染的征象。因患者抵抗力低,容易被感染,而且皮脂腺分泌旺盛,可以引起皮肤化脓及霉菌感染,故需注意口腔、皮肤以及外阴的清洁护理。如已感染,应及时诊治。保持患者的床单位和衣物清洁卫生,室内定时开窗通风。指导患者减少或避免去人群拥挤的公共场所,预防上呼吸道感染。

(五)病情观察

(1)评估患者水肿情况,每天测量体重变化,记录 24 h 液体出入量,观察有无全身无力、四肢麻痹、心律失常等低钾血症表现,监测电解质浓度和心电图变化。

(2)密切观察生命体征变化,定期监测血常规,注意有无发热、咽痛等各种感染征象。

(3)做好血糖监测,观察有无多食、多饮、多尿、消瘦等糖尿病的表现。

(4)观察有无心悸、胸闷、呼吸困难等心力衰竭表现。

(5)注意有无关节痛或腰背痛等情况,每周测身高及体重,如身高突然下降,应考虑可能发生压缩性骨折。

(六)特殊检查的护理

1.24 h 尿量留取的护理

应先对患者进行正确留取尿标本的书面或口头指导,即第 1 天早上排尿弃去,从此时开始计时留尿,将全天 24 h 的每一次尿量均收集在同一个容器内,直至第 2 天早上的同一时间为止,记录测定的 24 h 总尿量,混匀后留取 5~10 mL 尿液送检。收集尿标本的容器内应先加入防腐剂并置于阴凉处;告知患者正常饮水;在留尿期间避免使用包括外用软膏在内的任何剂型的肾上腺糖皮质激素类药物;女性患者避开经期。

2.唾液留取的护理

可以用被动流涎法使唾液流进塑料管,或在口腔内放置一个棉塞让患者咀嚼 1~2 min 后再采集唾液,一般建议使用后一方法。为了避免应激状态,应让患者在安静状态下采集,同时采集前应避免吸烟,标本留取后建议放在在室温或冷藏保存。

(七)心理护理

由于疾病导致身体外形和活动能力改变,加之皮质醇水平增高,CS 患者可出现不同程度的精神和情绪改变,表现为欣快感、失眠、注意力不集中、情绪不稳定,甚至焦虑、抑郁或躁狂。

在护理上,应注意以下方面:①评估患者对身体保护的感觉及认知,多与患者接触和交流,鼓励患者表达其感受,语言温和、耐心倾听;②讲解疾病有关知识;③指导患者恰当修饰;④建立良好的家庭互动关系;⑤促进患者社会交往。

(八)出院指导

①指导患者正确地摄取营养平衡的饮食,饮食注意低盐、含钾丰富、高蛋白、高维生素、低胆固醇、低碳水化合物;②指导患者在日常生活中,要注意预防感染,皮肤保持清洁,防止外伤、骨折;③遵医嘱服用药,不擅自减药或停药;④定期门诊随访。

(王文燕)

第十节 肾上腺皮质功能减退症

肾上腺皮质功能减退症是指由于多种病因导致肾上腺皮质激素分泌不足而出现的各种临床表现。按病程可分为急性和慢性两种,按病因可分原发性及继发性。

一、病因

1.原发性肾上腺皮质功能减退症

原发性肾上腺皮质功能减退症又称 Addison 病,系由于自身免疫、结核等原因导致 90%以上的肾上腺被破坏而引起的肾上腺皮质分泌不足。多见于自身免疫性肾上腺炎、结核、深部真菌感染、获得性免疫缺陷综合征(AIDS)、肾上腺转移癌和一些遗传性疾病等。

2.继发性肾上腺皮质功能减退症

继发性肾上腺皮质功能减退症是由于垂体、下丘脑等病变引起 ACTH 分泌不足,以致肾上腺皮质萎缩,肾上腺激素分泌不足。常见于垂体和下丘脑肿瘤、结节病、颅咽鼓管瘤、感染性疾病(结核、组织胞质菌病)、头部放射性治疗、长期大量应用外源性糖皮质激素等。

二、诊断要点

(一)病史

有自身免疫性疾病、结核病、垂体肿瘤、脑外伤、长期大量应用糖皮质激素病史等。

（二）临床表现

1. 皮肤黏膜色素沉着或缺失

分布全身，以暴露部位和容易摩擦部位（如面部、手部、掌纹、乳晕、甲床、足背、瘢痕和束腰带部位）更明显。其中原发性肾上腺皮质功能减退症色素沉着明显，继发性肾上腺皮质功能减退症主要表现为无明显贫血下的肤色苍白。

2. 激素缺乏表现

食欲减退、嗜咸食、体重减轻、易疲劳、表情淡漠、血压降低、心脏缩小等。其中原发性肾上腺皮质功能减退症伴有高血钾症及自身免疫性甲状腺炎，而继发性肾上腺皮质功能减退症患者多伴有继发性甲状腺功能减退及闭经，腋、阴毛稀少，睾丸小等表现。

（三）实验室及其他检查

1. 一般检查

可发现有高血钾、低血钠，并伴有正细胞性、正色素性贫血。

2. 激素检查

（1）血浆皮质醇：多数患者低于正常，昼夜节律消失。

（2）血浆 ACTH：原发性肾上腺皮质功能减退症患者 ACTH 测定明显增高。

（3）血或尿 ALD：原发性肾上腺皮质功能减退症者表现为血或尿醛固酮（ALD）低值或正常值下限，而继发性肾上腺皮质功能减退症者可为正常值。

3. ACTH 兴奋试验

ACTH 兴奋试验具有诊断价值。经 ACTH 兴奋后，正常人的血浆皮质醇水平会升高，如无明显增多甚至下降者，可进行诊断。

4. 影像学检查

（1）X 线：示心脏缩小。

（2）肾上腺 CT：检查示肾上腺增大，如怀疑下丘脑和垂体占位病变者，可做蝶鞍 CT 和 MRI。

三、治疗要点

1. 激素替代治疗

必须长期坚持，做到个体化治疗，同时应模拟正常人群昼夜分泌的生理规律，早晨服用总日量的 2/3，下午服用 1/3。常见替代药物为氢化可的松或可的松，根据情况可适当补充盐皮质激素。

2. 病因治疗

如抗结核治疗等。

四、主要护理问题

1. 体液不足

体液不足与醛固酮分泌不足引起的水钠排泄增加，胃肠功能紊乱引起恶心、呕吐、腹泻有关。

2. 潜在并发症

潜在并发症包括肾上腺危象。

3.营养失调:低于机体需要量

营养失调与糖皮质激素缺乏导致食欲下降、消化功能不良有关。

4.活动无耐力

活动无耐力与皮质醇激素缺乏导致的肌无力、疲乏有关。

5.知识缺乏

与缺乏服药方法、预防肾上腺危象的知识有关。

6.潜在并发症

潜在并发症包括水、电解质紊乱。

五、护理措施

1.饮食护理

患者由于肾上腺皮质激素分泌不足,常有食欲减退、嗜咸食、体重减轻、恶心、呕吐、胃酸过多、消化不良、腹泻、腹胀及腹痛等症状,影响患者进食,护理上应注意以下几个方面。

(1)进食高糖、高蛋白、高钠饮食。在病情许可的情况下,鼓励患者多摄取水分,一般摄入 3 000 mL/d 以上;注意避免进食含钾丰富的食物,防止高血钾的发生,以免诱发心律失常。

(2)摄入足够的食盐(8～10 g/d)以补充失钠量。如出现大量出汗、呕吐、腹泻等应增加食盐的摄入量。

2.活动指导

患者常感乏力、易疲劳、反应减弱,常因血压低而出现头晕、眼花或直立性低血压。因此应保证患者充分休息,病情许可的情况下适当活动,但在活动指导时应选择适当的活动方式和量,给予安全的环境,避免碰撞或跌倒,以不感疲倦为宜。同时指导患者在起床下床活动或改变体位时动作宜慢,防止发生直立性低血压。

3.用药指导

(1)教会患者认识所服用药物的名称、剂量、用法及不良反应。

(2)指导患者必须严格按医嘱服用药物,不得随意减量或停药。告诉患者随意停药的危险性。

(3)在应用生理剂量替代治疗时患者无明显不良反应,但对于长期使用者,应指导患者注意可能会发生一些不良反应,如精神症状、骨质疏松、易感染、胃肠道刺激、消化道溃疡和糖尿病等。因此应定期做好血电解质、血糖、血压和骨质疏松等指标的检查。

4.病情观察

(1)记录每天出入量,观察患者皮肤颜色、湿度和弹性,注意有无脱水表现。

(2)监测血糖、电解质及血钙;监测心脏变化,注意有无心律失常。

(3)观察患者有无恶心、呕吐、腹泻情况并记录。

(4)观察血压及肢体有无水肿。

5.出院指导

(1)加强营养及体育锻炼,增强机体抵抗力,避免结核、感染等。

(2)若患者皮肤色素沉着、全身虚弱、乏力、消瘦、头晕眼花、直立性昏厥,应及早检查。确诊本病后,立即给予高盐饮食及激素替代治疗。

(3)积极预防应激(如感染、外伤),避免危象发生。

(4)饮食指导:①指导患者进食高糖类、高蛋白、高钠饮食;②在病情许可的情况下,鼓励患者多摄取水分,一般每天摄入 3 000 mL 以上;③注意避免进食含钾丰富的食物,防止高血钾的发生,以免诱发心律失常;④摄入足够的食盐(8~10 g/d)以补充失钠量。如出现大量出汗、呕吐、腹泻等应增加食盐的摄入量。

(5)出院指导:①指导患者定期随访;②如果出现肾上腺危象征象时立即就医;③外出时携带识别卡片,以防止发生意外时及时得到救助。

(石媛媛)

第十一节　原发性醛固酮增多症

原发性醛固酮增多症(primary aldosteronism,PA),简称原醛症,是由于肾上腺皮质球状带分泌过量的醛固酮而导致肾素－血管紧张素系统活性受抑制,出现高醛固酮和低肾素血症,患者的主要临床特征为高血压伴或不伴低血钾、肌无力、碱血症。1953 年由 Conn 首次描述本病,故亦称 Conn 综合征。

一、病因

1.肾上腺醛固酮瘤(aldosterone producing adenoma,APA)

肾上腺醛固酮瘤占原醛症的 70%~80%,以单侧肾上腺腺瘤最多见,双侧或多发性腺瘤较少,患者血浆醛固酮浓度与血浆 ACTH 昼夜节律呈平行,而对血浆肾素的变化无明显反应。少数腺瘤患者对站立位所致肾素升高呈醛固酮增多,称为肾素反应性腺瘤。

2.特发性醛固酮增多症(idiopathic hyperal dosteronism,IHA)

特发性醛固酮增多症简称特醛症。占成人原醛症的 10%~20%,但在儿童原醛症中,以此型最常见。病因还不明确,有以下可能因素。

(1)血管紧张素 Ⅱ 的敏感性增强:血管紧张素转化酶抑制剂可使患者醛固酮分泌减少,高血压减轻,低血钾上升。

(2)少数患者双侧肾上腺结节样增生,对兴奋肾素-血管紧张素系统的试验(如直立体位,限钠摄入,注射利尿药等)及抑制性试验(如高钠负荷等)均无反应,称为原发性肾上腺增生所致原醛症。

3.糖皮质激素可抑制性醛固酮增多症(glucocorticoid remediable aldosteronism,GRA)

多见于青少年,可为家族性,以常染色体显性方式遗传,也可为散发性,其血浆醛固酮浓度与 ACTH 的昼夜节律平行,用生理代替性的糖皮质激素数周后可使醛固酮分泌量、血压、血钾恢复正常。

4.分泌醛固酮的肾上腺皮质癌

分泌醛固酮的肾上腺皮质癌少见,小于 1% 的原醛症由肾上腺癌引起。肿瘤往往同时分泌糖皮质激素、类固醇性性激素,也有单纯分泌醛固酮的病例。

5.原发性肾上腺皮质增生(primary adrenal hyperplasia,PAH)

原发性肾上腺皮质增生约占原醛症的 1%,病理形态上与特醛症相似,可为双侧或单侧增生,但生化特征与醛固酮瘤更相似。

6.异位醛固酮分泌腺瘤和癌

异位醛固酮分泌腺瘤和癌少见,可发生于肾内的肾上腺残余组织或卵巢、睾丸肿瘤。

二、诊断要点

1.临床表现

高血压及低血钾。

2.实验室检查

(1)血浆及尿醛固酮高,而血浆肾素活性、血管紧张素Ⅱ降低。

(2)螺内酯能纠正电解质代谢紊乱并降低高血压。

(3)动态试验时特醛症患者上午血浆醛固酮上升明显,醛固酮瘤患者表现为下降。

(4)确诊试验包括静脉盐水负荷试验、口服钠负荷试验、卡托普利试验、氟氢可的松试验。

3.影像学检查

影像学检查包括肾上腺B超、CT、MRI。

4.激素测定

双侧肾上腺静脉分段取血激素测定。

三、治疗要点

1.手术治疗

手术是治疗醛固酮瘤的根治方法。术前口服螺内酯纠正低血钾、减轻高血压。

2.药物治疗

适用于不能手术的肿瘤以及特发性增生型患者,应定期随访检查。常用药物有螺内酯、钙通道阻滞剂、血管紧张素转化酶抑制剂、糖皮质激素等。

四、主要护理问题

1.焦虑

焦虑与早期诊断不明确、不了解治疗计划以及预感对机体功能的影响和死亡威胁有关。

2.舒适度改变

舒适度改变与血压升高引起的头痛有关。

3.活动无耐力

活动无耐力与血钾降低引起的四肢肌肉收缩无力有关。

4.有受伤的危险

受伤与血钾降低引起的四肢肌肉收缩无力有关。

5.知识缺乏

与缺少原发性醛固酮增多症治疗的相关知识有关。

五、护理措施

1.饮食护理

(1)减少钠盐摄入,对血压特别高、血钠高者宜用低盐饮食,每日钠摄入量限制在80 mmol左右,相当于食盐4.67g。

(2)多吃新鲜蔬菜,多饮牛奶,补充钙和钾盐。

(3)减少脂肪摄入。

(4)限制饮酒。

2.运动指导

由于血压升高,患者常诉头昏、头痛,病程长者可出现脑、心、肾并发症。肌无力及周期性瘫痪与血钾降低程度平行,血钾越低肌肉受累愈重,尤其是在劳累,或服用氢氯噻嗪、呋塞米等促进排钾的利尿药后。

麻痹以远端肢体多见,严重时累及上肢膈肌和肋间肌。低钾严重时,由于神经肌肉应激性降低,手足搐搦可较轻或不出现,而在补钾后,手足搐搦往往变得明显。

护理上应注意:①评估患者病情和活动能力,根据病情适当休息,保持病室安静;②保证充足的睡眠;③根据年龄和身体状况选择合适的运动方式,低血钾发作时绝对卧床休息,避免剧烈运动和情绪激动。

3.病情观察

患者典型的临床表现为高血压和低血钾,护士要注意观察相关症状和体征。

(1)定期监测血压,观察血压是否存在昼夜节律。

(2)观察患者有无头昏、头痛、肌无力、呼吸、吞咽困难等。

(3)体位试验、静脉盐水负荷试验、口服钠负荷试验、卡托普利试验、氟氢可的松试验等检查及时留取各种标本,了解电解质情况。

4.口服药物的护理

(1)正确服用螺内酯,螺内酯可以纠正患者的低血钾,减轻高血压,是治疗原醛症的一线药物。但长期应用可出现男子乳腺发育、阳痿,女性月经不调等不良反应。在服药的过程中要注意监测患者的高血压和低血钾是否得到改善,及时留取患者的血、尿标本复查电解质。不良反应明显者可改为氨苯蝶啶或阿米洛利,以助排钠、潴钾。

(2)部分患者需同时使用钙通道阻滞剂、血管紧张素转化酶抑制剂或糖皮质激素治疗,要严格遵医嘱用药,监测血压和不良反应。

6.心理护理

(1)医护人员充分理解和尊重患者。

(2)引导患者面对现实,指导患者进行自我心理调节,使患者树立战胜疾病的信心,以最佳的心理状态接受治疗。

(3)告知家属和亲友,要关心爱护患者,给予患者精神和经济上的支持,减轻患者的心理压力。

(4)根据家属的意见和患者的心理承受能力,以适当的方式和语言与患者讨论病情,向患者介绍原发性醛固酮增多症的有关知识,使患者配合治疗。

六、并发症的处理及护理

1.高血压危象的处理及护理

(1)卧床休息。

(2)严密观察神志、瞳孔、对光反射、血压及头痛等生命体征变化。

(3)使用降压药时注意药物不良反应。

2.心律失常的处理及护理

(1)持续心电监护,密切关注心率及心律变化。

(2)注意观察抗心律失常药物的不良反应。

(3)静脉补充氯化钾的患者注意观察低血钾纠正情况和防止高血钾对心脏的危害。

3.跌倒的预防及处理

(1)及时进行跌倒风险评估,根据跌倒风险程度对患者进行相关跌倒防范知识指导。

(2)当跌倒发生后及时评估伤情,正确处理因跌倒事件给患者带来的伤害。

(石媛媛)

第十二节　嗜铬细胞瘤

嗜铬细胞瘤起源于肾上腺髓质、交感神经节或其他部位的嗜铬组织,瘤组织持续或间断地释放大量儿茶酚胺(catecholamine,CA)入血,引起持续性或阵发性高血压和多个器官功能及代谢紊乱。

一、病因

嗜铬细胞瘤产生的原因仍不清楚。80%～90%的肿瘤位于肾上腺髓质,多为一侧性,少数为双侧性或一侧肾上腺瘤与另一侧肾上腺外瘤并存,这种多发性嗜铬细胞瘤多见于儿童和有家族史的患者,肾上腺外嗜铬细胞瘤又称为副神经节瘤,主要位于腹部,腹外者较少见。嗜铬细胞瘤大多为良性,恶性嗜铬细胞瘤约占10%。

二、诊断要点

1.临床表现

(1)阵发性或持续性高血压的患者常伴头痛、心悸、多汗、面色苍白及胸、腹部疼痛、紧张、焦虑及高代谢症状。头痛、心悸、多汗三联征对诊断有重要意义。

(2)急进型或恶性高血压以青少年多见,患者血压急剧升高,常有剧烈头痛。

(3)原因不明的休克,高、低血压反复交替发作,阵发性心律失常,体位改变或排大、小便时诱发血压明显增高。

(4)在手术、麻醉、妊娠、分娩过程中出现血压骤升或休克,甚至心搏骤停者;按摩或挤压双侧肾区或腹部而导致血压骤升者。

(5)服用常规抗高血压药物治疗血压下降不满意,或仅用β肾上腺素能阻滞剂治疗反而使病情加重者。

(6)有嗜铬细胞瘤、多发性内分泌腺瘤的家族史者;或伴有甲状腺髓样癌、神经纤维瘤、黏膜神经瘤或其他内分泌腺瘤的高血压患者。

2.实验室及其他检查

(1)如有上述情况之一者,收集24 h尿液测定尿CA及代谢产物、抽血测血浆CA,如尿CA及代谢产物和血浆CA超过正常上限3倍考虑为嗜铬细胞瘤。

(2)如有上述临床表现,尿CA及代谢产物、血浆CA处于临界水平时,可考虑做药理试验。

(3)如生化测定支持嗜铬细胞瘤的诊断,则进行定位诊断,首选 CT 扫描。

三、治疗要点

1.手术治疗

确诊并定位后手术是首选的治疗方法。

2.药物治疗

常用的口服制剂有 α 受体阻滞剂酚苄明(氧苯苄胺)和哌唑嗪(脉宁平)。不必常规应用 β 受体阻滞剂,可以在 α 受体阻滞剂应用后有心律失常和心动过速时采用。

四、主要护理问题

1.组织灌注不足

组织灌注不足与去甲肾上腺素分泌过量致持续性高血压有关。

2.舒适的改变:疼痛、头痛

疼痛、头痛与 CA 分泌增多引起的血压升高有关。

3.有跌倒/坠床的危险

跌倒/坠床与血压升高引起的头痛、头昏有关。

4.潜在并发症:高血压危象

高血压危象与大量 CA 持续或间断释放导致的血压急剧升高有关。

5.排便形态紊乱

排便形态紊乱与 CA 分泌增多引起肠蠕动减弱有关。

6.焦虑

焦虑与患病早期病因诊断不明有关。

五、护理措施

1.饮食护理

(1)给予高热量、高蛋白质、高维生素、易消化的低盐饮食。

(2)避免饮用含咖啡因的饮料。

2.休息和运动

(1)急性发作时应绝对卧床休息,保持环境安静,避免刺激。

(2)室内光线宜偏暗,减少探视。

(3)护理操作应集中进行以免过多打扰患者。

(4)高血压发作间歇期患者可适当活动,但不能剧烈活动。

3.病情观察

高血压是本病患者的特征性表现,可表现为阵发性高血压或持续性高血压伴阵发性加剧。护士要注意以下几个方面。

(1)密切观察血压变化,注意阵发性或持续性高血压、或高血压和低血压交替出现,或阵发性低血压、休克等病情变化,定时测量血压并做好记录,测量时应固定使用同一血压计,嘱患者采用同一体位,并尽可能做到同一人进行测量。

(2)观察有无头痛及头痛的程度、持续时间,是否有其他伴随症状。

（3）观察患者发病是否与诱发因素有关。

（4）记录出入量，监测患者水、电解质变化。

4. 用药护理

（1）α受体阻滞剂：在降低血压的同时易引起直立性低血压，增加患者发生意外的危险性。护士要严密观察患者的血压变化及药物不良反应，指导患者服药后平卧 30 min，缓慢更换体位，防止跌伤等意外。另外，患者还可能出现鼻黏膜充血、心动过速等，要及时发现和处理。

（2）头痛剧烈者按医嘱给予镇静剂。

5. 心理护理

（1）因本病发作突然，症状严重，患者常有恐惧感，渴望早诊断、早治疗。

（2）护士要主动关心患者，向其介绍有关疾病知识、治疗方法及注意事项。

（3）患者发作时，护士要守护在患者身边，使其具有安全感，消除恐惧心理和紧张情绪。

6. 出院指导

（1）保持身心愉快：指导患者充分休息，生活有规律，避免劳累，保持情绪稳定、心情舒畅。

（2）术后的配合治疗：告知患者当双侧肾上腺切除后，需终生应用激素替代治疗，并说明药物的作用、服药时间、剂量、过量或不足的征象，常见的不良反应。指导患者定期复诊，以便及时调整药物剂量。

（3）携带疾病识别卡：嘱患者随身携带识别卡，以便发生紧急情况时能得到及时处理。

（石媛媛）

第十三节　胰岛 B 细胞瘤

胰岛 B 细胞瘤又称胰岛素瘤，是由于胰岛 B 细胞形成的具有分泌功能的腺瘤或癌，是最常见的胰腺内分泌肿瘤，占胰岛细胞肿瘤的 70%～80%。由于胰岛 B 细胞瘤可导致胰岛素的异常分泌，其临床特征为自发性的反复空腹低血糖，典型临床表现为 Whipple 三联征。

一、病因

胰岛素瘤的病因尚不明确，可能与基因突变、细胞凋亡、神经递质、生长因子、胃肠激素等因素有关。其临床发病率较低，在一般人群中发病率为 4/100 万，女性发病率略高于男性，发病年龄以 30～50 岁最为常见。

二、诊断要点

1. 病史特点

低血糖症状反复发作，随病程的延长发作频率增加，持续时间延长，程度加重，甚至餐后也可诱发低血糖。长期低血糖发作可致不可逆的脑损害，引起记忆力减退、智力下降、反应力下降，严重者甚至生活不能自理。

2. 典型临床表现－Whipple 三联征

（1）自发性周期性发作低血糖症状、昏迷及其精神神经症状。低血糖发作的表现大体可分为两大综合征。①交感神经兴奋的表现：患者感饥饿、心悸、多汗、疲乏无力、手足颤抖、血压升高,严重者可发生昏厥或昏倒。②中枢神经系统的表现:由于脑组织主要靠葡萄糖供能,当发生血糖过低时,脑功能易发生障碍,主要表现为注意力不集中、反应迟钝、头晕、嗜睡、视物不清、定向障碍;有的患者还出现幻觉、躁动、易怒,行为怪异,经进食或经1～2 h后自行缓解;有的患者可表现为头昏、头痛、呕吐、抽搐及癫痫样发作,如低血糖发作频繁,脑组织受损严重,可出现幼稚动作。

(2)发作时的血糖<2.8 mmol/L。

(3)口服或静脉注射葡萄糖后,症状迅速缓解。

3.实验室及其他检查

(1)空腹血糖<2.8 mmol/L,胰岛素水平>10 μU/ mL。

(2)饥饿试验:试验阳性有助于诊断。让患者禁食 48 h,以诱发低血糖,试验过程中必须严密监测患者血糖、神志、意识、饥饿感等,以免发生危险。

(3)口服葡萄糖耐量试验(OGTT):典型者呈低平曲线,部分可呈糖耐量降低,少数呈早期低血糖或正常糖耐量曲线。

(4)胰高血糖素试验:有助于诊断胰岛素瘤,但不常用。

(5)影像学检查:随着诊断技术的发展,胰岛素瘤的定位诊断方法也越来越多,包括螺旋CT 和磁共振(MRI)扫描、超声内镜(EUS)、选择性腹腔动脉血管造影(SAG)、腹腔镜超声等。螺旋 CT 联合 EUS 或联合超声内镜引导下的细针穿刺被认为是胰岛素瘤最有效的检查手段,可作为胰岛素瘤的首选定位诊断方法。本病诊断重点包括三部分:低血糖症是否存在、高胰岛素分泌的证据和定位诊断,诊断时应将三者结合起来综合考虑。

三、治疗要点

1.手术治疗

手术切除肿瘤是本病的首选和根本治疗方法。胰岛素瘤的诊断一经明确均应及早手术,切除肿瘤,以获得治愈。

2.非手术治疗

对手术前、后疗效不佳或少数不能手术的患者,口服美克洛嗪以抑制胰岛素的分泌,增加进餐次数和量,增加糖类的摄入,以预防低血糖的发生。

3.低血糖发作的治疗

低血糖发作时尤其是伴有神志改变者应迅速处理,予以口服或静脉滴注葡萄糖,避免造成不可逆的脑损害。

四、主要护理问题

1.应对能力低下

应对能力低下与经常反复发作低血糖引起的脑细胞损害有关。

2.舒适的改变

舒适的改变与低血糖发作引起的症状有关。

3.焦虑、抑郁

焦虑、抑郁与反复低血糖发作导致的心理负担过重有关。

4.相关知识缺乏

与缺乏低血糖发作时的自我护理知识有关。

5.潜在并发症

潜在并发症包括低血糖昏迷。

五、护理措施

1.饮食护理

由于患者频发低血糖,应予以高热量、高蛋白、高维生素饮食。主食最好选择吸收缓慢的含糖食品,如玉米、荞麦、土豆等制作的食物。由于脑组织主要靠葡萄糖供能,当发生血糖过低时,脑功能易发生障碍,所以要按时提醒患者适当加餐,避免低血糖发作,尤其在夜间加餐尤为重要。

2.休息与活动

指导患者适当增加休息时间,减少活动量及能量消耗,保证充足的休息和睡眠,防止低血糖的发生以及病情加重。

3.血糖的监测和护理

(1)空腹血糖的测定与护理:①空腹血糖低于 2.8 mmol/L 对胰岛素瘤患者具有重要的诊断价值,空腹状态采取血标本是准确测定空腹血糖的基础。②胰岛素瘤患者由于低血糖症状反复发作,在长期患病过程中已摸索出通过增加饮食次数来预防低血糖发作的规律,因此有些患者会在夜间预防性进食。如不了解此情况,仅常规清晨采血送检,则会导致血糖测定值的误差。因此,测定空腹血糖时,应告知患者在采血的前一天晚上 10:00 以后勿再进食。③有时患者空腹血糖可在正常范围,需要反复多次测定空腹血糖才能发现低血糖。

(2)低血糖发作时血糖的测定与护理:①低血糖发作时血糖的测定更具有诊断价值,尤其对瘤体较小、临床症状轻微或不十分典型的患者更是如此。②对可疑胰岛素瘤患者应做好低血糖发作时立即抽取血标本的准备。③低血糖发作时切忌匆忙进食或静脉推注葡萄糖,应首先保护患者避免外伤、坠床,必要时放置口咽通气导管,避免误吸引起窒息和舌咬伤;立即取静脉血测定血糖及胰岛素,并同时测定毛细血管末梢血糖值;根据患者情况,进食或静脉推注50%葡萄糖 20~60 mL;15 min 后观察患者症状有无缓解并监测血糖是否达到正常,如症状未缓解、血糖未恢复正常,重复上一步骤直至症状缓解及血糖达到正常范围。

(3)饥饿试验时的血糖监测与护理:①饥饿试验结果可作为确诊的依据。②饥饿试验时要求患者禁食 24~72 h,多数患者在 24 h 内症状发作,期间每 1~2 h 测一次血糖,在血糖<2.8 mmol/L时,抽血测定血糖及胰岛素。③在试验前积极做好患者心理护理,说明血糖监测的意义,同时做好低血糖症状发作时的抢救工作。④告知患者在持续禁食时,严禁外出散步,派专人守护,对有抽搐病史者床旁备床挡,预防坠床。

5.心理护理

由于低血糖反复发作患者往往出现悲观失望、恐惧害怕等心理,此外,由于为预防低血糖而长期每日多次加餐,导致体型肥胖,外观的改变又引发他们自卑的心理。因此要向患者耐心细致地解释病情,提高患者对疾病的认知,并及时进行疏导,关心、体贴、尊重、支持患者,调动患者自身的积极因素。同时要调动家属的力量,指导家属进行积极的心理安慰,使患者恢复正常的心理状态,保持乐观情绪。

6.出院指导

(1)知识宣教:告知患者及家属此病的发病机制及低血糖发作时的临床表现(轻者表现为

心慌、出冷汗、头晕、面色苍白、软弱无力等,重者可出现意识不清、昏迷、抽搐);指导患者低血糖发作时的应对措施,随身携带含糖食品,如糖果、饼干等。

(2)避免发生低血糖的诱因:告知患者劳累、激烈运动、进食量减少等各种可能导致低血糖发作或病情加重的因素。

(3)指导患者出院后继续监测血糖变化:有异常时及时复诊;指导患者注意休息,劳逸结合,合理饮食,戒烟酒;如果是手术后的患者,术后1~3个月复查腹部超声或CT,了解胰腺周围有无积液或者残留肿瘤。

六、并发症的处理及护理

1.低血糖和高血糖

加强血糖监测及夜间巡视,正确识别出低血糖的各种不同表现,及时做出相应处理。血糖升高时遵医嘱应用胰岛素,维持血糖在正常范围。

2.术后常见并发症

(1)胰瘘:表现为剧烈腹痛、腹胀、腹腔引流管或伤口流出清亮液体,引流液测得淀粉酶,术后应保持引流管固定、通畅,保证有效引流,观察引流液的颜色、量、性质,定期检测血、尿淀粉酶。如发生胰瘘遵医嘱予以胰酶抑制剂,加强全身支持,加强引流和伤口换药等对症治疗。

(2)感染:保持环境清洁及适宜的温度和湿度,严格执行无菌操作技术,避免交叉感染,术后严密监测患者体温变化、腹部体征、伤口情况、引流液的性质和量,定期监测血常规,注意有无感染征象。同时加强基础护理,保持皮肤清洁干燥。若有异常及时通知医生并协助处理,包括采集血标本和合理应用抗菌药等。

(3)出血:加强生命体征监测、伤口渗血和引流液观察,准确记录出入水量。若患者脉搏增快、面色苍白、皮肤湿冷、血压进行性下降、伤口敷料有渗血、引流管引流出血性液体等提示有出血,立即通知医生,根据医嘱输液、补充血容量和应用止血药物,并协助查明出血原因,对症处理。

(石媛媛)

第十四节　单纯性肥胖

肥胖症是由遗传和环境等多种因素相互作用而引起的体内脂肪堆积过多、分布异常、体重增加的一组慢性代谢性疾病。通常认为体内贮积的脂肪量超过理想体重的20%,而不是指实际体重大于理想体重的20%。肥胖并非一种疾病,而是一种临床症候群。肥胖症根据病因可分为单纯性肥胖症与继发性肥胖症两大类。

单纯性肥胖症是指非病理性因素引起的肥胖症,患者无明显的内分泌紊乱和代谢性疾病,肥胖症发生与年龄、遗传、生活习惯及脂肪组织特征有关。大多数肥胖者属于该种肥胖症。

单纯性肥胖症的分类方法有很多种。①按照病理改变分为增殖性肥胖症和肥大性肥胖症;②按照发病年龄不同分为幼年起病型肥胖症和成年起病型肥胖症;③按照脂肪的分布特点分为腹型(苹果型)肥胖症、臀型(梨型)肥胖症、均匀性肥胖症、向心性肥胖症、上身肥胖症或下身肥胖症等。该种分类方法对某些疾病的诊断和肥胖的预后判断有一定的帮助。如皮质醇增多症常为向心性肥胖;腹型肥胖者比均匀性肥胖者的预后差,容易引发许多疾病特别是心脑血管疾病及糖尿病。

一、病因

单纯性肥胖症的病因和发病机制目前尚未完全阐明,一般是遗传因素和环境因素共同作用的结果。总的来说,热量摄入多于热量消耗使脂肪合成增加是肥胖的物质基础。

二、诊断要点

1.病史

(1)可伴有低出生体重。

(2)可有家族肥胖病史。

(3)可伴有 2 型糖尿病、高血压、血脂异常、冠心病等代谢综合征病史。

(4)排除多囊卵巢综合征、Cushing 综合征、胰岛素瘤、下丘脑性肥胖、糖原贮积症、甲状腺功能减退症、药物性肥胖等继发性肥胖。

2.诊断标准

(1)临床表现:不耐热、活动能力减低、轻度气促、睡眠打鼾等。

(2)体重指数(BMI):BMI 值$\geqslant$24 kg/m^2 为超重,$\geqslant$28 kg/m^2 为肥胖。

(3)腰围(WC):WHO 建议男性 WC>94 cm、女性 WC>80 cm 为肥胖。中国肥胖问题工作组建议我国成年男性 WC$\geqslant$85 cm 和女性 WC$\geqslant$80 cm 为腹型肥胖。

(4) 2010 年中华医学会糖尿病学分会建议代谢综合征中肥胖的标准定义为BMI$\geqslant$25 kg/m^2。

三、治疗要点

对于肥胖的管理和治疗不应局限于减轻体重,还需兼顾减少有关健康风险、促进健康状况。单纯性肥胖症防治的两个关键环节是减少热能摄取及增加热能消耗。治疗方法强调以行为为主,包括饮食及运动的综合疗法,必要时辅以药物或手术治疗。

1.行为治疗

通过健康宣教使患者及其家属对肥胖症及其危害性有正确的认识,避免暴饮暴食,采取健康的生活方式、饮食习惯及运动习惯并自觉坚持。

(1)饮食治疗:控制每日总热量的摄入,采用低热量、低脂肪饮食。制订患者能接受、且长期能坚持下去的个体化饮食方案,使其体重逐渐减轻到适当水平,再继续维持。

(2)体力活动或运动:进行健康教育,并给予指导,制订适合患者的运动方式和运动量,循序渐进。有心血管并发症和肺功能不全的患者须慎重。在身体许可的状态下适当增加运动量。

2.药物治疗

抑制食欲以减少能量的摄入和增加能量消耗而减肥。

(1)儿茶酚胺刺激剂:如苯特明、组胺异吲哚、苯丙醇胺。

(2)血清素能协同剂:芬氟拉明、抗抑郁药(如氟西汀、氟伏沙明、舍曲林)。

(3)血清素和去甲肾上腺素再摄取抑制剂,代表药物为西布曲明。

（4）脂肪吸收抑制剂：奥利司他和西布曲明。

（5）增加胰岛素敏感性的药物：噻唑烷二酮类（如罗格列酮）、双胍类（如二甲双胍）。

3.手术治疗

手术治疗可选择使用吸脂术、切脂术和各种减少食物吸收的手术等。

四、主要护理问题

1.营养失调：高于机体需要量

营养失调与摄食增加和消耗减少有关。

2.有感染的危险

感染与机体抵抗力下降有关。

3.焦虑

焦虑与疾病预后和担心治疗效果有关。

4.活动无耐力

活动无耐力与身体活动能力减弱有关。

5.自我形象紊乱

自我形象紊乱与疾病引起的身体外形改变有关。

6.气体交换受阻

气体交换受阻与肥胖所致气道阻力增加有关。

五、护理措施

（一）饮食护理

1.评估

单纯性肥胖症可发生于任何年龄，但女性发病多在分娩后和绝经期后，男性多在 35 岁以后。患者喜欢进食肥肉、甜食、油腻食物或啤酒等容易导致发胖的食物，有的患者还喜欢睡前进食和多吃少动。护士要评估患者发病的原因，仔细询问患者单位时间内体重增加的情况、饮食习惯、体力活动量、肥胖病程及肥胖家族史等，了解患者每日进餐量及次数、进餐后的感觉和消化吸收情况、排便习惯。观察是否存在影响摄食行为的精神心理因素。

2.制订饮食计划和目标

与患者商讨，制订合适的饮食计划和减轻体重的具体目标，饮食计划应为患者能接受并长期坚持的个体化方案，使体重逐渐减轻（每周体重降低 0.5～1 kg）到理想水平并继续维持，护士要监督和检查计划执行情况。

（1）总热量的摄入：采用低热量、低脂肪饮食，控制每日总热量的摄入。

（2）饮食种类：减肥的饮食有两种，低热量饮食每日 800～1 200 kcal［每日 62～83 kJ/kg（理想体重）］和极低热量饮食每日＜800 kcal[1]［每日＜62 kJ/kg（理想体重）］，要交替选择极低热量饮食与低热量饮食。每日摄取 1 200 kcal 以下饮食可能导致微量营养素的缺乏，一个较为简单的方法是在习惯饮食的基础上减少 15%～30% 的能量摄入，这对于稳定的患者是合适的，或是每天减少能量摄入 600 kcal，这样有可能达到每周减轻体重 0.5 kg。

---

[1]　1 kcal＝4.18 kJ。全书同。

（3）采用混合的平衡饮食：合理分配营养比例，进食平衡饮食，饮食中糖类、蛋白质、脂肪所提供能量的比例，分别占总热量的 55%～65%、15%～20%和 20%～25%。

（4）合理搭配饮食：饮食包含适量优质蛋白质、复合糖类（例如谷类）、足够的新鲜蔬菜（400～500 g/d）、水果（100～200 g/d）、豆类、谷物及坚果的摄入，适量补充维生素及微量营养素，同时减少单糖类的摄入。

（5）禁饮高酒精度酒。

（6）避免进食油煎食品、方便面、零食、快餐、巧克力、甜食等，可增加胡萝卜、芹菜、黄瓜、西红柿、苹果等低热量食物来满足"饱腹感"。

（7）提倡少食多餐：每日 4～5 餐，每餐 7～8 分饱，因为有资料表明若每日 2 餐，可增加皮脂厚度和血清胆固醇水平。

（8）鼓励患者多饮水。

3.采用饮食日记

饮食日记有助于对食物进行定量的评估。

4.饮食行为教育

（1）指导患者的食物行为（选购、贮存、烹饪）和摄食行为（应定时定量进餐）。

（2）指导患者建立良好的进食习惯：教导患者改变不良饮食行为的技巧，如增加咀嚼次数、减慢进食速度；进餐时集中注意力，避免边看电视、边听广播或边读书边吃饭。避免在社交场合因为非饥饿原因进食。

（3）对因焦虑、抑郁等不良情绪导致进食量增加的患者，应该针对其精神心理因素给予相应的辅导，使其克服疲乏、厌烦、抑郁期间的进食冲动。对于有严重情绪问题的患者建议转心理专科治疗。

（二）运动护理

运动促进物质的利用和消耗，有助于降低体重和强健身体。

（1）评估患者的运动能力和喜好。

（2）与患者一起制订个体化运动方案并鼓励在实施制订运动方案前，应做全面的身体检查，包括心血管系统检查和呼吸系统检查等，并随时根据患者的感受和运动效果调整方案。①有氧运动；②根据患者的年龄、性别、体力、病情及有无并发症等情况确定运动方式及运动量，同时要尊重患者的喜好和方便。运动方式包括散步、快走、慢跑、游泳、跳舞、做广播体操、打太极拳及各种球类活动等；每次运动 30～60 min 中等强度体力活动，必要时为了控制体重需要增加运动强度。

（3）运动指导：①运动要循序渐进并持之以恒，避免运动过度或过猛，避免单独运动；②患者运动期间，不要过于严格控制饮食；③运动时要注意安全，运动时有家属陪伴。

（三）用药护理

1.口服药物治疗

不是肥胖症患者的首选或单独治疗方法，而是饮食、运动、生活方式干预的辅助或补充。但长期的生活方式干预对肥胖症患者来说感到难于坚持而疗效又缓慢，相比较而言，患者更愿意选择药物治疗。护士应耐心向患者讲解药物治疗的适应证、禁忌证和作用。

（1）适应证：①在饮食控制过程中，有难以忍受的饥饿感或难以克制的食欲；②合并有高血糖、高胰岛素血症、高血压、血脂异常和脂肪肝；③合并有严重的骨关节炎；④合并有反流性食管炎;⑤肥胖引起的呼吸困难或合并有睡眠呼吸暂停综合征;⑥BMI≥24 kg/m² 有上述情况,或 BMI≥28 kg/m² 不论是否有以上合并症,经过 3～6 个月单独采用饮食和增加运动量治疗仍不能减低体重 5%,甚至体重仍有上升趋势者,可考虑应用药物辅助治疗。

(2)禁忌证:①儿童;②孕妇、哺乳期妇女;③对减肥药物有不良反应者;④正在服用其他选择性血清素再摄取抑制剂者。

2.向患者讲解药物可能出现的不良反应,观察和及时处理药物的不良反应

(1)服用西布曲明患者可出现头痛、厌食、口干、失眠、心率加快、血压轻度升高等,禁用于患有冠心病、充血性心力衰竭、心律失常和脑卒中的患者。

(2)奥利司他主要的不良反应是胃肠积气、大便次数增多和脂肪泻、恶臭、肛门周围常有脂滴溢出而容易污染内裤,应指导患者及时更换,并注意肛门周围皮肤护理。

(四)心理护理

单纯性肥胖症患者常因身体改变和体力减弱及内分泌紊乱而出现自卑、抑郁、自闭等心理,不愿与人交流、交往。

护士应注意以下几点:①鼓励患者表达自己的感受;②与患者讨论疾病的治疗及愈后,增加患者战胜疾病的信心;③鼓励患者进行自身修饰;④加强自身修养,提高自身的内在气质;⑤提供心理支持:建立良好的家庭互动关系,鼓励家属主动与患者沟通,互相表达内心的感受,促进家人之间的联系,改善互动关系,鼓励家属主动参与对患者的护理,以减轻患者内心的抑郁感,及时发现患者严重情绪问题,建议心理专科治疗。

六、并发症的处理及护理

一般单纯性肥胖症患者无自觉症状,但严重肥胖者和中心性脂肪沉积者可发生高血压、心脏病、下肢静脉曲张、静脉血栓形成,严重肥胖者甚至可出现缺氧、发绀、高碳酸血症、肺动脉高压和心力衰竭,还可出现睡眠呼吸暂停综合征(sleep apnea syndrome,SAS)及睡眠窒息。同时并发高胰岛素血症、血脂异常症、高尿酸血症、糖尿病等代谢紊乱疾病。身体长期负重也容易引起腰背及关节疼痛。皮肤皱褶处容易发生擦烂、皮炎,并发化脓性或真菌感染。因此,护士要注意观察以下几个方面。

(1)患者的体重、生命体征、睡眠、皮肤状况、血气分析、血脂系列等变化。

(2)评估患者的营养状况,是否对日常生活产生影响或引起并发症。注意有无热量摄入过低及由此引起的衰弱、脱发、抑郁,甚至心律失常,如有异常及时按医嘱处理。

(3)对于焦虑的患者,应观察其焦虑感减轻的程度,有无焦虑的行为和语言表现。

(4)对于活动无耐力的患者,应观察活动耐力是否逐渐增加,能否耐受日常活动和一般性运动。

七、预防

1.积极干预

要阻止单纯性肥胖的流行,应该从预防开始。特别是对有肥胖家族史的儿童、妇女产后、绝经期妇女、男性中年以上或疾病后恢复期要特别注意。

2.宣讲肥胖的危害

对患者及家属进行健康教育,讲解疾病知识,提供有关资料说明肥胖对健康的危害性,使

他们了解肥胖症与心血管疾病、高血压、糖尿病、血脂异常等患病率密切相关。宣讲基本的营养、饮食知识，培养患者养成健康的饮食习惯。

3.重建健康的生活方式

向患者宣讲饮食、运动对减轻体重及健康的重要性，指导患者坚持运动，告知他们只有坚持每天运动才能达到减轻体重的目的，短暂、间歇性的运动没有任何治疗效果。对因焦虑、抑郁等不良情绪导致进食量增加的患者，应针对其精神心理因素给予相应的辅导，使其克服疲乏、厌烦、抑郁期间的进食冲动。同时还要鼓励患者家属共同参与运动计划，这样一方面可以给予患者无限的精神支持，同时也可降低其家属患肥胖症的可能。

（石媛媛）

第十五节　血脂异常

一、概述

血脂异常指血浆中脂质的量和质的异常。由于脂质不溶或微溶于水，在血浆中必须与蛋白质结合以脂蛋白的形式存在，因此，血脂异常实际上表现为血脂蛋白异常。长期血脂异常可导致动脉粥样硬化，增加心脑血管病的发病率和病死率。

（一）血脂和脂蛋白

1.血脂、脂蛋白和载脂蛋白

血脂是血浆中的中性脂肪（三酰甘油和胆固醇）和类脂（磷脂、糖脂、固醇类固醇）的总称。血浆脂蛋白可分为高密度脂蛋白（high density lipoprotein，HDL）、中间密度脂蛋白（intermediate density lipoprotein，IDL）、低密度脂蛋白（low density lipoprotein，LDL）、极低密度脂蛋白（very low density lipoprotein，VLDL）和乳糜微粒（chylomicron，CM）。此外，还有一种脂蛋白是后来发现的，称作脂蛋白(a)[Lp(a)]，它不仅密度比 LDL 大，颗粒也较 LDL 大。Lp(a)的化学结构仅多含 1 个载脂蛋白(a)。研究表明，Lp(a)升高是冠心病的独立危险因素。各类脂蛋白的组成及其比例不同，因而其理化性质、代谢途径和生理功能也各有差异。

2.脂蛋白及其代谢

（1）乳糜微粒：CM 颗粒最大，密度最小，富含三酰甘油，但载脂蛋白（Apo）比例最小。其主要功能是把外源性三酰甘油运送到体内肝外组织。由于含 CM 颗粒大，不能进入动脉壁内，一般不致引起动脉粥样硬化，但易诱发急性胰腺炎；但 CM 残粒可被巨噬细胞表面受体所识别而摄取，这可能与动脉粥样硬化有关。

（2）极低密度脂蛋白：VLDL 颗粒比 CM 小，也富含三酰甘油，但所含胆固醇、磷脂和 Apo 比例增大。它的主要功能是把内源性三酰甘油运送到体内肝外组织，也向外周组织间接或直接提供胆固醇。VLDL 水平升高是冠心病的危险因素。

（3）低密度脂蛋白：LDL 颗粒比 VLDL 小，密度比 VLDL 高，胆固醇所占比例特别大。其主要功能是将胆固醇转运到肝外组织，为导致动脉粥样硬化的重要脂蛋白。

（4）高密度脂蛋白：HDL 颗粒最小，密度最高，蛋白质和脂肪含量约各占一半，载脂蛋白以

ApoAⅠ和ApoAⅡ为主。它的生理功能是将外周组织包括动脉壁在内的胆固醇转运到肝脏进行代谢,这一过程称为胆固醇的逆转运,它的水平下降是动脉粥样硬化和早发心血管疾病(CVD)风险的一个强烈、独立且呈负相关的预测因子。

3.血脂及其代谢

(1)胆固醇:食物中的胆固醇主要为游离胆固醇,在小肠腔内与磷脂、胆酸结合成微粒,在肠黏膜吸收后与长链脂肪酸结合形成胆固醇酯。大部分胆固醇酯形成CM,少量组成VLDL,经过淋巴系统进入体循环。

(2)三酰甘油:外源性三酰甘油来自食物,消化、吸收后成为乳糜微粒的主要成分。内源性三酰甘油主要由小肠和肝合成,构成脂蛋白后进入血浆。

(二)血脂异常分型

1.根据异常血脂的成分分类

根据异常血脂的成分分为高胆固醇血症、高三酰甘油血症、混合性高脂血症和低高密度脂蛋白胆固醇血症。该种分类法临床最常用。

2.按是否继发于全身系统性疾病分类

按是否继发于全身系统性疾病分为原发性和继发性血脂异常两大类。继发性血脂异常可由于全身系统性疾病所引起,也可由于应用某些药物所引起。在排除了继发性血脂异常后,就可以诊断为原发性血脂异常。原发性和继发性血脂异常可同时存在。

二、病因

脂蛋白代谢过程极其复杂,不论何种病因,若引起脂质来源、脂蛋白合成、代谢过程关键酶异常或降解过程受体通路障碍等,均可能引起血脂异常。

1.原发性血脂异常

大多数原发性血脂异常原因不明、呈散发性,被认为是由多个基因与环境因素综合作用的结果。临床上血脂异常常与肥胖症、高血压、冠心病、糖耐量异常或糖尿病等疾病同时发生,患者往往同时伴有高胰岛素血症,合称代谢综合征。相关的环境因素有不良的饮食习惯、体力活动不足、肥胖、吸烟、酗酒等。

2.继发性血脂异常

(1)全身系统性疾病:糖尿病、甲状腺功能减退症、库欣综合征、肝肾疾病、系统性红斑狼疮、骨髓瘤等均可引起继发性血脂异常。

(2)药物:如噻嗪类利尿剂、β受体阻滞剂等。长期大量使用糖皮质激素可促进脂肪分解、血浆三酰甘油(triglyceride,TG)和总胆固醇(total cholesterol,TC)水平升高。

三、诊断要点

1.诊断标准

目前我国仍沿用《中国成人血脂异常防治指南(2007)》血脂水平分层标准。

2.分类诊断

临床上也简单地将血脂异常分为高胆固醇血症、高三酰甘油血症、混合性高脂血病和低高密度脂蛋白胆固醇血症。

四、治疗要点

1. 治疗原则

继发性血脂异常应以治疗原发病为主;治疗措施应是综合性的;采用防治目标水平治疗。

2. 治疗方法

(1)治疗性生活方式改变,包括营养治疗和规律的体力活动等。

(2)药物治疗。

(3)其他治疗措施:血浆净化治疗、手术治疗、基因治疗。

五、主要护理问题

1. 感知改变:头晕

头晕与脑动脉硬化及血液黏稠度增高导致脑缺血、缺氧有关。

2. 营养失调:高于机体需要量

营养失调与体内脂肪组织、血液中脂质增加有关。

3. 自我形象紊乱:眼袋显著

眼袋显著与脂肪代谢障碍有关。

4. 自我形象紊乱

自我形象紊乱与脂肪代谢紊乱有关。

5. 有受伤的危险

受伤与脂质异位沉积导致肌腱损害有关。

6. 潜在并发症:急性胰腺炎

急性胰腺炎与高脂血症导致的肠系膜动脉硬化性胃肠缺血有关,或与高脂饮食有关。

六、护理措施

(一)饮食护理

为治疗血脂异常的基础疗法,需长期坚持。根据患者血脂异常的程度、分型以及性别、年龄和劳动强度等制订食谱。

1. 合理膳食结构

合理的膳食结构是维持脂质代谢平衡的重要措施。其一般原则是"四低一高",即低热量、低脂肪、低胆固醇、低糖、高膳食纤维。

2. 限制总热量的摄入

总热量尤其肥胖者应逐渐降低体重,限制总热量的摄入是减肥的重要措施,以每周降低体重 $0.5 \sim 1$ kg 为宜。

60 岁以上老年人、轻体力劳动者每天总热量应限制在 6 699～8 374 kJ 为宜。避免暴饮、暴食,不吃过多甜食,饮食有节。

3. 低脂膳食

脂肪占总热量 20% 为宜,并且以含多链不饱和脂肪酸的植物油(豆油、花生油、玉米油)为主,动物脂肪不应超过总脂肪的 1/3。若三酰甘油超过 11.3 mmol/L(436 mg/dL),脂肪摄入应严格限制在每日不超过 30 g 或占总热量的 15% 以下。胆固醇摄入量每日控制在 200～300 mg 以下为宜。避免食用高胆固醇食品。

4.高纤维膳食

膳食中纤维可与胆汁酸结合,增加粪便中胆盐的排泄,有降低血清胆固醇浓度的作用。膳食纤维含量丰富的食物主要是粗杂粮、米糠、麦麸、干豆类、海带、蔬菜、水果等,每日摄入纤维量35～45 g为宜。每日食用含纤维丰富的燕麦麸50 g即可起到良好的降脂作用。

5.戒烟,限盐,限制饮酒

禁烈性酒,长期吸烟、酗酒可干扰血脂代谢,使胆固醇、三酰甘油上升,高密度脂蛋白下降。

(二)运动指导

规律的体力活动可以控制体重,保持患者合适的体重指数(BMI)。指导患者每天坚持运动1 h,活动量达到最大耗氧量60％为宜,活动时心率以不超过170次/分钟即可,或以身体微汗、不感到疲劳、运动后自感身体轻松为准,每周坚持活动不少于5 d,持之以恒。

(三)用药护理

(1)服用降脂药的同时需要低脂饮食,遵医嘱正确服用降脂药,复查血液(血脂、肝肾功等)各项指标以观察疗效和为调整治疗方案提供依据。

(2)观察药物不良反应,及时报告医生进行干预。①他汀类:不良反应较轻,少数患者出现胃肠道反应、转氨酶升高、肝功能受损,用药需监测肝功,还可出现血清肌酸激酶升高,极少严重者有横纹肌溶解,患者出现肌痛、乏力、发热等症状,可致急性肾衰竭。严重肝肾功能损害的禁忌用药。代表药物有阿托伐他汀、辛伐他汀、普伐他汀、氟伐他汀、瑞舒伐他汀。除瑞舒伐他汀可在任何时间服药外,其余制剂均为每晚顿服。②贝特类:主要不良反应为胃肠道反应;少数出现一过性肝转氨酶和肌酸激酶升高,可见皮疹、血白细胞减少。代表药物有非诺贝特,服用方法是与餐同服。③烟酸类:烟酸属B族维生素,其用量超过作为维生素作用的剂量时有调脂作用。用量为0.2 g,每天3次口服,渐增至1～2 g/d。主要不良反应为胃肠道,面部潮红、瘙痒,偶见肝功能损害,有可能使消化性溃疡恶化。有胃部不适的宜与牛奶或进餐时服。④树脂类:在肠道内与胆酸不可逆结合,阻碍胆酸的肠肝循环,促进胆酸随粪便排出,阻断其胆固醇的重吸收,主要不良反应为恶心、呕吐、腹胀、腹痛、便秘。⑤肠道胆固醇吸收抑制剂:依折麦布作为饮食控制的辅助治疗,或与他汀类联合应用,可作为其他降脂治疗的辅助治疗。不良反应为胃肠道反应,腹痛、腹泻、胃肠胀气等,还可出现头痛和恶心,肌肉疼痛,有可能引起转氨酶升高。可一天之内任何时间服用。⑥普罗布考:用量0.5 g早晚餐时服用。不良反应为恶心,Q-T间期延长,严重的室性心律失常。禁忌用于血钾和血镁过低,新发心肌梗死,严重的室性心律失常,心动过缓,心源性昏厥等。⑦ω-3脂肪酸制剂;ω-3脂肪酸是海鱼油的主要成分。作用机制尚不清楚。用量0.5～1 g,每天3次口服。不良反应为恶心及出血倾向。

(3)告知患者饮食治疗、加强运动、改善生活方式是药物治疗的基础,必须终身坚持,药物治疗要谨遵医嘱,不得中途停药,否则易复发或反跳。

(4)避免使用干扰脂代谢的药物:β受体阻滞剂,如普萘洛尔;利尿剂,如氢氯噻嗪、呋塞米,利舍平,避孕药,类固醇激素等,它们均可使胆固醇、三酰甘油上升,高密度脂蛋白降低。

(四)出院指导

(1)告知患者高脂血症对人体的危害性及采取不同干预方式的时机,血脂异常最主要的危害在于增加患者缺血性心血管疾病的危险性。

(2)治疗性生活方式改变(therapeutic lifestyle changes,TLC)是降脂治疗的基本措施,包括饮食治疗,运动治疗和避免精神紧张、情绪激动、失眠、过度劳累、生活无规律、焦虑、抑郁等可以导致血脂代谢紊乱的因素。护士要向患者和家属讲解相关知识,指导其制订相应计划,并监督落实,监测效果。

(3)指导患者积极治疗影响血脂代谢的有关疾病,如糖尿病、甲状腺功能减退、肾病综合征、酒精中毒、胰腺炎、红斑狼疮等。

(4)定期体检:45 岁以上中年人、肥胖者、有高脂血症家族史者、经常参加吃喝应酬者、高度精神紧张工作者,都属高脂血症的高危对象,应定期(至少每年 1 次)检查血脂。

七、预防

普及健康教育,提倡均衡饮食,增加体力活动及体育运动,预防肥胖,并与肥胖症、糖尿病、心血管疾病等慢性病防治工作的宣教相结合,以降低血脂异常的发病率。重视积极的综合治疗。

(石媛媛)

第十六节　代谢综合征

代谢综合征(metabolic syndrome,MS)是指人体的蛋白质、脂肪、碳水化合物等物质发生代谢紊乱的病理状态,是一组复杂的代谢紊乱综合征,是一组在代谢上相互关联的危险因素的组合。其主要危险因素有腹型肥胖、糖调节受损或 2 型糖尿病、高血压和血脂代谢紊乱、胰岛素抵抗或高胰岛素血症,尚有学者提出将高尿酸血症、痛风、过早出现的动脉粥样硬化、冠心病、骨质疏松、脂肪肝、多囊卵巢综合征、高凝状态、纤维蛋白原增高和纤溶酶原抑制物-1(简称 PAI-1)升高、瘦素增高也纳入其中。代谢综合征患者是发生心脑血管疾病的高危人群,与非代谢综合征相比,其罹患心血管病和 2 型糖尿病的风险均显著增加。

一、病因

代谢综合征的基本病因尚未完全阐明。MS 的发生是复杂的遗传与环境因素相互作用的结果。目前一般认为胰岛素抵抗是 MS 的中心环节,而肥胖特别是中心性肥胖与胰岛素抵抗的发生关系密切相关。MS 的发病率日益增高,已呈全球流行趋势,国际糖尿病联盟 2005 年估计,全球约有 1/4 的人口患有 MS。亚洲心血管病国际合作研究中国部分的结果显示:MS 在 20 岁以上成人中的患病率为 9.8%~17.8%,已成为威胁我国居民健康的重大公共卫生问题。

二、诊断要点

1. 中华医学会糖尿病学分会(CDS)标准(2004)

具备以下 4 项组成成分中的 3 项或全部者。

(1)超重:和(或)肥胖 BMI≥25kg/m²。

(2)高血糖:FPG≥6.1 mmol/L(110 mg/dL)和(或)餐后 2 h 血糖(2 hPG)≥7.8 mmol/L(140 mg/dL),和(或)已确诊糖尿病并治疗者。

(3)高血压:收缩压/舒张压≥140/90 mmHg,和(或)已确诊高血压并治疗者。

(4)血脂紊乱:空腹血 TG≥1.7 mmol/L(110 mg/dL),和(或)空腹血 HDL-C<0.9 mmol/L(35 mg/dL)(男),<1.0 mmol/L(39 mg/dL)(女)。

2.《中国成人血脂异常防治指南》(2007)诊断建议

(1)腹部肥胖:腰围男性>90 cm,女性>85 cm。

(2)血 TG≥1.7 mmol/L(110 mg/dL)。

(3)血 HDL-C<1.04 mmol/L(40 mg/dL)。

(4)血压≥130/85 mmHg。

(5)FPG≥6.1 mmol/L(110 mg/dL)或糖负荷后 2 h 血糖(2 h PG)≥7.8 mmol/L(140 mg/dL)或有糖尿病病史。

具有以上 3 项或 3 项以上者可诊断 MS。

三、治疗要点

代谢综合征是对一组高度相关疾病的概括性和经济的诊断与治疗的整体概念,要求进行包括生活方式的干预(如减轻体重、增加体育锻炼和精神协调)、降血糖、调脂和抗高血压治疗都同等重要的综合治疗。所有的治疗都应围绕降低各种危险因素。包括有效减轻体重,减轻胰岛素抵抗,良好控制血糖,改善脂代谢紊乱,控制血压等。

四、主要护理问题

1. 营养失调:高于机体需要量

营养失调与代谢紊乱有关。

2. 呼吸形态改变

呼吸形态改变与肥胖导致气道周围脂肪沉积引起呼吸道狭窄有关。

3. 有受伤的危险

受伤与血压高有关。

4. 自我形象紊乱

自我形象紊乱与肥胖有关。

5. 知识缺乏

与饮食、活动、疾病相关知识缺乏有关。

6. 潜在并发症

潜在并发症包括糖尿病、冠心病、脑卒中、高血压、痛风等。

五、护理措施

(一)饮食护理

控制总热量,减低脂肪摄入,使体重控制在合适范围。

(1)控制总热量:对于 25 kg/m² ≤BMI≤30 kg/m² 者,给予每日 1 200 kcal(5 021 kJ)的低热量饮食。

(2)低脂饮食,限制饱和脂肪酸的摄入。

(3)保证饮食营养均衡,做到粗细搭配、荤素搭配。多食蔬菜和水果,选择全谷物、高纤维的食物。

(4)高血压者控制盐的摄入,每日<6 g。

（二）运动指导

（1）目的：减轻体重，增加胰岛素敏感性；纠正代谢紊乱；强健体魄，增加机体抵抗力。

（2）强度：轻至中等强度体力活动。从较低强度开始，循序渐进，逐渐增加。

（3）频率：提倡每日进行，20 min 开始，逐渐增加到每日 1～2 h。

（4）方式：有氧运动，如骑自行车、擦地板、散步、跳舞、行走、跑步、骑车、爬楼梯等。

（三）用药护理

（1）减肥药物：目的是减轻体重。常用药物有西布曲明（抑制去甲肾上腺素和 5-羟色胺再摄取，减少摄食）和奥利司他（抑制胃肠道胰脂肪酶，减少脂肪吸收）。

（2）二甲双胍和胰岛素增敏剂，通过增加外周组织对胰岛素的敏感性而减轻胰岛素抵抗，二甲双胍还有降低血糖的作用。

（3）降脂药：常用药物有贝特类和他汀类。

（4）降压药：降压目标收缩压≤130 mmHg，舒张压≤80 mmHg。①ACEI 和 ARB：ACEI 的代表药有卡托普利、依那普利、培哚普利、福辛普利等。ARB 的代表药物有氯沙坦钾（科素亚）、厄贝沙坦和缬沙坦等，它们不仅有较好的降压作用，还可增加胰岛素敏感性。②β 受体阻滞剂和噻嗪类利尿剂：如普萘洛尔，剂量偏大时可影响糖耐量及增加胰岛素抵抗，升高 TC 和 TG。使用中注意监测患者心率和尿量。③钙离子拮抗剂：常用其长效制剂，如氨氯地平、非洛地平和硝苯地平控释片等。

（四）病情观察

（1）根据病情严密监测患者的脉搏、心率、血压等生命体征，及血糖、血脂、体重、体型的变化，及时发现各种危险因素，提供诊疗依据。

（2）嘱咐患者坚持按时、按量服药，观察疗效和不良反应。

（3）评估患者饮食、睡眠、排便及活动状况，及时给予干预和协助。

（4）定期进行心电图、凝血系列、血黏度、血管 B 超检查，及时发现异常，去除潜在（存在）的各种危险因素。

（五）心理护理

评估和分析患者的心理状况，进行有效的干预，鼓励患者保持良好的心态，培养健康向上的人生观，以积极的心态面对疾病。

（六）健康指导

1. 向患者讲解代谢综合征的危害

代谢综合征是多种危险因素的聚集，且其效应不是简单相加，而是协同叠加。代谢综合征的危害使发生糖尿病和冠心病与其他心血管病的危险性明显增加。由于代谢综合征中的每一种组分都是心血管病的危险因素，它们的联合作用更强，所以有人将代谢综合征称为"死亡四重奏"（向心性肥胖、高血糖、高三酰甘油血症和高血压）。

2. 预防代谢综合征归纳为"一、二、三、四、五、六、七、八"

（1）规律：一日生活规律化，勿过度劳累，劳逸结合。

（2）二个戒除：戒烟、戒酗酒。

（3）三搭配和三平衡：三搭配即粗细粮搭配，荤素食搭配，主副食搭配；三平衡即酸性、碱性饮食平衡，营养平衡，热量平衡。

（4）饮食要近"四黑"、远"四白"：近"四黑"即常吃黑米、黑豆、黑芝麻、黑木耳；远"四白"即少吃白糖、白盐、白肥肉、白味精。

（5）"五大疗法"结合进行：防治代谢综合征要进行文娱疗法、体育疗法、药物疗法、精神（心理）疗法、新知识疗法，不要依靠单一预防治疗。

（6）防"六淫"：即按中医的观点，生活中预防急骤的气候变化，防过度的风、寒、暑、湿、燥、火气候对人体的侵袭而造成损害。

（7）避"七情"：生活中应尽量避免强烈的喜、怒、忧、思、悲、恐、惊的精神刺激（心理）所导致的疾病。

（8）八项检查：贯彻"早防、早查、早治"，每半年至一年在临床全面体检的基础上查体重、血压、血脂、血糖、血尿酸、心功能、肾功能、肝功能。

3. 建立科学的生活方式

（1）控制体重在理想范围。

（2）合理饮食：①限制总热量，限制饱和脂肪酸和食盐的摄入；②多食蔬菜和水果，选择全谷物、高纤维的食物；③合理分配营养：总热量的 40%～50% 由糖类饮食提供，减少简单糖类（如水果、果汁、麦芽糖等）摄入，增加复合糖类（如谷物、薯类、大豆、麦片）摄入。每千克体质量每天摄入蛋白质 0.8～1.0 g，脂肪及饱和脂肪酸供能分别小于总热量的 30% 及 10%，增加膳食纤维含量（20～35 g/d），通过选择瘦肉、蔬菜、脱脂或低脂（含脂量为 1%）奶制品等保证每天摄入的胆固醇＜300 mg，尽量少食用添加糖的饮料及食物，少摄取食盐，并注意补充可溶性纤维及富含异黄酮、木质素的植物雌激素食物，如大豆、葛根。特别对于女性，富含植物雌激素的食物可减少停经后女性 TG 的升高，减少代谢综合征（MS）的发生。

（3）运动指导：提倡每日进行轻至中等强度体力活动 30 min，如骑自行车、擦地板、散步、跳舞等。

（4）适量饮酒：适量饮酒通过减少胰岛素抵抗，提高高密度脂蛋白胆固醇（HDL-C）水平，改善高凝和炎症前状态，有利于代谢综合征（MS）的防治，而过量饮酒则可增加肥胖、糖尿病、高三酰甘油血症、高血压的发病率，从而促进代谢综合征（MS）的发生，要提高过量饮酒对健康危害性的认识，倡导健康的生活方式。

4. 用药指导

（1）指导患者遵医嘱服药，不可随意停药或减量，尤其是降压、降糖、降脂药。

（2）教会患者认识所服用药物的名称、剂量、用法及不良反应，如双胍类药物可引起胃肠道反应，使用噻唑烷二酮类药物部分患者可能出现体重增加、水肿甚至心功能不全等，用药期间需严密观察。

（3）定期复查相关指标，及时、准确提供相关依据，遵医嘱调整用药。

5. 观察与随访指导

患者定期监测体重、腰围、腹围、血糖、血压、血脂、血黏度、血尿酸、凝血系列、心电图等，如出现心电图异常、高凝状态、心慌、气促、头晕、血压急剧增高等不适时及时就医。外出时随身携带健康卡片，以防意外发生。

（石媛媛）

第十七节 痛 风

痛风是单钠尿酸盐沉积于骨关节、肾脏和皮下等部位,所引发的急、慢性炎症和组织损伤,与嘌呤代谢紊乱和(或)尿酸排泄减少所致的高尿酸血症直接相关。其临床特点为高尿酸血症、反复发作的痛风性急性关节炎、间质性肾炎和痛风石的形成,严重者可导致关节畸形及功能障碍,并常伴有尿酸性尿路结石。

一、病因

痛风根据病因在临床上分为原发性和继发性两类,其中原发性痛风占绝大多数。由于先天性嘌呤代谢紊乱或尿酸排泄减少所致的痛风称为原发性痛风。有家族病史发生痛风的风险更高,属多基因遗传缺陷,除极少数是先天性嘌呤代谢酶缺陷外,绝大多数病因未明。常与肥胖、糖脂代谢紊乱、高血压动脉硬化和冠心病等聚集发生。继发性痛风主要由于肾脏疾病致尿酸排泄减少,骨髓增生性疾病及放疗致尿酸生成增多,某些药物抑制尿酸的排泄或高嘌呤饮食等多种原因所致。

二、诊断要点

(一)临床表现

高尿酸血症、痛风性关节炎、痛风石、痛风性肾脏改变。

(二)实验室检查

1. 尿酸排出增多

5 d 限嘌呤饮食后,24 h 尿尿酸>3.57 mmol(600 mg),尿中出现尿酸盐结晶和红细胞。

2. 血尿酸水平增高

正常成年男性正常血尿酸值为 208～416 mmol/L(3.5～7.0 mg/dL),女性为 149～358 mmol/L(2.5～6.0 mg/dL),绝经后接近男性。血尿酸存在较大波动,应反复监测。

3. 关节液或痛风石内容物检查

在偏振光显微镜下可见双折光的针形尿酸盐结晶。

4. 电子计算机 X 线显像体层(CT)与磁共振成像(MRI)检查

CT 扫描受累部位可见不均匀的斑点状高密度痛风石影像;MRI 的 T_1 和 T_2 加权图像呈斑点状低信号。

5. X 线检查

急性关节炎期可见非特征性软组织肿胀;慢性期或反复发作后可见软骨缘破坏,关节面不规则,特征性改变为穿凿样、虫蚀样圆形或弧形的骨质透亮缺损。

三、治疗要点

(一)原发性痛风的治疗

1. 一般治疗

调整生活方式,限制高嘌呤食物,鼓励患者多饮水,控制总热量摄入,保持理想体重等。

2. 急性关节炎期治疗

急性期休息,避免外伤、受凉、劳累。药物选择:秋水仙碱、非甾体类抗炎药(如吲哚美辛、布洛芬、萘普生、保泰松等)、糖皮质激素,关节疼痛剧烈时可口服可待因或肌内注射哌替啶。

3.间歇期及慢性关节炎期治疗

生活方式调整,维持血尿酸正常水平,减少或清除体内沉积的单钠尿酸盐晶体。目前临床应用的降尿酸药物主要有抑制尿酸生成药(别嘌醇)和促进尿酸排泄药(苯溴马隆、丙磺舒)两类,均应在急性发作缓解2周后小剂量开始,逐渐加量,根据血尿酸的目标水平调整至最小有效剂量并长期甚至终身维持。仅在单一药物疗效不好、血尿酸明显升高、痛风石大量形成时合用两类降尿酸药物。降尿酸治疗目标为血尿酸维持在 357 μmol/L 以下。

(二)继发性痛风的治疗

治疗原发病,余同原发性痛风的治疗。

四、主要护理问题

1.舒适的改变:疼痛

疼痛与尿酸盐结晶沉积在关节引起炎症反应有关。

2.生活自理能力下降

生活自理能力下降与痛风发作和关节畸形导致患者活动能力下降有关。

3.躯体活动障碍

躯体活动障碍与关节受累、关节畸形有关。

4.知识缺乏

与患者缺乏疾病相关饮食、运动、用药和关节保护等知识有关。

五、护理措施

(一)饮食护理

1.限制嘌呤摄入量

(1)急性期:严格限制嘌呤摄入,食物中的嘌呤量控制在 100~150 mg/d;蛋白摄入控制在 1 g/(kg·d);脂肪摄入控制在 50 g/d,提高糖类的含量(60%左右),如各种精制大米、玉米面、面粉等主食,糖类可以促进尿酸的排出。

(2)慢性期:减少嘌呤摄入,选用嘌呤含量低的食物,如白菜、青椒、洋葱、青菜、苏打水、梨、蜂蜜、核桃等。避免食用动物内脏、沙丁鱼等嘌呤含量高的食物。

2.限制每日总热能

(1)痛风患者应该控制体重,每日总热量比正常人减少 10%~15%,应限制在 1 200~1 500 kcal(5016~6270KT)/d,不可每餐吃得过多、过饱。减肥以每月 1~2 kg 为宜,但不要采取饥饿疗法,因饥饿疗法会影响肾脏排酸量而导致高尿酸血症或诱发痛风发作。

(2)热能应该逐渐减少,减少过度会引起酮症酸中毒,从而诱发痛风的急性发作。病情较重时应以植物蛋白为主,糖类应是能量的主要来源。

3.饮水

(1)鼓励患者多饮水,日饮水量应达 1 500 mL 以上,保证每日排尿量达 2 000 mL 以上,以增加尿酸的排出。

(2)均匀饮水,每小时一杯;不要在餐前半小时或餐后马上饮水,应在餐后 1 h 左右,或选择在三餐之间,以免餐后大量饮水引起胃胀,也可指导患者睡前或半夜饮水,以免引起尿液浓缩,而增加尿酸性尿路结石的可能。

（3）不宜大量喝浓茶或咖啡等饮料,不宜饮用纯净水,宜选用普通饮用水或淡茶水、碱性饮料;注意合并严重心功能不全、严重肾功能不全和有显著水肿者饮水不宜过多。

4.以碱性食物为主

（1）尿酸在碱性环境中容易溶解,使尿液 pH 维持在 6.5 左右可以减少尿酸盐结晶的沉积,所以应多食用蔬菜、水果、坚果、牛奶等碱性食物。急性发作期每日可食用蔬菜1～1.5 kg,或者适量水果。

（2）采用周期性植物性饮食,如黄瓜日、西瓜日、苹果日等,每周 2 次,间隔 3 d。

5.禁酒

（1）大量饮酒,可使血清尿酸含量明显升高,诱使痛风急性发作。慢性少量饮酒,会刺激嘌呤合成增加,使血清和尿液的尿酸水平升高。

（2）痛风患者尤其应该禁饮啤酒,因为啤酒比白酒和葡萄酒含有更多的嘌呤。

6.限脂、限盐、限果糖

高脂高盐饮食会抑制尿酸的排泄,所以应该选择每天脂肪含量小于 50 g、食盐含量在 2～5 g 的低盐低脂饮食。果糖可促进嘌呤向尿酸降解通路的活化,从而增加血清胰岛素水平及胰岛素抵抗,减少肾尿酸排泄,升高血尿酸水平。而蔗糖代谢分解后一半成为果糖,所以尽量少食蔗糖。

7.注意食品的烹调方法

合理的烹调方法可减少食物中含有的嘌呤量,如将肉食先煮,弃汤后再行烹调。此外,辣椒及芥末、生姜等辛辣调味品均能使神经系统兴奋,诱使痛风急性发作,应尽量避免。

（二）休息与活动

1.环境

痛风容易在受凉的情况下发作。温度过低时,尿酸盐更容易沉积在组织内形成痛风结石,引起关节肿痛。因此,要避免受累关节受到寒冷刺激,并保持房间合适的湿度,避免潮湿刺激。

2.休息与卧位

痛风急性发作时,除关节红、肿、热、痛和功能障碍外,患者常会伴有发热,应绝对卧床休息。

3.协助生活自理

（1）正确评估患者生活自理能力,必要时给予协助。卧床期间协助患者使用便盆,外出时有专人护送（用轮椅）。

（2）指导患者使用减轻负重的方法,如拐杖等。尽可能帮助患者恢复生活自理能力,预防跌倒、坠床等意外发生,确保患者安全。

（三）对症护理

（1）正确评估疼痛的部位、性质和程度,观察用药效果,按医嘱正确使用止痛剂,实施治疗措施。

（2）患者由于疼痛,易产生焦虑,可建议患者看书、听音乐等,以分散患者注意力,缓解患者疼痛。

（3）通过让患者参加集体娱乐活动来充实生活,调动积极性,从而增强战胜疾病的信心,以利于康复。

(4)帮助患者通过对疾病有关知识学习及患者之间相互启发和鼓励,保持心情舒畅,树立战胜疾病的信心和勇气。

(四)出院指导

1.疾病知识指导

(1)向患者及家属讲解痛风的有关知识,说明本病是需要终生干预治疗的疾病,但经过积极有效的治疗,患者可以维持正常的生活和工作。

(2)嘱其一定要保持心情舒畅,避免情绪低落或紧张;生活规律;肥胖的患者要减轻体重。

(3)避免劳累、受凉、感染、外伤等诱发因素。

(4)指导患者严格控制饮食,限制进食高嘌呤、高蛋白食物,忌饮酒,多饮水尤其是碱性水,多食碱性食物,有助于尿酸的排出。

2.适度活动与保护关节

(1)急性期避免运动,运动后疼痛超过1 h,则暂时停止此项运动;运动方式应以有氧运动为主,如散步、打太极、慢跑等,不能进行剧烈运动。

(2)尽量使用大肌群,如能用肩部负重者不用手提,能用手臂者不用手指。

(3)不要长时间持续进行重体力劳动或工作,可选择交替完成轻、重不同的工作。

(4)不时改变姿势,使受累关节保持舒适,若关节局部红肿,应尽可能避免其活动。

(5)促进局部血液循环:可通过局部按摩、泡热水澡等保持局部血液循环,避免尿酸盐结晶形成。

3.自我观察病情

经常用手触摸耳轮及手足关节,检查是否有痛风石形成。定期于门诊复查血尿酸,随访。

(石媛媛)

第十八节　骨质疏松症

一、概述

骨质疏松症(osteoporosis,OP)是以骨组织显微结构受损,骨矿成分和骨基质等比例地不断减少,骨质变薄,骨小梁数量减少,骨脆性增加和骨折危险度升高的一种全身骨代谢障碍性疾病。骨质疏松分为原发性和继发性两大类。

(一)原发性骨质疏松

原发性骨质疏松分为三大类。

1.绝经后骨质疏松(Ⅰ型)

绝经后骨质疏松(Ⅰ型)是由于雌激素缺乏所致,女性的发病率为男性的6倍以上,此型主要由破骨细胞介导,多数患者的骨转换率增高,也称为高转换性OP,一般发生在妇女绝经后5~10年内。

2.老年型骨质疏松(Ⅱ型)

多见60岁以上的老年人,男性一般发生在65岁左右,女性的发病率是男性的2倍以上,超过 70 岁以后的老年妇女骨质疏松,就列为老年人骨质疏松,主要累及的部位是脊柱和髋骨。

3.特发性骨质疏松

多见于 8~14 岁青少年或成年人,多伴有遗传家族史,女性多于男性。另外,值得注意的是妇女妊娠及哺乳期,由于维生素 D 和钙生理性需要量增加,如补充不足,也会引起骨质疏松,可列为特发性骨质疏松。

(二)继发性骨质疏松

由其他疾病或药物造成的骨质疏松,可由多种疾病引起,如库欣综合征、甲状旁腺功能亢进、胃切除、多发性骨髓瘤、骨肿瘤、类风湿关节炎、性腺功能减退症、1 型糖尿病、尿毒症、长期大剂量使用糖皮质激素等。因此,在患有这些疾病时,要注意观察有没有并发骨质疏松。

二、病因

1.饮食因素

(1)钙的摄入不足、吸收不良和排泄增加。

(2)维生素 D 摄入不足和吸收不良。

(3)食物的营养性:蛋白质缺乏,骨有机基质生成不良;维生素 C 缺乏,影响基质形成,并使胶原组织的成熟发生障碍,影响骨形成。

2.环境因素

不同地区的饮食结构不同,受环境影响,以蔬菜、米饭为主食的地区,维生素 D 和钙摄入易出现不足。北方地区冬季长,日照短,气候寒冷,户外活动少,会直接影响皮肤中维生素 D 的合成,影响钙的吸收。

3.内分泌因素

骨的代谢受许多激素的调节,包括雌激素、降钙素(calcitonin,CT)、甲状旁腺素(parathyroid hormone,PTH)、雄激素等,这些激素过多或不足,都会造成骨质疏松。

4.疾病因素

甲状旁腺功能亢进、甲状腺功能亢进、甲状腺功能减退、肾上腺皮质功能亢进、慢性肾病、某些消化道疾病、肝脏疾病、卵巢功能早衰或卵巢切除、糖尿病、类风湿病等疾病会影响骨的形成或吸收,而发生骨质疏松。

5.药物因素

超生理剂量的皮质激素和甲状腺素,会造成骨质疏松;抗癫痫药物,如苯妥英钠、苯巴比妥等也能引起骨质疏松。另外,降血脂药、减肥药、抗肿瘤药以及雷公藤总苷等会影响钙的吸收,易致骨质疏松的发生。

6.不良生活习惯

活动减少、高蛋白饮食、吸烟和过量饮酒与骨质疏松也有密切关系。

7.遗传因素

骨质疏松的发生与种族和遗传有关。

三、诊断要点

(一)临床表现

早期许多的骨质疏松患者无明显的症状,往往在骨折发生后经 X 线或骨密度检查时才发现已有骨质疏松。

1.疼痛

患者可有腰背疼痛或全身骨骼疼痛,负荷增加时疼痛加重或活动受限,严重时翻身、起坐及行走有困难。

2.脊柱变形

骨骼畸形表现身高缩短和驼背、脊柱侧弯、胸椎压缩性骨折,严重者影响呼吸运动,可出现胸闷、气紧、呼吸困难等,腰椎骨折可能会改变腹部解剖结构,导致便秘、腹胀、食欲下降等。

3.骨折

脆性骨折是指低能量或非暴力骨折,发生脆性骨折的常见部位为胸、腰椎、髋部、桡、尺骨远端和肱骨近端。发生过一次脆性骨折后,再次发生骨折的风险明显增加。

(二)辅助检查

骨质疏松症的确诊有赖于骨量测定、X线片及骨转换生物化学的指标等综合分析判断。因骨质疏松症有部分患者无明显症状,因此,骨量测量就显得格外重要。

1.骨量的测定

骨矿含量(bone mineral content,BMC)和骨矿密度(bone mineral density,BMD)测量是一种无痛苦和无创伤的检查方法。常用的骨密度测量方法有单光子吸收法(single photon absorptiometry,SPA)、双能 X 线吸收法(dual energy X ray absorptionmetry,DXA)、定量 CT(QCT)、定量超声波测量等。

2.基本检查项目

(1)骨骼 X 线片:关注骨骼任何影像学的改变与疾病的关系。

(2)实验室检查:血、尿常规,肝、肾功能,钙、磷、碱性磷酸酶、血清蛋白电泳等。

3.酌情检查项目

血沉、性腺激素、25-OHD、甲状旁腺激素、尿钙磷、甲状腺功能、皮质醇、血气分析、肿瘤标志物等、甚至放射性核素骨扫描、骨髓穿刺或骨活检等检查。

(三)鉴别诊断

原发性 OP 中Ⅰ型(绝经后骨质疏松症)和Ⅱ型(老年性骨质疏松症)的鉴别主要通过年龄、性别、主要原因、骨丢失速率和雌激素治疗的反应等来鉴别。同时原发性 OP 需要与继发性 OP 的原发性甲旁亢、原发性甲旁减、骨软化症、维生素 D 缺乏症相鉴别。

四、治疗要点

(一)调整生活方式

均衡膳食,吃富含钙、低盐和适量蛋白质的饮食;适当户外活动和日照;避免不良的生活方式和慎用影响骨代谢的药物等;采取防止跌倒的各种措施。

(二)对症治疗

有疼痛可给予适量的非甾体类镇痛药,畸形者局部固定或其他矫形措施防止畸形加剧,有骨折时应给予牵引、固定、复位或手术治疗,同时应尽早辅以物理治疗和康复治疗。

(三)药物治疗

1.钙剂

我国营养学会制定成人每日钙摄入量 800 mg,绝经后妇女和老年人每日钙摄入量

1 000 mg,目前每日饮食中钙含量约 400 mg,如果饮食中钙供给不足,每日应补充的元素钙为 500~600 mg,服用钙剂时也应避免超大剂量,以免增加肾结石和心血管疾病的风险。

2.维生素 D

成年人推荐剂量为每日 200 IU(5 μg),老年人因缺乏日照和饮食摄入,故推荐剂量每日 400~800 IU(10~20 μg),天然食物中含维生素 D 很少(鱼肝油、深海鱼类含量较丰富),所以维生素 D 主要来源于晒太阳和外源性补充,对于维生素 D 重度缺乏的患者可维生素 D_3 注射液 7.5 mg 每月肌内注射一次,连续 3 个月。

3.性激素补充疗法

雌激素是女性绝经后骨质疏松症的首选药物。雄激素则可用于男性老年患者。

4.抑制骨吸收药物

双膦酸盐,常用制剂有依替膦酸钠、帕米膦酸钠、阿伦膦酸盐、伊班膦酸钠、利噻膦酸钠和唑来膦酸注射液。

5.降钙素

鲑鱼降钙素和鳗鱼降钙素。

(四)手术治疗

1.分类

(1)经皮椎体成形术(PVP):借助双向 X 线机、C 形臂、CT 或 MRI 的监视引导,在局麻(或全麻)下,经椎体前方(颈椎)、侧方(胸椎)及椎弓根(腰椎)将一定内径的套管针刺入椎体,注入混有造影剂的骨水泥(PMMA)2~5 mL,使其沿骨小梁分布至整个椎体,达到增强椎体强度的目的。

(2)经皮球囊椎体后凸成形术(PKP):置入特制球囊,通过球囊内加压注射造影剂液体,利用球囊扩张来恢复椎体高度,然后在所形成的空腔内注入 PMMA。

2.适应证

(1)有疼痛症状的新鲜或陈旧性骨质疏松性椎体压缩性骨折。

(2)椎体肿瘤:椎体血管瘤。

(3)骨髓瘤。

(4)溶骨性转移瘤。

(5)椎体原发性恶性肿瘤。

3.禁忌证

(1)严重心肺疾病不能耐受手术。

(2)出血性疾病。

(3)椎体严重压缩无法放置导针。

(4)椎体中柱破坏、脊髓受压。

五、常用护理诊断

1.有受伤的危险

受伤与骨质疏松导致骨骼脆性增加有关。

2.舒适度的改变:疼痛

疼痛与骨质疏松有关。

3.躯体活动障碍

躯体活动障碍与骨骼变化引起活动范围受限有关。

4.保持健康无效

保持健康无效与日常体力活动不足有关。

5.营养失调:低于机体需要量

营养失调与饮食中钙、蛋白质、维生素 D 的摄入不足有关。

6.潜在并发症

潜在并发症包括骨折。

六、护理措施

(一)生活护理

1.预防跌倒

保证住院环境安全;加强日常生活护理;指导患者维持良好姿势,且在改变体位时动作应缓慢,必要时可建议患者使用手杖或助行器,以增加其活动时的稳定性;衣服穿着要合适,鞋大小应适中,且有利于活动;加强巡视,以防意外发生;对于使用利尿剂或镇静剂的患者,要密切注意因药物作用而导致的意外跌倒。

2.饮食护理

增加富含钙质和维生素 D 的食物,补充足够维生素 A、维生素 C 及含铁的食物,以利于钙的吸收。减少长期高蛋白饮食,避免吸烟、酗酒、饮用过多的咖啡及吃太咸的食物。注意从饮食中补充钙,食品里含钙最多的是牛奶、小鱼和海带,牛奶不仅含有丰富的钙,也含有相应比例的磷,对骨骼生长十分有益。可采取一些负重的运动方式,如快走、太极拳、哑铃操等,每周4～5 次,时间 30～50 min,强度以每次运动后肌肉有酸胀感和疲乏感,休息后次日感觉消失为宜。

(二)用药护理

(1)服用钙剂时要增加饮水量,以增加尿量,减少发生泌尿系统结石的机会,服用时最好在用餐时间外服用,空腹时服用效果最好。服用维生素 D 时,不可同时食用绿叶蔬菜,以避免形成钙螯合物而减少钙的吸收。

(2)向患者说明性激素必须在医师的指导下使用,剂量要准确,并要与钙剂、维生素 D 同时服用,效果更好。

服用雌激素应定期进行妇科和乳腺检查,如出现反复阴道出血或乳腺包块,应减少用量或停药,服用雄激素应定期检测肝功能。

(3)服用二膦酸盐时,护士应指导患者空腹服用,服药期间不加钙剂,停药期间可给钙剂或维生素 D 制剂。

阿仑膦酸盐 70 mg,每周一次,同时饮清水 200～300 mL,至少在半小时内不能进食或喝饮料,也不能平卧,应采取立位或坐位,以减轻对食管的刺激,如果出现咽下困难、吞咽痛或胸骨后疼痛,警惕可能发生食管炎、食管溃疡和食管糜烂情况,应立即停止用药。同时,应嘱患者不要咀嚼或吮吸药片,以防发生口咽部溃疡。唑来膦酸注射液为静脉注射剂,5 mg,每年一次,输注后可引起一过性发热、骨痛和肌痛等类流感样不良反应,多在用药 3 d 后明显缓解,症状明显者可用非甾体抗炎药或普通解热止痛药物对症治疗。输注时间不宜过快,患者肌酐清除率＜35 mL/min 的患者不用此类药物。

（4）使用降钙素应观察其不良反应，如食欲减退、恶心、颜面潮红等。

（三）疼痛护理

1.休息

针对有疼痛的患者，为减轻疼痛，可睡硬床板，取仰卧位或侧卧位，卧床休息数天到 1 周。

2.对症护理

①使用骨科辅助物：必要时使用背架、紧身衣等，以限制脊柱的活动度和给予脊柱支持，从而减轻疼痛；②物理疗法：对疼痛部位给予湿热敷，可促进血液循环，减轻肌肉痉挛，缓解疼痛。对局部肌肉进行按摩，以减少因肌肉僵直所引起的疼痛。也可使用各种物理治疗仪达到消炎和止痛效果。

3.善用止痛剂

正确评估疼痛的程度，按医嘱用药，药物的使用包括止痛剂、肌肉松弛剂或抗炎药物等，观察药物的作用和不良反应。

4.心理护理

骨质疏松症患者由于疼痛及害怕骨折，常不敢运动而影响日常生活，当发生骨折时，需限制活动，患者及家属容易出现角色适应不良。因此，护士要帮助患者及家属改善不良情绪，尽快适应其角色与责任，尽量减少对患者康复治疗的不利因素。

（四）出院指导

1.合理膳食

摄入充足的富钙食物，如乳制品、海产品等。蛋白质、维生素的摄入也应保证。避免酗酒、长期高蛋白、高盐饮食。

2.适当运动

机械负荷可以提高骨转换率，刺激成骨细胞的活性，有利于骨质疏松症的防治。体育运动主要通过两种方式增加骨的负荷，一种是负荷直接作用，另一种是通过肌肉间接作用。一般而言，高强度的体育运动将产生相对高的负荷。负荷作用于骨使其产生应变，而应变的大小决定于骨的适应变化，适应变化是有一定阈值范围的。有许多研究表明，应变低于下限时，骨量将减小，应变在上、下限之间时，骨量将稳定在一定水平；应变超过上限时，骨量将增加。运动要循序渐进，持之以恒。指导患者进行步行、游泳、慢跑、骑自行车等运动，每周 4～5 次，时间 30～50 min，强度以每次运动后肌肉有酸胀感和疲乏感，休息后次日感觉消失为宜。但应避免进行剧烈的、有危险的运动。老年人规律的户外活动有助于锻炼全身肌肉和关节运动的协调性和平衡性，对预防跌倒、减少骨折的发生很有好处。

3.用药指导

嘱患者按时服用各种药物，学会自我监测药物不良反应。应用激素治疗的患者应定期检查，以早期发现可能出现的不良反应。

4.预防跌倒

加强预防跌倒的宣传教育和保护措施，如家庭、公共场所防滑、防绊、防碰撞措施。

（石媛媛）

第十九节　糖尿病酮症酸中毒

糖尿病酮症酸中毒(DKA)是糖尿病最常见的急性并发症之一,临床以发病急、病情重、变化快为其特点。本症是糖尿病患者在各种诱因的作用下,胰岛素不足明显加重,高血糖素不适当升高,造成糖、蛋白质、脂肪代谢紊乱以至水、电解质、酸碱平衡失调而导致的高血糖、高血酮、酮尿、脱水、电解质紊乱、代谢性酸中毒等为主要生化改变的临床综合征。1型糖尿病患者有自发酮症倾向,发病率约14%。随着糖尿病知识的普及和胰岛素的广泛应用,DKA的发病率已明显下降。

一、诱因

(1)停用或随意减量胰岛素或口服降糖药。

(2)感染:以呼吸道、泌尿系(尤其女性)、消化道的感染最为常见。

(3)暴饮暴食:进食过多高糖、高脂肪食物或饮酒等。

(4)精神因素:如精神创伤、过度激动或劳累等。

(5)应激:外伤、骨折、手术、麻醉、妊娠、心肌梗死、脑血管病等,均可引起DKA。应用肾上腺皮质激素治疗,亦可诱发DKA。

(6)原因不明。

二、临床表现

早期患者感觉疲乏无力,极度口渴,多饮、多尿加重,食欲缺乏,恶心呕吐并可伴随腹痛。冠心病患者可并发心绞痛甚至发生心肌梗死、心律失常、心源性休克或心力衰竭。失水及容量不足可致皮肤黏膜干燥,弹性降低,眼球下陷,重者循环衰竭和休克。严重酸中毒,呼吸常深大、加速,有烂苹果味。患者可因中枢神经抑制而出现倦怠、嗜睡、头痛、意识模糊、昏睡状、反射迟钝甚至消失,最终昏迷。

三、实验室检查

1.尿液检查

(1)尿糖:强阳性。若肾糖阈增高,偶尔呈弱阳性,甚至阴性。

(2)尿酮:肾功能正常时,尿酮呈强阳性。当肾功能严重受损,肾循环障碍,肾小球滤过率减少,可引起肾糖阈及血酮升高,尿糖、尿酮体减少或消失,因此诊断尚须依靠血液检查。

2.血液检查

(1)血糖:多为 $16.65 \sim 27.76$ mmol/L($300 \sim 500$ mg/dL),可达 55.5 mmol/L($600 \sim 1\,000$ mg/dL)。

(2)血酮体:多在5 mmol/L以上,有时可达30 mmol/L,>5 mmol/L有诊断意义。

(3)血渗透压:可轻度增高,有时达330 mmol/L(330 mOsm/L),甚至超过350 mmol/L(350 mOsm/L)。

(4)血pH值:本症属代谢性酸中毒,代偿期血pH值在正常范围内,当失代偿时pH值常低至7.35以下,严重时低于7.0;HCO_3^-降低至15~10 mmol/L或以下。

(5)血电解质:血钠多降至135 mmol/L以下,少数正常,亦可升高至145 mmol/L以上,

>150 mmol/L 应疑及高渗状态。低血钾是酮症酸中毒的特征之一,但初起血钾可正常,甚至偏高。由于酸中毒时钾从细胞内逸出,血 pH 值每降低 0.1,血钾约升高 0.6 mmol/L,特别在少尿、失水和酸中毒的严重阶段甚至可发生高钾血症。治疗过程中随着液体的补充和酸中毒的纠正,钾进入细胞,或被稀释与经尿排出,血钾可迅速下降。酮症酸中毒时磷和镁可从尿中丢失,血磷、血镁可降至正常低值或低于正常水平。

(6)尿素氮、肌酐:尿素氮、肌酐可因失水、循环衰竭(肾前性)及肾功能不全而升高,治疗后可恢复。

(7)血常规:白细胞计数常增高,以中性粒细胞增高更显著。血红蛋白与血细胞比容常增高,与失水程度有关。

(8)血脂:血游离脂肪酸、三酰甘油(甘油三酯)、磷脂和胆固醇可依次增高,高密度脂蛋白常降低至正常低限以下,治疗后可恢复正常。

(9)其他:偶尔血乳酸浓度升高,休克缺氧时更易发生。血淀粉酶升高提示急性胰腺炎。

四、治疗要点

1. 治疗原则

DKA 治疗的基本原则如下。①补充丢失的水分,纠正脱水。改善组织灌注,降低对抗胰岛素激素的水平。②采用胰岛素抑制脂肪分解和肝糖释放,纠正代谢紊乱;③及时补钾,以防止低钾血症所致的并发症;④寻找和去除诱发酮症酸中毒的应激因素,抑制胰岛素抵抗的产生。此外,医师必须细致地观察患者,了解病情变化并及时调整治疗,以便使患者尽快恢复正常。尤其在酮症酸中毒的早期阶段,医师必须密切随访患者直到病情稳定。

2. 补液治疗

DKA 治疗成功与否,补液是关键。补液量根据患者的失水程度因人而异。病情严重的患者,估计失水量约为体重的 10%。对轻、中度失水的患者,最初 2～4 h 予以生理盐水(NS)500 mL/h,以便产生快速扩容效应,而后 NS 减少至 250 mL/h。严重失水的患者初始 2～4 h 中应以 NS 750～1 000 mL/h 的速度输入,尽可能快速建立良好血流动力学反应,此后可予以 NS 500 mL/h,或根据持续的临床观察及评价,指导补液量和速度。选择何种液体纠正血容量不足,目前比较一致的意见是一般病例先采用 NS 快速有效地扩充细胞外液容量,此后应根据患者血钠浓度和渗透压变化决定。

治疗过程中应仔细监测尿量,当少尿或无尿的严重脱水患者尿量增多,提示血容量不足得到纠正。当严重多尿的患者治疗过程中尿量减少,则提示患者血糖浓度下降,尿糖减少。若患者持续少尿,则要求更仔细而严格地调整补液治疗。对无尿患者(急性肾小管坏死或终末期肾病)补液治疗受到限制,此时以胰岛素和电解质处理作为主要治疗。

3. 胰岛素

胰岛素治疗酮症酸中毒的目的:是抑制脂肪分解和酮体生成;抑制肝糖产生;增加外周组织摄取葡萄糖及利用酮体。酮症酸中毒患者胰岛素最好静脉给予,目前推荐小剂量胰岛素持续治疗。一般每小时 5～10 U(平均 5～6 U/h)静脉滴注能有效地控制病情。

4. 纠正电解质紊乱

(1)钠:酮症酸中毒中虽然失钠与低钠者较多,但经补液(NaCl)及胰岛素治疗,很易补至正常。补钠时应注意血钾,大量补钠而不补钾,往往引起失钾而导致低血钾,必须注意。

(2)钾:虽然失钾是酮症酸中毒的特征之一,但疾病早期严重酸中毒时通常血钾升高。随着补液和胰岛素治疗,血钾迅速降低,甚至出现低血钾。患者可因严重心律失常或呼吸肌麻痹而危及生命。因此,密切监测血钾变化,及时调节钾的补充在治疗中尤其重要。

(3)磷:酮症酸中毒时可失磷,但磷与钾一样在酸中毒时从细胞内逸出,引起血磷偏高。治疗过程中磷与钾平行下降,4～6 h达低磷水平。当血磷>0.3229 mmol/L(1 mg/dL)时,患者可出现低磷综合征(软弱无力、呼吸功能下降),应及时补磷。补磷可避免低磷血症的有害作用,恢复2,3-二磷酸甘油酸(2,3-DPG)的生成,促使氧离曲线左移,改善缺氧,加速酸中毒的纠正。但有人认为如肾功能不全,可诱发低血钙与磷酸钙沉积,加重肾功能损伤,补磷首选 KH_2PO_4。

5.纠正酸中毒

糖尿病酮症酸中毒的生化基础是酮体生成过多,而非 HCO_3^- 丢失过多,治疗应主要采用胰岛素抑制酮体生成,促进酮体的氧化。酮体氧化后产生 HCO_3^-,酸中毒自行纠正。过早过多地给予 $NaHCO_3$ 有害无益。然而,严重酸中毒可使心肌收缩力降低,心搏出量减少;中枢神经和呼吸中枢受抑制;外周血管对儿茶酚胺的敏感性下降,引起低血压;加重胰岛素抵抗。因此,为防止严重酸中毒对机体的威胁,当 pH 值<7.1,HCO_3^-<10 mmol/L 或 PCO_2<12 mmol/L时,则应给予 $NaHCO_3$ 治疗。pH 值<7.1,给予 4.2% $NaHCO_3$100 mL 静脉滴注;pH 值<7.0 时,$NaHCO_3$ 可加至 200 mL,此后根据 pH 值及 HCO_3^- 调整 $NaHCO_3$ 的用量,直到 pH 值>7.1,HCO_3^->15 mmol/L。补充 $NaHCO_3$ 时应同时补钾,以防发生低血钾。

6.诱因和并发症的治疗

对酮症酸中毒患者的治疗除积极纠正代谢紊乱外,还必须积极寻找诱发因素并予以相应治疗。例如严重感染、心肌梗死、外科疾病、胃肠疾患等。此外,并发症常为死亡的直接原因,必须及早防治,特别是休克、心律失常、心力衰竭、肺水肿、脑水肿、急性肾功能衰竭等。详细询问病史,仔细检查体征,严密观察病情,迅速处理。

五、观察要点

注意观察治疗后患者口渴、脱水症是否纠正,恶心、呕吐症状及神态等有无改善,以评估治疗效果。注意尿量、血压、心率、呼吸频率等变化。治疗过程中应密切监测血糖及酮体,根据其变化水平调整治疗,同时也要检测血电解质及 CO_2CP,防止水、电解质、酸碱失衡。

六、护理措施

1.补液的护理

(1)补液方式:①清醒患者可口服补液,昏迷者可通过胃管补液;②一般建立 2 个静脉通道补液,严重脱水患者可建立 3～4 条静脉通道。

(2)迅速补液。①补液原则:先快后慢,先盐后糖。最初 2～3 h 输入 2 000 mL 生理盐水,待血液循环改善后每 6～8 h 静脉补液 1 000 mL,一般最初 24 h 的补液总量为 4 000～5 000 mL,个别的可达到 8 000 mL 左右。②对于因休克血容量持续不恢复的可以输入血浆或代血浆以便提高有效血容量。③如 pH 值>7.2,CO_2CP>9 mmol/L,HCO_3^->8 mmol/L,给予纠酸不必补碱;如 pH 值<7.1,CO_2CP<9 mmol/L,HCO_3^-<8 mmol/L,应补碱。宜静脉补充 1.25% $NaHCO_3$,4 h 内滴注完毕,同时注意监测血 pH 值变化,当 pH

值升至 7.2 时应停止补碱。

2. 胰岛素应用的护理

胰岛素是治疗 DKA 最关键的药物。明确诊断无休克患者立即使用胰岛素。

(1)使用方法:静脉使用。

(2)补充速度:每小时 5~7 U 或 0.1 U/(kg·h)。根据血糖水平调整补充胰岛素的速度。

(3)降糖速度:以每 2 h 血糖值下降幅度<基础血糖值的 20% 或 4 h 血糖下降值<基础血糖值的 30% 为宜。

(4)血糖降到 14 mmol/L 左右后改为静脉输入糖胰比为(2~4):1 的糖水。

(5)对于重度脱水至休克者先补充液体,待血容量改善后才使用胰岛素,否则在组织灌注量枯竭的状态下胰岛素发挥的作用不明显。

(6)血糖监测:一般间隔 1~2 h 监测血糖。直到血糖降到 14 mmol/L 以后改为每 4h 监测。

3. 病情观察

①严密监测患者的生命体征,包括神志、瞳孔等,必要时安置床旁心电监护;②严密监测血糖、血酮变化;③严格记录 24 h 出入量,特别是尿量;④及时配合医生抽血检查患者的各项生化指标,如血糖、血钾、血酮、血气分析等,便于医生调整治疗方案。

4. 做好各种管道护理

如胃管、尿管、氧气管及输液管道等护理,气管插管的患者注意保持呼吸道通畅,必要时吸痰等。

5. 协助患者生活护理

如口腔、皮肤护理。

6. 安全护理

烦躁患者加床挡防坠床。在积极治疗患者原发病的同时做好预防并发症的发生。

7. 心理护理

给予清醒紧张患者心理护理,昏迷者做好家属的安慰、指导工作。

8. 健康教育

①包括饮食、运动、药物的使用指导。②教会患者自我血糖监测的方法。③指导糖尿病相关急慢性并发症的知识。让患者了解此次发病的原因及 DKA 的常见诱因及预防措施。④告知患者定期门诊复查的重要性。

(姚若瑶)

第四章 神经内科与精神科疾病护理

第一节 急性脊髓炎

急性脊髓炎是脊髓白质脱髓鞘或坏死所致的横贯性损害。任何年龄均可发病,青壮年较多见,无性别差异,散在发病。病因不清,其发生可能为病毒感染后诱发的异常免疫应答,而不是感染因素的直接作用。表现为病变水平以下肢体运动障碍、各种感觉缺失以及自主神经功能障碍。

本病若无严重并发症通常 3~6 个月可恢复生活自理;若合并压疮、肺部或泌尿系感染常影响康复,或遗留后遗症。部分患者可死于并发症:当病变迅速上升波及高颈段脊髓或延髓时,称为上行性脊髓炎。

上行性脊髓炎患者往往短期内死于呼吸循环衰竭。若脊髓内有两个以上散在病灶,称为播散性脊髓炎。

一、护理评估

(一)病史

了解患者的起病情况是否为急性发病,发病时有何异常感觉。本病多为急性起病,在数小时至 2~3 d 内发展到完全瘫痪,首发症状多为双下肢麻木无力。

(二)评估神经功能受损情况

1.检查患者有无运动障碍

本病早期常呈脊髓休克表现,截瘫肢体肌张力低、腱反射消失、病理反射阴性、腹壁反射及提睾反射消失,脊髓休克持续时间可为数日或数周或更长,多为 2~4 周。

2.有无感觉障碍

利用针刺、冷热水及棉花絮触摸等方法评估患者的痛觉、温觉及触觉,是否病变节段以下所有感觉丧失,通常感觉消失平面上缘可有一感觉过敏区或束带样感觉异常区,感觉平面随病情恢复而逐渐下降。

3.有无自主神经功能障碍

(1)评估其大、小便排泄情况,如大、小便潴留,有无膀胱充盈感,膀胱可因充盈过度而出现充盈性尿失禁,随着脊髓功能的恢复,膀胱充盈量缩小,尿液充盈 300~400 mL 时即自主排尿,称反射性神经源性膀胱。

(2)评估患者皮肤是否干燥或湿润,因损害平面以下可出现无汗或少汗、皮肤脱屑及水肿、指甲松脆和角化过度等。

(三)临床表现

即病前数日或 1~2 周有无发热、全身不适或呼吸道感染症状,或有无过劳、外伤或受凉等诱因。

(四)辅助检查

1.外周血和脑脊液检查

除部分患者急性期外周血和脑脊液(CSF)白细胞轻度增高外均无特殊变化。

2.电生理检查

运动诱发电位(MEP)异常,肌电图(EMG)呈失神经改变。

3.影像学检查

脊柱 X 线正常,脊髓 MRI 可见病变部脊髓变粗。病变节段髓内斑点状或片状长 T_1 长 T_2 信号,常为多发,或有融合;恢复期可恢复正常。但也有脊髓 MRI 始终未显示异常者。

(五)治疗原则

及时治疗、减轻症状、预防并发症、早期功能训练、促进康复。

(1)糖皮质激素:急性期大剂量甲泼尼龙短程冲击疗法,可减轻脊髓水肿,控制病情发展。

(2)免疫球蛋白。

(3)可选用适当的抗生素预防感染。

(4)B 族维生素,神经营养药如三磷腺苷、细胞色素 C 等有助于神经功能的恢复。

(5)血管扩张剂:如烟酸、尼莫地平、丹参。

二、护理措施

(一)一般护理

急性期卧床休息,有呼吸困难者应抬高床头;避免厚棉被等重物压迫肢体,使膝关节和髋关节处于外展、伸直的姿势;保持室内安静和空气新鲜,减少探视,恢复期适当做床上的主动与被动运动和下床活动。

(二)饮食护理

予以高蛋白、高维生素且易消化的食物,多食瘦肉、豆制品、新鲜蔬菜、水果及含纤维素多的食物;多饮水(每日至少 3 000 mL)以刺激肠蠕动增加,减轻便秘及肠胀气。

(三)症状护理

密切观察患者呼吸的频率、节律变化,评估患者的运动和感觉障碍的平面,及时发现上行性脊髓炎的征兆,如瘫痪下肢迅速波及上肢或延髓支配肌群,出现吞咽困难、构音不清、呼吸困难等应立即通知医生,并做好相应护理。

(1)对躯体功能障碍的患者,评估患者的日常生活和活动的依赖程度,协助其生活护理,做好晨、晚间护理。与患者和家属共同制订康复训练计划,提供必要的康复器械和安全防护措施,指导患者尽早进行康复训练,帮助患者进行肢体被动和主动运动,并辅以肢体按摩,防止肌肉挛缩和关节强直。

(2)对感觉减退或缺失的患者,禁用热水袋,防止烫伤和冻伤,每日用温水擦洗,以促进血液循环和感觉恢复,给患者做知觉训练,用砂纸、丝绸等判断触觉,可用冷水、温水等刺激温度觉,用大头针刺激痛觉。

(3)对排尿功能障碍的患者密切观察患者排尿的方式、次数、频率、时间、尿量与颜色,了解有无尿路刺激征,检查膀胱是否膨隆,区分是尿潴留还是充盈性尿失禁。留置导尿管者,及时更换导尿管和引流袋,定时夹闭导尿管以训练膀胱的舒缩功能,严格无菌操作,以防尿路逆行感染。

（4）对有吞咽困难的患者，予以流质，药物需磨碎，必要时予鼻饲。

（四）预防并发症的护理

1.预防尿路感染的护理

留置尿管的患者要严格无菌操作；定期更换尿管和无菌接尿袋；保持外阴部清洁，每天进行尿道口的清洗、消毒；观察尿液的颜色、性质与量，注意有无血尿、脓尿或结晶尿；每3～4 h开放尿管1次，以训练膀胱充盈和收缩功能；鼓励患者多饮水，2 500～3 000 mL/d，以稀释尿液，促进代谢产物的排泄，以达到自动冲洗膀胱的目的。

2.预防压疮的护理

予加强营养；卧气垫床，指导舒适的床上卧位，保持肢体功能位置；避免臀部直接与橡皮布接触，每2 h翻身1次，避免拖、拉、推，避免皮肤的机械刺激和骨突处受压，每天协助温水擦拭1～2次，按摩皮肤，以促进局部血液循环；保持床单位清洁、干燥、无屑；协助做好患者的个人卫生处置，及时清理排泄物，保持皮肤清洁、干燥；密切观察皮肤有无发红、破溃等状况。

（五）用药护理

应注意观察药物的作用及不良反应，如糖皮质激素应随病情好转遵医嘱逐渐减量，如发现呕吐、黑便、胃部不适、水钠潴留、高血压或有感染征象等，应通知医生处理。

（六）心理护理

患者常因卧床、生活不能自理而焦虑，心理负担重，护士应以高度的同情心和责任心加强与患者的沟通，及时了解患者的心理状况，帮助患者及家属了解疾病的相关知识，鼓励患者树立信心，积极配合治疗和护理。

三、健康教育

（一）饮食指导

指导患者进食高蛋白、高维生素、高纤维素及易于消化的食物，鼓励患者多饮水，供给身体足够的水分及热量，同时刺激肠蠕动，以减轻或避免便秘和肠胀气。

（二）用药指导

（1）急性期可采用甲泼尼龙短程冲击疗法，应用此药物注意现用现配，并配合生理激素分泌特点，上午应用。在应用激素的同时注意补钙，避免发生股骨头坏死。

（2）大剂量免疫球蛋白治疗前查肝炎系列、梅毒和艾滋病。另外，此药物价格较高，应用前应取得家属的知情同意。

（3）讲解皮质类固醇激素类药物应用的必要性，此类药物所需治疗时间相对较长，需逐渐减量。

（三）日常生活指导

（1）保持床单位清洁、无渣屑。配合使用气垫床，给予定时翻身叩背，翻身时，指导患者扶床两侧扶手协助翻身。

（2）保持肛周及会阴部清洁干燥。

（3）鼓励患者自行咳嗽排痰，如无法咳出，给予叩背，如痰液黏稠，可遵照医嘱给予雾化吸入，必要时给予吸痰。

（张　娟）

第二节　重症肌无力

重症肌无力(MG)是乙酰胆碱受体抗体(AchR-Ab)介导的,细胞免疫依赖及补体参与的神经-肌肉接头处(NM)传递障碍的自身免疫性慢性疾病。本病在一般人群中发病率为(8～20)/10万,患病率约50/10万,我国南方发病率较高。女性多于男性,约1.5∶1。任何年龄均可患病,但有两个发病年龄高峰,其一为20～40岁,女性多见;其二为40～60岁,以男性多见,常合并有胸腺肿瘤。

本病与自身免疫异常有关。少数病例可自然缓解,常发生在起病后2～3年内;个别病例呈暴发型;多数病例迁延数年至数十年,需用药维持,病情常有波动。临床表现为部分或全身骨骼肌易疲劳,常于活动后加重,休息后减轻。若累及呼吸肌则出现呼吸困难称为MG危象,是本病致死的主要原因。

一、护理评估

(一)致病因素

重症肌无力的发病原因分两大类,一类是先天遗传性,极少见,与自身免疫无关;第二类是自身免疫性疾病,最常见。发病原因尚不明确,普遍认为与感染、药物、环境因素有关。同时重症肌无力患者中有65%～80%有胸腺增生,10%～20%伴发胸腺瘤。

(二)临床表现

重症肌无力发病初期患者往往感到眼或肢体酸胀不适,或视物模糊,容易疲劳,天气炎热或月经来潮时疲乏加重。随着病情发展,骨骼肌明显疲乏无力,显著特点是肌无力于下午或傍晚劳累后加重,晨起或休息后减轻,此种现象称之为"晨轻暮重"。

1. 重症肌无力患者全身骨骼肌均可受累,可有如下症状

(1)眼皮下垂、视力模糊、复视、斜视、眼球转动不灵活。

(2)表情淡漠、苦笑面容、讲话大舌头、构音困难,常伴鼻音。

(3)咀嚼无力、饮水呛咳、吞咽困难。

(4)颈软、抬头困难,转颈、耸肩无力。

(5)抬臂、梳头、上楼梯、下蹲、上车困难。

2. 临床分型

(1)改良的Osseman分型法:①Ⅰ型眼肌型;②ⅡA型轻度全身型,四肢肌群常伴眼肌受累,无假性延髓性麻痹的表现,即无咀嚼和吞咽困难、构音不清;③ⅡB型四肢肌群常伴眼肌受累,有假性延髓性麻痹的表现,多在半年内出现呼吸困难;④Ⅲ型(重度激进型)发病迅速,多由数周或数月发展到呼吸困难;⑤Ⅳ型(迟发重症型)多在2年左右由Ⅰ型、ⅡA型、ⅡB型演变;⑥Ⅴ型肌萎缩型,少见。

(2)肌无力危象是指重症肌无力患者在病程中由于某种原因突然发生的病情急剧恶化、呼吸困难、危及生命的危重现象。根据不同的原因,MG危象通常分3种类型:①肌无力危象:大多是由于疾病本身的发展所致;也可因感染、过度疲劳、精神刺激、月经、分娩、手术、外伤而诱发。临床表现为患者的肌无力症状突然加重,出现吞咽和咳痰无力,呼吸困难,常伴烦躁不安,大汗淋漓等症状。②胆碱能危象见于长期服用较大剂量的"溴吡斯的明"的患者,或一时服用

过多,发生危象之前常先表现出恶心、呕吐、腹痛、腹泻、多汗、流泪、皮肤湿冷、口腔分泌物增多、肌束震颤以及情绪激动、焦虑等精神症状。③反拗危象:溴吡斯的明的剂量未变,但突然对该药失效而出现了严重的呼吸困难。也可因感染、电解质紊乱或其他不明原因所致。以上3种危象中肌无力危象最常见,其次为反拗危象,真正的胆碱能危象甚为罕见。

(三)检查

1.新斯的明试验

成年人一般用新斯的明 1～1.5 mg 肌内注射,若注射后 10～15 min 症状改善,30～60 min 达到高峰,持续 2～3 h,即为新斯的明试验阳性。

2.胸腺 CT 和 MRI

可以发现胸腺增生或胸腺瘤,必要时应行强化扫描进一步明确。

3.重复电刺激

重复神经电刺激为常用的具有确诊价值的检查方法。利用电极刺激运动神经,记录肌肉的反映电位振幅,若患者肌肉电位逐渐衰退,提示神经肌肉接头处病变的可能。

4.单纤维肌电图

单纤维肌电图是较重复神经电刺激更为敏感的神经肌肉接头传导异常的检测手段。可以在重复神经电刺激和临床症状均正常时根据"颤抖"的增加而发现神经肌肉传导的异常,在所有肌无力检查中,灵敏度最高。

5.乙酰胆碱受体抗体滴度的检测

乙酰胆碱受体抗体滴度的检测对重症肌无力的诊断具有特征性意义。80％～90％的全身型和 60％的眼肌型重症肌无力可以检测到血清乙酰胆碱受体抗体。抗体滴度的高低与临床症状的严重程度并不完全一致。

二、护理措施

(一)一般护理

早期或缓解期让患者取主动舒适体位,可进行适当运动或体育锻炼,注意劳逸结合;若病情进行性加重或出现呼吸困难时,需卧床休息,可适当抬高床头以利于呼吸道通畅。

(二)饮食护理

予以高维生素、高蛋白、高热量、低盐的饮食,避免干硬或粗糙食物,必要时遵医嘱给予静脉补充足够的营养。经常评估患者的饮食及营养状况,包括每日的进食量,以保证正氮平衡;进餐前充分休息或在服药后 15～30 min 产生药效时进餐。对于进食呛咳、饮食从鼻孔流出、吞咽动作消失的患者,应予鼻饲流质,并做好口腔护理,预防口腔感染。

(三)症状护理

1.呼吸困难的护理

对于呼吸肌无力、有呼吸频率和节律改变的患者,可因肺换气明显减少而出现发绀,喉头分泌物增多、咳嗽、咳痰无力,可引起缺氧、窒息、死亡。一旦出现上述情况,应立即通知医生,及时进行人工呼吸、吸痰、吸氧,保持呼吸道通畅,协助行气管切开并备好呼吸机。

2.吞咽困难的护理

安排患者在用药后 15～30 min 药效较强时进食;药物和食物宜压碎,以利吞咽;如吞咽动作消失、进食呛咳或气管插管、气管切开患者应予胃管鼻饲并给予相应护理。

(四)预防并发症的护理

1.预防误吸和窒息的护理

指导患者掌握正确的进食方法,当咽喉、软腭和舌部肌群受累出现吞咽困难、饮食呛咳时,不能强行服药和进食,以免导致窒息或吸入性肺炎。加强呼吸道管理,鼓励患者咳嗽和深呼吸,抬高床头、及时吸痰,清除口鼻分泌物,防止肺部并发症。重症患者在床旁备负压吸引器、气管切开包、气管插管和呼吸机,必要时配合行气管插管、气管切开和人工辅助呼吸。

2.预防营养失调的护理

了解患者吞咽情况和进食能力,记录每天进食量,防止患者摄入明显减少、体重减轻或消瘦、精神不振、皮肤弹性减退等营养低下表现。给予高蛋白、高维生素、高热量、富含钾、钙的软食或半流质饮食,鼓励患者少食多餐,少量慢咽,给患者创造安静的进餐环境、充足的进食时间,指导适当休息后再继续进食。对咀嚼无力、吞咽困难的患者,为改善患者的营养状况提高机体抵抗力,必要时可采取静脉营养和鼻饲营养并举的综合营养支持措施。

3.预防重症肌无力危象的护理

密切观察病情,注意呼吸频率与节律改变,观察有无呼吸困难加重、发绀、腹痛、咳嗽无力、瞳孔变化、出汗、唾液或喉头分泌物增多等现象;避免感染、外伤、疲劳和过度紧张等诱发肌无力危象的因素。保持呼吸道通畅,遵医嘱予吸氧。遵医嘱正确予服药。发现病情变化立即报告医生,并配合抢救。

(五)用药护理

告知患者药物的作用、用法与注意事项,避免漏服、自行停服和更改药量,观察药物的疗效与不良反应,避免因服药不当而诱发肌无力危象和胆碱能危象,发现异常情况,及时报告医生处理。

1.抗胆碱酯酶药物与阿托品

严格遵医嘱给予抗胆碱酯酶药物,宜自小剂量开始,逐渐加量,以防发生胆碱能危象,若患者出现呕吐、腹泻、腹痛、出汗等不良反应时,可用阿托品拮抗,或遵医嘱对症处理;抗胆碱酯酶药物必须按时服用,对咀嚼和吞咽无力者,应在餐前 30 min 给药,做好用药记录。

2.糖皮质激素

可通过抑制免疫系统而起作用。使用大剂量激素治疗期间,大部分患者在用药早期(2 周内)会出现病情加重,甚至发生危象,应密切观察病情,尤其是呼吸变化,警惕呼吸肌麻痹,常规做好气管切开及上呼吸机的准备;同时应遵医嘱补钙、补钾;对长期用药患者,应注意观察有无消化道出血、骨质疏松、股骨头坏死等并发症,必要时遵医嘱服用抑酸剂,以保护胃黏膜。

3.免疫抑制剂

使用硫唑嘌呤或环孢素时,应遵医嘱随时检查血常规,并注意肝肾功能变化。一旦发现外周血白细胞计数低于 $4 \times 10^9 / L$,应停止上述药物。

4.注意用药禁忌

对神经-肌肉传递阻滞的药物如氨基糖苷类抗生素(庆大霉素、链霉素、卡那霉素、丁胺卡那霉素等)、奎宁、普鲁卡因胺、普萘洛尔、氯丙嗪以及各种肌松剂、镇静剂等,可能使肌无力加剧或诱发危象,应注意避免使用。

(六)心理护理

做好患者的心理护理是保证治疗的重要环节。重症肌无力患者因病程长、病情重、常有反复、影响面部表情和吞咽困难等而产生自卑情绪,常为病情变化担忧、焦虑。因此,护士在护理工作中应经常巡视,做到对病情心中有数;并耐心仔细地向患者讲解疾病知识及病情加重的诱因,告知过分忧郁及情绪波动,都可能造成中枢神经功能紊乱、免疫功能减退,不利于肌无力的恢复;同时了解患者的心理状况,帮助患者保持情绪稳定和最佳心理状态,树立战胜疾病信心,以便主动积极与医护人员配合治疗,从而达到整体的最佳治疗效果。

三、健康教育

(1)嘱患者要长期服药,不能擅自停药、减药,以免诱发危象。

(2)避免过劳、着凉感冒,避免精神紧张。

(3)禁止使用一切加重神经肌肉传递障碍的药物,如吗啡、利多卡因、链霉素、卡那霉素、庆大霉素、磺胺类药物等。

(4)保证足够的营养,坚持每天被动或主动的肢体锻炼,病愈后仍应坚持适当的运动,加强机体抵抗力,避免受凉及感冒。

(张　娟)

第三节　急性化脓性脑膜炎

急性细菌性脑膜炎引起脑膜、脊髓膜和脑脊液化脓性炎性改变,又称急性化脓性脑膜炎,多种细菌如流感嗜血杆菌、肺炎链球菌、脑膜炎双球菌或脑膜炎奈瑟菌最为常见的引起急性脑膜炎的细菌。

一、护理评估

(一)致病因素

当病毒进入人体后,首先进入血液,引起病毒血症,随后可侵入全身器官或中枢神经系统;亦可由病毒直接侵犯中枢神经系统。发生病毒脑炎时,常引起神经细胞的炎症、水肿、坏死等改变,出现一系列临床表现。当炎症波及脑膜时,则称为病毒性脑膜脑炎。

(二)临床表现

本病多为散在发病,亦可呈地区性流行。无论何种病毒引起的脑膜炎,其临床表现大致相同。各种年龄均可发病,但 90% 以上患者的年龄在 50 岁以下。通常急性起病,有剧烈头痛、发热、颈项强直,并有全身不适、咽痛、恶心、呕吐、畏光、眩晕、嗜睡、精神萎靡、项背部疼痛、感觉异常、肌痛、腹痛及寒战等。

部分患者可出现咽峡炎、视力模糊等症状。症状的严重程度随患者年龄的增长而加重。某些肠道病毒感染可出现皮疹,大多与发热同时出现,持续 4～10 d。柯萨奇 A5、9、16 病毒和埃可(ECHO)、4、6、9、16、30 病毒感染,皮肤典型损害为斑丘疹,皮疹可局限于面部、躯干或涉及四肢,包括手掌和足底部。

柯萨奇 B 组病毒感染可有流行性肌痛(胸壁痛)和心肌炎。临床神经系统损害症状较少见,偶尔发现斜视、复视、感觉障碍、共济失调、腱反射不对称和病理反射阳性。

(三)辅助检查

1. 外周血常规

白细胞增高和核左移,红细胞沉降率增高。

2. 血培养

应作为常规检查,常见病原菌感染阳性率可达75%,若在使用抗生素2 h内腰椎穿刺,脑脊液培养不受影响。

3. 腰椎穿刺和脑脊液检查

是细菌性脑膜炎诊断的金指标,可判断严重程度、预后及观察疗效,腰椎穿刺对细菌性脑膜炎几乎无禁忌证,相对禁忌证包括严重颅内压增高、意识障碍等;典型CSF为脓性或混浊外观,细胞数($1\,000\sim10\,000$)$\times10^{6}$/L,早期中性粒细胞占85%~95%,后期以淋巴细胞及浆细胞为主;蛋白增高,可达$1\sim5$ g/L;糖含量降低,氯化物亦常降低,致病菌培养阳性,革兰染色阳性率达60%~90%,有些病例早期脑脊液离心沉淀物可发现大量细菌,特别是流感杆菌和肺炎球菌。

4. 头颅CT或MRI等影像学检查

早期可与其他疾病鉴别,后期可发现脑积水(多为交通性)、静脉窦血栓形成、硬膜下积液或积脓、脑脓肿等。

(四)一般处理

包括降温、控制癫痫发作、维持水及电解质平衡等,低钠可加重脑水肿,处理颅内压增高和抗休克治疗,出现DIC应及时给予肝素化治疗。应立即采血化验和培养,保留输液通路,头颅CT检查排除颅内占位病变,立即行诊断性腰椎穿刺。当CSF结果支持化脓性脑膜炎的诊断时,应立即转入感染科或内科,并立即开始适当的抗生素治疗,等待血培养化验结果才开始治疗是不恰当的。

二、护理诊断

(1)体温异常与感染有关。

(2)营养失调-低于机体需要量与食欲下降或不进食有关。

(3)有体液不足的危险与颅内压增高所致恶心、呕吐有关。

(4)有窒息的危险与呕吐及意识不清有关。

三、护理措施

(一)一般护理

1. 环境

保持病室安静,经常通风,也要避免强光对患者的刺激,减少家属的探视。

2. 饮食

给予清淡、易消化且富含营养的流质或半流质饮食,多吃水果和蔬菜。意识障碍的患者给予鼻饲饮食,制订饮食计划表,保证患者摄入足够的热量。

3. 基础护理

给予口腔护理,保持口腔清洁,减少因发热、呕吐等引起的口腔不适;加强皮肤护理,保持皮肤清洁干燥,特别是皮肤有瘀点、瘀斑时避免搔抓破溃。

（二）病情观察及护理

（1）加强巡视，密切观察患者的意识、瞳孔、生命体征及皮肤瘀点、瘀斑的变化，婴儿应注意观察囟门。

若患者意识障碍加重、呼吸节律不规则、双侧瞳孔不等大、对光反射迟钝、躁动不安等，提示脑疝的发生，应立即通知医生，配合抢救。

（2）备好抢救药品及器械：抢救车、吸引器、简易呼吸器、氧气装置及硬脑膜下穿刺包等。

（三）用药护理

1.抗生素

给予抗生素皮试前，询问有无过敏史。用药期间监测患者的血常规、血培养、血药敏等检查结果。用药期间了解患者有无不适主诉。

2.脱水药

保证药物按时、准确滴注，注意观察患者的反应及皮肤颜色、弹性的变化，注意监测肾功能。避免药液外渗，如有外渗，可用硫酸镁湿热敷。

3.糖皮质激素

严格遵医嘱用药，保证用药时间、剂量的准确，不可随意增量、减量，询问患者有无心悸、出汗等不适主诉；用药期间监测患者的血常规、血糖变化；注意保暖，预防交叉感染。

（四）心理护理

根据患者及家属的文化水平，介绍患者的病情及治疗和护理的方法，使其积极主动配合。关心和爱护患者，及时解除患者的不适，增强其信任感，帮助患者树立战胜疾病的信心。

（五）康复护理

有肢体瘫痪和语言沟通障碍的患者可以进行如下的康复护理。

（1）保持良好的肢体位置，根据病情，给予床上运动训练。①桥式运动：患者仰卧位，双上肢放于体侧，或双手十指交叉，双上肢上举；双腿屈膝，足支撑于床上，然后将臀部抬起，并保持骨盆成水平位，维持一段时间后缓慢放下。也可以将健足从治疗床上抬起，以患侧单腿完成桥式运动。②关节被动运动：为了预防关节活动受限，主要进行肩关节外旋、外展，肘关节伸展，腕和手指伸展，髋关节外展，膝关节伸展，足背屈和外翻。③起坐训练。

（2）对于清醒患者，要更多关心、体贴患者，增强自我照顾能力和信心。经常与患者进行交流，促进其语言功能的恢复。

四、健康指导

（一）饮食指导

给予高热量、清淡、易消化的流质或半流质饮食，按患者的热量需要制订饮食计划，保证足够热量的摄入。

注意食物的搭配，增加患者的食欲，少食多餐。频繁呕吐不能进食者，给予静脉输液，维持水、电解质平衡。

（二）用药指导

（1）应用脱水药时，保证输液速度。

（2）应用激素类药物时不可随意减量，以免发生"反跳"现象，激素类药物最好在上午输注，避免由于药物不良反应引起睡眠障碍。

（三）日常生活指导

（1）协助患者洗漱、如厕、进食及个人卫生等生活护理。

（2）做好基础护理，及时清除大小便，保持臀部皮肤清洁干燥，间隔1～2 h更换体位，按摩受压部位，必要时使用气垫床，预防压疮。

（3）偏瘫的患者确保有人陪伴，床旁安装护栏，地面保持平整干燥、防湿、防滑，注意安全。

（4）躁动不安或抽搐的患者，床边备牙垫或压舌板，必要时在患者家属知情同意下用约束带，防止患者舌咬伤及坠床。

（兰　燕）

第四节　　多发性硬化

多发性硬化(MS)是一种病因未明的以中枢神经系统白质慢性炎性脱髓鞘病变为特点的一种自身免疫性疾病。流行病学资料提示遗传危险因素与环境因素起重要作用。MS多见于中、青年，发病年龄在20～40岁，以女性稍多见，常以急性或亚急性起病，少数呈慢性进展病程。临床以视力障碍、肢体瘫痪、感觉障碍、言语障碍、共济失调及膀胱功能障碍等多部位病灶症状和缓解－复发病程为特点。

一、护理评估

（一）病史

1.询问患者的起病情况及病程

（1）询问患者起病日期，了解患者是否为急性起病，MS患者起病快慢不一，我国多以急性或亚急性起病。

（2）询问首发症状的具体表现：如有无一个或多个肢体无力或麻木，视力减退或复视等。

（3）询问患者此次为第几次发病，了解有无缓解－复发病程，有些患者复发次数可达10余次，缓解期最长可达20年，询问患者患病治疗后的恢复情况，了解有无残留的病损，通常每一次发作之后均会残留部分症状和体征，逐渐积累而致功能残障、大小便障碍等。

2.询问发病前的情况

（1）询问患者有无感冒、发热、感染、创伤、疲劳、精神紧张、药物过敏。寒冷刺激、妊娠或分娩等，这些均可构成MS诱发因素。

（2）询问患者发病前有无异常的表现，如体重减轻、疲劳、肌肉或关节隐痛等，这些现象可在出现神经系统症状前数周或数月出现。

（二）评估有无神经功能缺损

（1）询问患者双眼的视力如何，能看清眼前事物范围的大小，了解有无视觉损害表现，半数以上的MS患者有视力障碍，多从一侧开始，或在短时间内两眼先后受累；表现为视力减退，视野缺损，可有双颞侧或同向偏盲及视神经萎缩；并具有缓解－复发的特点。

（2）询问患者活动情况如何，是否能自己步行、爬楼等，了解有无运动功能受损，检查患者的肌力、肌张力、平衡能力及体力耐受情况，如能上下几层楼，能步行多远，体态姿势是否正常等。脊髓皮质脊髓束受损往往出现下肢无力、沉重感,肌张力增高,不对称性痉挛性截瘫、四肢瘫或偏瘫。

(3)询问患者肢体的感觉如何,了解有无感觉障碍,如肢体麻木、针刺、束带感及灼痛等感觉异常;深感觉异常时可具有感觉性共济失调的步态表现;晚期患者可常出现持久的脊髓横贯性感觉障碍,而促成压疮的发生和发展。

(三)临床表现

(1)询问患者病情,与患者建立有效的沟通,了解其有无情绪及行为变化。多数患者表现为抑郁、易怒和脾气暴躁;部分患者因病理性情绪高涨而表现为欣快和兴奋、易激动;也可表现为淡漠、嗜睡、反应迟钝、智能障碍等。

(2)询问患者有无发作性症状:如构音障碍、共济失调、单肢痛性发作、阵发性瘙痒等,2%～3%患者有一次或反复的癫痫性发作。

(3)询问患者有无视物重影现象,检查有无眼球震颤和眼肌麻痹。水平性眼震最多见,为病变累及脑桥、小脑及其联系纤维所致;1/3 的患者出现复视,为病变侵及内侧纵束造成核间性麻痹所致。

(4)询问患者大小便情况:有无小便次数增多、减少现象,了解有无膀胱、直肠功能障碍,少数患者出现尿潴留、尿失禁、尿急、尿频等,提示脊髓受累。

(5)评估患者的皮肤情况:注意皮肤的完整性;观察皮肤的颜色、温度、弹性及湿度;询问患者衣着感觉有无束缚感,评估衣着是否宽松、舒适。

(四)询问患者的住所处的地理环境,了解患者的生活与居住情况

了解患者是否有长期生活在阴冷潮湿的环境中的状况,因为本病发病率与高纬度有关,幼年时生活于寒冷环境中极易诱发此病,尤其 15 岁以前与某种外界环境因素接触可能在 MS 发病中起重要作用。

(五)辅助检查

1.腰穿脑脊液检查

CSF 外观无色透明,压力正常;细胞数以单核细胞为主,呈轻到中度增多,提示疾病处于活跃或恶化状态;生化检查蛋白轻度增高或正常;免疫学检查可显示 IgG 指数和合成率增高,IgG 寡克隆带阳性而血浆中阙如。

2.视觉、听觉和体感诱发电位检查

可有一项或多项异常。

3.影像学检查

MRI 优于 CT,它具有良好的高分辨能力。多数病程长的患者有脑白质萎缩征象。

(六)治疗原则

本病治疗的意义在于抑制炎性脱髓鞘病变进展,防止急性期病变恶化及缓解期复发;延缓神经功能障碍,减轻患者痛苦。目前尚无特殊药物治疗,急性期可选择糖皮质激素或免疫抑制剂,常用甲泼尼龙、地塞米松大剂量短程疗法后改泼尼松维持,以抑制免疫反应损伤,控制炎症和充血水肿;缓解期主要为预防复发和治疗残留的症状。其他对症支持治疗如神经营养、解痉、通便、肢体功能康复训练等可以提高机体免疫力,减轻神经功能障碍所导致的不适,延长生命。

二、护理诊断/问题

(1)生活自理能力缺陷与肢体无力有关。

(2)躯体移动障碍与脊髓受损有关。

(3)有受伤的危险与视神经受损有关。

(4)有皮肤完整性受损的危险与瘫痪及大小便失禁有关。

(5)便秘与脊髓受累有关。

(6)潜在的并发症:感染与长期应用糖皮质激素导致机体抵抗力下降有关。

三、护理措施

(一)一般护理

1.环境

病室环境安静舒适,光线明暗适宜,物品摆放合理,呼叫器置于伸手可及处,餐具、便器、纸巾等可随时取用;床铺设有护栏、床挡;地面平整无障碍物,防湿、防滑;走廊、卫生间等设置扶手;必要时配备轮椅等辅助器具。

2.活动与休息

协助患者取舒适体位,自行变换体位困难者给予定时翻身,并注意保暖,肢体运动障碍的患者,应保持肢体的功能位,指导患者进行主动运动或被动运动。活动时注意劳逸结合,避免活动过度。

3.生活护理

鼓励患者做力所能及的事情,协助患者洗漱、进食、穿脱衣物和如厕,做好安全防护。感觉障碍的患者,避免高温和过冷刺激,防止烫伤、冻伤的发生。

4.饮食护理

保证患者每日的热量摄入,给予高蛋白、低糖、低脂、易消化吸收的清淡食物。食物富含纤维素,以促进肠蠕动,达到预防或缓解便秘的作用。吞咽障碍的患者可给予半流食或流食,必要时给予鼻饲饮食或肠外高营养,并做好相关护理。

(二)用药护理

指导患者了解常用药物及其用法、不良反应及注意事项等。

1.皮质类固醇

急性发作时的首选药物,目的是抗感染和免疫调节,常用药物有甲泼尼龙和泼尼松。大剂量短程疗法时,监测血钾、血钠、血钙,防止电解质紊乱,长期应用不能预防复发,且不良反应严重。

2.β-干扰素

具有免疫调节作用。常见不良反应为流感样症状,部分药物可出现注射部位红肿及疼痛,严重时出现肝功能损害、过敏反应等。注意观察注射部位有无红肿、疼痛等不良反应。

3.免疫球蛋白

降低复发率。常见的不良反应有发热、面红,偶有肾衰竭、无菌性脑膜炎等不良反应发生。

4.免疫抑制剂

多用于继发进展型多发性硬化,主要不良反应有白细胞减少、胃肠道反应、皮疹等。

（三）心理护理

因疾病反复发作，且进行性加重，患者易出现焦虑、抑郁、恐惧等心理障碍，护士应加强与患者沟通，了解其心理状态，取得信赖，帮助患者树立战胜疾病的信心。

（四）对症护理

1.感染

患者出现高热、肺炎等并发症时，严密监测病情变化，采取降温措施，注意休息，保证足够的热量和液体摄入，必要时吸氧。

2.排泄功能

保持患者大小便通畅。便秘患者，指导其进食富含纤维素的食物，适量增加饮水量，顺时针按摩腹部，促进肠蠕动，必要时遵医嘱给予缓泻剂或灌肠。评估患者有无排尿异常，尿失禁患者可遵医嘱给予留置导尿，尿潴留患者可采用听流水声、按摩腹部、热敷等方法促进排尿，若效果不佳，可遵医嘱给予留置导尿，观察并记录尿液的颜色、性质和量，预防感染。

3.压疮

做好皮肤护理，保持皮肤清洁干燥，定时协助更换体位，加强患者的全身营养状态。

4.视力障碍

提供安静、方便的病室环境，灯光强度适宜，减少眼部刺激，生活用品放置于随手可及处。

三、健康指导

（一）日常生活指导

鼓励患者做力所能及的事情，适当进行体育锻炼，通过良好的膳食增进营养，避免疲劳、感冒、感染、发热、妊娠、分娩、拔牙、冷热刺激等因素引起复发。

（二）饮食指导

(1)改变不良的饮食习惯，进食高蛋白、低糖、低脂、易消化吸收的清淡食物，保障液体的摄入。多食新鲜的蔬菜、水果及富含维生素的食物，促进肠蠕动，预防便秘发生。

(2)吞咽障碍的患者给予半流食或流食，预防呛咳及窒息的发生，必要时遵医嘱给予留置胃管，保障营养的摄入，并做好相关护理。

（三）用药指导

(1)应用皮质类固醇药物时显效较快，常见的不良反应有电解质紊乱、向心性肥胖、胃肠道不适、骨质疏松等。定期测量血压、监测血糖、血脂、电解质变化，做好皮肤及口腔护理。

(2)按时服用口服药，皮质类固醇药物不能突然减药、加药，擅自停药，防止发生"反跳现象"，引起病情波动。

(3)静脉输液时根据病情和药物性质调节滴速，密切观察患者的病情变化，如有异常及时报告医生，并做好相关记录。

（四）照顾者指导

与家属做好沟通，因患者的病情反复发作，容易出现焦虑、抑郁、厌世等情绪，家属应配合医务人员，共同给予关爱和支持。

（五）预防复发

①避免感冒、疲劳、手术、感染、体温升高、拔牙等诱因；②遵医嘱正确用药，定期复诊；③生

活规律、适当进行体育锻炼,注意营养均衡,增强抵抗力;④女性患者首次发作后 2 年内避免妊娠。

(兰 燕)

第五节　心境障碍

一、躁狂发作患者的护理

(一)护理评估

1.生理状况评估

食欲、营养状态,体重改变情况,睡眠状况,排泄情况,活动情况,生活自理程度,以及一般外观和有无躯体疾病。要特别注意躁狂发作患者有无脱水、外伤。

2.精神症状

(1)情感方面:判断患者的情绪状态,评估患者自我评价、情绪变化情况。

(2)认知方面:着重判断患者的思维过程及内容改变情况,有无幻觉、妄想,幻觉妄想的种类、内容以及对患者的影响和患者对疾病有无自知力,重点评估患者对住院的态度和对治疗的合作程度。

(3)意志行为方面:重点观察判断患者有无兴奋、冲动、伤人、毁物行为。

(二)护理措施

1.一般护理

①保证足够的营养、休息和卫生;②减少外界刺激因素,保护患者避免破坏性的行为伤害自己或他人;③有效控制患者的冲动行为;④维持患者的身心完整;⑤提高患者的社会支持;⑥指导患者学习有关药物知识。

2.生理护理

(1)提供一个安静的病室环境,室内物品力求简单,注意室内物品颜色淡雅、整洁,可帮助患者安定情绪。

(2)保证足够营养和水分,患者精神活动增加,体力消耗大,容易造成水分和营养的不足,因此补充水和营养,加强个人卫生,保证充分休息是非常必要的。为患者提供高热量、高营养、易消化的食物,定时、定量督促患者饮水。集体环境无法安心用餐时应考虑安排患者单独进餐,以防止周围环境对患者的影响。

(3)保证休息与睡眠,患者活动过度,睡眠需要减少,对环境又很敏感,常常入睡困难。因此,护士须为患者提供安静的环境,适当陪伴患者,遵医嘱给予适当的药物。

(4)协助完成个人卫生。引导鼓励患者按时料理个人卫生及参与整理个人居室卫生。对患者异常的打扮和修饰给予婉转的指正,教会其更好地体现个人修养和身份。

3.治疗护理

患者常不承认有病,拒绝服药。有的过度兴奋,对治疗不合作,护士需督促和保证药物治疗的顺利完成,并观察药物疗效及不良反应。对采用碳酸锂治疗的患者因药物的治疗剂量和中毒剂量接近,所以护士必须了解锂盐的作用及不良反应,并熟悉锂盐中毒的症状和处理方法。

4.心理护理

(1)建立良好的护患关系:尊重、关心患者是建立良好关系的基础。护理人员面对这样的患者,应以平静、温和、诚恳、稳重以及坚定的态度来接纳他。

(2)分析患者的合理与不合理要求,适当满足合理要求。不采取强制性语言和措施,对其过激言行不辩论,但不轻易迁就,应因势利导,鼓励患者按可控制和可接受的方式表达与宣泄激动和愤怒。引导患者参与他喜爱的活动,如简单的手工操作、文体活动、整理居室等,并配合恰当的肯定和鼓励,既增强患者的自尊,又使患者过盛的精力得以自然疏泄。一旦发生冲动,应实施有效的医疗护理措施,尽快终止和预防再度发生冲动行为。当难以制止冲动时,可隔离或保护约束患者,并及时报告医生采取进一步措施。

二、抑郁发作患者的护理

(一)护理评估

护士利用观察和会谈技巧,从身体、心理、社会文化等多层面去评估患者。

1.生理状况评估

患者的营养状态、睡眠状况、排泄情况、卫生习惯、身体特征等。

评估方法:观察患者有无拒食所致的营养不良及水、电解质、酸碱平衡紊乱,体重有无改变;患者发病后睡眠状况与发病前有何异常;评估每天大小便的次数、时间;出汗情况,以及生活自理程度,患者衣着是否脏乱,身上有无异味等;有无躯体疾病和自杀、自伤所致躯体损伤。

2.精神症状

(1)认知方面:评估患者的思维过程及内容改变情况。患者说话的速度是否过于缓慢,能否有效沟通;注意力是否集中,以及患者对疾病有无自知力(包括患者对住院的态度和对治疗的合作程度)和应对压力的能力及所使用的防御机制。

(2)情感方面:评估患者的情绪状态,是否悲观厌世、愁眉不展、自我评价过低;情感表达是否合适,情绪波动有无规律。

(3)意志行为方面:重点评估患者有无强烈的自杀企图和自杀行为,特别要注意评估患者有无自杀先兆症状(焦虑不安、失眠、沉默少语、忧郁烦躁、拒食、卧床不起或情绪行为的一反常态等)。

(二)护理措施

1.一般护理

①保护患者避免自我伤害行为的发生;②维持足够的营养、休息和卫生;③提供适宜的环境,以保证睡眠;④增加患者参与活动的积极性;⑤增进及充分利用支持系统;⑥指导患者正确认识心理社会压力;⑦重建或学习适应性应对方法;⑧指导患者学习有关药物知识。

2.生理护理

为患者提供适宜的治疗环境,维持适当的营养、睡眠、排泄生活自理。

3.心理护理

(1)建立良好的治疗性护患关系,沟通过程中要以真诚、支持、理解的态度听取患者的述说,使其体会到自己是被接受的。对病情严重、思维迟缓者应给予简单明确的信息及非语言方式表达对患者的关心,并注意尊重患者的隐私权。

(2)帮助患者增加治愈的信心,与患者讨论并接纳其抑郁体验,鼓励其诉说自己痛苦的感受和想法,帮助其分析、认识精神症状。适时运用沟通技巧帮助患者确认非正常的思维、情感和行为表现,减少患者因模糊观念而出现的焦虑、抑郁。反复向患者传达其症状是可以治愈或缓解的。

4. 对有自伤、自杀患者的护理

掌握患者病情以及既往自杀、自伤行为的形式、程度等。患者在病情严重时没有动力去执行自杀行为,但在恢复期抑郁开始减轻时却最有可能出现自杀行动。护士要随时注意环境的安全检查,如经常与患者在一起交谈,敢于针对其自杀、自伤问题,鼓励和引导患者倾诉内心感受,表达其不良心境、自杀、自伤的冲动和想法。通过观察患者的情感变化、行为、语言和书写的内容等,早期辨认自杀的意图及可能采取的方式,及时采取有效的阻止措施,防止意外发生。对有强烈自杀企图的患者要有专人看护,同时要鼓励患者参加集体活动,而不是单纯限制其活动环境,让患者感受到被关心及被尊重。

(孙书铭)

第五章　普外科疾病护理

第一节　肠梗阻

一、疾病概述

（一）概念

肠梗阻（intestinal obstruction，ileus）指肠内容物由于各种原因不能正常运行，在通过肠道过程中受阻，为常见急腹症之一。在起病初期，梗阻肠段先有解剖和功能性改变，继则发生体液和电解质的丢失、肠壁循环障碍、坏死和继发感染，最后可致毒血症、休克、死亡。

（二）临床表现

由于肠梗阻的原因、部位、病变程度、发病缓急的不同，可有不同的临床表现，但有一些是共同的症状。肠梗阻的主要症状包括腹部阵发性绞痛、食欲减退、便秘、呕吐、无法排便或排气、腹胀等。

（三）辅助检查

1.实验室检查

血常规：单纯性肠梗阻早期无明显改变，随病情发展可出现白细胞升高、中性粒细胞比例升高（多见于绞窄性梗阻性肠梗阻）；由于缺水可能使血红蛋白值、血细胞比容升高。水、电解质和酸碱失衡；尿常规检查尿比重可增高；由于肠血运障碍时，呕吐物及粪便可含大量红细胞或潜血阳性。

2.影像学检查

站立位时见小肠"阶梯样"液平。平卧位时见积气肠管进入盆腔提示小肠梗阻；CT 平扫见结肠肠腔扩张及结肠内气液平提示结肠梗阻；空气灌肠可见肠套叠处呈"杯口"状改变为肠套叠；钡剂灌肠 X 线检查见扭转部位钡剂受阻，钡影尖端呈"鸟嘴"形为乙状结肠扭转；X 线片检查见小肠、结肠均胀气明显为麻痹性肠梗阻；X 线片检查见孤立性肠襻为绞窄性肠梗阻。

（四）治疗原则

肠梗阻的治疗包括非手术治疗和手术治疗，治疗方法的选择根据梗阻的原因、性质、部位以及全身情况和病情严重程度而定。不论采用何种治疗均首先纠正梗阻带来的水、电解质与酸碱紊乱，改善患者的全身情况。肠梗阻的治疗原则：①纠正水、电解质、酸碱平衡失调；②补充循环血量；③降低肠内张力；④使用抗生素，防治感染；⑤解除梗阻原因，恢复肠道通畅；⑥手术处理肠绞窄。

肠梗阻的手术目的是解除梗阻原因，恢复肠道通畅，但具体手术方式应根据梗阻的原因、部位、性质、病程早晚以及全身状况来决定。如粘连性肠梗阻手术方式就很多，难易程度相差甚远，轻者仅需切断一条纤维束带，重者令术者难以操作，不得不切除大量肠襻，或行短路吻合，或作肠造口减压术以求缓解梗阻症状，更有甚者因粘连过重未能施行任何其他操作而中止手术,可见要处理好粘连性肠梗阻手术并非易事,需要在术前有完善的手术方案与良好的技术准备。

二、护理评估

(一)一般评估

1.生命体征(T、P、R、BP)

监测生命体征,如出现脱水,可能出现脉搏加快而细弱,血压降低;并发感染时体温可能升高,呼吸加快。

2.患者主诉

询问腹痛发生的时间、部位、性质、持续时间、如何缓解;有无呕吐;呕吐物性质、颜色、量;有无腹胀;何时停止排气、排便;有无消化系统疾病史;有无手术史。

(二)身体评估

1.视诊

腹部是否膨隆;腹壁有无瘢痕;有无肠型或蠕动波。

2.触诊

腹壁是否紧张;有无压痛、反跳痛和肌紧张;能否触及包块。

3.叩诊

有无移动性浊音。

4.听诊

肠鸣音频率、强度;有无肠鸣音减弱或消失(麻痹性肠梗阻时可出现肠鸣音减弱或消失);有无气过水声;机械性肠梗阻时,可出现肠鸣音亢进。

(三)心理-社会评估

了解患者及家属的心理反应和心理承受能力,对本病的认识程度、治疗合作情况;有无焦虑表现,家庭经济以及社会支持情况。

(四)辅助检查阳性结果评估

1.实验室检查

单纯性肠梗阻血常规检查早期无明显改变,随病情发展可出现白细胞升高、中性粒细胞比例升高(多见于绞窄性肠梗阻);由于缺水可能使血红蛋白值、血细胞比容升高。水、电解质和酸碱失衡;尿常规检查尿比重可增高;由于肠血运障碍,呕吐物及粪便可含大量红细胞或潜血阳性。

2.影像学检查

站立位时见小肠"阶梯样"液平。平卧位时见积气肠管进入盆腔提示小肠梗阻;CT 平扫见结肠肠腔扩张及结肠内气液平提示结肠梗阻;空气灌肠可见肠套叠处呈"杯口"状改变为肠套叠;钡剂灌肠 X 线检查见扭转部位钡剂受阻,钡影尖端呈"鸟嘴"形为乙状结肠扭转;X 线片检查见小肠、结肠均胀气明显为麻痹性肠梗阻;X 线片检查见孤立性肠襻为绞窄性肠梗阻。

(五)治疗效果评估

1.非手术治疗评估要点

腹痛、呕吐有无缓解;肠蠕动是否恢复;肠鸣音是否恢复正常;是否排便排气;有无出现水电解质失衡现象;有无出现感染性休克表现。

2.手术治疗评估要点

手术过程是否顺利;手术切口有无渗血渗液;是否愈合良好;有无出现术后肠粘连。

三、主要护理诊断(问题)

1.疼痛

疼痛与梗阻的肠内容物不能运行或通过障碍、肠蠕动增强或肠壁缺血有关。

2.体液不足

体液不足与禁食、呕吐、肠腔积液、持续胃肠减压造成血容量不足有关。

3.潜在并发症

潜在并发症包括肠坏死、腹膜炎、术后肠粘连。

四、主要护理措施

(一)休息

手术结束回病房后根据麻醉给予适当的卧位,麻醉清醒后。血压、脉搏平稳给予半卧位。鼓励患者早期活动,以利于肠功能恢复,防止肠粘连。

(二)饮食

肠梗阻者应禁食,并留置胃肠减压管,待梗阻缓解后 12 h 方可进少量流食,但忌甜食和牛奶,以免引起肠胀气,48 h 后可试进半流食。手术后 2～3 d 内禁食,进行胃肠减压,待肛门排气肠道功能开始恢复后,可拔出胃管,并在当日每 1～2 h 饮 20～30 mL 水,第 2 天喝米汤,第 3 天流食,1 周后改半流食,2 周后软饭。忌生冷、油炸及刺激性食物。

(三)用药护理

肠梗阻的治疗,在于缓解梗阻,恢复肠管的通畅,并及时纠正水与电解质紊乱,减少肠腔膨胀。包括持续胃肠减压,以减轻腹胀;根据肠梗阻的部位,梗阻的时间长短,以及化验检查的结果来进行水电解质的补充,由于呕吐与胃肠减压所丢失的液体,与细胞外液相似,因此补充的液体以等渗液为主。对严重脱水的患者,术前进行血容量的补充尤其重要,否则在麻醉情况下可引起血压下降。绞窄性肠梗阻,除补充等渗液体外,血浆及全血的补充尤为重要,特别是在血压及脉率已发生改变时;补充液体时,保证输液通畅,并记录 24 h 出、入液体量,观察水、电解质失衡纠正情况等;合理应用抗生素,单纯性肠梗阻无须应用抗生素,经以上治疗若腹痛加重、呕吐未止、白细胞增高、体温也增高时,则必须要进行手术治疗。

(四)心理护理

做好患者及家属的沟通解释工作,稳定其情绪,减轻焦虑恐惧;鼓励帮助患者面对和接受疾病带来的变化,尽快适应患者角色,增强战胜疾病的信心和勇气。

(五)健康教育

养成良好的卫生习惯,预防和治疗肠蛔虫病,不食不洁净的食物,不暴饮暴食,多吃易消化的食物,进食后不做剧烈运动;保持大便通畅,老年及肠功能不全者有便秘现象应及时给予缓泻剂,必要时灌肠,促进排便;对患有腹壁疝的患者,应予以及时治疗,避免因嵌顿、绞窄造成肠梗阻;如果出现腹痛、腹胀、呕吐等及时就诊。

(王连萍)

第二节 急性阑尾炎

一、疾病概述

(一)概念

急性阑尾炎是阑尾的急性化脓性感染,是外科急腹症中最常见的疾病,居各种急腹症的首位,可在各个年龄段发病,以 20～30 岁的青壮年发病率最高,且男性发病率高于女性。大多数患者能获得良好的治疗效果。但是,因阑尾的解剖位置变异较多,病情变化复杂,有时诊断相当困难。

(二)临床表现

1.症状

典型表现为转移性右下腹痛,疼痛多开始于中上腹或脐周,数小时(6～8 h)后腹痛转移并固定于右下腹,呈持续性。70％～80％的患者具有此典型的腹痛特点,部分患者也可在发病初即表现为右下腹痛。并伴有轻度厌食、恶心、呕吐、便秘、腹泻等胃肠道反应。早期有乏力、头痛,炎症加重时有发热、心率增快等中毒症状。

2.体征

右下腹压痛是急性阑尾炎的最常见的重要体征。压痛点通常位于麦氏点,可随阑尾位置变异而改变,但压痛点始终在一个固定位置上。伴有腹肌紧张、反跳痛、肠鸣音减弱或消失等腹膜刺激征象。阑尾周围脓肿时,右下腹可扪及压痛性包块。其他可协助诊断的体征有结肠充气试验、腰大肌试验、闭孔内肌试验和直肠指诊。

(三)辅助检查

1.实验室检查

多数急性阑尾炎患者血液中白细胞计数和中性粒细胞比例增高。

2.影像学检查

腹部 X 线片可见盲肠扩张和液气平面。B 超检查有时可发现肿大的阑尾或脓肿。CT 扫描可获得与 B 超相似的结果,对阑尾周围脓肿更有帮助。

(四)治疗原则

一旦确诊,绝大多数急性阑尾炎应早期手术治疗。但对于早期单纯性阑尾炎、阑尾周围脓肿已局限、病程超过 72 h、病情趋于好转、有严重器质性疾病、手术禁忌者,可采用非手术治疗。

1.非手术治疗

非手术治疗包括用抗菌药物控制感染、严密观察病情变化、休息、禁食及输液等全身支持疗法。一般在 24～48 h 内,炎症可逐渐消退,如治疗效果不明显或病情加重,应及时改行手术治疗。

2.手术治疗

根据急性阑尾炎的临床类型,选择不同手术方法。

(1)急性单纯性阑尾炎:行阑尾切除术,切口一期缝合。有条件时也可采用腹腔镜进行阑尾切除术。

（2）急性化脓性或坏疽性阑尾炎：行阑尾切除术，若腹腔已有脓液，可清除脓液后关闭腹腔，留置引流管。

（3）阑尾周围脓肿：先行非手术治疗，如肿块缩小，体温正常者，3个月后再行手术切除阑尾。非手术治疗过程中，如无局限趋势，应行脓肿切开引流术，伤口愈合3个月后再行阑尾切除术。

二、护理评估

（一）一般评估

1. 生命体征（T、P、R、BP）

一般只有低热，无寒战；炎症重时出现中毒症状，可表现心率增快，体温升高可达38 ℃左右；阑尾穿孔形成腹膜炎者，出现寒战、体温明显升高（39 ℃或40 ℃）。

2. 患者主诉

是否有转移性右下腹痛；是否伴恶心、呕吐等。

3. 相关记录

饮食习惯，如有无不洁食物史；有无经常进食高脂肪、高糖、少纤维食物等；发作前有无剧烈活动史；腹痛的特点、部位、程度、性质、疼痛持续的时间以及腹痛的诱因、有无缓解和加重的因素等。

（二）身体评估

1. 视诊

无特殊。

2. 触诊

腹部压痛的部位；麦氏点有无固定压痛；有无腹肌紧张、压痛、反跳痛等腹膜刺激征；右下腹有无扪及压痛性包块。

3. 叩诊

无特殊。

4. 听诊

肠鸣音有无减弱或消失。

（三）心理-社会评估

急性阑尾炎常常突然发作，腹痛明显，且需急诊手术治疗，患者可因毫无心理准备而产生焦虑和恐惧。术前应了解患者的心理状况，对疾病及手术治疗有关知识的了解程度。同时，评估其家庭经济情况及手术治疗的经济承受能力。

（四）辅助检查阳性结果评估

评估血白细胞计数和中性粒细胞比例是否增高；了解腹部立位X线检查是否提示盲肠扩张，CT或B超是否提示阑尾肿大或脓肿形成等。

（五）治疗效果的评估

1. 非手术治疗评估要点

观察患者体温、脉搏、呼吸和血压有无变化；观察患者腹部症状和体征的变化，尤其注意腹痛的变化，如出现右下腹痛加剧、发热，血白细胞计数和中性粒细胞比例上升，应做好急诊手术的准备。

2.手术治疗评估要点

观察患者体温、脉搏、呼吸和血压有无变化;注意倾听患者的主诉;观察患者腹部体征有无变化;引流管是否妥善固定,引流是否通畅;切口局部是否有胀痛或跳痛、红肿、压痛,甚至出现波动等。

三、主要护理诊断(问题)

1.疼痛

疼痛与阑尾炎症刺激壁腹膜或手术创伤有关。

2.潜在并发症

(1)切口感染与手术污染、存留异物和血肿、引流不畅等有关。

(2)腹腔感染或脓肿与阑尾残端结扎不牢、缝线脱落、全身抵抗力弱等有关。

(3)出血与阑尾系膜的结扎线脱落有关。

(4)粘连性肠梗阻与局部炎性渗出、手术损伤和术后长期卧床有关。

四、主要护理措施

(一)休息和活动

全麻术后清醒或硬膜外麻醉平卧 6 h 后,血压、脉搏平稳者,改为半卧位,以降低腹壁张力,减轻切口疼痛,有利于呼吸和引流,并可预防膈下脓肿形成。鼓励患者术后早期在床上翻身、活动肢体,待麻醉反应消失后即下床活动,以促进肠蠕动恢复,减少肠粘连发生。

(二)饮食

肠蠕动恢复前暂禁食,予静脉补液。肛门排气后,逐步恢复经口进食。开始勿进食过多甜食和牛奶,以免引起腹胀,逐渐恢复正常饮食。

(三)用药护理

遵医嘱及时应用有效抗生素,控制感染,防止并发症的发生。

(四)术后并发症的观察和护理

1.切口感染

阑尾切除术后最常见的并发症,多见于化脓性或穿孔性阑尾炎。表现为术后 2~3 d 体温升高,切口局部胀痛或跳痛、红肿、压痛,甚至出现波动等。感染伤口先行试穿抽出脓液,或在波动处拆除缝线敞开引流,排出脓液,定期换药。

2.腹腔感染或脓肿

腹腔感染或脓肿常发生在化脓性或坏疽性阑尾炎术后,特别是阑尾穿孔并发阑尾炎的患者。常发生于术后 5~7 d,表现为体温升高或下降后又升高,并有腹痛、腹胀、腹肌紧张、腹部压痛、腹部包块及直肠膀胱刺激症状等,全身中毒症状加剧。

3.出血

出血常发生在术后 24~48 h 内。表现为腹痛、腹胀、出血性休克。一旦发现出血征象,需立即输血补液,纠正休克,紧急再次手术止血。

4.粘连性肠梗阻

粘连性肠梗阻也是阑尾切除术后较常见的并发症。不完全梗阻者行胃肠减压,完全性肠梗阻者则应手术治疗。

(五)健康教育

(1)经非手术治疗痊愈的患者应合理饮食,增加食物中纤维素含量,避免饮食不洁和餐后剧烈运动,注意劳逸结合,适当锻炼身体,增强体质,提高机体抵抗力,遵医嘱继续服药,以免疾病复发。

(2)经手术治疗的患者出院后注意适当休息,逐渐增加活动量,3个月内不宜参加重体力劳动或过量活动。

(3)出院后自我监测,如果出现腹痛、腹胀、高热、伤口红肿热痛等不适,应及时就诊。阑尾周围脓肿未切除阑尾者,出院时告知患者3个月后再行阑尾切除术。

(王连萍)

第三节　胃　癌

一、疾病概述

(一)概念

胃癌是我国最常见的恶性肿瘤之一。其发病率居各类肿瘤的首位,可发生于任何年龄,但以40～60岁多见,男女比例为2∶1。每年约有17万人死于胃癌。

(二)临床表现

1.症状

多无明显症状,部分可有上腹隐痛、嗳气、泛酸、食欲减退等轻度不适。随病情进展,上腹不适或疼痛日益加重。若癌灶位于贲门,可感到进食不通畅;若癌灶位于幽门,出现梗阻时,患者可呕吐出腐败的隔夜食物;癌肿破溃可有呕血和黑便;终末期胃癌常有消瘦、贫血、乏力、食欲缺乏、精神萎靡等恶病质症状,多有明显上腹持续疼痛,如癌灶溃疡、侵犯神经或骨膜引起疼痛。

2.体征

早期可没有明显体征,部分可有上腹部深压不适或疼痛。晚期可扪及上腹部肿块。若出现远处转移,可有肝大、腹腔积液、锁骨上淋巴结肿大等。

(三)辅助检查

1.实验室检查

血常规检查早期血检多正常,中、晚期可有不同程度的贫血、粪便潜血试验阳性。目前尚无对于胃癌诊断特异性较强的肿瘤标记物,CEA、CA50、CA72-4、CA19-9、CA242等多个标记物的连续监测对于胃癌的诊疗和预后判断有一定价值。

2.影像学检查

上消化道X线钡餐造影有助于判断病灶范围,典型X线征象有龛影、充盈缺损、黏膜皱襞改变、蠕动异常及梗阻性改变;增强型CT可以清晰显示胃癌累及胃壁的范围、与周围组织的关系、有无较大的腹腔盆腔转移;PET-CT扫描对判断是否是胃癌约有80%以上的准确性,并可了解全身有无转移灶,没有痛苦,但费用昂贵。

3.纤维胃镜检查

纤维胃镜检查是可发现早期胃癌的有效方法。可直接观察病变部位和范围,并可直接取病变部位做病理学检查。

(四)治疗原则

早发现、早诊断、早治疗是提高胃癌疗效的关键。外科手术是治疗胃癌的主要手段,也是目前能治愈的唯一方法,对于中晚期胃癌,可辅以化疗、放疗以及免疫治疗等以提高疗效。

二、护理评估

(一)一般评估

1.生命体征(T、P、R、BP)

每天监测生命体征,如果出现发热、出血等症状应该加大监测密度。

2.患者主诉

了解患者有无嗳气、泛酸、食欲减退以及恶心、呕吐等消化道症状;了解有无上腹部胀痛、胀痛部位、性质、程度、持续时间、缓解方式;了解大便性状、颜色等。了解患者既往有无慢性胃炎、胃溃疡、胃息肉等病史;饮食喜好,是否吸烟喝酒,是否经常食用腌制、熏制食品。

(二)身体评估

视诊腹部有无异常隆起或凹陷,有无瘢痕或肠型;触诊腹壁紧张度如何;有无肿块以及压痛;叩诊有无移动性浊音;听诊肠鸣音是否正常。

(三)心理-社会评估

了解患者性格以及面对压力时的应对情况;对本疾病能否正确认识,是否配合治疗;有无焦虑、害怕等表现;了解患者收入以及住院费用支付情况。

(四)辅助检查阳性结果评估

1.实验室检查

血常规检查有无贫血,粪便潜血试验是否阳性。

2.影像学检查

上消化道 X 线钡餐造影有无龛影、充盈缺损、黏膜皱襞改变、蠕动异常及梗阻性改变;增强型 CT 中胃癌累及胃壁的范围、与周围组织的关系、有无较大的腹腔盆腔转移等。

3.纤维胃镜检查

纤维胃镜检查病变部位和范围,以及病理学检查结果。

(五)治疗效果评估

1.非手术治疗评估要点

上腹部疼痛是否得到缓解,营养缺乏是否得到改善,是否了解自身疾病相关知识。

2.手术治疗评估要点

手术过程是否顺利,肿块是否切除全面,术后是否会出现出血、十二直肠残端破裂、吻合口瘘、消化道梗阻、倾倒综合征等并发症。

三、主要护理诊断(问题)

1.焦虑、恐惧或绝望

焦虑、恐惧或绝望与对疾病的发展及以后缺乏了解、对疾病的治疗效果没有信心有关。依据：抑郁、沮丧、伤感、失助。

2. 营养失调

营养失调与胃功能降低、营养摄入不足，肿瘤生长消耗大量能量，禁食，消化道对化疗的反应等因素有关。

3. 知识缺乏

与缺乏相关胃癌的医护知识有关。

4. 潜在并发症

出血、十二直肠残端破裂、吻合口瘘、消化道梗阻、倾倒综合征等。

四、主要护理措施

（一）休息

环境良好、生活规律、劳逸结合，忌疲劳。

（二）饮食

胃癌患者要加强营养护理，纠正负氮平衡，提高手术耐受力和术后恢复的效果。能进食者给予高热量、高蛋白、高维生素饮食，食物应新鲜易消化。对于不能进食或禁食患者，应从静脉补给足够能量、氨基酸类、电解质和维生素，必要时可实施全胃肠外营养（TPN）。对化疗的患者应适当减少脂肪、蛋白含量高的食物，多食绿色蔬菜和水果，以利于消化和吸收。术后饮食需结合对饮食耐受情况及胃肠容量酌情调整进食量及种类、进食间隔和次数。术后初期一般采用特殊途径供给营养，如静脉营养或肠内营养。术后 3～4 d 排气、胃肠功能恢复后，可渐进食，通常应遵循以下原则。

1. 少食多餐

因术后接纳食物的空间明显缩小，每餐食量也不能多，只能少食多餐才能满足机体对营养的需求，以每天 8～10 餐开始为宜，术后 1 个月左右逐渐改为 5～6 餐，3～6 个月后逐渐改为 3～4 餐。因各人情况不同，没有绝对标准，主要根据食后是否不适来决定每次进餐量和间隔时间。主食与配菜应选稀、软且易于消化的食物。由于患者短期内并不习惯小胃或无胃的状态，往往容易按术前习惯吃喝导致胀满难受、胃排空障碍、甚至吻合口开裂，所以千万不可暴饮暴食。

2. 多食蛋白质丰富食物

术后初期应按照无渣流食、少渣流食、半流食、软食、普食顺序进食。流质饮食以米汤、蛋汤、菜汤、藕粉、肠内营养制剂、奶、蛋白粉为宜。半流食应选高蛋白、高热量、高维生素、低脂肪、新鲜易消化食物；动物性蛋白最好来源是鱼类，也可食蛋羹、酸奶；植物性蛋白以豆腐为佳。

3. 少食甜食和脂肪

应避免摄入大量过甜食物引起不适。脂肪供能不超总能量 35％，少食畜肉脂肪，应食易消化吸收的脂肪，如植物油、奶油、蛋黄等。

4. 食物禁忌

①忌食冰冷、过烫食物；②忌辛辣刺激性强的调味品；③忌饮烈酒、浓茶等刺激性饮料；④避免过于粗糙食物，如油炸食物。

5. 预防贫血

胃癌次全切除尤其全胃切除后，易发生缺铁性贫血，因此可适当食用瘦肉、鱼、虾、动物血、动物肝以及大枣、绿叶菜、芝麻酱等富含蛋白质与铁质的食品。

6.细嚼慢咽

术后胃研磨功能减弱,对于较粗糙不易消化的食物,应细嚼慢咽。放化疗期间饮食:增强营养可使癌细胞生长,生长活跃的癌细胞更易被放化疗损伤,因此放化疗期间应该增加营养摄入,宜补充高蛋白质食品。若食欲缺乏、恶心呕吐,可尝试以下方面:①增加开胃食品,如山楂、萝卜、香草、陈皮等;②少食多餐;③更换食谱,改变烹调方法;④食物要比较熟烂便于消化吸收;⑤多吃维生素含量高的生拌凉菜和水果。实在难以进食者应给予肠内营养或静脉营养支持。

(三)手术护理

1.术前注意患者的营养与进食情况

按病情给予高蛋白、高热量、高维生素少渣软食、半流食或流食。纠正水、电解质紊乱,准确记录出入量,对重度营养不良、血浆蛋白低、贫血者,术前补蛋白质或输血。有幽门梗阻者,术前 3 d 每晚用温盐水洗胃,消除胃内积存物,减轻胃黏膜水肿。严重幽门梗阻者,应于术前 1~3 d 作胃肠减压,使胃体积缩小。予术日晨放置胃管,抽尽胃液后留置胃管。

2.术后严密观察生命体征

硬膜外麻醉 4~6 h 或全麻清醒血压、脉搏平稳后半坐卧位。注意保持卧位正确,以利呼吸和腹腔引流。鼓励深呼吸、咳痰、翻身及早期活动,预防肺部感染及其他并发症。注意口腔卫生,预防腮腺炎。

3.腹腔引流

腹腔引流管接无菌瓶,每 3 d 更换 1 次,以防逆行感染。必须严密观察引流液的颜色、性质、量,并准确记录。一般在 24 h 内量多,为血浆样渗出液,以后逐渐减少。如引流液为鲜红色,且超过 500 mL 应考虑有出血。要勤巡视,随时观察引流管是否通畅以及有无扭曲、脱落。

4.持续胃肠减压

保持胃管通畅,以减少胃内容物对吻合口的刺激,预防吻合口水肿和吻合口瘘。每 2 h 用生理盐水冲洗胃管 1 次,每次量不超过 20 mL 并相应吸出,避免压力过大、冲洗液过多而引起出血。注意引流液的性质及量,并准确记录引流量。如有鲜血抽出,必须及时报告医生处理。胃管应妥善固定,不可随意移动,并注意有无脱落或侧孔吸附胃壁,使胃肠减压停止。

5.术后饮食

术后 3 d 禁食、禁水,静脉补液,每日 3 000 mL 左右。在停止胃肠减压后,可饮少量水。次全胃切除术和全胃切除术的术后饮食要求有一定的区别。

(四)心理护理

对胃癌患者,在护理工作中要注意发现患者的情绪变化,护士要注意根据患者的需要程度和接受能力提供信息;要尽可能采用非技术性语言使患者能听得懂,帮助分析治疗中的有利条件和进步,使患者看到希望,消除患者的顾虑和消极心理,增强对治疗的信心,能够积极配合治疗和护理。

(五)健康教育

在平时的饮食方面应注意:①不吃或少吃含有亚硝胺类物质的食物,如咸鱼、香肠及酸菜等;②多吃新鲜蔬菜,避免多吃过度刺激性饮食。节制烟酒,定时饮食。饮食适度,防止暴饮暴食,以减少胃炎和胃溃疡的发生;③积极治疗萎缩性胃炎、胃溃疡等疾病,并应定期复查;④一经确诊为多发性息肉或直径大于 2 cm 的单发性息肉,应及时采取手术治疗;⑤对有柏油样便者,无论有无胃部症状,都应该到医院做进一步检查。

(王连萍)

第四节　急性化脓性腹膜炎

一、疾病概述

(一)概念

腹膜炎是发生于腹腔脏腹膜和壁腹膜的炎症,可由细菌感染、化学性(胃液、胆汁、血液)或物理性损伤等引起。急性化脓性腹膜炎是指由化脓性细菌包括需氧菌和厌氧菌或两者混合引起的腹膜急性炎症,累及整个腹腔时称为急性弥漫性腹膜炎。按发病机制分为原发性腹膜炎和继发性腹膜炎。

(二)临床表现

早期表现为腹膜刺激症状,如腹痛、压痛、腹肌紧张和反跳痛等;后期由于感染和毒素吸收,主要表现为全身感染中毒症状。

(三)辅助检查

1.实验室检查

血常规检查提示白细胞计数和中性粒细胞比例增多,或有中毒颗粒。病情危重或机体反应能力低下者,白细胞计数可不升高。

2.X 线检查

腹部立卧位 X 线片可见小肠普遍胀气,并有多个小液平面的肠麻痹征象;胃肠穿孔时多数可见膈下游离气体。

3.B 超检查

B 超检查可显示腹内有积液。

4.诊断性腹腔穿刺或腹腔灌洗

根据叩诊或 B 超定位穿刺,穿刺液性状、气味、浑浊度、涂片镜检、细菌培养以及淀粉酶测定等可判断病因。如胃十二指肠溃疡穿孔时穿刺液呈黄色、浑浊、无臭味,有时可抽出食物残渣;急性重症胰腺炎时抽出液为血性,胰淀粉酶含量高。如果腹腔穿刺抽出不凝固血液,说明有腹腔内实质脏器损伤。腹腔内液体少于 100 mL 时,腹腔穿刺往往抽不出液体,注入一定量的生理盐水后再行抽液检查。

(四)治疗原则

积极消除原发病因,改善全身状况,促进腹腔炎症局限、吸收或通过引流使炎症消除。

1.非手术治疗

对于病情较轻或病情已经超过 24 h,且腹部体征已经减轻;原发性腹膜炎;伴有严重心肺等脏器疾病不能耐受手术者;伴有休克、严重营养不良、电解质紊乱等需术前纠正可采取非手术治疗。

主要措施包括半卧位、禁食、持续胃肠减压、输液、输血、应用抗生素、镇静、给氧等治疗措施。

2.手术治疗

手术治疗适应证:①腹腔内原发病灶严重者,如腹内脏器损伤破裂、绞窄性肠梗阻、炎症引起肠坏死、肠穿孔、胆囊坏疽穿孔、术后胃肠吻合口瘘所致腹膜炎;②弥漫性腹膜炎较重而无局限趋势者;③患者一般情况差,腹腔积液多,肠麻痹重,或中毒症状明显,尤其是有休克者;④经非手术治疗 6~8 h(一般不超过 12 h),如腹膜炎症状与体征均不见缓解,或反而加重者;⑤原发病必须手术解决的,如阑尾炎穿孔、胃十二指肠穿孔等。具体措施包括处理原发病因、清理腹腔、充分引流。

二、护理评估

(一)一般评估

1.生命体征(T、P、R、BP)

每 15~30 min 测定一次呼吸、脉率和血压。

2.患者主诉

腹痛发生的时间、部位、性质、程度、范围以及伴随症状。如有呕吐,了解呕吐物性状。了解患者健康史,包括了解患者年龄、性别、职业等一般资料;了解既往病史,有无胃十二指肠溃疡或阑尾炎、胆囊炎发作史;有无腹部手术、外伤史;近期有无呼吸系统、泌尿系统感染病史或营养不良等其他导致抵抗力下降的情况。

(二)身体评估

1.腹部情况

腹式呼吸是否减弱或消失;有无腹部压痛、反跳痛、腹肌紧张及其部位、程度、范围;有无肝浊音界缩小或消失,或移动性浊音;肠鸣音是否减弱或消失;直肠指诊时,如直肠前窝饱满及触痛,则表示有盆腔感染存在。

2.全身情况

患者精神状态、生命体征是否稳定、饮食活动情况;有无寒战、高热、呼吸浅快、面色苍白等感染性中毒表现;有无水、电解质、酸碱失衡表现;有无口干、肢端发冷、血压下降、神志恍惚等休克表现。

(三)心理-社会评估

了解患者及家属的心理反应和心理承受能力,有无焦虑、恐惧表现。以及对本病的认识程度、治疗合作情况;家属态度,家庭经济以及社会支持情况。

(四)辅助检查阳性结果评估

1.实验室检查

血常规检查提示白细胞计数和中性粒细胞比例增多,或有中毒颗粒。病情危重或机体反应能力低下者,白细胞计数可不升高。

2.X线检查

小肠普遍胀气,并有多个小液平面的肠麻痹征象;胃肠穿孔时多数可见膈下游离气体。

3.B超检查

B超检查可显示腹内有积液,有助于原发病的诊断。

4. 诊断性腹腔穿刺或腹腔灌洗

腹腔穿刺可判断原发病变,明确病因。如胃十二指肠溃疡穿孔时穿刺液呈黄色、浑浊、无臭味,有时可抽出食物残渣;急性重症胰腺炎时抽出液为血性,胰淀粉酶含量高。如果腹腔穿刺抽出不凝固血液,说明有腹腔内实质脏器损伤。腹腔内液体少于 100 mL 时,腹腔穿刺往往抽不出液体,注入一定量的生理盐水后再行抽液检查。

(五)治疗效果评估

1. 非手术治疗评估要点

患者主诉腹痛及恶心、呕吐情况是否好转;腹部压痛、反跳痛是否好转;生命体征是否平稳且趋于正常;水、电解质失衡是否纠正;患者精神状况是否好转。

2. 手术治疗评估要点

麻醉方式、手术类型,腹腔引流管放置的位置,引流的情况,切口愈合的情况。

三、主要护理诊断(问题)

1. 腹痛、腹胀

腹痛、腹胀与腹壁膜受炎症刺激有关。

2. 体温过高

体温过高与腹膜炎毒素吸收有关。

3. 体液不足

体液不足与腹腔内大量渗出、高热或体液丢失过多有关。

4. 焦虑、恐惧

焦虑、恐惧与病情严重、躯体不适、担心术后康复及预后有关。

5. 潜在并发症

潜在并发症包括腹腔脓肿、切口感染。

四、主要护理措施

(一)休息

休克患者采取平卧位,或头、躯干、下肢抬高 20°,尽量减少搬动,以减轻疼痛。全麻术后头偏一侧,平卧位 6 h,待清醒后改为半坐卧位。半坐卧位可促进腹腔内渗出液流向盆腔,有利于局限炎症和引流;可促使腹内器官下移,减轻对呼吸和循环的影响;也减轻因腹肌紧张引起的腹胀等不适。鼓励患者进行脚背、脚趾的勾、绷活动,或自下而上按摩下肢以预防下肢静脉血栓形成。

(二)饮食

胃肠穿孔患者必须禁食,并留置胃管持续胃肠减压,以抽出胃肠道内容物和积液、积气,减少消化道内容物继续流入腹腔,改善胃壁血运,利于炎症的局限和吸收,促进胃肠道恢复蠕动。手术后等肠功能恢复后才可以从流质开始逐步过渡到半流质－软食－普食,而且宜循序渐进、少量多餐,可进食富含蛋白、热量和维生素的饮食,以促进机体康复和伤口愈合。

(三)用药护理

主要为维持体液平衡和有效循环血量,保持生命体征稳定;控制感染和营养支持治疗。迅速建立静脉输液通道,遵医嘱补充液体及电解质,病情严重者,必要时输入血浆或全血等以纠正低蛋白血症和贫血,根据情况使用激素,减轻中毒症状,或使用血管活性药,以维持生命体征稳定。

根据患者丢失的液体量和生理需要量计算总补液量,安排好各类液体的输注顺序,并根据患者临床表现和补液监测指标及时调整输液的成分和速度。遵医嘱合理应用抗生素,根据细菌培养及药敏结果合理选择抗生素;急性腹膜炎患者的代谢率约为正常人的140%,分解代谢增强,因此在补充热量的同时应该补充蛋白、氨基酸等。对于长期不能进食的患者应尽早实施肠外营养支持,提高机体防御和修复能力。

(四)心理护理

做好患者及家属的沟通解释工作,稳定其情绪,减轻焦虑、恐惧;鼓励帮助患者面对和接受疾病带来的变化,尽快适应患者角色,增强战胜疾病的信心和勇气。

(五)健康教育

根据患者需要介绍有关腹膜炎的基本知识,以及检查、治疗、手术、康复等方面的知识,如禁食、胃肠减压、半卧位的重要性,制订合理的健康教育计划,提高其认识和配合治疗。

(王连萍)

第五节　腹外疝

一、疾病概述

(一)概念

腹外疝是腹腔内的脏器或组织连同壁腹膜,经腹壁薄弱点或孔隙,向体表突出所形成。常见的有腹股沟疝、股疝、脐疝、切口疝等。临床上以腹外疝多见。

(二)临床表现

腹外疝有易复性、难复性、嵌顿性和绞窄性等临床类型,其临床表现各异。

1. 易复性疝

易复性疝最常见,疝内容物很容易回纳入腹腔,称为易复性疝。在患者站立、行走、咳嗽等导致腹内压增高时肿块突出,平卧、休息或用手将疝内容物向腹腔推送时可回纳入腹腔。除疝块巨大者可有行走不便和下坠感,或伴腹部隐痛外,一般无不适。

2. 难复性疝

疝内容物不能或不能完全回纳入腹腔内,但并不引起严重症状者,称为难复性疝。此类疝内容物大多数为大网膜,滑动性疝也属难复性疝的一种。患者常有轻微不适、坠胀、便秘或腹痛等。

3. 嵌顿性疝

疝环较小而腹内压突然增高时,较多的疝内容物强行扩张疝环挤入疝囊,随后由于疝囊颈的弹性回缩,使疝内容物不能回纳,称为嵌顿性疝。此时疝内容物尚未发生血运障碍。多发生于股疝、腹股沟斜疝等。患者可有腹部或包块部疼痛,若嵌顿物为肠管可有腹痛、恶心呕吐、肛门停止排便排气等。

4.绞窄性疝

嵌顿若不能及时解除,嵌闭的疝内容物持续受压,出现血液回流受阻而充血、水肿、渗出,并逐渐影响动脉血供,成为绞窄性疝。发生绞窄后,包块局部出现红、肿、痛、热,甚至形成脓肿,全身有畏寒、发热、脱水、腹膜炎、休克等症状。

(三)辅助检查

1.透光试验

用透光试验检查肿块,因疝块不透光,故腹股沟斜疝呈阴性,而鞘膜积液多为透光(阳性),可以此鉴别。但幼儿的疝块,因组织菲薄,常能透光,勿与鞘膜积液混淆。

2.实验室检查

疝内容物继发感染时,血常规检查提示白细胞和中性粒细胞比例升高;粪便检查显示隐血试验阳性或见白细胞。

3.影像学检查

疝嵌顿或绞窄时 X 线检查可见肠梗阻征象。

(四)治疗原则

除少数特殊情况外,腹股沟疝一般均应尽快施行手术治疗。腹股沟疝早期手术效果好、复发率低;若历时过久,疝块逐渐增大后,加重腹壁的损伤而影响劳动力,也使术后复发率增高;而斜疝又常可发生嵌顿或绞窄而威胁患者的生命。股疝因极易嵌顿、绞窄,确诊后应及时手术治疗。对于嵌顿性或绞窄性股疝,则应紧急手术。常用的手术方式有疝囊高位结扎术、无张力疝修补术、经腹腔镜疝修补术等。

二、护理评估

(一)一般评估

1.生命体征(T、P、R、BP)

发生感染时可出现发热、脉搏细速、血压下降等征象。

2.患者主诉

突出于腹腔的疝块是否可回纳,有无压痛和坠胀感,有无肠梗阻和腹膜刺激征等。

3.相关记录

疝块的部位、大小、质地等;有无腹内压增高的因素等。

(二)身体评估

1.视诊

腹壁有无肿块。

2.触诊

疝块的部位、大小、质地、有无压痛,能否回纳,有无压痛、反跳痛、腹肌紧张等腹膜刺激征。

3.叩诊

叩诊无特殊。

4.听诊

听诊无特殊。

(三)心理-社会评估

了解患者有无因疝块长期反复突出影响工作和生活并感到焦虑不安,对手术治疗有无思想顾虑。了解家庭经济承受能力,患者及家属对预防腹内压升高等相关知识的掌握程度。

(四)辅助检查阳性结果评估

了解阴囊透光试验是否阳性,血常规检查有无白细胞计数及中性粒细胞比例的升高,粪便潜血试验是否阳性等,腹部 X 线检查有无肠梗阻等。

(五)治疗效果的评估

1.非手术治疗评估要点

(1)有无病情变化:观察患者疼痛性状及病情有无变化,若出现明显腹痛,伴疝块突然增大、发硬且触痛明显、不能回纳腹腔,应高度警惕嵌顿疝发生的可能。

(2)有无引起腹内压升高的因素:患者是否戒烟,是否注意保暖防感冒,有无慢性咳嗽、腹腔积液、便秘、排尿困难、妊娠等引起腹内压增高的因素。

(3)棉线束带或绷带压深环的患者:注意观察局部皮肤的血运情况;棉束带是否过松或过紧,过松达不到治疗作用,过紧则使患儿感到不适而哭闹;束带有无被粪尿污染等应及时更换,防止发生皮炎。

(4)使用医用疝带的患者:患者是否正确佩戴疝带,以防因疝带压迫错位而起不到效果;长期戴疝带的患者是否因疝带压迫有不舒适感而产生厌烦情绪,应详细说明戴疝带的作用,使其能配合治疗。

(5)行手法复位的患者:手法复位后 24 h 内严密观察患者的生命体征,尤其脉搏、血压的变化,注意观察腹部情况,注意有无腹膜炎或肠梗阻的表现。

2.手术治疗评估要点

(1)有无引起腹内压升高的因素:患者是否注意保暖防感冒,是否保持大小便通畅,有无慢性咳嗽、便秘、尿潴留等引起腹内压增高的因素。

(2)术中有无损伤肠管或膀胱:患者是否有急性腹膜炎或排尿困难、血尿、尿外渗等表现,应怀疑术中可能有肠管或膀胱损伤。

(3)局部切口的愈合情况:注意观察有无伤口渗血;有无发生切口感染,注意观察体温和脉搏的变化,切口有无红、肿、疼痛,阴囊部有无出血、血肿。术后 48 h 后,患者如仍有发热,并有切口处疼痛,则可能为切口感染。

(4)有无发生阴囊血肿:注意观察阴囊部有无水肿、出血、血肿。术后 24 h 内,阴囊肿胀,呈暗紫色,穿刺有陈旧血液,则可能为阴囊血肿。

三、主要护理诊断(问题)

1.疼痛

疼痛与疝块嵌顿或绞窄、手术创伤有关。

2.知识缺乏

与缺乏腹外疝成因、预防腹内压增高及促进术后康复的知识有关。

3.有感染的危险

感染与手术、术中使用人工合成材料有关。

4.潜在并发症

(1)切口感染与术中无菌操作不严,止血不彻底,或全身抵抗力弱等有关。

(2)阴囊水肿与阴囊比较松弛、位置低,容易引起渗血、渗液的积聚有关。

四、主要护理措施

(一)休息与活动

术后当日取平卧位,膝下垫一软枕,使髋关节微屈,以降低腹股沟区切口张力和减少腹腔内压力,利于切口愈合和减轻切口疼痛,次日可改为半卧位。术后卧床期间鼓励床上翻身及活动肢体。传统疝修补术后 3～5 d 患者可离床活动,采用无张力疝修补的患者一般术后次日即可下床活动,年老体弱、复发性疝、绞窄性疝、巨大疝等患者可适当推迟下床活动的时间。

(二)饮食护理

术后 6～12 h,若无恶心、呕吐,可进流食,次日可进软食或普食,应多食粗纤维食物,利于排便。行肠切除、肠吻合术者应待肠功能恢复后方可进食。

(三)避免腹内压增高

术后注意保暖,防止受凉、咳嗽,若有咳嗽,教患者用手掌按压伤口处后再咳嗽。保持大小便通畅,及时处理便秘,避免用力排便。术后有尿潴留者应及时处理。

(四)预防阴囊水肿

术后可用丁字带托起阴囊,防止渗血、渗液积聚阴囊。

(五)预防切口感染

术后切口一般不需加沙袋压迫,有切口血肿时应予适当加压。术后遵医嘱使用抗菌药物,并注意保持伤口敷料干燥、清洁,不被粪尿污染,发现敷料脱落或污染应及时更换。

(六)健康教育

1.活动指导

患者出院后生活要规律,避免过度紧张和劳累,应逐渐增加活动量,3 个月内应避免重体力劳动或提举重物等。

2.饮食指导

调整饮食习惯,多饮水,多进食高纤维食物,养成定时大便习惯,保持排便通畅。

3.防止复发

减少和消除引起腹外疝复发的因素,并注意避免增加腹内压的动作,如剧烈咳嗽、用力排便等。防止感冒,若有咳嗽应尽早治疗。

(舒　晴)

第六节　大肠癌

一、疾病概述

(一)概念

大肠癌是消化道最常见的恶性肿瘤之一,包括结肠癌及直肠癌。结肠癌以 41～50 岁发病率最高,近年来结肠癌在世界范围内的发病率呈明显上升且有多于直肠癌的趋势,而直肠癌的发病率基本稳定。大肠癌的发病率随年龄的增加而逐步上升,尤其以 60 岁以后大肠癌的发病率及病死率均显著增加。

(二)临床表现

早期多无症状或症状不明显,随病程的发展与病灶的增大,至中晚期可出现一系列症状。

1.结肠癌

结肠癌主要临床表现为排便习惯和粪便性状改变、腹痛、腹部包块、肠梗阻、贫血、消瘦、乏力和低热等。直肠癌主要临床表现为直肠刺激症状、黏液血便、肠腔狭窄症状、转移症状等。

(三)辅助检查

辅助检查包括直肠指检、大便潜血试验、内镜检查、X线钡剂灌肠或气钡双重对比造影检查、血清癌胚抗原(CEA)测定、B超、CT检查等。

(四)治疗原则

手术切除是大肠癌的主要治疗方法,同时配合化疗、放疗等综合治疗可在一定程度上提高疗效。手术方法主要有结肠癌根治性手术、直肠癌根治性手术、大肠癌腹腔镜根治术、姑息性手术等。

二、护理评估

(一)一般评估

1.生命体征(T、P、R、BP)

癌肿晚期患者可有低热表现。

2.患者主诉

是否有排便习惯的改变;是否有腹泻、便秘、腹痛、腹胀、肛门停止排气排便等肠梗阻症状;是否有腹部包块;是否有直肠刺激症状;有无大便表面带血、黏液和脓液的情况;是否有大便变形变细;有无食欲减退、消瘦、贫血、乏力;有无淋巴结肿大、肿块大小、活动度和压痛程度。

3.相关记录

体重、饮食习惯、营养情况、有无烟酒、饮茶等嗜好、排便习惯、家族史、既往史等。

(二)身体评估

1.视诊

无特殊。

2.触诊

有无扪及肿块以及肿块大小、部位、硬度、活动度、有无局部压痛等;有无淋巴结肿大、肿块大小、活动及压痛程度。

3.叩诊

无特殊。

4.听诊

无特殊。

5.直肠指诊

直肠癌癌肿与肛缘的距离、大小、硬度、形态及其与周围组织的关系。

(三)心理-社会评估

了解患者和家属对疾病的认识,患者是否接受手术的方式及理解手术可能导致的并发症;对结肠造口带来的生活不便和生理功能改变的心理承受能力;是否产生焦虑、恐惧、悲观和绝望心理；了解家庭对患者手术及进一步治疗的经济承受能力和支持程度等。

(四)辅助检查阳性结果评估

直肠指检、癌胚抗原测定、粪便隐血试验、影像学和内镜检查有无异常发现；有无重要器官功能检查结果异常及肿瘤转移情况等。

(五)治疗效果的评估

1. 非手术治疗评估要点

非手术治疗是大肠癌综合治疗的一部分，有助于改善症状、提高手术切除率、控制转移和提高生存率。因此，非手术治疗时要注意评估患者是否出现化疗药物和放疗的毒副作用。

2. 手术治疗评估要点

观察患者体温、脉搏、呼吸和血压有无变化；患者的营养状况是否能够维持或改善；观察患者腹部体征有无变化；引流管是否妥善固定，引流是否通畅，引流液的颜色、性质、量；切口的愈合情况等；术后有无发生切口感染、吻合口瘘、造口缺血坏死或狭窄及造口周围皮炎等并发症。

三、主要护理诊断(问题)

1. 焦虑、恐惧或预感性悲哀

焦虑、恐惧或预感性悲哀与担心或害怕癌症、手术、化疗、结肠造口等影响生活、工作等有关。

2. 营养失调：低于机体需要量

营养失调与癌肿慢性消耗、手术创伤、放化疗反应有关。

3. 自我形象紊乱

自我形象紊乱与行肠造口后排便方式改变有关。

4. 知识缺乏

与缺乏手术有关的知识以及肠造口术后的护理知识有关。

5. 潜在并发症

(1)切口感染与手术污染、存留异物和血肿、引流不畅等有关。

(2)吻合口瘘与术中误伤、吻合口缝合过紧影响血供、术前肠道准备不充分、患者营养状况不良、术后护理不当等有关。

(3)造口缺血坏死与造口血运不良、张力过大等有关。

(4)造口狭窄与术后瘢痕挛缩有关。

(5)造口周围粪水性皮炎与造口位置差难贴造口袋、底板开口剪裁过大等导致粪水长时间刺激皮肤有关。

四、主要护理措施

(一)休息与活动

病情平稳后，可改半坐卧位，以利腹腔引流。术后早期，可鼓励患者在床上多翻身、活动四肢；术后2～3 d患者情况许可时，协助患者下床活动，以促进肠蠕动恢复，减轻腹胀，避免肠粘连。活动时注意保护伤口，避免牵拉。

(二)饮食

留置胃管期间应禁食，由静脉输液补充营养，并准确记录24 h出入量，避免水和电解质紊乱。术后48～72 h肛门排气或开放造口后,若无腹胀、恶心、呕吐等不良反应,即可拔除胃管,经口进流质饮食,但早期切忌进食易引起胀气的食物,例如牛奶等;术后1周进少渣半流质饮食,逐步过渡到软食,2周左右可以进普食,注意补充高热量、高蛋白、低脂、维生素丰富的食品,如豆制品、蛋、鱼类等。目前大量研究表明,术后早期(约6 h)开始应用肠内全营养制剂可促进肠功能的恢复,维持并修复肠黏膜屏障,改善患者营养状况,减少术后并发症。

(三)用药护理

遵医嘱及时应用有效抗生素,控制感染,防止并发症的发生。

(四)造口护理

(1)造口开放前,用凡士林纱条外敷结肠造口,外层敷料浸湿后应及时更换,防止感染。一般术后3 d拆除凡士林纱条。

(2)结肠造口一般于术后2～3 d肠功能恢复后开放,开放时宜取左侧卧位,并预先用塑料薄膜将腹部切口与造口隔开,以防流出的粪便污染切口。

(3)术后早期根据患者肠造口的类型、造口的大小、造口的位置等选择一件式或两件式无碳片的白色透明的开口造口袋,以便于观察造口的血运、肠蠕动功能的恢复和排泄物的颜色。

(4)指导患者正确使用造口袋,基本步骤包括备物、除袋、清洗、度量造口大小和剪裁造口袋、粘贴、扣好造口尾部袋夹等;造口袋内充满三分之一排泄物时,须及时更换。

(5)注意饮食卫生,避免进食产气或刺激性食物,以免腹胀或腹泻;少进食产生异味的食物,以免散发不良气味;适量进食粗纤维食物,多饮水,防止便秘。

(五)心理护理

了解患者的实际心理承受力,有技巧地与家属共同做好安慰、解释工作,增加患者积极配合治疗和护理的信心及勇气。对于造口患者来说,应对造口手术带来的各种问题是一项巨大的挑战,无论是身体的康复还是心理上对造口的接受都需要较长的时间,有研究显示,大部分患者至少需要半年才能适应有造口的生活。术后早期,这些患者经常感到焦虑无助和虚弱无力,因而也就更依赖于医护人员的帮助和照顾。造口护士在术后早期注意提高患者造口自我护理能力以及增强患者自我护理造口的信心,有助于提高其对造口的适应水平,早日恢复正常生活。

(六)造口及其周围并发症的观察和护理

1. 造口缺血坏死

肠造口黏膜正常外观为牛肉红色或粉红色,若黏膜呈暗紫色或黑色,则说明造口肠管血运有障碍,应首先为患者去除或避免一切可能加重造口缺血坏死的因素,最好选用一件式透明造口袋。评估造口活力并通知医生。

2. 造口狭窄

小指不能通过肠造口时为造口狭窄。程度较轻者,每天两次用小指扩张肠造口开口处,每次10 min以上,需长期进行。情况严重者须外科手术治疗。

3. 造口回缩

肠造口高度最好能突出皮肤水平1～2.5 cm。当肠造口过于平坦时,常易引起渗漏,导致造口周围皮肤损伤。轻度回缩使用凸面猪油膏底板,乙状结肠造口而皮肤有持续损伤者,可考虑采用结肠灌洗法,肥胖患者宜减轻体重。如果肠造口断端已回缩至腹腔,产生腹膜炎征象,应立即手术治疗。

4.粪水性皮炎

造口周围皮肤糜烂,患者主诉皮肤烧灼样疼痛。检查刺激原因并及时去除;指导患者重新选择合适的造口用品,并指导患者正确的造口底板剪裁技术;指导患者掌握需要更换造口袋的指征,如有渗漏要随时更换。

(七)健康教育

(1)提高大众的防癌意识,尤其对有家族史、有癌前期病变以及其他相关疾病者,养成定期体检的习惯,及时发现早期病变。

(2)促进健康的生活方式,注意调整饮食,进低脂、适当蛋白质及纤维素的食物,保持排便通畅,避免体重增加。参加适量体育锻炼,生活规律,保持心情舒畅,尽快回归术前的生活方式。有条件的造口患者可参加造口患者联谊会,交流经验和体会,找回自信。

(3)指导患者做好造口自我护理,出院后每周扩肛 1 次,用食指戴上指套涂上润滑剂后轻轻插入造口至第 2 指关节处,停留 5～10 min。若发现造口狭窄、排便困难应及时到医院就诊。

(4)指导患者定期复查,一般从出院后 2 周开始每 3～6 个月定期门诊复查。行化疗、放疗的患者,应定期检查血常规,出现白细胞和血小板计数明显减少时,遵医嘱及时暂停化疗和放疗。

(舒　晴)

第七节　肠结核

肠结核是结核杆菌侵犯肠道引起的慢性特异性感染。过去在我国比较常见,随着人民生活水平的提高、卫生保健事业的发展及结核患病率的下降,本病亦逐渐减少。发病年龄为 2～72 岁,而以 21～40 岁最多,女性多于男性,约为 1.85：1。根据大体形态学表现,肠结核可分为溃疡型、增生型和混合型。绝大多数病例继发于肠外结核病,主要是肺结核。无肠外结核病灶者称原发性肠结核,约占肠结核的 10% 以下。

一、护理评估

(一)评估患者的健康史及家族史

询问患者既往身体状况,尤其是近期是否患有身体其他部位的结核病,或近期是否与结核患者接触过。

(二)临床症状的评估与观察

1.评估患者腹痛的症状

有腹痛症状者占 95% 以上,疼痛性质一般为隐痛或钝痛,禁食易诱发或加重,出现腹痛与排便,排便后疼痛可有不同程度的缓解。

2.评估患者腹泻与便秘的症状

腹泻常与腹痛相伴随。大便每日数次至数十次,半成形或水样,常有黏液,重症患者有广泛溃疡可有脓血便,量多,有恶臭味。常在清晨排便,故有"鸡鸣泻"之称。

小肠结核如果病变广泛,可引起吸收不良而发生脂肪泻。无腹泻而只有便秘者约占25％。腹泻与便秘交替常被认为是肠结核的典型症状。腹泻数日继而便秘,如此循环交替。

3.评估患者有无腹部肿块

主要见于增生型肠结核。溃疡型肠结核病有局限性腹膜炎,病变肠曲和周围组织粘连,或同时有肠系膜淋巴结结核,也可出现腹部肿块。

4.评估患者的营养状况、有无营养障碍

因进食可诱发疼痛,患者常有食欲缺乏、畏惧进食,食量因而减少,肠管炎症引起的淋巴梗阻、瘀张,使肠局部蠕动异常,发生肠内容物瘀滞,加之肠道菌群失调等因素干扰了食物的消化与吸收,甚至发生脂肪泻,从而体重下降,并有贫血等一系列营养障碍的表现。

5.评估患者有无发热症状

溃疡型肠结核有结核毒血症,表现为午后低热、不规则热、弛张热或稽留高热,体温多在38 ℃,伴有盗汗。增生型肠结核可无发热或有时低热。

6.评估患者有无肠外表现

可有倦怠、消瘦、苍白、随病程发展可出现维生素缺乏、脂肪肝、营养不良性水肿等表现。部分患者可出现活动性肺结核的临床表现。

7.评估患者有无肠梗阻、肠出血、肠穿孔的症状

并发肠梗阻时有腹绞痛,常位于右下腹或脐周,伴有腹胀、肠鸣音亢进、肠型与蠕动波;并发肠穿孔时,由于病变周围多有组织粘连,弥散性腹膜炎较少见。

(三)辅助检查评估

1.血液检查

溃疡型肠结核可有中度贫血,无并发症时血白细胞计数一般正常,90％的病例血沉明显增快。

2.粪便检查

外观常为糊状不成形便,或有黏液,镜检见少量脓细胞或红细胞,潜血可呈弱阳性。

3.纯化(结核)蛋白衍生物皮内试验(PPD)

如为强阳性有助于本病的诊断。

4.X线检查

X线征象有:①肠蠕动过快,钡剂通过加速,有间歇性张力亢进,病变部位黏膜皱襞僵硬和增厚;②钡剂通过病变部位出现激惹现象,称为 Stierlin 征;③小肠有梗阻时有肠管扩张、钡剂排空延迟和分节现象,钡剂呈雪花样分布、边缘锯齿状;④盲肠不充盈,升结肠缩短;⑤盲肠部位扭曲,回盲瓣出现裂隙,回肠末端出现宽底三角形、底向盲肠,称为 Fleischner 征。

5.内镜检查

内镜特征有:①回盲部为主;②肠黏膜充血、水肿;③环形溃疡、溃疡边缘呈鼠咬状;④大小、形态各异的炎性息肉,肠腔变窄;⑤病理检查可见干酪样坏死性肉芽肿或用抗酸染色法发现抗酸结核杆菌。

6.结核菌素(简称结素)试验

目前通用的结素有两类。一是旧结素(OT),是结核菌的代谢产物,由结核菌培养滤液制成,主要含结核蛋白。OT 抗原不纯可引起非特异反应。另一类是结核菌纯蛋白衍化物

(PPD),是从旧结素滤液中提取结核蛋白精制而成,为纯结素,不产生非特异性反应,故临床上广泛使用。方法:通常在左前臂屈侧中部皮内注射 0.1 mL(5 U),48～72 h 后测皮肤硬结直径。阴性:<5 mm;弱阳性:5～9 mm;阳性:10～19 mm;强阳性:>20 mm 或局部有水疱。

(四)心理社会因素评估

(1)评估患者对肠结核的认识程度。

(2)评估患者心理承受能力、性格类型。

(3)评估患者是否缺少亲人及朋友的关爱。

(4)评估患者是否存在焦虑及恐惧心理。

(5)评估患者是否有经济负担。

(6)评估患者的生活方式及饮食习惯。

(五)腹部体征的评估

疼痛部位大多在右下腹部,也可在脐周、上腹或全腹部,因病变所在的部位不同而异。腹部肿块常位于右下腹,一般比较固定,中等质地,伴有轻度或中度压痛。

二、护理问题

(1)腹痛:由于病变肠曲痉挛及蠕动增强所致。

(2)腹泻:由溃疡型肠结核所致肠功能紊乱所致。

(3)便秘:由肠道狭窄、梗阻或胃肠功能紊乱所致。

(4)体温过高:由结核毒血症所致。

(5)营养失调:低于机体需要量,由于结核杆菌毒性作用、消化吸收功能障碍所致。

(6)有肛周皮肤完整性受损的危险与腹泻有关。

(7)潜在的并发症:肠梗阻、肠穿孔,由于溃疡愈合后或腹腔粘连后出现的瘢痕收缩所致。

(8)知识缺乏:缺乏结核病的预防及治疗知识。

(9)焦虑:由病程长、疗程长所致。

(10)活动无耐力:由肠结核引起的体质衰弱所致。

三、护理目标

(1)患者主诉腹痛缓解。

(2)患者主诉大便次数减少或恢复正常的排便。

(3)患者体温恢复正常。

(4)患者体重增加,或精神状况转好、面色红润。

(5)患者在住院期间肛周皮肤完整无破损。

(6)通过护士密切观察能够及早发现梗阻或穿孔症状和腹部体征,及时给予处理。

(7)患者在住院期间能够复述肠结核的预防、保健知识。

(8)患者焦虑程度减轻,能积极主动配合治疗。

(9)患者住院期间活动耐力不断增加。

四、护理措施

(一)一般护理

(1)为患者提供舒适安静的环境,嘱患者卧床休息,避免劳累。

(2)室内定时通风,保持空气清新,调节合适的温度、湿度。

(3)患者大便次数多,指导患者保护肛周皮肤,每次便后用柔软的卫生纸擦拭,并用温水清洗,以软毛巾蘸干。避免用力搓擦,保持局部清洁干燥。如有发红,可局部涂抹鞣酸软膏或润肤油。

(4)对于便秘的患者应鼓励患者多饮水、定时如厕,养成规律排便的习惯;适量进食蔬菜水果,保持大便通畅。

(二)心理护理

(1)患者入院时主动接待,热情服务,向患者及家属介绍病房环境及规章制度,取得患者及家属的合作,消除恐惧心理。

(2)患者腹痛、腹泻时,应耐心倾听患者主诉,安慰患者,稳定患者情绪,帮助患者建立战胜疾病的信心。

(3)向患者讲解肠结核的相关知识,介绍各种检查的必要性、术前准备及术后注意事项,消除患者紧张、恐惧的心理,使其积极配合治疗。

(三)治疗配合

(1)注意观察患者腹痛的部位、性质、持续时间、缓解方式,腹部体征的变化,及时发现,避免肠梗阻、肠穿孔等并发症的发生。协助患者采取舒适的卧位。

(2)注意观察患者大便次数、性状、量的变化,以及有无黏液脓血,及时通知医生给予药物治疗。

(3)注意观察患者生命体征变化,尤其是体温的变化,遵医嘱给予物理及药物降温。

(4)评估患者营养状况,监测血电解质、血红蛋白及血清总蛋白、清蛋白变化,观察患者皮肤黏膜有无干燥、皮下脂肪厚度、皮肤弹性。

(5)指导患者合理选择饮食,并向患者及家属解释营养对肠结核的重要性,与其共同制订饮食计划,选用清淡易消化、高维生素、高蛋白、高热量的食物,腹泻患者应限制纤维素、乳制品及高脂食物的摄入,便秘患者则应适量增加纤维素的摄取。

(6)指导患者合理用药,观察用药后效果及不良反应。

(7)每周测体重1~2次。如有腹腔积液每日测腹围一次。

(四)用药护理

(1)抗结核药(链霉素、异烟肼、利福平、乙胺丁醇、吡嗪酰胺等):一般采用2~3种药物联合应用,用药时间2~3年。

链霉素使用前应做皮试,抗结核药宜空腹服用,服药后可有恶心、呕吐、药疹等不良反应。以上药物存在肝毒性,应定期检查肝功能。

(2)有计划、有目的向患者及家属逐步介绍有关药物治疗的知识。

(3)强调早期、联合、适量、规律、全程化学治疗的重要性,使患者树立治愈疾病的信心,积极配合治疗。督促患者按医嘱服药、培养按时服药的习惯。

(4)解释药物不良反应时,重视强调药物的治疗效果,让患者认识到发生不良反应的可能性较小,以激励患者坚持全程治疗。

(5)嘱患者如出现巩膜黄染、肝区疼痛、胃肠不适、眩晕、耳鸣等不良反应时,应与医生联系,不可自行停药。

（五）饮食护理

给予高热量、高蛋白、高纤维素、低脂肪、易消化食物，以弥补疾病的慢性消耗；指导腹泻患者少食牛奶、豆制品等易发酵的食物，少吃含粗纤维的食物及生冷食物；便秘患者嘱多吃含水分、纤维素多的食物，如南瓜、卷心菜、西红柿等。

严重营养不良患者通过饮食途径难于维持足够营养时，遵医嘱进行静脉营养治疗和维持水、电解质、酸碱平衡。对肠梗阻患者应暂禁食，遵医嘱进行胃肠道减压，静脉补充营养及水、电解质。

（六）健康教育

（1）向患者和家属讲解肠结核的保健知识，加强有关结核病的卫生宣教，肠结核患者的粪便要消毒处理，防止病原体传播。

（2）患者应保证充足的休息与营养，生活规律，劳逸结合，保持良好的心态，以增强机体抵抗力。

（3）指导患者坚持抗结核治疗，保证足够的剂量与疗程。定期复查。学会自我检测抗结核药物的作用和不良反应，如有异常，及时复诊。

（4）肺结核患者不可吞咽痰液，应保持排便通畅。提倡用公筷进餐，牛奶应经过灭菌。

（王亚茹）

第八节　胆石症

一、疾病概述

胆石症是指胆道系统任何部位发生的结石，包括发生在胆囊和胆管内的结石，是胆道系统的最普遍疾病。其发病率随年龄增长而增高。

二、护理评估

（一）一般评估

1. 生命体征（T、P、R、BP）

胆石症患者如与细菌感染并存，可出现体温偏高，疼痛刺激可能会导致心率加快、呼吸频率加快、血压上升，应监测生命体征的变化。还要注意评估患者的神志、皮肤色泽、肢端循环、尿量等，以判断有无休克的发生。

2. 患者主诉

腹痛、腹胀、恶心等不适症状，发病及诊治经过等。

3. 相关记录

体重、体位、饮食、面容与表情、皮肤、出入量等。

（二）身体评估

1. 视诊

面部表情、皮肤黏膜颜色（黄疸、贫血）、体态、体位、腹部外形等。

2.触诊

(1)腹部触诊:腹壁紧张度、压痛与反跳痛、腹腔内包块。

(2)胆囊触诊:胆囊肿大、Murphy 征等。

3.叩诊

胆囊叩击痛(胆囊炎的重要体征)。

(三)心理-社会评估

患者在疾病治疗过程中的心理反应与需求,家庭及社会支持情况,引导患者正确配合疾病的治疗与护理。

(四)辅助检查阳性结果评估

1.实验室检查

胆管结石血常规检查可见血白细胞计数和中性粒细胞比例明显升高;血清胆红素、转氨酶和碱性磷酸酶升高,凝血酶原时间延长。

2.影像学检查

胆囊结石 B 超检查可显示胆囊内结石影;胆管结石可显示胆管内结石影,近端胆管扩张。经皮肝穿刺胆管造影(PTC)、经内镜逆行性胰胆管造影(ERCP)或磁共振胰胆管成像(MRCP)等检查可显示梗阻部位、程度、结石大小和数量等。

三、主要护理诊断(问题)

1.疼痛

疼痛与胆囊结石突然嵌顿、胆汁排空受阻致胆囊强烈收缩及手术后伤口疼痛有关。

2.体温过高

体温过高与细菌感染致急性胆囊炎或胆管结石梗阻导致急性胆管炎有关。

3.知识缺乏

与缺乏胆石症和腹腔镜手术相关知识、引流管及饮食保健知识有关。

4.有体液不足的危险

体液不足与恶心、呕吐及感染性休克有关。

5.营养失调:低于机体需要量

营养失调与胆汁流动途径受阻有关。

四、主要护理措施

(一)减轻或控制疼痛

1.加强观察

观察疼痛的程度、性质;发作的时间、诱因及缓解的相关因素;与饮食、体位、睡眠的关系;腹膜刺激征及 Murphy 征是否阳性等,为进一步治疗和护理提供依据。

2.卧床休息

协助患者采取舒适体位,指导其有节律地深呼吸,达到放松和减轻疼痛的效果。

3.合理饮食

根据病情指导患者进食清淡饮食,忌食油腻食物;病情严重者予以禁食、胃肠减压,以减轻腹胀和腹痛。

4.药物止痛

对诊断明确的剧烈疼痛者,可遵医嘱通过口服、注射等方式给予消炎利胆、解痉或止痛药,以缓解疼痛。

(二)降低体温

根据患者的体温情况,采取物理降温和(或)药物降温的方法尽快降低患者的体温。遵医嘱应用足量有效的抗菌药,以有效控制感染,恢复患者正常体温。

(三)营养支持

对于梗阻未解除的禁食患者,通过胃肠外途径补充足够的热量、氨基酸、维生素、水、电解质等,以维持良好的营养状态。对梗阻已解除、进食量不足者,指导和鼓励患者进食高蛋白、高碳水化合物、高维生素和低脂饮食。

(四)皮肤护理

1.提供相关知识

胆道结石患者常因胆道梗阻致胆汁淤滞、胆盐沉积而引起皮肤瘙痒等,应告知患者相关知识,不可用手抓挠,防止抓破皮肤。

2.保持皮肤清洁

可用温水擦洗皮肤,减轻瘙痒。瘙痒剧烈者,遵医嘱使用外用药物和(或)其他药物治疗。

3.注意引流管周围皮肤的护理

若术后放置引流管,应注意其周围皮肤的护理。若引流管周围见胆汁样渗出物,应及时更换被胆汁浸湿的敷料,局部皮肤涂氧化锌软膏,防止胆汁刺激和损伤皮肤。

(五)心理护理

关心体贴患者,使患者保持良好情绪,减轻焦虑,安心接受治疗与护理。

(六)T管拔管的护理

若T管引流出的胆汁色泽正常,且引流量逐渐减少,可在术后10 d左右,试行夹管1～2 d,夹管期间应注意观察病情,患者若无发热、腹痛、黄疸等症状,可经T管做胆道造影,如造影无异常发现,在持续开放T管24 h充分引流造影剂后,再次夹管2～3 d,患者仍无不适时即可拔管。拔管后残留窦道可用凡士林纱布填塞,1～2 d可自行闭合。若胆道造影发现有结石残留,则需保留T管6周以上,再做取石或其他处理。

(白志芳)

第六章 神经外科疾病护理

第一节 头皮血肿

一、疾病概述

1. 概念与特点

头皮血肿多有钝器伤所致,按血肿出现于头皮的不同层次分为皮下血肿、帽状腱膜下血肿和骨膜下血肿。皮下血肿常见于产伤或撞击伤;帽状腱膜下血肿是由于头部受到斜向暴力,头发发生剧烈滑动,撕裂该层间的血管所致;骨膜下血肿常由于颅骨骨折或产伤所致。

2. 临床特点

(1)皮下血肿:血肿体积小、张力高、压痛明显,周边较中心区硬,易误认为颅骨凹陷性骨折。

(2)帽状腱膜下血肿:因该处组织疏松,出血较易扩散,严重者血肿可蔓延至全头部,有明显波动。小儿及体弱者,可致贫血甚至休克。

(3)骨膜下血肿:血肿多局限于某一颅骨范围内,以骨缝为界,张力较高,可有波动。

3. 辅助检查

头颅 X 线片可了解有无合并颅骨骨折。

4. 治疗原则

较小的头皮血肿一般在 1～2 周内可自行吸收,无须特殊处理;若血肿较大,则应在严格皮肤准备和消毒下,分次穿刺抽吸后加压包扎。已有感染的血肿,切开引流。

二、主要护理问题

(1)疼痛:与头皮血肿有关。

(2)知识缺乏:缺乏疾病相关知识。

(3)潜在并发症:出血性休克与头皮损伤后引起大出血有关。

三、护理措施

1. 减轻疼痛

早期冷敷以减少出血和疼痛,24～48 h 后改用热敷,以促进血肿吸收。

2. 预防并发症

血肿加压包扎,嘱患者勿用力揉搓,以免增加出血。

3. 健康指导

注意休息,避免过度劳累。限制烟酒及辛辣刺激性食物。遵医嘱继续服用抗生素、止血药、止痛药物。如原有症状加重、头痛剧烈、及时就诊。

(苏国红)

第二节　颅骨骨折

一、疾病概述

（一）概念与特点

颅骨是类似球形的骨壳,容纳和保护颅腔内容物。颅骨骨折是指受暴力作用所致颅骨结构改变,在闭合性颅脑损伤中,颅骨骨折占 30％～40％。颅骨骨折的重要性不在于骨折本身,而在于颅腔内容的并发损伤。骨折所造成的继发性损伤比骨折本身严重得多,由于骨折常同时并发脑、脑膜、颅内血管及脑神经的损伤,并可能导致脑脊液漏,因此必须予以及时处理。

（二）临床特点

1.颅盖骨折

（1）线性骨折:几乎均为颅骨全层骨折,骨折线多为单一,也可为多发。形状呈线条状,也有的呈放射状,触诊有时可发现颅骨骨折线。

（2）凹陷骨折:绝大多数为颅骨全层凹陷骨折,个别情况下亦有内板单独向颅内凹陷者。头部触诊可及局部凹陷,多伴有头皮损伤。

（3）粉碎性骨折:头颅 X 线片显示受伤处颅骨有多条骨折线,可纵横交错状,并分裂为数块,同时合并头皮裂伤及局部脑挫裂伤。

2.颅底骨折

（1）颅前窝:骨折后可见球结合膜下出血及迟发性眼睑皮下瘀血,呈紫蓝色,俗称"熊猫眼"。常伴有嗅神经损伤,少数可发生视神经在视神经管部损伤。累及筛窝或筛板时,可致脑脊液鼻漏,早期多呈血性。

（2）颅中窝:骨折可见耳后迟发生瘀斑,常伴听力障碍和面神经周围性瘫痪以及脑脊液耳漏。

（3）颅内窝:骨折可见乳突和枕下部皮下淤血,前者又称 Battle 征,有时可见咽喉壁黏膜下淤血,偶见舌咽神经、迷走神经、副神经和舌下神经损伤以及延髓损伤的表现。

（三）辅助检查

1.X 线片

颅骨 X 线检查可以确定有无骨折和其类型,亦可根据骨折线的走行判断颅内结构的损伤情况以及合并颅内血肿的可能性,便于进一步检查和治疗。

2.颅脑 CT 检查

CT 检查采用观察软组织和骨质的 2 种窗位,有利于发现颅骨平片所不能发现的骨折,尤其是颅底骨折。CT 检查可显示骨折缝隙的大小、走行方向,同时可显示与骨折有关的血肿,受累肿胀的肌肉。粉碎性骨折进入脑内的骨片也可通过 CT 三维定位而利于手术治疗。CT 检查还是目前唯一能显示出脑脊液漏出部位的方法。

（四）治疗原则

1.颅盖部线形骨折

闭合性颅盖部单纯线形骨折,如无颅内血肿等情况,不需手术治疗,但应注意观察颅内迟发性血肿的发生。开放性线形骨折,如骨折线宽且有异物者可钻孔后清除污物,咬除污染的颅骨以防术后感染,如有颅内血肿按血肿处理。

2.凹陷骨折

凹陷骨折的手术指征:①骨折片下陷压迫脑中央区附近或其他重要功能区,或有相应的神经功能障碍者;②骨折片下陷超过 1 cm(小儿 0.5 cm)或因大块骨片下陷引起颅内压增高者;③骨折片尖锐刺入脑内或有颅内血肿者;④开放性凹陷粉碎骨折,不论是否伴有硬脑膜与脑的损伤均应早期手术。位于静脉窦区凹陷骨折应视为手术禁忌证,以防复位手术引起大量出血。

3.颅底骨折

原则上采用非手术对症治疗,颅骨骨折本身无特殊处理,为防治感染,需应用抗生素。

二、主要护理问题

(1)潜在并发症:①癫痫与颅骨骨折致脑损伤有关;②颅内低压与颅骨骨折致脑脊液漏出过多有关;③潜在并发症:颅内高压与颅骨骨折致继发性颅内出血或脑水肿有关;④潜在并发症:感染与颅骨骨折致颅底开放性损伤有关。

(2)有受伤的危险:与脑损伤引起癫痫、意识障碍、视力障碍等有关。

(3)知识缺乏:缺乏疾病相关知识。

三、护理措施

1.常规护理

(1)体位:患者取半坐卧位,头偏向患侧,借重力作用使脑组织移至颅底,促使脑膜形成粘连而封闭漏口,待脑脊液漏停止 3~5 d 后可改平卧位。如果脑脊液外漏多,应取平卧位,头稍放低,以防颅内压过低。

(2)保持局部清洁:每日 2 次清洁、消毒外耳道、鼻腔或口腔,注意消毒棉球不可过湿,以免液体逆流入颅。劝告患者勿挖鼻、抠耳。

2.专科护理

(1)预防颅内逆行感染:脑脊液漏者,禁忌堵塞、冲洗鼻腔、耳道和经鼻腔、耳道滴药,禁忌作腰椎穿刺。脑脊液鼻漏者,严禁从鼻腔吸痰或放置鼻胃管。注意有无颅内感染迹象,如头痛、发热等。遵医嘱应用抗生素和破伤风抗毒素。

(2)避免颅内压骤升:嘱患者勿用力屏气排便、咳嗽、擤鼻涕或打喷嚏等,以免颅内压骤然升降导致气颅或脑脊液逆流。

3.病情观察

主要是并发症的观察与处理。

(1)脑脊液漏:患者鼻腔、耳道流出淡红色液体,可疑为脑脊液漏。可将血性液滴于白色滤纸上,若血迹外周有月晕样淡红色浸渍圈,则为脑脊液漏;或行红细胞计数并与周围血的红细胞比较,以明确诊断。根据脑脊液中含糖而鼻腔分泌物中不含糖的原理,用尿糖试纸测定或葡萄糖定量检测以鉴别是否存在脑脊液漏。在鼻前庭或外耳道口松松地放置干棉球,随湿随换,记录24 h浸湿的棉球数,以估计脑脊液外漏量。有时颅底骨折虽伤及颞骨岩部,且骨膜及脑膜均已破裂但鼓膜尚完整时,脑脊液可经耳咽管流至咽部进而被患者咽下,故应观察并询问患者是否经常有腥味液体流至咽部。

(2)颅内继发性损伤:颅骨骨折患者可合并脑挫伤、颅内出血,因继发性脑水肿导致颅内压增高。脑脊液外漏可推迟颅内压增高症状的出现,一旦出现颅内压增高的症状,救治更为困难。

因此,应严密观察患者的意识、生命体征、瞳孔及肢体活动等情况,以及时发现颅内压增高及脑疝的早期迹象。

(3)颅内低压综合征:若脑脊液外漏多,可使颅内压过低而导致颅内血管扩张,出现剧烈头痛、眩晕、呕吐、厌食、反应迟钝、脉搏细弱、血压偏低。

头痛在立位时加重,卧位时缓解。若患者出现颅内压过低表现,可遵医嘱补充大量水分以缓解症状。

4.健康指导

颅骨缺损者应避免局部碰撞,以免损伤脑组织,嘱咐患者在伤后半年左右作颅骨成形术。

(苏国红)

第三节　脑挫裂伤

一、疾病概述

1.概念与特点

脑挫裂伤是常见的原发性脑损伤,既可发生于着力部位,也可在对冲部位。脑挫裂伤包括脑挫伤及脑裂伤,前者指脑组织遭受破坏较轻,软脑膜完整;后者指软脑膜、血管和脑组织同时有破裂,伴有外伤性蛛网膜下隙出血。由于两者常同时存在,合称为脑挫裂伤。

2.临床特点

因损伤部位和程度不同,临床表现差异很大。轻者仅有轻微症状,重者昏迷,甚至迅速死亡。

3.辅助检查

(1)影像学检查:CT 检查是首选项目,可了解脑挫裂伤的部位、范围及周围脑水肿的程度,还可了解脑室受压及中线结构移位等。MRI 检查有助于明确诊断。

(2)腰椎穿刺检查:腰椎穿刺脑脊液中含大量红细胞,同时可测量颅内压或引流血性脑脊液,以减轻症状。但颅内压明显增高者禁忌腰穿。

4.治疗原则

以非手术治疗为主,防治脑水肿,减轻脑损伤后的病理生理反应,预防并发症。经非手术治疗无效或颅内压增高明显,甚至出现脑疝迹象时,应及时手术去除颅内压增高的病因,以解除脑受压。手术方法包括脑挫裂伤灶清除、额极或颞极切除、去骨瓣减压术或颞肌下减压术。

二、主要护理问题

(1)清理呼吸道无效与脑损伤后意识障碍有关。

(2)营养失调,低于机体需要量与脑损伤后高代谢、呕吐、高热等有关。

(3)有失用综合征的危险与脑损伤后意识和肢体功能障碍及长期卧床有关。

(4)潜在并发症:颅内压增高、脑疝、蛛网膜下隙出血、癫痫发作、消化道出血。

三、护理措施

1.保持呼吸道通畅

(1)体位:意识清醒者取斜坡卧位,以利于颅内静脉回流。昏迷或吞咽功能障碍者取侧卧位或侧俯卧位,以免呕吐物、分泌物误吸。

(2)及时清除呼吸道分泌物:颅脑损伤患者常有不同程度的意识障碍,丧失正常的咳嗽反射和吞咽功能,不能有效排除呼吸道分泌物、血液、脑脊液及呕吐物。因此,应及时清除口腔和咽部血块或呕吐物,定时吸痰。呕吐时将头转向一侧以免误吸。

(3)开放气道:深昏迷者,抬起下颌或放置口咽通气道,以免舌根后坠阻碍呼吸。短期不能清醒者,必要时行气管插管或气管切开。呼吸减弱并潮气量不足不能维持正常血氧者,及早使用呼吸机辅助呼吸。

(4)加强气管插管、气管切开患者的护理:保持室内适宜的温度和湿度,湿化气道,避免呼吸道分泌物黏稠,利于排痰。

(5)预防感染:使用抗生素防治呼吸道感染。

2.加强营养

创伤后的应激反应可产生严重分解代谢,使血糖增高、乳酸堆积,后者可加重脑水肿。因此,必须及时、有效补充能量和蛋白质以减轻机体损耗。早期可采用肠外营养,待肠蠕动恢复后,无消化道出血者尽早行肠内营养支持,以利于胃肠功能恢复和营养吸收。昏迷患者通过鼻胃管或鼻肠管给予每日所需营养,成人每日补充总热量约8 400 kJ和10 g氮。当患者肌张力增高或癫痫发作时,应预防肠内营养反流导致误吸。

3.并发症的观察与护理

(1)压疮:保持皮肤清洁干燥,定时翻身,尤应注意骶尾部、足跟、耳郭等骨隆突部位,不可忽视敷料覆盖部位。消瘦者伤后初期及高热者常需每小时翻身1次,长期昏迷、一般情况较好者可每3~4 h翻身1次。

(2)呼吸道感染:加强呼吸道护理,定期翻身叩背,保持呼吸道通畅,防止呕吐物误吸引起窒息和呼吸道感染。

(3)失用综合征:脑损伤患者因意识或肢体功能障碍,可发生关节挛缩和肌萎缩。保持患者肢体于功能位,防止足下垂。每日四肢关节被动活动及肌按摩2~3次,防止肢体挛缩和畸形。

(4)泌尿系统感染:昏迷患者常有排尿功能紊乱,短暂尿潴留后继以尿失禁。长期留置导尿管是引起泌尿系统感染的主要原因。必须导尿时,严格执行无菌操作;留置尿管过程中,加强会阴部护理,夹闭导尿管并定时放尿以训练膀胱贮尿功能;尿管留置时间不宜超过3~5 d;需长期导尿者,宜行耻骨上膀胱造瘘术,以减少泌尿系统感染。

(5)暴露性角膜炎:眼睑闭合不全者,角膜涂眼药膏保护;无须随时观察瞳孔者,可用纱布遮盖上眼睑,甚至行眼睑缝合术。

(6)蛛网膜下隙出血:因脑裂伤所致,患者可有头痛、发热、颈项强直表现。可遵医嘱给予解热镇痛药物对症处理。病情稳定,排除颅内血肿及颅内压增高、脑疝后,为解除头痛可以协助医师行腰椎穿刺,放出血性脑脊液。

(7)消化道出血:多因下丘脑或脑干损伤引起的应激性溃疡所致,大量使用皮质激素也可诱发。除遵医嘱补充血容量、停用激素外,还应使用止血药和抑制胃酸分泌的药物,如奥美拉唑、雷尼替丁等。及时清理呕吐物,避免消化道出血发生误吸。

(8)外伤性癫痫:任何部位的脑损伤均可能导致癫痫,尤其是大脑皮层运动区受损。早期癫痫发作的原因是颅内血肿、脑挫裂伤、蛛网膜下腔出血等;晚期癫痫发作主要是脑的瘢痕、脑萎缩、感染、异物等引起。可采用苯妥英钠预防发作。

4.病情观察

(1)意识:意识障碍是脑损伤患者最常见的变化之一。观察患者意识状态,不仅应了解有无意识障碍,还应注意意识障碍程度及变化。意识障碍的程度可辨别脑损伤的轻重。意识障碍出现的迟早和有无继续加重可作为区别原发性和继发性脑损伤的重要依据。

(2)生命体征:为避免患者躁动影响结果的准确性,应先测呼吸,再测脉搏,最后测血压。①体温:伤后早期,由于组织创伤反应,可出现中等程度发热;若损伤累及间脑或脑干,可导致体温调节紊乱,出现体温不升或中枢性高热;伤后即发生高热,多系视丘下部或脑干损伤;伤后数日体温升高,常提示有感染性并发症。②脉搏、呼吸、血压:注意呼吸节律和深度、脉搏快慢和强弱以及血压和脉压变化。若伤后血压上升、脉搏缓慢有力、呼吸深慢,提示颅内压升高,警惕颅内血肿或脑疝发生;枕骨大孔疝患者可突然发生呼吸心跳停止;闭合性脑损伤呈现休克征象时,应检查有无内脏出血,如迟发性脾破裂、应激性溃疡出血等。

(3)瞳孔变化:可因动眼神经、视神经及脑干部位的损伤引起。观察两侧睑裂大小是否相等,有无上睑下垂,注意对比两侧瞳孔的形状、大小及对光反应。伤后一侧瞳孔进行性散大、对侧肢体瘫痪、意识障碍,提示脑受压或脑疝;双侧瞳孔散大、对光反应消失、眼球固定伴深昏迷或去皮质强直,多为原发性脑干损伤或临终表现;双侧瞳孔大小形状多变、对光反应消失,伴眼球分离或异位,常是中脑损伤的表现;眼球不能外展且有复视者,多为展神经受损;眼球震颤常见于小脑或脑干损伤。有无间接对光反应可以鉴别视神经损伤与动眼神经损伤。观察瞳孔时应注意某些药物、剧痛、惊骇等也会影响瞳孔变化,如吗啡、氯丙嗪可使瞳孔缩小,阿托品、麻黄碱可使瞳孔散大。

(4)神经系统体征:原发性脑损伤引起的偏瘫等局灶症状,在受伤当时已出现,且不再继续加重;伤后一段时间才出现一侧肢体运动障碍且进行性加重,同时伴有意识障碍和瞳孔变化,多为小脑幕切迹疝压迫中脑的大脑脚,损害其中的锥体束纤维所致。

(5)其他:观察有无脑脊液漏,有无剧烈头痛、呕吐、烦躁不安等颅内压增高表现或脑疝先兆。注意 CT 和 MRI 扫描结果及颅内压监测情况。

5.健康指导

(1)心理指导:对恢复过程中出现头痛、耳鸣、记忆力减退的患者,给予适当解释和宽慰,使其树立信心,帮助患者尽早自理生活。

(2)控制外伤性癫痫:坚持服用抗癫痫药物至症状完全控制后 1～2 年,逐步减量后才能停药,不可突然中断服药。癫痫患者不能单独外出、登高、游泳等,以防意外。

(3)康复训练:脑损伤后遗留语言、运动或智力障碍,在伤后 1～2 年内有部分恢复的可能。提高患者自信心,协助患者制订康复计划,进行语言、运动、记忆力等方面的训练,以提高生活自理能力及社会适应能力。

(苏国红)

第四节 脑积水

一、疾病概述

1.概念与特点

单纯脑积水是指脑脊液在颅内过多蓄积。其常发生在脑室内,也可累及蛛网膜下隙。脑脊液动力学障碍性脑积水是指脑脊液的产生或吸收过程中任何原因的失调所产生的脑脊液蓄积。如脑积水是由于脑脊液循环通道阻塞,引起其吸收障碍,脑室系统不能充分地与蛛网膜下隙相通称梗阻性脑积水。如阻塞部位在脑室系统以外,蛛网膜下隙为脑脊液吸收的终点,称为交通性脑积水。

2.临床特点

(1)高颅内压性脑积水是由于脑脊液循环通路上的脑室系统和蛛网膜下隙阻塞,引起脑室内平均压力或搏动性压力增高产生脑室扩大,以至不能代偿。主要表现为:①头痛,以双额部疼痛最常见,在卧位及晨起时较重;②恶心、呕吐,常伴有头痛;③共济失调,多属躯干性,表现站立不稳、宽足距、大步幅;④视物障碍,视物不清、视力丧失、因外展神经麻痹产生复视。

(2)正常颅内压脑积水指脑室内压力正常,脑室扩大。临床表现为步态不稳、反应迟钝和尿失禁。

3.辅助检查

X线颅骨摄片示颅腔扩大、颅骨变薄、囟门增大和骨缝分离;CT所示脑室扩大程度和脑皮质厚度,有助推断梗阻的部位;MRI能准确显示脑室和蛛网膜下隙各部的形态、大小和存在的狭窄,有助于判断脑积水的原因。

4.治疗原则

对颅内压高性脑积水引起视力急剧减退或丧失者,应按急症处理,行脑脊液分流术或行暂时的急症脑室穿刺持续外引流。对于梗阻性脑积水还可以选择第三脑室造瘘术。

二、主要护理问题

(1)潜在并发症:颅内压增高、脑疝形成、颅内出血、感染、中枢性高热、尿崩症、胃出血、顽固性呃逆、癫痫发作等。

(2)有受伤的危险:与神经系统功能障碍导致的视力障碍、肢体感觉运动障碍、语言功能障碍等有关。

(3)体液不足:与呕吐、高热、应用脱水药等有关。

(4)有感染的危险:与长期卧床、留置各种引流管有关。

(5)焦虑、恐惧、预感性悲哀:与担心手术效果及预后有关。

(6)知识缺乏:与缺乏脑积水相关的治疗、护理及康复知识有关。

三、护理措施

1.手术前护理

(1)共济失调及视力障碍患者,加强病房设施的检查,保持地面的清洁、干燥,物品放置有序,并做好安全保护,防止外伤。

（2）做好基础护理,满足患者的基本生活需要。

（3）备好抢救设备、物品及药品。

（4）心理护理:加强与患者的沟通,了解其心理需求,耐心解答患者提出的问题并向其讲解所患疾病相关知识,向患者提供本病成功病例的相关信息,以减轻患者紧张、恐惧心理,增强手术治疗疾病的信心。

（5）认真倾听患者主诉,对于患者出现不适症状时,及时报告医师,给予相应的治疗和护理措施,以减轻症状及不适。

（6）加强营养,告诉患者尽量不偏食,多食用水果、蔬菜,增加肉、蛋、奶的食用,并保证充足的水分(1 500～2 000 mL/d),以保证大便通畅及增加机体的抵抗力,适应手术。

（7）做好基础护理工作,防止并发症的发生。

（8）做好手术前准备工作,根据手术要求做好皮肤及用物准备;指导患者练习床上大、小便和床上肢体活动、轴位翻身的方法;遵医嘱完成抗生素皮肤试验及手术前备血工作。

（9）患者于手术前一天晚10点禁食,12点禁水,防止麻醉插管时呕吐、窒息。

（10）术前晚沐浴后及早睡觉,如有入睡困难,可以口服镇静药,以保证较好的身体状况。

（11）手术晨,洗漱完毕,排空大、小便,摘下首饰、手表、义齿等,更换清洁病服。

（12）按要求做护理记录。

2.手术后护理

（1）麻醉:清醒前应去枕平卧,头偏向一侧,防止分泌物、呕吐物误吸而引起窒息。麻醉清醒后可取平卧或侧卧位,床头抬高15°～20°,有利于颅内静脉回流,减轻术后脑水肿。

（2）按全身麻醉手术准备吸引器、吸痰用物、吸氧装置及监护仪器等。

（3）与手术室护士和麻醉师认真交接患者手术中的情况;查看生命体征指标;手术切口敷料包扎及有无渗血、渗液;各种管道是否通畅及皮肤受压情况。

（4）遵医嘱观察患者神志、瞳孔、体温、脉搏、呼吸、血压情况,尤其要密切观察有无颅内压增高的症状。

（5）遵医嘱正确给予抗癫痫药物。

（6）做好基础护理,防止并发症的发生。

（7）按要求进行护理记录。

3.病情观察

（1）严密观察生命体征及颅内高压症状,发现异常及时报告医师,给予处理。

（2）观察手术伤口有无渗血、渗液,发现异常及时报告医师给予处理。

（3）观察患者有无过度引流症状(颅内低压):姿势性头痛,平卧可缓解,恶心、呕吐、嗜睡,经补液、降低头部高度可以缓解。

4.健康指导

（1）保持伤口清洁干燥,如果伤口有红、肿、热、痛或渗液,说明有感染迹象应及时到医院处理。

（2）如果发现头痛伴恶心、呕吐、视物模糊说明有颅内压增高症状,首先要进行颈部引流泵的按压,如未好转必须到医院来检查、治疗,以免延误病情。

（3）严格遵医嘱服药,不可随意减量、增量、停服。

（4）遵医嘱定期复查(3个月)。复查时带好检查结果及其他客观资料。

(5)加强营养,多食用新鲜水果、蔬菜,增加肉、蛋、奶的食用,做到饮食均衡。

(苏国红)

第五节　颅内压增高

一、疾病概述

1.概念与特点

颅内压增高是神经系统多种疾病所共有的一种综合征。由于颅内压增高主要是颅腔空间与其内容物体积之间不平衡所引起,故引起颅内压增高的具体病因不外乎两大类:各种引起颅腔空间狭小的情况和颅内容物体积增加的各种情况。

2.临床特点

根据临床症状和病理生理特点,颅内压增高的发展过程可分为代偿期、早期、高峰期和晚期(衰竭期)四个不同阶段。

3.治疗原则

颅内压增高是一种继发的临床综合征,其原因和发生机制各不相同,原发病变和颅内高压本身所引起的病理生理改变也常很复杂而严重。因此,其治疗方法也是多方面的,但基本的原则是患者全身状况(原发病和继发的病理生理及生化改变)和颅内高压的治疗并重。若只注意降低颅内压力而忽略颅内高压发生的机制和有效的处理,则增高的颅内压即使在间断的降颅内压措施下,仍将继续存在而难于逆转。因此,降低颅内压疗法是临时治疗措施,而治本的方法是去除引起压力增高的原因和中止其病理生理过程。当然颅内压暂时降低本身也可消除颅内压增高的不利影响(如脑缺氧所致的脑水肿)而有减少压力继续增高的可能。处理的目标是降低颅内压、合理调整体动脉压以维持合适的脑灌注压。

二、主要护理问题

(1)疼痛:头痛与颅内压增高有关。

(2)组织灌注量改变:与颅内压增高有关。

(3)体液不足:与颅内压增高导致剧烈呕吐及应用脱水药有关。

(4)有受伤的危险:与视力障碍、复视以及意识障碍有关。

(5)潜在并发症:脑疝形成。

三、护理措施

1.常规护理

(1)患者床头抬高 $15°\sim30°$ 斜坡位,以利于颅内静脉回流,减轻脑水肿;昏迷患者头偏向一侧,便于呼吸道分泌物排出。

(2)持续或间断低流量吸氧。

(3)不能进食者,成人每天静脉输液量为 1 500~2 000 mL,其中等渗盐水不超过 500 mL,保持每日尿量不少于 600 mL,并且应控制输液速度,防止短时间内输入大量液体,加重脑水肿;神志清楚者给予普通饮食,但要限制钠盐摄入量,防止水、电解质紊乱。

(4)密切观察患者意识状态、生命体征、瞳孔变化,警惕颅内高压危象的发生,有条件者可做颅内压监测。

(5)加强生活护理,适当保护患者,避免意外损伤;昏迷躁动不安者切忌强制约束,以免患者挣扎导致颅内压增高。

2.对症护理

(1)高热:因高热可使机体代谢率增高,加重脑缺氧,应及时给予有效降温措施。

(2)头痛:适当应用镇痛药,但禁用吗啡、哌替啶,以免抑制呼吸中枢;避免使头痛加重的因素,如咳嗽、打喷嚏或弯腰、低头以及用力活动等。

(3)躁动:寻找原因及时处理,切忌强制约束,以免患者挣扎而使颅内压进一步增高。

(4)呕吐:及时清理呕吐物,防止误吸,观察并记录呕吐物的量、性质。

3.脱水治疗的护理

遵医嘱使用20%甘露醇250 mL,在30 min内快速静脉滴注,每日2～4次,可根据患者情况遵医嘱使用利尿药,降低颅内压效果更好;停止使用脱水药时,应逐渐减量或延长给药间隔,以防止颅内压反跳现象;长期大量使用甘露醇等脱水药时,应随时监测肾功能的变化。

4.应用糖皮质激素的护理

通过改善血-脑屏障通透性,预防和治疗脑水肿,减少脑脊液生成,使颅内压下降,常用地塞米松5～10 mg,每日1～2次;在治疗中应注意防止感染和应激性溃疡。

5.辅助过度换气的护理

过度换气的主要不良反应是脑血流减少,有时会加重脑缺氧,因此,应定时进行血气分析。根据病情,按医嘱给予肌松药后,调节呼吸机的参数。

6.冬眠低温疗法的护理

目的是降低脑耗氧量和脑代谢率,减少脑血流量,增加脑对缺血、缺氧的耐受力,减轻脑水肿。降温速度以每小时下降1 ℃为宜,体温下降至肛温31 ℃～34 ℃较为理想,在冬眠降温期间不宜剧烈翻身或移动体位,以防发生直立性低血压。严密观察生命体征变化,若脉搏超过100 min,收缩压低于100 mmHg,呼吸慢且不规则时,应及时通知医师停药。冬眠低温疗法时间一般为3～5 d,停止治疗时先停物理降温,再逐渐停用冬眠药物,使其自然复温。

7.严密观察病情变化

颅脑损伤患者病情多变、易变、突变,只有通过细致的观察才能发现细微的变化。颅脑损伤后通常有血压下降、脉搏细数、呼吸慢等临床表现。伤后较久,如患者血压持续升高、脉搏洪大、呼吸慢,提防有颅内压增高。颅脑损伤患者除观察体温、脉搏、血压、呼吸、神志、瞳孔、意识外,还要准确记录24 h出入量,观察脱水效果和尿量,并注意患者有无抽搐性癫痫发作,癫痫发作可加重脑缺氧和脑水肿,使颅内压增高,导致脑疝形成。

8.防止颅内压骤然升高的护理

(1)卧床休息:保持病室安静,清醒患者不要用力坐起或提重物。稳定患者情绪,避免情绪激烈波动,以免血压骤升而加重颅内压增高。

(2)保持呼吸道通畅:当呼吸道梗阻时,患者用力呼吸、咳嗽,致胸腔内压力增高,加重颅内压;昏迷患者或排痰困难者,应配合医师及早行气管切开术,及时清除呼吸道分泌物,解除呼吸道梗阻,使胸内压和颅内压下降,并减少呼吸道无效腔,增加有效气体交换,改善呼吸状态和脑缺氧,减轻脑水肿,降低颅内压;若患者呼吸减弱、潮气量不足,应使用呼吸机辅助呼吸;预防呼吸道感染应做到口腔护理,每日2次,雾化吸入,每日2～3次,翻身、叩背,每2h1次,翻身动作要轻稳;气管切开患者每日更换气管切开处敷料,保持敷料干燥、清洁,气管内套管消毒,每4h1次,气管套外口可接呼吸过滤器或用湿纱布覆盖;吸痰时严格遵守无菌操作,先吸气管内分泌物,再吸口鼻分泌物,每次吸引不超过15 s,每吸一个部位更换1根吸痰管,避免患者咳嗽过剧而增加颅内压。

(3)当患者咳嗽和用力排便时,胸、腹腔内压力增高,有诱发脑疝的危险,应预防和及时治疗上呼吸道感染,已发生便秘者切勿用力排便,可用缓泻药或低压小量灌肠通便,避免高压大量灌肠。

(4)协助医师及时控制癫痫发作,癫痫发作可加重脑缺氧及脑水肿,应遵医嘱定时、定量给予抗癫痫药物;一旦发作应及时给予抗癫痫及降颅内压处理。

9.健康指导

(1)定期随诊:患者原因不明的头痛症状进行性加重,经一般治疗无效,或头部外伤后有剧烈头痛并伴有呕吐者,应及时来院就诊。

(2)心理支持及功能锻炼:对有神经系统后遗症的患者,要针对不同的心理状态进行心理护理,调动他们的心理和躯体的潜在代偿能力,鼓励其积极参与各项治疗和功能训练,如肌力训练、步态平衡训练、排尿功能训练等,最大限度地恢复其生活能力。

(苏国红)

第六节 脑 疝

一、疾病概述

1.概念与特点

脑疝是颅内高压所引起的一种危及患者生命的综合征。由于颅内压力的不平衡,颅内各腔室间产生压力梯度,部分脑组织可从压力较高处经过解剖上的裂隙或孔道向压力低处推移,压迫附近脑干,出现意识障碍、生命体征变化、瞳孔改变和肢体运动与感觉障碍等一系列临床症状,故又称颅内高压危象。

2.临床特点

(1)小脑幕切迹疝。①颅内压增高症状:剧烈头痛,进行性加重,伴躁动不安,频繁呕吐。②进行性意识障碍:由于阻断了脑干内网状上行激动系统的通路,随脑疝的进展,患者出现嗜睡、浅昏迷、深昏迷。③瞳孔改变脑疝初期,由于患侧动眼神经受刺激导致患侧瞳孔缩小,对光反射迟钝;随病情进展,患侧动眼神经麻痹,瞳孔逐渐散大,直接和间接对光反射消失,并伴上睑下垂及眼球外斜。若脑疝进行性恶化,对侧动眼神经因脑干移位也受到推挤,或因脑干缺血致动眼神经核功能丧失时,则相继出现双侧瞳孔散大固定,对光反应消失。④运动障碍:钩回直接压迫大脑脚,锥体束受累后,病变对侧肢体肌力减弱或瘫痪,肌张力增高,腱反射亢进,病理征阳性。脑疝进展时双侧肢体自主活动消失,甚至出现去脑强直发作。⑤生命体征变化:由于脑干受压,脑干内生命中枢功能紊乱或衰竭,可出现血压忽高忽低、脉搏快弱、心律不齐,呼吸浅而不规则、体温高达 41 ℃或不升,最终因呼吸循环衰竭而死亡。

(2)枕骨大孔疝:由于颅后窝容积较小,对颅内高压的代偿能力也小,病情变化更快。患者常有进行性颅内压增高的临床表现:剧烈头痛、频繁呕吐、颈项强直或强迫头位,生命体征紊乱出现较早,意识障碍出现较晚。患者早期即可突发呼吸骤停而死亡。

3.治疗原则

患者一旦出现典型的脑疝症状,立即给予脱水治疗以降低颅内压,确诊后尽快手术去除病因;若难以确诊或虽确诊但病变无法切除者,可通过脑脊液分流术、侧脑室外引流术或病变侧颞下、枕肌下减压术等姑息性手术来降低颅内压。

二、主要护理问题

(1)意识障碍:与颅内压增高、脑疝形成有关。

(2)清理呼吸道无效:与脑疝后意识障碍、无法自主咳痰有关。

(3)体液不足:与颅内压增高导致剧烈呕吐及应用脱水药有关。

(4)潜在并发症:压疮、肺部感染等。

三、护理措施

1.体位

术后去枕平卧位,头偏向健侧,去骨瓣处向上,麻醉清醒至术后 72 h 内,床头抬高 15°~30°,以利颅内静脉回流,协助翻身,每 2 h 1 次。昏迷患者头偏向一侧,以防止舌后坠及误吸,造成患者窒息。

2.呼吸道管理

(1)保持呼吸道通畅,翻身、叩背,每 2 h 1 次,促进痰液排出,及时清除口、鼻腔及呼吸道内分泌物或血液,防止呼吸道感染。

(2)术后持续氧气吸入 3~5 d,氧流量 2~4 L/min,以供给脑细胞充足的氧。

(3)监测动脉血气分析,加强人工气道管理,做好气管插管、气管切开及呼吸机的护理。

(4)加强气道湿化、促进排痰。

(5)定期痰培养,并做药敏试验,选用有效抗生素。

(6)加强营养,提高机体免疫力,减少探视,避免交叉感染。

3.引流管的护理

要注意保持引流通畅,详细记录引流液的性质、颜色、量,避免引流管脱出、扭曲、受压。留置脑室引流管的患者严格掌握引流管的高度,引流管高于穿刺点 15 cm 为宜,密切观察引流液的颜色、性质和引流量,并做好记录。

4.严格控制输液量及输液速度

一般每分钟 20~30 滴为宜,成人每日补液 1 500~2 000 mL,应用高渗药液如 20%甘露醇 250 mL,应在 20~30 min 滴完,注意避免药液外渗造成局部组织坏死,严格记录出入量,保持水、电解质、酸碱平衡。

5.控制体温

术后 2~3 d 吸收热过后,如患者体温超过 38.5 ℃,应警惕颅内感染和肺部感染。根据药敏试验结果,应用有效的抗生素,及时采取降温措施,部分患者因丘脑下部受损,体温调节中枢失控,出现中枢性高热,尽早应用人工冬眠疗法,以减轻脑组织的耗氧量,防止脑水肿。在冬眠期间,应严密观察病情变化,体温控制在 32 ℃～34 ℃为宜,并避免皮肤冻伤。

6.饮食护理

脑疝患者因昏迷不能进食,气管切开后体液消耗大,导致患者营养障碍。除静脉输液外,根据病情进行鼻饲饮食,可鼻饲牛奶、鸡蛋、果汁等流质饮食,以保证热量及营养的供给;做好患者家属的安慰工作,告知患者家属恢复需要较长过程,要有心理准备,同时要树立配合医护人员治疗信心,避免因患者家属的焦虑、悲伤而影响对患者的各种治疗和护理。

7.积极预防,减少并发症

(1)翻身、叩背,每 2 h 1 次,注意皮肤护理,预防压疮。术后 6 h 患者如血压平稳即可轻翻身,保持床单位整洁、干燥,在受压部位垫软垫,减少局部皮肤受压,必要时使用气垫床。

(2)及时吸痰,保持呼吸道通畅,观察痰液性状、量、颜色,必要时做细菌培养,预防肺部感染。

(3)颅脑损伤后可反射性引起胃黏膜糜烂、溃疡,导致消化道出血,早期应用制酸药物,并留置胃管,一般伤后 24 h 内禁食,24 h 后可给予易消化流质饮食,密切观察胃液颜色及排便情况,及时发现消化道溃疡出血而及时处理。

(4)准确记录 24 h 出入量,对尿潴留者尽早留置导尿,定期更换一次性引流袋,每日会阴冲洗、尿道口消毒;男性尿失禁患者可用接尿器接尿,以减少泌尿系统感染。

(5)加强肢体活动及功能锻炼,病情稳定后开始进行简单的上、下肢功能锻炼,如掌指伸展,病情允许后再做大幅度运动,如肢体伸展,内外展逐渐到坐立、行走。

8.健康指导

(1)了解大便情况,保持大便通畅,必要时给予腹泻药或人工排便,以免排便用力造成再出血。

(2)饮食以高蛋白、高维生素、低脂肪、易消化的食物(如鱼、瘦肉、鸡蛋、蔬菜、水果等)为宜。如有恶心、呕吐应暂停进食。保持充足睡眠,可适当地进行户外活动。颅骨缺损者要戴好帽子外出,并有家属陪护,防止发生意外。

(3)告知患者颅骨缺损的修补一般需在脑外伤术后的 6 个月施行。

(4)告知患者按医嘱服药,不得擅自停药,出院后 1 个月门诊随访。

(5)加强功能锻炼,必要时可行一些辅助治疗,如高压氧等。

(苏国红)

第七节　脑膜瘤

一、疾病概述

1.概念与特点

脑膜瘤是起源于脑膜及脑膜间隙的衍生物。来自硬脑膜成纤维细胞和软脑膜细胞,但大部分来自蛛网膜细胞,也可以发生在任何含有蛛网膜成分的地方。

2.临床特点

(1)肿瘤生长缓慢,病程长:据文献报告脑膜瘤出现早期症状平均为2.5年,少数患者可长达6年之久。

(2)局灶性症状:因肿瘤呈膨胀性生长,患者往往以头痛、癫痫为首发症状。根据肿瘤部位的不同,还可以出现视力、视野、嗅觉和听觉及肢体运动障碍。而老年人尤以癫痫作为首发症状多见。

(3)颅内压增高症状:此症状多不明显,尤其是高龄老人。

(4)颅骨的改变:临近颅骨的脑膜瘤常可造成骨质变化,表现为骨板受压变薄或骨板被破坏,甚至穿破骨板侵蚀至帽状腱膜下。

3.辅助检查

(1)头颅 X 线片检查:表现为局限性骨质改变,颅板的血管压迹增多。

(2)CT 检查:呈现孤立的等密度或高密度占位病变,边缘清晰,颅内可见钙化。

(3)MRI 检查:呈稍长或等 T_1 信号,增强明显强化。

(4)脑血管造影:可显示肿瘤染色。

4.治疗原则

(1)手术治疗:手术切除脑膜瘤是最有效、最基本的治疗方法。应在最大限度保护神经功能的基础上,尽量争取"全切",以达到治愈的目的。

(2)放射治疗:用于手术残余的脑膜瘤和恶性脑膜瘤术后的辅助治疗,但也有学者反对脑膜瘤术后放疗,因为脑膜瘤对放疗不敏感。

二、主要护理问题

(1)疼痛:与颅内压增高和手术伤口有关。

(2)清理呼吸道无效:与意识障碍、肿瘤手术有关。

(3)营养失调:与呕吐、食欲下降有关。

(4)潜在并发症:脑疝、癫痫、感染。

三、护理措施

1.常规护理

(1)一般护理:①遵医嘱按时给予脱水药;②肿瘤位于矢状窦旁、中部、额顶部者,应注意患者肢体活动情况;③有癫痫病史者应注意观察癫痫发作的先兆症状、持续时间、性质、次数,按时服抗癫痫药,并设专人陪伴;④大脑凸面脑膜瘤受压明显时可有精神症状,在护理时应注意保护患者,加强巡视,给予专人陪伴;⑤位于左侧半球的凸面脑膜瘤患者应观察各种失语的发生及种类、程度,采取有效沟通方式,加强语言训练;⑥对于巨大肿瘤患者出现颅内压增高时,注意观察头痛的程度,神志、瞳孔、生命体征的变化,防止脑疝的发生。

(2)心理护理:①评估患者的心理状态及心理需求,消除患者紧张情绪。耐心听取患者的需要和要求,放松心情,鼓励患者表达自己的需求;②在患者面前树立医师的威信,增加患者的安全感。鼓励患者正视现实,稳定情绪,配合医疗护理工作;③教会患者各种放松疗法,如听音乐、睡前泡脚;④医护人员在护理操作时应沉着、冷静,给患者带来信任感;⑤术后及时告知患者手术效果,取消顾虑;⑥帮助患者缓解疼痛,如分散注意力、减少噪声、减少强光刺激;⑦经常更换体位,放松肌肉,消除紧张情绪。

2.专科护理

(1)治疗配合:告知患者治疗以手术为主,全切可治愈此病;告知患者围手术期检查、化验目的及意义,取得家属及患者的配合。

(2)用药护理。①术前:了解患者所用药物治疗目的、方法、剂量;②术后:了解术中情况、术后治疗用药,掌握药物的药理作用,观察药物作用、疗效及不良反应;③遵医嘱及时准确用药;④认真倾听患者主诉,及时配合医师调整用药。

3.病情观察

(1)观察患者颅内压增高症状:头痛的性质、部位、持续时间,呕吐的性质、量。

(2)观察患者神志、瞳孔、生命体征变化,早期发现颅内血肿。

(3)有无癫痫发作史,癫痫发作的先兆症状,持续时间、次数。

4.健康指导

(1)入院宣教:介绍病房主任、护士长、主管医师、护士姓名、病房环境、相关疾病知识、检查、治疗的目的、意义、方法及配合注意事项。住院须知,探视制度,陪住制度、安全介绍。

(2)术前宣教:术前需要准备的用物、禁食水时间、交叉配血、药物过敏试验、术野准备,锻炼床上使用便器,保护性约束的意义,监护时间,饮食种类及注意事项。

(3)术后宣教:伤口护理、用药知识宣教、康复锻炼、饮食护理、禁食的目的,各种管路的护理,减少家属探视防止交叉感染。讲解病理性质,消除紧张情绪。

(4)出院宣教:①门诊复查时间,出院后 3～6 个月,复查时所需物品;②按时服药、抗癫痫药物遵医嘱服药不可自行停药及减量;③适当休息,注意劳逸结合,保持情绪稳定;④饮食高营养易消化;⑤伤口愈合 1 个月可以洗头,注意伤口有红、肿、热、痛时应及时就诊;⑥加强肢体协调锻炼;⑦提高自身免疫力,防治感冒;⑧发现高热等异常情况及时就诊。

(苏国红)

第八节　星形细胞瘤

一、疾病概述

1.概念与特点

星形细胞瘤是常见的神经上皮性肿瘤,据文献报告占颅内肿瘤的 $13\%\sim26\%$,占胶质瘤的 $21.2\%\sim51.6\%$,其中男性多于女性,男:女为 2:1,多见于青壮年。肿瘤可发生在中枢神经系统的任何部位,一般成人多见于大脑;儿童多见于幕下。星形细胞瘤相对生长缓慢,病程较长,自出现症状至就诊平均为 2 年,有时可达 10 年,临床症状包括一般症状和局部症状,前者主要取决于颅内压增高,后者则取决于病变部位和肿瘤的病理类型及生物学特征。

2.临床特点

(1)一般症状:肿瘤的不断生长占据颅内空间,逐渐阻塞脑脊液循环通路,造成脑积水、脑水肿、脑脊液回流吸收障碍等,可致颅内压增高。大脑半球的星形细胞瘤发病缓慢,病程较长,多数首发症状为肿瘤直接破坏所造成的定位体征和症状,随后出现颅内压增高的症状,如头痛、呕吐、视盘水肿、视力视野改变、癫痫、复视、头颅扩大和生命体征的变化等。

（2）局部症状：①脑瘤位于大脑半球者约有 60％发生癫痫，约有 1/3 的患者以癫痫为首发症状或主要症状，包括全身性及局限性发作，在若干年后出现颅内压增高及局灶症状；②肿瘤广泛侵犯额叶，尤其在侵犯胼胝体至对侧半球的肿瘤，患者可有明显的精神障碍，包括反应迟钝、生活懒散、近记忆力减退、判断能力差、定向力及计算力下降等；③肿瘤位于颞枕叶，可累及视觉传导通路或视觉中枢，患者可出现幻视、视野缺损等临床症状；④肿瘤位于额叶中央前回附近的患者，常出现不同程度的对侧偏瘫；⑤肿瘤位于顶叶下部角回和缘上回的患者，可有失算、失读、失用及命名障碍；⑥肿瘤累及优势半球的运动或感觉性语言中枢的，可相应出现运动或感觉性失语。

3.辅助检查

（1）腰椎穿刺：腰椎穿刺对已有明显颅内压增高患者应视为禁忌。脑脊液检查白细胞多数正常而蛋白含量增高，这在肿瘤接近脑室或蛛网膜下隙时尤为显著。但脑脊液蛋白含量正常也不能排除肿瘤的存在。

（2）神经电生理学检查：以癫痫为首发症状者脑电图检查主要表现为局灶性低幅慢波，部分表现广泛的中度或重度异常，视觉诱发电位（VEP）检查对视神经胶质瘤、颞枕叶肿瘤有帮助，脑干听觉诱发电位（BAEP）则有助于脑干、小脑等部位肿瘤的诊断。

（3）X 线检查：多数患者头颅 X 线片表现颅内压增高。部分可见到点状或圆弧状钙化。视神经肿瘤可见视神经孔扩大并可致前床突及鞍结节变形而形成"梨形蝶鞍"。脑血管造影表现血管受压移位，少见肿瘤染色和病理血管。脑室造影幕上可见脑室移位或充盈缺损；小脑肿瘤表现第三脑室以上对称扩大，导水管下段前屈，第四脑室受压及向对侧移位；脑干肿瘤表现中脑导水管及第四脑室上部向背侧移位，变狭窄和拉长。

（4）CT 检查：纤维型和原浆型星形细胞瘤，CT 检查多呈低密度影，CT 值介于 14～25 Hu，多数病灶周围无水肿带。一般注射造影剂不增强或稍有增强。

（5）MRI 检查：良性星形细胞瘤由于肿瘤的生长，使细胞内外水分增多，造成 T_1 和 T_2 延长，表现 T_1 加权像呈低信号，T_2 加权像呈高信号，信号强度均匀，瘤周水肿轻微，注射钆喷酸葡胺增强不明显。随着肿瘤的生长，瘤内发生囊变使得 MRI 不均匀，瘤体与周围水肿在 T_1 加权像不如 T_2 加权像容易区分开来，肿瘤可有轻度增强。

4.治疗原则

星形细胞瘤的治疗以手术切除为主。大脑半球肿瘤一般可手术切除，如位于非功能区可连同脑叶一并切除，肿瘤位于深部可作部分切除加外减压术。一般实质性星形细胞瘤难以做到根治性切除，术后应给予放疗、化疗等综合治疗，可延长生存时间。

二、主要护理问题

（1）潜在并发症：脑疝、癫痫。

（2）有受伤的危险。

（3）感知改变。

（4）语言沟通障碍。

（5）有皮肤完整性受损的危险。

（6）知识缺乏与缺乏相关知识有关。

三、护理措施

1. 常规护理

(1)一般护理:①患者出现精神障碍时,要有专人看护,遵医嘱给予镇静剂,防止意外事件发生。坚持服药到口;②遵医嘱按时服用抗癫痫药以保证有效血药浓度;③患者有视力障碍时加强防护,确保患者安全;④对出现失语的患者采取有效沟通方式及语言锻炼。

(2)心理护理:术前了解患者的心理状态及心理需求,耐心听取患者的需要和要求,鼓励患者表达自己的需求,消除患者紧张情绪。在患者面前树立医师的威信,增加患者的安全感。鼓励患者正视现实,稳定情绪,顺应医护计划。术后及时告知患者手术效果,消除顾虑。对于预后不良的患者不宜直接将真实情况告之,以免给患者心理带来巨大的压力。

2. 专科护理

(1)治疗配合:①告知患者,治疗以手术切除肿瘤为主;②术前护士应协助患者完成术前检查及准备,讲解手术前后注意事项,告知各项检查及化验的目的、意义,术前一日剃头、配血、做药物过敏试验,术前 8 h 禁食水;③全身麻醉术后应注意电解质变化,遵医嘱及时留取化验,有异常及时通知医师;④术后给予放射治疗、化学药物治疗等综合治疗,可延长生存时间。放化疗期间应注意观察病情变化,有无恶心、呕吐等药物反应,及时通知医师,注射化疗药物时应避免药物外渗,以免引起局部组织坏死。

(2)用药护理。①术前:了解患者所用药物治疗目的、方法、剂量,如抗癫痫药物常用卡马西平(100 mg,口服,每日 3 次)、丙戊酸钠(500 mg,口服,每日 2 次),应指导患者按时按量服药,以达到有效血药浓度。②术后:了解术中情况,术后治疗用药,掌握药物的药理作用,观察药物作用、疗效及相关药物的不良反应,如皮疹、肝功能损害、血细胞下降等。长期用药时定期复查相关指标。③遵医嘱及时准确用药:术后及时准确应用脱水药、抗生素以达到脱水、减轻脑水肿及预防感染的作用;及时应用抗癫痫药物,对于术前无癫痫者术后视情况口服抗癫痫药物 3～6 个月,如术后出现癫痫者服药 6～12 个月,如手术前后均有发作者则服药 1～2 年。④认真倾听患者主诉,及时配合医师调整用药。

3. 病情观察

(1)注意观察患者颅内压增高症状,如头痛的性质和部位、持续时间、呕吐的性质、量。

(2)观察癫痫发作的先兆及发作类型,及时采取措施,控制癫痫发作,防止患者意外伤害。

4. 健康指导

(1)入院宣教:介绍主管医师、护士、病房环境、疾病知识、各项检查、治疗的目的、方法及配合注意事项。嘱癫痫患者不能独自外出、单独洗浴,以防意外事故。

(2)术前宣教:介绍手术方法及术前准备的目的、意义,如交叉配血、药物过敏试验、术野准备、术前 8 小时禁食水。

(3)术后宣教:伤口护理、用药知识宣教、康复锻炼、饮食指导。

(4)出院宣教:肿瘤一般不能全切,术后 3～6 个月门诊复查,以后应定期复查及时发现肿瘤复发。按时服药,抗癫痫药物遵医嘱服药不可自行停药。适当休息,注意劳逸结合,保持情绪稳定。饮食高营养易消化。伤口愈合 1 个月后可以洗头,注意伤口有红、肿、热、痛时应及时就诊。加强语言功能锻炼、肢体协调锻炼。术后 1 个月进行放疗或化疗。

(苏国红)

第九节　胶质母细胞瘤

一、疾病概述

1. 概念与特点

胶质母细胞瘤是高度恶性胶质瘤,约占胶质瘤的 22.3%,占颅内肿瘤的 10.2%,仅次于星形细胞瘤居第二位,主要发生在成年人,尤以 30～50 岁多见,男性明显多于女性。肿瘤常位于皮质下,呈浸润性生长,常同时侵犯数个脑叶,且可累及脑深部结构。肿瘤可以发生在脑的任何部位,成人以额叶最多见,其次为颞叶、顶叶,少数见于枕叶、丘脑和基底节。

2. 临床特点

肿瘤高度恶性,生长快、病程短,自出现症状到就诊多数在 3 个月以内。主要有以下表现。

(1)颅内压增高症状:由于肿瘤迅速生长,脑水肿广泛,颅内压增高症状明显,几乎全部患者均有头痛、呕吐、视盘水肿等。

(2)癫痫:约有 33% 的患者可以出现。

(3)精神症状:约有 20% 的患者可表现为淡漠、痴呆、智力减退等。

(4)局灶症状:肿瘤侵犯性破坏脑组织造成一系列的局灶症状,如偏瘫、偏盲、偏身感觉障碍、失语等。

3. 辅助检查

(1)CT 检查肿瘤呈边界不清的混合密度病灶,其中多有瘤内出血所致高密度表现,但钙化者甚少。

(2)MRI 检查 T_1 加权图像上呈低信号,与邻近脑组织不容易区分,占位效应十分明显。

4. 治疗原则

治疗以手术切除为主。手术的原则同星形细胞瘤,但胶质母细胞瘤不太可能真正完全切除,应尽量多切除肿瘤并同时行内外减压术。此肿瘤约有 1/3 边界比较清楚,手术可肉眼全切除;另 2/3 呈明显浸润性,与正常脑组织分不出明显界限,如果位于额叶前部、颞叶前部或枕叶者,可将肿瘤连同脑叶一并切除,使术后有一个比较大的空间,效果较好。如果肿瘤位于重要功能区,为了不加重脑功能的障碍,多数仅能作部分切除,对位于脑干、基底神经节及丘脑的肿瘤可在显微镜下严格切除肿瘤,手术结束时可作外减压术。

二、主要护理问题

(1)潜在并发症:脑疝。

(2)有受伤的危险。

(3)感知改变。

(4)语言沟通障碍。

(5)有皮肤完整性受损的危险。

(6)焦虑。

(7)如厕、卫生、自理能力缺陷。

(8)知识缺乏:与缺乏相关知识有关。

三、护理措施

1. 常规护理

（1）一般护理：①有精神症状者加强安全防护，有专人陪伴；②有偏瘫者注意患者皮肤护理，按时翻身，活动肢体，预防下肢深静脉血栓及肺栓塞的发生；③有语言功能障碍者术后进行语言训练；④加强与患者交流，减轻焦虑，做好术前、术后的心理护理，帮助患者树立信心；⑤加强营养，增强体质，为患者术后放射及化学药物治疗做好准备；⑥患者接受化学治疗时注意观察用药后的不良反应，加强保护性隔离。

（2）心理护理：针对胶质母细胞瘤恶性程度高、病程短、发展快、预后差等特点及时了解患者的心理状态及心理需求，消除患者的紧张情绪。在患者面前树立医师的威信，增加患者的安全感。鼓励患者正视现实，稳定情绪，顺应医护计划。对于不良预后不直接将真实情况告知患者本人，以免给患者心理带来巨大的创伤。做好家属的工作，使之与医护人员更好地配合给予患者心理支持。

2. 专科护理

（1）治疗配合：①胶质母细胞瘤恶性程度高，术后生存期一般 6 个月至 1 年，只有在完全切除肿瘤可行的情况下或家属要求下才考虑手术治疗。护士应协助患者完成术前检查，术前一日剃头、配血、做药物过敏试验，术前 8 h 禁食水。②全身麻醉术后及时观察有无出血和脑水肿。遵医嘱观察电解质变化，有异常及时通知医师。③术后应尽早给予化疗药物治疗（一般常用丙卡巴肼、卡莫司汀和顺铂）、放射治疗（常用剂量为 50～60 Gy）等综合治疗，可延长生存时间。化疗期间应注意观察病情变化及药物反应，注射化疗药物时应避免药物外渗，以免引起局部组织坏死。

（2）用药护理。①术前：了解患者所用药物治疗的目的、方法、剂量，如抗癫痫药物常用卡马西平（100 mg，口服，每日 3 次）、丙戊酸钠（500 mg，口服，每日 2 次），应指导患者按时按量服药，以达到有效血药浓度；②术后：了解术中情况，术后治疗用药，掌握化疗药物及抗癫痫药物的药理作用，观察疗效及相关药物的不良反应，如皮疹、肝功能损害、血细胞下降等，告知患者遵医嘱定期复查相关指标；③遵医嘱及时准确用药，如脱水药、抗生素，预防术后感染；④认真倾听患者主诉，及时配合医师调整用药；⑤使用化疗药物时注意避免药物外渗，防止局部组织坏死。

3. 病情观察

（1）主要注意观察神志、瞳孔、生命体征的改变。

（2）观察头痛的性质、程度及持续时间。遵医嘱及时给予脱水药物，以防脑疝发生。

（3）有癫痫者注意观察患者癫痫发作的先兆，并按时服用抗癫痫药物。

4. 健康指导

（1）护士要做好术前检查，及治疗护理的健康宣教，告知其检查及治疗的目的、方法及配合的注意事项，告知患者术后与医护配合的注意事项。

（2）指导患者家属术后按时探视，防止术后交叉感染，告知患者饮食方面的注意事项。根据患者术后恢复情况，逐渐进行功能锻炼，术后多鼓励患者，促进患者身心的早日康复。

（3）出院指导：术后及时进行放疗或化疗，按时服药、抗癫痫药物遵医嘱服药不可自行停药，适当休息，注意劳逸结合，保持情绪稳定，饮食高营养易消化，伤口愈合 1 个月可以洗头，注意伤口有红、肿、热、痛时应及时就诊,加强语言功能锻炼、肢体协调锻炼。术后 3～6 个月门诊复查。

(苏国红)

第十节　少枝胶质细胞瘤

一、疾病概述

1. 概念与特点

少枝胶质细胞瘤是发生于神经外胚层的肿瘤。肿瘤起源于神经胶质细胞。少枝胶质细胞肿瘤占颅内肿瘤的 1.3%～3.8%,男性多于女性,男女之比为 2:1,常见于中年人,发病率高峰为 30～40 岁。肿瘤绝大多数位于幕上,额叶最多见,其次为顶叶和颞叶。

2. 临床特点

少枝胶质细胞瘤大部分生长缓慢,病程较长,自出现症状到就诊时间平均为 2～3 年。病程为 2.4～4.1 年。癫痫为本病最常见的症状,占 52%～79%,常为首发症状。精神症状常见于额叶少枝胶质细胞瘤患者,尤其是广泛浸润,沿胼胝体向对侧额叶扩展者,以情感和痴呆等为主。

50% 患者均出现颅内压增高症状,头痛、呕吐和视盘水肿,但出现较晚。肿瘤位于额后部侵犯运动、感觉区可相应产生偏瘫、偏身感觉障碍及运动性感觉性失语等。肿瘤位于颞叶者可出现幻听、幻视症状。

3. 辅助检查

(1)头颅 X 线片:可见肿瘤钙化斑,多数呈条带状或点片状,占 34%～70%,为神经上皮性肿瘤中钙化率最高者。

(2)CT 检查:平扫多呈低密度山形影像。2/3 以上可见钙化,肿瘤周围水肿一般不广泛,注射造影剂增强扫描多有不规则的增强影像。

(3)MRI 检查:扫描肿瘤 T_1 加权像呈低信号,T_2 加权像呈高信号,周围水肿易与肿瘤区分。

4. 治疗原则

治疗以手术切除为主,手术原则为尽可能多切除肿瘤。肿瘤局限于一侧额叶、颞叶或枕叶者,手术切除是较理想的治疗方法。切除比较彻底者术后常可获得较好疗效。

二、主要护理问题

(1)有受伤的危险。

(2)感知改变。

(3)潜在并发症:脑疝。

(4)语言沟通障碍。

(5)有皮肤完整性受损的危险。

三、护理措施

1. 常规护理

(1)一般护理:①有精神症状者加强安全防护,设专人陪护;②出现偏瘫的患者注意皮肤护理和肢体活动;③有语言障碍患者加强有效沟通和语言训练;④有幻听、幻视患者有专人看护,避免发生意外。

(2)心理护理:术前了解患者的心理状态及心理需求,鼓励患者表达自己的需求,放松心情,消除患者紧张情绪。建立良好的护患关系,增加患者的安全感。鼓励患者正视现实,稳定情绪,医护人员治疗护理操作时沉着冷静,给患者带来信任感。术后及时告知患者手术效果,打消顾虑。

2. 专科护理

(1)治疗配合:①治疗以手术为主。护士应协助患者完成术前检查及各项相关化验,术前一日剃头、配血、做药物过敏试验,术前 8 h 禁食水。②全身麻醉术后应注意电解质变化,遵医嘱及时留取各项化验,有异常及时通知医师。③术后应给予放射治疗、化学药物治疗等综合治疗,可延长生存时间。放化疗期间应注意观察病情变化及药物反应,注射化疗药物时应避免药物外渗,以免引起局部组织坏死。

(2)用药护理:①术前了解患者所用药物治疗目的、方法、剂量。如抗癫痫药物常用卡马西平(100 mg,口服,每日 3 次)、丙戊酸钠(500 mg 口服,每日 2 次),应指导患者按时按量服药,以达到有效血药浓度。精神异常须药物治疗者,服药到口,24 h 专人陪伴。②术后了解术中情况,术后治疗用药,掌握药物的药理作用,观察药物作用、疗效及相关药物的不良反应,如皮疹、肝功能损害、血细胞下降等。长期用药时定期复查相关指标,血常规、肝功能等。③遵医嘱及时准确用药,如脱水药、抗生素,预防术后并发症。按时服用抗癫痫药,对于术前无癫痫者术后视情况口服抗癫痫药物 3～6 个月,如术后出现癫痫者服药 6～12 个月,如手术前后均有发作者则服药 1～2 年。④认真倾听患者主诉,及时配合医师调整用药。⑤使用化疗药物时注意避免药物外渗,防止局部组织坏死。

3. 病情观察

(1)有癫痫病史者,密切观察癫痫发作先兆,同时按时服用抗癫痫药。

(2)观察颅内压增高的症状,如神志、瞳孔、生命体征的变化及头痛的程度。

4. 健康指导

(1)护士要做好术前检查,及治疗护理的健康宣教,告知其检查及治疗的目的、方法及配合的注意事项。告知患者术后与医护配合的注意事项。

(2)指导患者家属术后按时探视,防止术后交叉感染,及患者饮食方面的注意事项。根据患者术后恢复情况,逐渐进行功能锻炼,术后多鼓励患者,促进患者身心的早日康复。

(3)出院指导:因肿瘤不能全切应定期复查,告知患者及家属术后 3～6 个月门诊复查MRI、CT。按时服药,如抗癫痫药物应遵医嘱服药不可自行停药、减药。适当休息,注意劳逸结合,保持情绪稳定。饮食注意高营养易消化。伤口愈合 1 个月后可以洗头,注意伤口有红、肿、热、痛时应及时就诊。加强语言功能锻炼、肢体协调锻炼。遵医嘱进行放疗或化疗。

(苏国红)

第十一节　垂体腺瘤

一、疾病概述

1.概念与特点

垂体腺瘤是指蝶鞍内脑垂体细胞的良性肿瘤。发病率为 1/10 万,占颅内肿瘤的10%～12%,仅次于脑膜瘤和胶质瘤。男女比例无明显差异,好发年龄多为青壮年。垂体位于蝶鞍内,呈卵圆形。垂体通过垂体柄和与第三脑室底和侧壁的下丘脑联系密切,垂体具有复杂而重要的内分泌功能,分为神经垂体和腺垂体。垂体腺瘤对于患者生长发育、劳动能力、生育功能及社会心理影响较大。

2.临床特点

(1)头痛:早期约有 2/3 患者有头痛,主要位于眶后、前额、双颞,一般不重,主要是由于蝶鞍内压力增高所致。临床上常见的是在视力障碍出现以前明显。肢端肥大症的患者头痛较为剧烈。

(2)视觉损害:仔细地评价视力、视野和眼底是非常重要的。在鞍内垂体微腺瘤,多无视力、视野障碍,仅个别微腺瘤病例可出现视力减退、双颞侧视野缺损,这可为高灌流状态的微腺瘤通过它与视交叉的共同供应血管"窃取"或干扰了视交叉的正常血供,使视交叉中部发生供血障碍所致。

(3)内分泌紊乱:内分泌紊乱是由于垂体性甲状腺功能减退或过多地分泌垂体激素所致。在早期微腺瘤阶段即可出现内分泌功能亢进的症状。随着腺瘤的长大和发展,可压迫、侵蚀垂体组织,产生内分泌功能减退症。

3.辅助检查

(1)实验室检查:应用内分泌放射免疫超微测量对了解激素分泌情况是有帮助的。可以直接测定垂体和下丘脑多种内分泌激素以及垂体功能试验,有助于了解垂体及靶腺功能亢进、正常或不足的情况,对垂体瘤的早期诊断、治疗前后变化的评估、疗效评价、随诊观察和预后判断均有重要的意义。垂体激素受机体内外环境的影响,因此单次基础值不可靠,应多次、多时间点做有关垂体功能试验,这样才较可靠。

(2)蝶鞍 X 线检查:为基本检查之一,可测量蝶鞍的大小。正常蝶鞍前后径为 7～16 mm,体积为 346～1 337 mm^3。在微腺瘤,蝶鞍可正常大小;在大腺瘤,鞍窝大多呈球形扩大,鞍底下移,变薄。如肿瘤向一侧生长,鞍底倾斜呈双鞍底改变。晚期可有前床突上抬。

(3)蝶鞍多轨迹断层像:可以发现鞍底有局部骨质吸收、变薄,囊泡状膨出,鞍底倾斜,骨质破坏等,对早期诊断垂体微腺瘤更有诊断意义。另外,可以更清晰地了解蝶鞍的形态及中隔变异等情况,有助于手术入路的选择。

(4)气脑造影:通过了解视交叉池、脚间池充气情况及第三脑室、侧脑室前角的充盈缺损等形态改变,来判断肿瘤在鞍内、鞍上、鞍旁发展的情况,有无部分空泡蝶鞍等。但此检查法目前已被 CT、MRI 所取代,因为此检查法具有创伤性和一定的危险性,患者较痛苦。

(5)碘水脑池造影:经腰穿或小脑延髓池注入水溶性含碘造影剂,变动患者的体位使造影剂扩散至脑基底池,然后摄 X 线片或行 CT、MRI 检查,可得知垂体瘤是否向鞍上、鞍旁发展。

对于协助鉴别空泡蝶鞍、鞍区低密度囊性肿物及脑脊液鼻漏有特殊意义。但因有创伤性，不作为常规检查方法。

(6)蝶鞍区CT薄层扫描：采用高分辨率CT直接增强扫描薄层(1.5 mm)断面，作蝶鞍区冠状位扫描和矢状位重建及轴位检查，可以提高垂体微腺瘤的发现率。

(7)磁共振影像(MRI)检查：提高了垂体微腺瘤的诊断率。

4.治疗原则

垂体瘤患者的治疗的原则：①是否有内分泌紊乱，如停经、泌乳、不育症等；②是否有周围神经结构受压症状，如视力、视野的改变，其他脑神经和脑受压症状。治疗的方法有：①手术治疗(经蝶窦或经颅切除)；②放射治疗；③抗分泌药物治疗。

二、主要护理问题

(1)潜在并发症：尿崩症、感染、电解质紊乱。

(2)有外伤的危险。

(3)口腔黏膜改变。

(4)自我形象紊乱。

(5)知识缺乏：与缺乏相关知识有关。

三、护理措施

1.一般护理

要了解手术入路，其目的是做好术前准备及术后护理。

(1)护士为患者做好术前准备，经口鼻蝶入路的手术，要了解鼻腔情况，鼻腔有无感染、蝶窦炎、鼻中隔手术史等。

(2)术前3 d应用抗生素液(0.25%氯霉素)滴鼻，清洁口腔，用复方硼砂溶液(朵贝尔液)漱口，术前一日剪鼻毛。

(3)术前护士要指导患者练习张口呼吸。

(4)要保证有视力障碍患者的安全，尤其是外出时要有专人陪伴，防止发生意外。

(5)如患者出现多饮、多尿，要准确记录出入量，早期发现尿崩症及电解质紊乱。

(6)术后患者按全身麻醉患者护理常规护理。密切观察意识、瞳孔、生命体征变化，保持呼吸道通畅。

(7)观察鼻腔渗血情况，发现渗血情况异常及时汇报给医师，及时采取措施。

(8)尿崩症：主要是下丘脑功能障碍，肿瘤压迫垂体柄和下丘脑所致。准确记录出入量，如患者连续2 h尿量>300 mL(儿童>150 mL/h)时，及时报告医师。注意观察患者意识、皮肤弹性、生命体征的变化。低钠血症应多进食含钠高的食物，如咸菜、盐水；高钠血症的患者应多饮白开水，以利于钠离子排出。严格按照医嘱补充液体，禁止摄入含糖液体，防止渗透性利尿，加重尿崩症状。

(9)中枢性高热：下丘脑损伤时，可引起中枢性体温调节异常，患者表现为高热，体温可超过40 ℃，高热可增加患者脑耗氧代谢，加重脑水肿，护士应及时采取物理或药物降温，如酒精擦浴、降温毯降温疗法等。严密进行体温监测，一般6 h测1次体温，必要时可持续监测体温并认真记录。

(10)脑脊液漏：经蝶手术或肿瘤侵犯硬脑膜易发生脑脊液漏。密切观察脑脊液鼻漏量、性质、颜色,及时报告医师处理;定期做脑脊液培养;监测体温,并及时记录;及时擦洗鼻腔血迹、污物,防止液体逆流。枕下铺无菌小巾,定时更换;注意保暖、预防感冒,避免咳嗽、喷嚏等高压气流的冲击,以免加重漏口损伤;避免用力排便,以免颅内压升高,加重漏口损伤。不经鼻腔吸痰及插胃管,以免导致逆行感染;每日按时做口腔护理,防止经口腔逆行感染;如病情允许,可抬高床头 30°～60°使脑组织移向颅底而封闭漏口;遵医嘱按时给予抗生素。

(11)保持病室空气新鲜,每日定时通风。

(12)限制探视人员,减少外源性感染因素。

2.心理护理

多与患者沟通,了解患者心理需求,解答患者所提的问题,消除患者对手术的恐惧心理,提供给患者本病治愈病例的相关信息,以激发患者治愈疾病的信心。

3.治疗及护理配合

(1)了解术前患者的血液化验情况、视力视野状况,向患者告知降压药、降糖药、激素药物治疗的目的、方法、剂量及不良反应。

(2)了解手术中情况、术后的治疗措施,掌握胰岛素、激素药物的药理作用,用药后的不良反应,并告知患者低血糖的症状,有异常情况及时通知医护人员。遵医嘱按时给药,并观察疗效。

(3)异常血钠:高血钠者,遵医嘱给口服或鼻饲白开水。注意防止血钠忽高忽低的状况发生,每天监测 2 次血生化指标。低血钠者,遵医嘱口服补钠或静脉补 10％氯化钠,若疗效不佳,可静脉输氢化可的松,避免血钠过低,加重脑水肿,诱发患者出现癫痫,导致颅内出血。

(4)高血糖:遵医嘱给予胰岛素皮下注射或静脉注射,检测餐前及餐后 2 h 血糖的变化,及时通知医师调节用药。给予患者糖尿病饮食。

4.健康指导

(1)入院健康教育:责任护士首先自我介绍,介绍病房环境、作息时间、同室病友,使患者不感到陌生,减轻心理压力。护士要主动与患者沟通,了解患者对所患疾病的认识,给其讲解垂体瘤的一般知识,例如垂体瘤是良性肿瘤,位于蝶鞍区,同时给患者讲解患同种病友治愈的例子,以激发其配合治疗、护理及战胜疾病的信心。

(2)术前健康教育:护士向患者讲解术前准备事项,告知患者如何配合、目的、意义;要特别注意患者预防感冒,注意口腔及鼻腔黏膜卫生。术前一日晚饭后嘱患者禁食、禁水以防手术麻醉后呕吐引起误吸。术前对患者进行心理疏导,以减轻患者术前的恐惧、紧张心理。

(3)术后健康教育:护士要指导患者配合治疗、护理,应与家属沟通,为预防感染,限制探视患者的家属人数、遵守探视时间;护士指导患者进行功能锻炼,以促进康复。

(4)出院指导:嘱患者按时进行康复锻炼,以尽快恢复功能,提高生活质量。嘱患者按时服药,尤其是激素类药物严格遵照医嘱服药,不得擅自停药、减药,遵照医嘱调节药物剂量;嘱患者按时来院复查内分泌、血生化及 CT、MRI,指导患者合理饮食。

(苏国红)

第十二节 颅咽管瘤

一、疾病概述

1.概念与特点

颅咽管瘤是一种良性的先天性颅内肿瘤,起源于原始口腔外胚层所形成的颅咽管残余上皮细胞。发病率占颅内肿瘤的 1%～6.5%。本病是儿童最常见的先天性肿瘤,占鞍区肿瘤的第一位,可发生在任何年龄,但 70% 发生于 15 岁以下的儿童和少年。男性与女性之比为2∶1。按照颅咽管瘤与鞍膈的关系可分为鞍内、鞍上和脑室内肿瘤。

2.临床特点

根据肿瘤所在部位、生长快慢、发展方向及患者年龄的不同,其临床表现也不同。常见的可出现:视力视野改变、颅内压增高、内分泌功能障碍和意识变化等。

(1)视力视野改变:以视力视野障碍为首发症状者并不少见,约占颅咽管瘤的 18%。肿瘤位于鞍上常因直接压迫视神经、视交叉及视束,有 70%～80% 的患者出现视力、视野障碍。

(2)颅内压增高:在颅咽管瘤多见于儿童,也常常为患者的就诊原因。其发生原因多为肿瘤体积较大,阻塞了脑脊液的循环通路所致。在临床上表现为头痛、恶心、呕吐、视盘水肿、复视和颈痛等。

(3)垂体功能障碍:在颅咽管瘤患者中 2/3 出现内分泌紊乱症状。表现为性功能减退,第二性征发育迟缓,水、脂肪代谢障碍。

(4)下丘脑损害:由于肿瘤向鞍上发展增大至第三脑室底部,下丘脑受压其结果可出现体温调节障碍。高热或体温低于正常,嗜睡,尿崩症。当肿瘤侵犯灰结节及漏斗,表现为向心性肥胖,少数可极度消瘦。

(5)邻近症状:颅咽管瘤可向四周生长,引起各种邻近症状。向鞍旁生长可产生海绵窦综合征,可引起脑神经障碍等。向颅前窝生长可产生精神症状,如记忆力减退、定向力差,大、小便不能自理及癫痫等。向颅内窝生长可产生颞叶癫痫和幻嗅、幻味等精神症状。少数患者可向后生长产生脑干症状,甚至长到颅后窝引起小脑症状。

3.辅助检查

(1)颅骨 X 线片:表现为鞍区有钙化灶,钙化的形态多种多样,斑点状或团块状,有时沿肿瘤囊壁钙化呈蛋壳状,钙化是鞍内颅咽管瘤与垂体瘤的鉴别要点之一。平片还可见蝶鞍扩大、变形及前床突、鞍背骨质破坏等。

(2)头颅 CT 检查:CT 检查可以很好地反映骨质、肿瘤及其他组织的密度情况,显示蝶鞍、颅底及蝶骨的骨性解剖,对手术入路的选择很有帮助。CT 检查有助于对实性肿瘤和囊性肿瘤进行分类,列颅咽管的诊断十分重要。

(3)MRI 检查:可以很好地显示肿瘤与周围结果的关系。

(4)内分泌功能的测定:颅咽管瘤的血清 GH、LH、FSH、ACTH 等可以减低,有时PRL 增高。

4.治疗原则

(1)手术治疗:首选治疗方法为全切除术。颅咽管瘤为良性肿瘤,手术切除后可望治愈。

在肿瘤周围组织内肿瘤细胞依然有残留的可能,全切除数年又可能复发。手术效果与以下条件有关:①肿瘤的大小;②肿瘤的形状,囊性还是实性;③肿瘤与周围结构的关系,粘连程度;④患者一般情况;⑤手术医师的显微操作技术和手术经验。

(2)放射治疗:颅咽管瘤术后应进行立体放射治疗,包括术中肿瘤全切的患者。行肿瘤次全切除后如不辅以放射治疗,结果不甚乐观,5 年复发率可到 75%,10 年生存率仅为 25%,而佐以放射治疗后,肿瘤的复发率明显下降,10 年生存率可到 75%～80%。

(3)内放射治疗:颅咽管瘤的内放射治疗是一种行之有效的治疗方法。主要药物有金198、磷 32 和钇 90 等,产生组织穿透性较弱但具较强瘤壁杀伤作用的放射线,放射性损伤囊性颅咽管瘤的内壁。

(4)内化疗:采用博莱霉素等药物行内化疗也是治疗颅咽管瘤的方法之一,主要针对囊性颅咽管瘤。

二、主要护理问题

(1)感知的改变:视力障碍与肿瘤压迫视神经、视交叉及视神经束有关。

(2)脑组织灌注不足与疾病引起的局部压迫有关。

(3)体温异常与下丘脑损伤有关。

(4)舒适的改变:头痛与颅内压增高有关。

(5)有体液不足的危险与呕吐和进食有关。

(6)有受伤的危险与意识程度的改变、视野障碍、共济失调等有关。

(7)自我形象的紊乱与垂体功能障碍导致面貌及体形改变有关。

(8)焦虑、恐惧与疾病过程致健康改变及不良预后等有关。

(9)知识的缺乏:缺乏相关疾病的知识、康复锻炼知识及自我护理知识。

(10)自卑与性功能紊乱、溢乳、闭经有关。

三、护理措施

1. 常规护理

(1)一般护理:护士了解病情及手术情况。①严格记录每小时尿量、性质、色泽。②遵医嘱及时监测血钾、钠、氯的变化及尿比重变化,及时遵医嘱给予对症处理。③及时准确记录 24 h 出入量。④保证静脉输液通畅。⑤随时观察患者的皮肤弹性,及早发现脱水指征。⑥低血钠者鼓励患者多饮水,特别是加盐开水,以补充丢失的水、钠。高血钠者多饮白开水。⑦不能饮水的患者应给予鼻饲。⑧禁止摄入含糖高的食物,以免使血糖增高,产生渗透性利尿,使尿量增加。⑨鼓励患者喝含钾高的饮料如橙汁、咸菜。⑩遵医嘱按时按量补充各种电解质;并发尿崩症者必要时遵医嘱给予去氨加压素口服,并观察用药后的效果;脑室开放放置瘤腔引流袋,注意观察色、量及是否通畅,防止扭曲、脱出,每班认真记录交接。

(2)心理护理:缓解患者因病程长、发育障碍、视力障碍等原因引发的焦虑状态,加强沟通与交流,尊重患者,及时满足患者的基本生活需求。

2. 专科护理

(1)治疗及护理配合。①术前:了解术前患者的血生化情况、视力、视野状况及药物治疗的目的、方法、剂量;②术后:了解手术中情况、术后的治疗措施,掌握胰岛素等术后用药的药理作用,用药后的不良反应;密切观察低血糖的症状并告知患者如何识别异常情况及时通知医护人员；遵医嘱按时给予激素药物，并观察疗效。③颅咽管瘤术后：高血钠可造成患者高渗昏迷，遵医嘱给患者口服或鼻饲白开水；注意防止血钠忽高忽低的状况发生，避免血钠过低加重脑水肿，诱发癫痫，导致颅内出血；每日监测血生化 2 次。④高血糖：遵医嘱给予胰岛素皮下注射、静脉输液或微量泵泵入，监测餐前及餐后 2 h 血糖的变化，及时通知医师调节用药剂量。减少低血糖的危险发生，护理人员要识别输液泵的报警原因及处理方法，防止针头阻塞等情况发生。密切观察有无渗液，防止皮下由于药物渗漏发生坏死，及时更换穿刺部位，防止感染发生。

（2）伤口的观察及护理：①加强营养，促进切口的愈合；②遵循无菌原则更换伤口敷料。

（3）疼痛的护理。①伤口疼痛：评估患者疼痛的情况，注意疼痛的性质，区分切口疼痛与颅内高压引起的疼痛。合理给予镇痛药物，如布桂嗪 100 mg，肌内注射，观察药物效果。运用技巧分散患者的注意力，减轻疼痛，如放松疗法、音乐疗法、想象疗法等。②头痛：抬高床头15°～30°，以利于颅内静脉回流。慎用止痛药，根据个体情况给予 20％甘露醇 125 mL 或 250 mL 快速静脉滴注；或利尿剂，如呋塞米 20 mg 静脉缓推，观察用药后头痛的缓解情况。必要时行头颅 CT 检查。

3.病情观察

（1）密切观察患者意识、生命体征、瞳孔的变化。

（2）保持伤口敷料清洁干燥，观察切口敷料是否妥善稳定，嘱患者及家属不要擅自揭开敷料，也不要自行往切口上涂抹药物。观察切口有无渗液渗血，切口周围皮肤有无红肿、热、痛现象，记录并报告医师。

（3）密切观察意识、瞳孔、生命特征及头痛的性质、部位。

4.健康指导

（1）护士要做好术后检查，及治疗护理的健康宣教，告知其检查及治疗的目的、方法及配合的注意事项，指导患者家属术后按时探视，防止术后交叉感染，以及患者饮食方面的注意事项。根据患者术后恢复情况，进行功能锻炼，术后多鼓励患者，促进患者身心的早日康复。

（2）指导术后 1～3 个月抽血检查血生化、肝功能。遵医嘱调整降糖药物用量。抗癫痫药物，遵医嘱逐渐停药，不得随意停药或漏服药。采用合理膳食，根据血钠、血糖情况调节饮食。

（苏国红）

第十三节　听神经鞘瘤

一、疾病概述

1.概念与特点

听神经瘤起源于听神经鞘膜细胞，是典型的神经鞘瘤，此肿瘤为常见的颅内肿瘤之一。肿瘤多数发生于听神经前庭段，少数发生于该神经的耳蜗部，随着肿瘤生长变大，压迫脑桥外侧和小脑前缘，充满于小脑脑桥角凹内。

听神经瘤好发于中年人，高峰在 30～50 岁，最年幼者为 8 岁，最高龄可在 70 岁以上。听神经瘤有完整包膜，表面大多光滑，有时可略呈结节状。

2.临床特点

(1)耳蜗及前庭症状:表现为头晕、目眩、耳鸣、耳聋。

(2)头痛,伴有患侧枕骨大孔区的不适。

(3)小脑性共济失调,动作不协调。

(4)邻近脑神经受损症状:表现为病侧面部疼痛、面部抽搐、面部感觉减退、周围性面瘫等。

(5)颅内压增高症状:视盘水肿、头痛加剧、呕吐、复视等。

3.辅助检查

(1)神经性耳科检查。

(2)听力检查。

(3)前庭神经检查。

(4)脑干听觉诱发电位或脑干电反应听力测定。

(5)神经放射学诊断,即 CT 及 MRI 检查:对位于内听道的听神经鞘瘤或侵入小脑脑桥角直径小于 1 cm 的小肿瘤难于发现。肿瘤较大,则表现为圆形或分叶状的低密度病灶,边界清楚;少数略呈高密度,内听道多呈锥形或漏斗形扩大,第四脑室受压、变形并向对侧移位或完全闭锁,其上方脑室有不同程度扩大,患侧小脑脑桥角池多闭塞,偶见残存部分扩大。

4.治疗原则

(1)大、中型肿瘤经枕下乳突后开颅手术肿瘤切除。

(2)小型肿瘤经迷路手术,经枕下入路手术肿瘤切除。

二、主要护理问题

(1)潜在并发症:脑疝、角膜溃疡。

(3)有误吸的危险。

(4)有外伤的危险。

(5)口腔黏膜改变。

(6)自我形象紊乱。

(7)皮肤完整性受损。

三、护理措施

1.常规护理

(1)脑瘤位于后颅凹、脑桥小脑角,靠近脑干,解剖关系复杂而重要,手术难度大,时间长,因此严密观察患者神志、瞳孔、生命体征的变化是关键。尤其是呼吸和神志的改变,最为重要。

(2)手术后伴有面神经、三叉神经损害,眼睑闭合不全,容易发生角膜溃疡,严重者有造成失明的危险。患者手术麻醉清醒后,观察有无眼睑闭合不全情况发生,立即通知医师采取预防性治疗措施,并认真做床头交接班;若发生眼睑闭合不全,应密切观察患者有无畏光、眼部干涩、疼痛、结膜发红、眼角膜小的点状浸润及角膜溃疡等情况发生,并遵医嘱给药。

(3)三叉神经损伤者面部感觉丧失,进食要防止烫伤。

(4)有后组脑神经损伤者常伴有声音嘶哑、呛咳,故手术后禁食,必要时给予鼻饲饮食,防止呛食引起误吸。

(5)吞咽反射减弱或消失,可发生吞咽困难、咳嗽无力,患者主动排痰困难需按时翻身、叩背,随时吸痰,定时做雾化吸入,防止呼吸道堵塞和肺炎的发生。

(6)气管切开术后做好护理,病情平稳后,尽早拔除气管套管。

(7)术后 1 周出现患侧面部带状疱疹时,遵医嘱涂抹药膏,防止继发感染。

2.心理护理

由于脑神经损伤修复是一个复杂而长期的过程,可达数月,面瘫、眼睑闭合不全、耳漏、吞咽功能障碍、听力障碍,造成患者情绪低落、抑郁,做好患者的心理护理尤为重要,以便于更好地配合治疗及护理。

3.治疗及护理配合

(1)术前告知患者及家属手术入路;听力检查;前庭神经检查、脑干听觉诱发电位或脑干电反应听力测定;CT 及 MRI 检查的目的及重要性,做好术前准备。

(2)术后了解手术中脑神经损伤情况、术后的治疗措施并告知患者及家属。掌握术后用药的药理作用,用药后不良反应发生时的症状、表现,并告知患者有异常情况及时与医护联系。遵医嘱按时给药,并观察疗效。眼药应存放在冰箱内,每位患者的药品要有标记,专人专用,注明有效期。用药时严格执行"三查七对",防止差错事故发生;特别要警惕角膜炎发生。若发现症状不缓解或加重,出现角膜炎症状,应及时通知医师请眼科会诊,必要时行眼睑缝合术,10 d 后拆线。拆线后,根据患者眼部情况继续应用药物,防止角膜溃疡发生。采用湿盐水纱布遮盖,医用胶布或眼罩保护角膜,防止眼部暴露及角膜干燥。应用药物滴眼,手术后应用诺氟沙星滴眼液滴眼,每次 1～2 滴,每天 3～4 次。红霉素眼膏每晚 1 次,涂擦结膜囊进行角膜保护;使用贝复舒滴眼液,每次 1～2 滴,每天 4～6 次,促进角膜上皮的再生,角膜基质层的修复;保持眼部清洁,用柔软、清洁、干燥的毛巾为患者擦拭眼泪,用温水清洁双眼周围,每天 3～4 次。

4.健康指导

(1)使用患者能听到的声音与患者交流,必要时可采取其他方式与患者交流。做好患者及家属的健康教育工作。护理人员要做好术后检查及治疗护理的健康宣教,告知其检查及治疗的目的、方法及配合的注意事项,指导患者家属术后按时探视,防止术后交叉感染及患者饮食方面的注意事项。

(2)出院指导:指导术后 1～3 个月抽血检查血生化、肝功能。遵医嘱调整抗癫痫药物用量,遵医嘱逐渐停药,不得随意停药或漏服药,合理膳食。出院者做好出院指导工作,嘱患者禁用不洁净的东西擦眼,防止加重病情;密切观察病情变化,观察患者结膜炎症状有无好转及进展情况,按时正确使用眼药。

(苏国红)

第十四节　室管膜瘤

一、疾病概述

1.概念与特点

室管膜瘤的发生率占颅内肿瘤的 2％～9％,男性多于女性,多见于儿童及青年人。肿瘤的 3/4 位于幕下,1/4 位于幕上,儿童幕下占绝大多数。肿瘤多位于脑室内,少数肿瘤的主体位于脑组织内。肿瘤位于第四脑室者大多起于脑室底延髓的部分。肿瘤的增长可占据第四脑室而造成梗阻性脑积水,有的肿瘤可通过中间孔向枕大池延伸,少数可压迫甚至包绕延髓或突入椎管而压迫上颈髓。部分肿瘤起源于第四脑室顶部,占据小脑半球或蚓部,偶可见肿瘤发生于脑桥小脑角。

2.临床特点

(1)颅内压增高症状:①剧烈头痛、眩晕、呕吐、脉搏、呼吸改变、意识突然丧失及由于外展神经核受影响而产生复视、眼球震颤等症状。②由于肿瘤的活动可突然阻塞正中孔或导水管引起脑脊液循环受阻,因而可呈现发作性颅内压升高,此现象多于体位突然改变时发生。③脑干症状与脑神经损害症状。A.脑干症状:较少见也可出现脑桥或延髓诸神经核受累症状。B.脑神经损害症状:肿瘤在第四脑室底上部,可出现眼球向患侧注视麻痹,眼球运动偏斜扭转。肿瘤在第四脑室底下部,可出现呕吐、呃逆首发症状,随之出现吞咽困难、声音嘶哑。肿瘤起始于第四脑室侧隐窝,主要表现颜面感觉障碍、听力及前庭功能减退及眩晕等症状。

(2)小脑症状:走路不稳、眼球震颤、共济失调和肌张力下降。

3.辅助检查

(1)腰椎穿刺:绝大多数患者腰穿压力增高,特别是在幕下肿瘤并发梗阻性脑积水时更为突出。约半数患者脑脊液蛋白增高,约近1/5的患者脑脊液细胞数增高。由于常有肿瘤细胞脱落于脑脊液中,故镜检脑脊液时需注意与白细胞之鉴别。

(2)颅骨X线片检查:多数患者表现颅内压增高征象,如指压迹增多等。肿瘤钙化亦多见于室管膜瘤,幕上肿瘤有无病理钙化与病史的长短有一定关系。有钙化者病史一般较长,但在幕下室管膜瘤这种对应关系不甚明显。幕下室管膜瘤是儿童后颅窝肿瘤中病理钙化发生率较高者。

(3)脑室造影:CT广泛应用以前,脑室造影曾作为诊断室管膜瘤的主要手段。一般造影在幕上侧脑室内肿瘤多表现不同形态的充盈缺损,幕下肿瘤则表现为中脑导水管以上的脑室对称扩大,导水管呈喇叭口样扩张,第四脑室内可见肿瘤的充盈缺损。

(4)CT检查:位于侧脑室内的肿瘤一般显示不均匀的等或略高密度影像,病变同侧脑室可因肿瘤的占据和室间孔堵塞后造成脑室扩大、变形,瘤内可见高密度的钙化灶及低密度的囊变区。幕下肿瘤常位于中线,多见于第四脑室内,但多数体积较大,并常伴有梗阻性脑积水。肿瘤亦为等或稍高密度,可见钙化及囊变。增强扫描肿瘤呈不均匀强化,多数肿瘤边界较清楚,囊变区一般不强化。

(5)MRI检查:室管膜瘤在 T_1 加权像上呈低或等信号,在 T_2 加权像呈明显的高信号。儿童患者由于瘤体内有较大的囊变区而形成 T_1 加权像的更低信号,在 T_2 加权像上的更高信号,肿瘤的实质部分由于钙化也造成信号的混杂。成年患者瘤体内囊肿形成不明显,钙化也较少,所以信号比较均匀,若瘤内发生间变时,其间变部分信号改变明显,为不均匀信号,在 T_1 加权像呈较低信号,T_2 加权像呈较高信号。肿瘤具有明显的异常对比增强,间变部分更为突出,瘤体周围水肿亦十分显著。

4.治疗原则

(1)手术治疗:以手术切除肿瘤为主要手段。

(2)放射治疗:室管膜瘤是放疗中度敏感的肿瘤之一。多数学者认为术后放疗有助于改善患者的预后。

(3)化学治疗:化疗是颅内肿瘤治疗的辅助手段之一,目前尽管已进行了广泛研究,但仍处于探索阶段,疗效不十分肯定。

二、主要护理问题

(1)潜在并发症:脑疝、感染。

(2)有外伤的危险。

(3)有误吸的危险。

(4)清理呼吸道无效。

(5)体温高。

(6)口腔黏膜改变。

三、护理措施

1.常规护理

(1)一般护理:①出现后组脑神经损伤发生呛咳、吞咽困难时遵医嘱给予鼻饲饮食;②出现咳嗽、咳痰无力时,及时吸痰,必要时通知医师行气管切开;③患者走路不稳、眩晕时应加强安全防护,防止摔伤;④患者继发脑干损伤时出现昏迷、高热,给予皮肤护理,按时翻身,活动肢体,并进行物理降温;⑤有脑室引流者,每日更换无菌引流袋,观察引流液的量、性质、颜色及是否通畅;⑥指导患者避免突然改变体位,防止发作性颅内压升高的发生。

(2)心理护理:①术前了解患者的心理状态及心理需求,消除患者紧张情绪。②增加患者的安全感。鼓励患者正视现实,稳定情绪,顺应医护计划。③医护人员治疗护理操作时沉着冷静,给患者带来信任感。④术后及时告知患者手术效果,打消顾虑。⑤帮助患者缓解疼痛,如分散注意力、减少噪声、减少强光刺激。进行治疗护理操作时语言动作轻柔,减少对患者的不良刺激。⑥对于预后不良的患者不宜直接将真实情况告之,以免给患者心理带来巨大的创伤。⑦保护患者的自尊心,使患者感到受人重视,受人尊敬,有独立人格。⑧经常更换体位,肌肉放松,消除紧张情绪。

2.专科护理

(1)治疗配合:①治疗以手术切除肿瘤为主,讲解手术前后注意事项;②完善围手术期检查、化验并告知其目的及意义;③放射治疗:室管膜瘤是放射治疗中度敏感的肿瘤之一,术后放疗有助于改善患者的预后;④化学药物疗法:疗效不十分肯定。

(2)用药护理。①术前:了解患者所用药物治疗目的、方法、剂量;②术后:了解术中情况、术后治疗用药,掌握药物的药理作用,观察药物作用、疗效及不良反应;③遵医嘱及时准确用药;④认真倾听患者主诉有无不适,及时配合医师调整用药;⑤手术后给予止吐药昂丹司琼、维生素 B_6 等,观察用药后反应及疗效。

3.病情观察

(1)严密观察患者神志、瞳孔生命体征的变化。

(2)严密观察颅内压增高症状头痛的性质和部位、持续时间,呕吐的性质、量,及时给予处理。

4.健康指导

(1)入院宣教:介绍病房主任、护士长、主管医师、护士、病房环境、疾病知识及各项检查化验治疗的目的、意义、方法及配合注意事项、住院须知、探视制度、陪住制度、安全措施。

（2）用药护理。①术前：了解患者所用药物治疗目的、方法、剂量；②术后：了解术中情况、术后治疗用药，掌握药物的药理作用，观察药物作用、疗效及不良反应；③遵医嘱及时准确用药；④认真倾听患者主诉有无不适，及时配合医师调整用药；⑤手术后给予止吐药昂丹司琼、维生素 B_6 等，观察用药后反应及疗效。

（苏国红）

第十五节　脑干肿瘤

一、疾病概述

1. 概念与特点

脑干是主管呼吸、心跳、意识、运动、感觉的生命中枢，过去一直被视为手术禁区，通过研究发现脑干有很大的可塑性，包括形态及功能。脑干占位中星形细胞瘤、海绵状血管瘤多见，其次还有室管膜瘤和血管网状细胞瘤等。

2. 临床特点

（1）肿瘤位于延髓主要有头痛、头晕、呕吐和高颅内压症状。体征有后组脑神经障碍、共济失调，特殊症状有呼吸困难、呃逆、心动过缓。

（2）肿瘤位于脑桥时可引起呼吸频率的改变，肢体、面部麻木或无力。体征有咽反射迟钝或消失。特殊症状有不自主发笑、强迫头位。

（3）肿瘤位于中脑有意识障碍、头痛、呕吐、高颅内压症状、上视不能、复视，其中复视是典型症状之一。特殊症状是不自主发笑。

（4）脑干综合征如原发性动眼凝视障碍、不同类型的眼震、面神经麻痹、吞咽障碍等一个或多个脑神经异常，交叉性偏瘫、不随意运动、小脑功能障碍和（或）高颅内压等。

3. 辅助检查

MRI是评价脑干病变的首选影像检查方法。星形细胞瘤为长 T_1 和 T_2 信号不均影像，该部脑干增粗。海绵状血管瘤在出血的急性期，T_1 及 T_2 上皆为均匀的高密度，轮廓清晰。

4. 治疗原则

由于脑干内布满生命中枢、重要神经核团及上下行神经纤维，任何手术损伤都会出现重要的神经功能障碍，加重病情。所以手术应在有条件的设施下，由有经验的医师来完成。脑干内局限性星形细胞瘤可做瘤内次全切除，瘤腔内置入化疗药，手术后加以放疗。血管网状细胞瘤常有囊变，应尽量全切除肿瘤结节，以期痊愈。脑干深部的海绵状血管瘤如果症状轻微、稳定，不必手术。病变较大且在脑干表面的，可行手术切除。脑干的室管膜瘤常界限清楚，可做到全切或次全切。

二、主要护理问题

（1）潜在并发症：呼吸障碍、昏迷、消化道出血、深静脉血栓。

（2）清理呼吸道无效。

（3）有皮肤完整性受损的危险。

（4）焦虑。

（5）知识缺乏：缺乏相关知识。

三、护理措施

1.常规护理

（1）心理护理：①评估患者的心理状态及心理需求，消除患者紧张情绪。耐心听取患者的需要和要求，放松心情，鼓励患者表达自己的需求。增加患者的安全感。鼓励患者正视现实，稳定情绪，顺应医护计划。②教会患者各种放松疗法，如听音乐、睡前泡脚。③医护人员治疗护理操作时沉着冷静，给患者带来信任感。④术后及时告知患者手术效果，打消顾虑。⑤经常更换体位，肌肉放松，消除紧张情绪。

（2）治疗配合：告知患者治疗以手术为主。讲解围手术期检查、化验目的及意义，取得家属及患者的配合。术后放射治疗有助于延缓肿瘤复发的时间。

2.专科护理

（1）术前：了解患者所用药物治疗目的、方法、剂量，遵医嘱及时准确用药。

（2）术后：①了解术中情况、术后治疗用药，掌握药物的药理作用，观察药物作用、疗效及不良反应。认真倾听患者主诉，及时配合医师调整用药。②术后注意观察有无消化道出血症状。③术后行气管切开，呼吸肌辅助呼吸时应按气管切开护理常规和机械通气护理常规进行护理。④脑干患者术后卧床时间较长，应加强翻身和肢体活动。叩背，防止坠积性肺炎及深静脉血栓发生。⑤高热患者多采取物理降温。⑥在术后禁食期间加强口腔护理。⑦有面部麻木者应注意防止烫伤。⑧发生偏瘫的患者注意加强肢体功能锻炼。

3.病情观察

（1）肿瘤位于中脑：主要注意观察患者的意识变化和吞咽反射，防止误吸，有肌无力者应观察肢体活动。

（2）肿瘤位于脑桥：主要观察患者的呼吸变化，肢体活动。

（3）肿瘤位于延髓：①延髓是呼吸中枢，当有占位时，呼吸随时都有停止的危险，尤其是术后的患者应严密观察呼吸的变化；②当后组脑神经损伤，常有声音嘶哑、呛食，手术后上述神经症状可能加重，必要时给予鼻饲饮食，防止因呛食引起呼吸道阻塞和吸入性肺炎；③有咽反射减弱或消失：发生吞咽困难、咳嗽无力时应及时吸痰，严重者可早行气管切开。

4.健康指导

（1）入院宣教：介绍病房主任、护士长、主管医师、护士名称、病房环境、相关疾病知识、检查、治疗的目的、意义、方法及配合注意事项。介绍住院须知、探视制度、陪住制度和安全介绍。

（2）术前宣教：术前需要的准备用物、禁食水时间、交叉配血、药物过敏试验、术野准备，锻炼床上使用便器，告知保护性约束的意义、监护时间、饮食种类及注意事项。

（3）术后宣教：伤口护理、用药知识宣教、康复锻炼、饮食护理、禁食的目的，各种管路的护理，减少家属探视防止交叉感染。讲解病理性质消除紧张情绪，向患者家属讲解使用呼吸机目的、意义、配合等注意事项。

（4）出院宣教：告知患者门诊复查时间3~6个月，复查时所需物品。按时服药、抗癫痫药物遵医嘱服药不可自行停药及减量。适当休息，注意劳逸结合，保持情绪稳定。饮食高营养易消化食物。伤口愈合1个月可以洗头，注意伤口有红、肿、热、痛时应及时就诊。加强肢体协调锻炼,提高自身免疫力,防治感冒。发现高热等异常情况时应及时就诊。

(苏国红)

第十六节　鞍结节脑膜瘤

一、疾病概述

1.概念与特点

鞍上脑膜瘤包括起源于鞍结节、前床突、鞍隔和蝶骨平台的脑膜瘤,因上述解剖结构范围不超过 3 cm,临床对上述区域脑膜瘤习惯统称为鞍结节脑膜瘤,发病率占颅内肿瘤的4%～10%。

2.临床特点

(1)80%以上的患者以视力障碍为首发症状,可为单侧或双侧。视野障碍可以表现以双颞侧偏盲或单眼失明,另一眼颞侧偏盲多见,也可见单眼视力视野基本正常,另一眼颞侧偏盲。眼底视盘原发萎缩多见,还可以表现为双眼视盘萎缩。

(2)50%以上的患者有头痛病史,头痛部位多在额部,也可表现眼眶及双颞部。

(3)少数病例出现精神障碍,可能与肿瘤压迫额叶底部有关。

(4)有的患者有类似垂体腺瘤的内分泌功能障碍。

(5)个别患者以嗅觉丧失、癫痫、动眼神经麻痹为主诉就诊。在神经系统检查时还可出现锥体束征和 Foster-Kennedy 综合征。

3.辅助检查

评估 CT 片上可见鞍上等密度或高密度区。MRI 与 CT 一样,唯显示肿瘤与视神经、颈内动脉以及颅骨之间的关系更清晰。

4.治疗原则

手术治疗。

二、主要护理问题

(1)有外伤的危险。

(2)认知功能障碍。

(3)潜在的并发症:水、电解质紊乱。

(4)生活自理能力缺陷。

三、护理措施

1.常规护理

(1)完善术前各项化验及视力视野等检查。

(2)术前一日剃头,术前 8 h 禁食、水。

(3)术后严密观察生命体征变化。

(4)视力视野有障碍者,外出时有专人陪伴。

(5)精神障碍者专人 24 h 陪伴,防止意外事件发生。

(6)严格记录 24 h 出入量,遵医嘱监测水、电解质情况,及时发现异常,及时采取措施。

2.心理护理

加强与患者及家属的沟通,及时发现患者心理变化,缓解患者紧张、焦虑的情绪,精神异常者,防止激惹患者,必要时配合药物治疗。

3.治疗及护理配合

(1)术前:告知患者术前的血生化、视力视野检查的必要性及药物治疗的目的、方法。精神异常须药物治疗者,服药到口,24 h 专人陪伴。

(2)术后:了解手术中情况、术后的治疗措施,掌握抗生素、激素药物及抗癫痫药物的药理作用,用药后的不良反应,遵医嘱按时给药,并观察疗效。

术后高血钠,遵医嘱给患者口服或鼻饲白开水。低血钠遵医嘱给患者口服盐或静脉输入 10%NaCl,及时观察血生化变化。

4.健康指导

(1)护士要做好术前检查,及治疗护理的健康宣教,告知其检查及治疗的目的、方法及配合的注意事项。告知患者术后与医护配合的注意事项。

(2)指导患者家属术后按时探视,防止术后交叉感染。告知患者饮食方面的注意事项。根据患者术后恢复情况,逐渐进行功能锻炼,术后多鼓励患者,促进患者身心的早日康复。

(3)指导术后 1~3 个月每月检查血生化及内分泌,遵医嘱调整药物用量,遵医嘱给患者口服抗癫痫药物,逐渐停药,不得随意停药或漏服药,合理膳食,根据血钠情况调节饮食。3~6 个月复查 MRI 与 CT。

(苏国红)

第十七节　脉络丛乳头状瘤

脉络丛乳头状瘤是起源于脑室脉络丛上皮细胞、生长缓慢的良性肿瘤。本病男性多于女性,男女之比是 1.6∶1,可发生于任何年龄,但 10 岁以下的儿童多见,占该部位肿瘤的 48%。肿瘤的好发部位因年龄而有所不同,成人多发生钙化,肿瘤全切预后良好,即使是脉络丛乳头状癌术后进行化疗和药物治疗,5 年生存率也可达 50%。

一、护理评估

护理评估内容如下:①评估是否有脑脊液循环受阻表现;②患者有无局限性神经系统损害;③了解实验室检查结果;④了解影像学检查情况;⑤个人史;⑥心理社会评估。

二、治疗原则

脉络丛乳头状瘤的治疗,以手术治疗为主,在显微镜下应争取肿瘤全切。肿瘤太大与周围组织关系密切,不能完全切除肿瘤者,应做脑室分流术,使脑脊液循环畅通。脉络丛乳头状瘤术后可进行放射治疗。

三、常见护理问题

①焦虑、恐惧;②疼痛;③有外伤的危险;④营养失调。

四、护理措施

(一)术前护理

1.心理护理

一旦被确诊为颅内肿瘤,患者受到沉重的心理打击,产生焦虑和恐惧,导致患者失助、自尊心降低,加之头痛剧烈、恶心、呕吐频繁、失眠,使患者产生悲观、失望甚至绝望的情绪反应,严重者可产生自杀动机和行为。

护士应主动了解患者的心理反应,同情关心患者,及时与患者及家属进行沟通,排除心理障碍,增强战胜疾病的信心。

2.饮食指导

患者加强营养。体质虚弱者,静脉补充营养。能自行进食者,给予高蛋白、高维生素、高热量饮食。

3.体位

抬高床头 $15°\sim30°$ 斜坡卧位。

4.症状护理

(1)肢体无力或瘫痪:协助日常生活,给予生活护理,卧床者使用床栏防止坠床及跌伤,并加强皮肤的护理,预防压疮的发生。嘱咐患者不要单独外出,必要外出时,安排家人陪护。

(2)颅内压增高:①密切观察意识、瞳孔、生命体征变化,肿瘤的生长,尤其是第四脑室内肿瘤,更易导致脑脊液循环受阻,患者出现颅内压增高症状提示病情变化。②当患者情绪不稳定、没有充分休息和良好的睡眠,以及用力大小便,可诱发脑疝形成。应指导患者保持情绪稳定、充分休息和睡眠,保持大小便通畅,防止脑疝形成。③遵医嘱控制颅内高压。如20%甘露醇或甘油果糖静脉滴注,有脑室外引流管者应妥善固定放置好引流管,保持引流通畅,防止逆行感染。

(二)术后护理

1.心理护理

患者经过数小时的手术,躯体虚弱,加之伤口疼痛、各种管道限制了活动、睡眠不足或麻醉清醒后的兴奋状态,使患者焦虑不安。①应及时执行镇静镇痛医嘱,使患者安静休息;②告诉患者手术过程很顺利,并指导患者配合治疗护理,让患者尽快调整心理状态;③必要时让患者家属、朋友、亲戚、同事给予心理支持,术后 3 d 内,轮流探视或陪伴、鼓励、安慰患者,消除孤独感,分担患者痛苦。

2.饮食

选择患者喜爱的食物,并注意色、香、味俱全,提供良好的进食环境,促进患者食欲,给予营养丰富、易消化吸收、不易误咽的糊状饮食,必要时静脉补充营养,改善患者的全身营养状况,以提高患者对手术的耐受能力。

3.体位

颅内压增高者取头高位,床头抬高 $15°\sim30°$ 。

4.症状护理

(1)颅内压增高:术后48～72 h为脑水肿、脑肿胀及颅内出血发生的高峰期,应实施意识、瞳孔、生命体征、脉搏血氧饱和度(SpO_2)等连续监护并予以吸氧等治疗。当患者出现意识障碍、瞳孔异常、鼾声呼吸等提示脑水肿或颅内出血,应立即报告医生处理,并注意抬高床头15°～30°以减轻头痛;呕吐时及时清理呕吐物,防止呛入气管;必要时使用止痛、镇吐药物。

(2)呼吸道梗阻:麻醉插管对气管黏膜的损伤,使气管分泌物增加,呕吐物未及时清理,以及术后患者害怕咳嗽排痰等因素易导致呼吸道梗阻。患者表现为呼吸道痰鸣音、SpO_2下降。①应指导并鼓励患者咳嗽排痰,患者呕吐时协助清理口腔呕吐物,以保持呼吸道通畅;②必要时予以吸痰,及时吸出分泌物,同时保持吸氧管道的通畅。

(3)肢体活动障碍:①向患者解释肢体活动障碍是肿瘤压迫及手术不可避免的牵拉所致,以取得理解和配合;②开导患者尽管肢体活动受影响,但生命得以挽救,应面对现实,尽快适应新的生活方式;③指导并协助被动运动,加强肢体功能的锻炼,防止失用性萎缩和足下垂。

5.管道护理

术后患者常有氧气管、创腔引流管、气管插管、导尿管、应保持各种管道的通畅,防止外源性感染的发生。

(1)气管插管:①应随时吸痰保持呼吸道通畅;②预防和减轻拔管后喉头水肿,予以生理盐水 20 mL＋糜蛋白酶 5 mg 雾化吸入每日 2 次。

(2)创腔引流管:引流袋内口应低于引流管出口位置,以免逆行感染;适当制动头部,防止引流管扭曲、脱出,注意引流管是否通畅,观察量、颜色并记录;引流管一般术后第 3 d 即拔管,以免引起感染。注意伤口渗血、渗液,一旦发现头部伤口渗湿,应及时报告医生处理。

(3)留置尿管:①原则上应尽早拔除导尿管;②留置导尿管期间以 0.1％苯扎溴铵溶液消毒尿道口每日 2 次;③神清合作者先夹管 3～4 h,患者有尿意即可拔管;④如为气囊导尿管,拔管时需先放气囊,以免损伤尿道。

(三)出院指导

(1)加强营养,进食高热量、高蛋白、富含纤维素、维生素饮食,避免食用过硬、不易咬碎或易致误咽的食物,不要用吸管进食饮水,以免误入气管。

(2)合并神经功能缺损者,术后半年至 1 年可有部分恢复,可选择必要的辅助治疗,如高压氧、针灸、理疗、中医药等。听力障碍者尽量不单独外出,以免发生意外,必要时可配备助听器,或随声携带纸笔。步态不稳者继续进行平衡功能训练,外出需有人陪同,防止摔伤。遵医嘱按时滴用氯霉素眼药水。眼睑闭合不全者,外出戴墨镜或眼罩保护,以防阳光和异物的伤害;晚间睡觉时可用干净湿手帕覆盖或涂眼膏,以免眼睛干燥。并发面瘫、声音嘶哑而产生悲观心理者,家属应鼓励其正视现实,并安慰、开导患者,鼓励参加社会活动,消除负性心理。

(3)术后 3～6 个月门诊复查。

(甄 茜)

第七章　妇产科疾病护理

第一节　外阴炎及阴道炎

一、外阴炎

外阴炎是妇科常见病,是外阴部的皮肤与黏膜的炎症,可发生于任何年龄,以生育期及绝经后妇女多见。

(一)护理评估

1.健康史

(1)病因评估:外阴炎主要指外阴部的皮肤与黏膜的炎症,以大、小阴唇为多见。由于外阴与尿道、肛门、阴道邻近且暴露,同时,阴道分泌物、月经血、产后的恶露、尿液、粪便的刺激、糖尿病患者的糖尿的长期浸渍,均可引起外阴不同程度的炎症,此外,穿化纤内裤、紧身内裤、使用卫生巾使局部透气性差等,均可诱发外阴部的炎症。

(2)病史评估:评估有无外阴炎的因素存在,有无糖尿病、阴道炎病史。

2.身心状况

(1)症状:外阴瘙痒、疼痛、红、肿、灼热,性交及排尿时加重。

(2)体征:局部充血、肿胀、糜烂,常有抓痕,严重者形成溃疡或湿疹。慢性炎症者,外阴局部皮肤或黏膜增厚、粗糙、皲裂等。

(3)心理-社会状况:了解病程,了解患者对症状的反应,有无烦躁、不安等心理。

(二)护理措施

1.一般护理

炎症期间宜进食清淡且富含营养的食物,禁食辛辣、刺激性食物。

2.心理护理

患者常出现烦躁不安、焦虑紧张,应帮助患者树立信心,减轻心理负担,坚持治疗,讲究卫生。

3.病情监护

积极寻找病因,消除刺激原。

4.治疗护理

(1)治疗原则:去除病因,积极治疗原发病,如阴道炎、尿瘘、粪瘘、糖尿病等。

(2)治疗配合:保持外阴清洁干燥,局部使用约 40 ℃的 1∶5 000 高锰酸钾溶液坐浴,每日2 次,每次 15～30 min,5～10 次为一疗程。如有破溃,可涂抗生素软膏或紫草油,急性期可用物理治疗。

(三)健康指导

(1)卫生宣教,指导妇女穿棉质内裤,减少分泌物刺激,对公共场所,如游泳池、公共浴室等谨慎出入,注意经期、孕期、产期及流产后的生殖道清洁,防止感染。

(2)定期妇科检查,积极参与普查与普治。

(3)指导用药方法及注意事项。

二、前庭大腺炎

细菌侵入前庭大腺腺管内致腺管充血、水肿称为前庭大腺炎。

(一)护理评估

1.健康史

(1)病因评估:前庭大腺腺管开口位于小阴唇与处女膜之间,在性交、流产、分娩或其他情况污染外阴部时,病原体易侵入引起炎症,因此,以育龄妇女多见,主要病原体为葡萄球菌、链球菌、大肠杆菌、淋病奈瑟菌及沙眼衣原体等。急性炎症发作时,细菌先侵犯腺管,腺管口因炎症肿胀阻塞,渗出物不能排出,积存而形成脓肿,称为前庭大腺脓肿(又称巴氏腺脓肿),多发于一侧。如急性炎症消退,腺管口粘连阻塞,分泌物不能外流,脓液转清,则形成前庭大腺囊肿,多为单侧,大小不等,可持续数年不增大。患者往往无自觉症状。

(2)病史评估:了解患者有无反复的外阴感染史及卫生习惯。

2.身心状况

(1)症状:初起时局部肿胀、疼痛、烧灼感,行走不便,可伴有大小便困难等。有时可出现发热等全身症状。

急性期:①大阴唇下 1/3 处疼痛肿胀,严重时行走受限。检查局部可见皮肤红肿、热、压痛;②脓肿形成时,可触及波动感,脓肿直径可达 5~6 cm,可自行破溃。如破口大,引流通畅,脓液流出后炎症消退;如破口小,引流欠佳,炎症持续不退或反复发作;③可出现全身不适、发热等全身症状。慢性期:慢性期囊肿形成患者感到外阴部有肿胀感或性交不适。检查时局部可触及囊性肿物,大小不一,有时可反复急性发作。

(2)体征:外阴部皮肤红肿、压痛明显。当脓肿形成时,疼痛加剧,并可触及波动感,脓肿直径可达 5~6 cm。

(3)心理-社会状况:了解病程,了解患者对症状的反应,有无烦躁、不安等心理,患者常有因害羞或怕痛而未及时诊治的心理障碍。

(二)辅助检查

取前庭大腺开口处分泌物作细菌培养,确定病原体。

(三)护理措施

1.一般护理

急性期患者应卧床休息,饮食易消化,富含营养。

2.心理护理

患者常常烦躁不安、焦虑紧张,应尊重患者,为患者保密,以解除其忧虑,使其积极治疗,帮助其建立治愈疾病的信心和生活的勇气。

3.病情监护

观察患者的生命体征,重点观察体温变化,观察伤口愈合情况。

4.治病护理

(1)治疗原则:急性期局部热敷或坐浴,抗生素消炎治疗;脓肿形成或囊肿较大时,切开引

流或行囊肿造口术,保持腺体功能,防止复发。

(2)治疗配合:急性炎症发作时,取前庭大腺开口处分泌物作细菌培养,确定病原体。根据细菌培养结果和药物敏感试验选用抗生素口服或肌内注射。脓肿形成或囊肿较大时,切开引流或行囊肿造口术,并放置引流条。术后保持局部清洁,引流条每日更换一次,外阴用1∶5 000氯己定棉球擦拭,每日擦洗外阴2次,也可用清热解毒中药热敷或坐浴,每日2次。

(四)健康指导

(1)向患者及家属讲解此病的病因及预防措施,指导患者注意外阴清洁卫生。

(2)告知患者及家属月经期、产褥期禁止性交;月经期应使用消毒卫生巾预防感染;术后注意事项及正确用药。告知患者相关卫生保健常识,养成良好卫生习惯。

三、滴虫性阴道炎

滴虫性阴道炎是由阴道毛滴虫引起的最常见的阴道炎。阴道毛滴虫主要寄生于女性阴道,也可存在于尿道、尿道旁腺及膀胱。男性可存在于包皮皱襞、尿道及前列腺内。滴虫适宜生长在温度为25 ℃～40 ℃,pH 为5.2～6.6的潮湿环境。

月经前后,阴道内酸性减弱,接近中性,隐藏在腺体及阴道皱襞中的滴虫常得以繁殖,而发生滴虫性阴道炎。此病的传播途径有经性交的直接传播及经游泳池、浴盆、厕所、衣物、器械等途径的间接传播。

(一)护理评估

1.健康史

(1)病因评估:阴道毛滴虫呈梨形,体积为多核白细胞的2～3倍。滴虫顶端有4根鞭毛,体部有波动膜,后端尖并有轴柱凸出。活的滴虫透明无色,如水滴,鞭毛随波动膜的波动而活动。阴道毛滴虫极易传播,pH 在4.5以下时便受到抑制甚至致死。pH 上升至7.5时,其繁殖可完全被抑制。在妊娠期和月经来潮前后,阴道 pH 升高,可使阴道毛滴虫的感染率和发病率升高。

(2)病史评估:评估发作与月经周期的关系,既往阴道炎病史,个人卫生情况;分析感染经过;了解治疗经过。

2.身心状况

(1)症状:主要症状为白带呈稀薄泡沫状,量多及伴有外阴、阴道口瘙痒。如有其他细菌混合感染,白带可呈黄绿色、血性、脓性且有臭味。局部可有灼热、疼痛、性交痛。合并尿路感染,可有尿频、尿痛、血尿。阴道毛滴虫能吞噬精子,阻碍乳酸生成,影响精子在阴道内存活,可致不孕。

(2)体征:妇科检查时可见阴道黏膜充血,严重时有散在的出血点。有时可见阴道后穹隆处有液性或脓性泡沫状分泌物。

(3)心理-社会状况:患者常因炎症反复发作而烦恼,出现无助感。

(二)辅助检查

1.悬滴法

在玻片上加1滴温生理盐水,自阴道后穹隆处取少许分泌物混于生理盐水中,用低倍镜检查,如有滴虫,可见其活动。阳性率可达80％～90％。取分泌物检查前24～48 h,避免性交、阴道灌洗及阴道上药。

2.培养法

培养法适用于症状典型而悬滴法未见滴虫者,可用培养基培养,其准确率可达98%。

(三)护理措施

1.一般护理

注意个人卫生,保持外阴部清洁、干燥,避免搔抓外阴导致皮肤破损。

2.心理护理

解除患者因疾病带来的烦恼,减轻其对确诊后的心理压力,增强治疗疾病的信心。告知患者夫妇滴虫性阴道炎的传播途径、临床表现、治疗方法和注意事项,减轻他们的焦虑心理,同时鼓励他们积极配合治疗。

3.病情观察

观察患者的外阴瘙痒症状、阴道分泌物的量及颜色等。

4.治疗护理

(1)治疗原则:杀灭阴道毛滴虫,保持阴道的自净作用,防止复发,夫妻双方要同时治疗,切断直接传染途径。

(2)治疗配合。①局部治疗:增强阴道酸性环境,用1%乳酸溶液、0.5%醋酸溶液或1:5 000高锰酸钾溶液冲洗阴道后,每晚睡前用甲硝唑200 mg,置于阴道后穹隆,每日一次,10 d为一疗程;②全身治疗:甲硝唑(灭滴灵)200~400 mg/次,每日3次口服,10 d为1疗程;③指导患者正确用药,按疗程坚持用药,注意冲洗液的浓度、温度;④观察用药后反应:甲硝唑口服后偶见胃肠道反应,如食欲缺乏、恶心、呕吐及血白细胞减少、皮疹等,一旦发现,应报告医师并停药。妊娠期、哺乳期妇女应慎用,因为药能通过胎盘进入胎儿体内,并可由乳汁排泄。

(四)健康指导

(1)做好卫生宣教,积极开展普查普治,消灭传染源,严格禁止滴虫性阴道炎或带虫者进入游泳池。医疗单位做好消毒隔离,防止交叉感染。治疗期间勤换内裤,内裤、坐浴及洗涤用物应煮沸消毒5~10 min以消灭病原体,禁止性生活,避免交叉或重复感染的机会。哺乳期妇女在用药期间或用药后24 h内不宜哺乳。经期暂停坐浴、阴道冲洗及阴道用药。

(2)夫妻应双双检查,男方若查出毛滴虫,夫妻应同治,有助于提高疗效,治疗期间应禁止性生活。

(3)治愈标准:治疗后应在每次月经干净后复查1次,连续3次均为阴性,方为治愈。

(夏　玲)

第二节　慢性宫颈炎

慢性宫颈炎是妇科常见病之一。正常情况下,宫颈具有多种防御功能,但宫颈易受性交、分娩及宫腔操作的损伤,引起感染,一旦发生感染,病原体很难被完全清除,久而导致慢性宫颈炎。近年来随着性传播疾病的增加,宫颈炎已经成为常见疾病。由于长期慢性宫颈炎症可诱发宫颈癌,故应及时诊断与治疗。

一、护理评估

(一)健康史

1.病因评估

主要见于感染性流产、产褥期感染、宫颈损伤和阴道异物并发感染,多由急性宫颈炎未治疗或治疗不彻底导致。主要致病菌是葡萄球菌、链球菌、大肠埃希菌和厌氧菌,其次为性传播疾病的病原体,如沙眼衣原体、淋病奈瑟菌,单纯疱疹病毒与慢性宫颈炎的发生也有关系。

2.病史评估

了解婚育史、分娩史、流产及妇科手术后有无损伤;有无性传播疾病的发生;有无急性盆腔炎的感染史及治疗情况;有无不良卫生习惯。

3.病理评估

(1)宫颈糜烂:是慢性宫颈炎最常见的病理类型。由于宫颈外口处鳞状上皮坏死脱落,由颈管柱状上皮增生覆盖,宫颈外口处的宫颈阴道部外观呈细颗粒状的红色区,称为宫颈糜烂。根据病理组织形态结合临床,宫颈糜烂可分3种类型。①单纯型糜烂:炎症初期,鳞状上皮脱落后,仅由单层柱状上皮覆盖,表面平坦;②颗粒型糜烂:炎症继续发展,柱状上皮过度增生并伴有间质增生,糜烂面凹凸不平,呈颗粒状;③乳突型糜烂:柱状上皮和间质继续增生,糜烂面高低不平更加明显,呈乳突状突起。根据糜烂面的面积大小,宫颈糜烂分为3度:糜烂面积小于宫颈面积的1/3为轻度糜烂;糜烂面积占宫颈面积的1/3~2/3为中度糜烂;糜烂面积大于宫颈面积的2/3为重度糜烂。根据糜烂深度,宫颈糜烂分为:单纯型、颗粒型、乳突型。描写宫颈糜烂时,应同时表示糜烂面积和深度,如中度糜烂颗粒型。

(2)宫颈肥大:由于慢性炎症的长期刺激,宫颈组织充血、水肿,腺体及间质增生,使宫颈肥大,但表面光滑,由于结缔组织增生而使宫颈硬度增加。

(3)宫颈息肉:慢性炎症长期刺激使宫颈局部黏膜增生,子宫有排出异物的倾向,使增生的黏膜逐渐自基底层向宫颈外口突出而形成息肉。息肉为一个或多个不等,色鲜红、质脆、易出血。由于炎症持续存在,息肉去除后常有复发。

(4)宫颈腺囊肿:在宫颈糜烂愈合的过程中,新生的鳞状上皮覆盖宫颈腺管口或伸入腺管,将腺管口堵塞。腺管周围的结缔组织增生或瘢痕形成,压迫腺管,使腺管变窄甚至堵塞,腺体分泌物引流受阻、潴留而形成囊肿。囊肿表面光滑,呈白色或淡黄色。

(5)宫颈黏膜炎:又称宫颈管炎,病变局限于宫颈管黏膜及黏膜下组织充血、红、肿,向外突出。

(二)身心状况

1.症状

白带增多,多数呈乳白色黏液状,也可为淡黄色脓性。如有宫颈息肉时为血性白带或性交后出血。一旦炎症沿宫低韧带扩散至盆腔时,患者可有腰低部疼痛、下坠感,因黏稠脓性白带不利于精子穿透而致不孕。

2.体征

妇科检查可见宫颈有不同程度的糜烂、囊肿、肥大或息肉。

3.心理-社会状况

由于白带增多、腰骶部部不适,加之病程长、有异味及外阴不适等,患者常常焦虑不安,接触性出血者担心癌变,思想压力大,因此,应详细评估患者心理-社会状态及家属态度。

(三)辅助检查

宫颈刮片细胞学检查,排除宫颈癌,必要时宫颈活检,协助明确宫颈病变性质。

二、护理措施

(一)一般护理

告知患者注意外阴清洁卫生,每日更换内裤,定期妇科检查。

(二)心理护理

让患者了解慢性宫颈炎的发病原因、临床表现、治疗方法及注意事项,解除患者焦虑心理,鼓励患者积极配合治疗。

(三)治疗护理

1.治疗原则

以局部治疗为主,根据临床特点选用物理治疗、药物治疗、手术治疗。在治疗前先排除宫颈癌。

2.治疗配合

(1)物理治疗:物理疗法是目前治疗慢性宫颈炎效果较好、疗程最短的方法,因而较为常用。用物理方法将宫颈糜烂面上皮破坏。使之坏死脱落后,由新生的鳞状上皮覆盖。常用的方法有宫颈激光、冷冻、红外线凝结疗法及微波疗法等。治疗时间是月经干净后 3~7 d 之内。

(2)手术治疗:宫颈息肉可手术摘除,宫颈肥大、宫颈糜烂较深者且累及宫颈管者可做宫颈锥形切除。

(3)药物治疗:适宜于糜烂面小、炎症浸润较浅者,可局部涂硝酸银、铬酸、中药等,现已少用。目前临床多用康妇特栓剂,简便易行,疗效满意,每日放入阴道 1 枚,连续 7~10 d。

3.病情监护

物理治疗后分泌物增多,甚至有多量水样排液,术后 1~2 周脱痂时可有少量出血,创口愈合需 4~8 周。故应嘱患者保持外阴清洁,注意 2 个月内禁止性生活和盆浴。

(刘福琴)

第三节　盆腔炎症

女性内生殖器及其周围的结缔组织、盆腔腹膜发生炎症时称为盆腔炎,包括子宫内膜炎、输卵管炎、输卵管卵巢脓肿或囊肿、盆腔腹膜炎。炎症局限于一个部位,也可同时累及几个部位,最常见的是输卵管炎及输卵管卵巢炎,单纯的子宫内膜炎或卵巢炎较少见。盆腔炎分急性和慢性,是妇科常见病,多见于生育妇女。

急性盆腔炎主要病因有:①宫腔内手术操作后感染(如刮宫术、输卵管通液术、子宫输卵管造影术、宫腔镜检查、放置宫内节育器等,由于手术消毒不严格或术前适应证选择不当),引起炎症发作或扩散(生殖器原有慢性炎症经手术干扰也可引起急性发作并扩散)。②产后或流产后感染(分娩或流产后妊娠组织残留、阴道出血时间过长,或手术器械消毒不严格、手术无菌操作不严格,均可发生急性盆腔炎)。③经期卫生不良(使用不洁的月经垫、经期性交等,均可引起病原体侵入而导致炎症)。④不洁性生活史、早年性交,多个性伴侣、性交过频可致性传播疾病的病原体入侵,引起炎症。⑤邻近器官炎症蔓延(阑尾炎、腹膜炎等蔓延至盆腔,致炎症发作)。⑥慢性盆腔炎急性发作。慢性盆腔炎(CPID)常因急性盆腔炎治疗不彻底,不及时或患者体质较弱,病程迁延而致。其病情较顽固。当机体抵抗力较差时,可急性发作。

一、护理评估

(一)健康史

1.病因评估

评估急性盆腔炎的病因。急性盆腔炎如未彻底治疗,病程迁延而发生慢性盆腔炎,当机体抵抗力下降时,容易急性发作。

2.病史评估

了解有无手术、流产、引产、分娩、宫腔操作后感染史。有无经期性生活、使用不洁卫生巾及性生活紊乱;有无急性盆腔炎病史及原发性不孕史等。

3.病理评估

慢性盆腔炎的病理表现主要表现如下。①慢性子宫内膜炎:多见于产后、流产后或剖宫产后,因胎盘胎膜残留或子宫复旧不良致感染;也可见于老年妇女绝经后雌激素低下,子宫内膜菲薄而易受细菌感染,严重者宫颈管粘连形成宫腔积脓。②慢性输卵管炎与输卵管积水:慢性输卵管炎最常见,多为双侧性,输卵管呈轻度或中度肿大,伞端可闭锁并与周围组织粘连。输卵管峡部的黏膜上皮和纤维组织增厚粘连,使输卵管呈结节性增厚,称为结节状输卵管炎。当伞端及峡部粘连闭锁,浆液性渗出物积聚而形成输卵管积水,其表面光滑,管壁薄,形似腊肠。③输卵管卵巢炎及输卵管卵巢囊肿:当输卵管炎症波及卵巢时可互相粘连形成炎性包块,或伞端与卵巢粘连贯通,液体渗出而形成输卵管卵巢脓肿,脓液被吸收后可形成输卵管卵巢囊肿。④慢性盆腔结缔组织炎:炎症蔓延至宫低韧带,使纤维组织增生、变硬。若蔓延范围广泛,子宫固定,宫颈旁组织也增厚变硬,形成"冰冻骨盆"。

(二)身心状况

1.急性盆腔炎

(1)症状:下腹疼痛伴发热,重者可有寒战、高热、头痛、食欲缺乏、腹胀等,呈急性病容,体温升高,心率快,呼吸急促、表浅。

(2)体征:下腹部有压痛、反跳痛及腹肌紧张,肠鸣音减弱或消失。妇科检查见阴道充血,可有大量脓性分泌物从宫颈口外流;穹隆触痛明显;宫颈举痛;宫体增大,有压痛,活动受限;子宫两侧压痛明显,若有脓肿形成,可触及包块且压痛明显。

2.慢性盆腔炎

(1)症状:全身症状多不明显,有时可有低热,全身不适,易疲劳。下腹痛、腰痛、肛门坠胀、月经期或性交后症状加重,也可有月经失调,痛经或经期延长。由于输卵管阻塞可致不孕。

(2)体征:子宫常呈后位,活动受限,粘连固定,输卵管炎可在子宫一侧或两侧触到增厚的输卵管,呈条索状,输卵管卵巢积水或囊肿可摸到囊性肿物。

(三)辅助检查

急性盆腔炎做血常规检测白细胞计数增高,尤其是中性白细胞计数升高明显表示已感染。

慢性盆腔炎一般无明显异常,急性发作时可出现血常规增高。

二、护理措施

(一)一般护理

加强健康卫生教育,指导患者安排好日常生活,避免过度劳累。增加营养,提高机体抵抗力。合理锻炼身体,可参加慢跑,散步、打太极拳,各种球类运动等。

(二)心理护理

让患者及家属了解急慢性盆腔炎相关知识,和患者及家属一起商定治疗计划,同时关心患者疾苦,耐心倾听患者诉说,尽可能满足患者需求,消除其思想顾虑,减轻其担心、焦虑及恐惧的心理,增强患者对治疗的信心,使之积极配合治疗和护理。

(三)病情监护

观察体温、小腹疼痛、腰痛等症状。

(四)治疗护理

1. 治疗原则

(1)急性盆腔炎:以控制感染为主,辅以支持疗法及手术治疗。根据药敏试验选择抗生素,一般通过联合用药以尽快控制感染。手术治疗针对脓肿形成或破裂的患者。

(2)慢性盆腔炎:采用综合治疗包括药物治疗(用抗生素的同时加糜蛋白酶或透明质酸和地塞米松,以防粘连,促进炎症吸收)。中医治疗(清热利湿,活血化瘀,行经止痛为主),手术治疗(盆腔脓肿、输卵管积水或输卵管囊肿)、物理疗法(用短波、超短波、激光等,促进血液循环,提高新陈代谢,利于炎症吸收),同时增强局部和全身的抵抗力。

2. 用药护理

按医嘱给予足量有效的抗生素,注意用药的剂量、方法及注意事项,观察输液反应等。

3. 对症护理

(1)减轻疼痛:腹痛、腰痛时注意休息,防止受凉,必要时遵医嘱给镇静止痛药以缓解症状。

(2)促进睡眠:若患者睡眠不佳,可在睡前热水泡脚,关闭照明设施,保持室内安静,必要时服用镇静药物。

(3)高热时宜采用物理降温;腹胀行胃肠减压;注意纠正电解质紊乱和酸碱失衡。为手术患者做好术前准备、术中配合及术后护理。

(刘福琴)

第八章 儿科疾病护理

第一节 原发性血小板减少性紫癜

一、概述

原发性血小板减少性紫癜又称特发性或免疫性血小板减少性紫癜(ITP),在小儿出血性疾病中最常见。约70%的患儿在病前2～3周有前驱感染,临床表现以自发性皮肤黏膜出血、血小板减少,骨髓中巨核细胞增多且发育障碍为特征。

它是一种自身免疫性疾病,疾病经过呈自限性。按病程及发作形式可分为急性、慢性、复发性3型。儿童中以急性型占多数。大多数患儿在起病前1～3周有上呼吸道感染,以自发性皮肤黏膜出血起病。表现为皮肤瘀点、瘀斑大小不等,遍及全身,四肢较多。常有鼻出血、牙龈出血。偶见便血、呕血、尿血和颅内出血。失血严重者伴贫血。

二、临床特点

1.急性型

小儿时期发病多属此型,且多见于婴幼儿,病程在6个月以内。起病急,病前1～3周多有病毒感染史。表现为自发性皮肤瘀点、瘀斑,以四肢较多,鼻、牙龈出血亦常见,也可见尿血、便血、呕血,青春期女孩月经过多,严重者可发生颅内出血而致死。出血程度与血小板减少程度相一致。出血重者可有失血性贫血或休克,10%～20%患者可有轻度脾大,约10%患者可由急性转为慢性。

2.慢性型

发病年龄在6岁以上,病程超过6个月。本病起病隐匿,无明显前驱感染症状,病毒感染可加重病情。血小板计数多在(40～80)×10^9/L。血小板功能持续异常,PF3活性降低,血小板黏附性降低。抗血小板抗体(PA IgG)阳性率达95%。

三、护理评估

1.病史询问要点

(1)起病情况:了解轻重缓急,有助于判断急性还是慢性。

(2)前驱感染史:了解发病前2～3 d有无上呼吸道感染,有无风疹、水痘等病毒感染、预防接种及其他感染史,助于分析病因。

2.体格检查评估

(1)皮肤及皮下出血:全身皮肤可见大小不一、疏密不定的瘀点、瘀斑,一般不高出皮面,压之不褪色、触痛不明显,有时可见结膜、口腔黏膜甚至眼底出血,此时要警惕颅内出血的发生。

(2)肝、脾、淋巴结:一般均正常,少数患儿可有轻度增大。

(3)出血伴随体征:内脏出血时可有相应体征,如心率加快、血压下降。颅内出血可出现神经系统体征,如瞳孔大小不等、脑膜刺激征阳性以及出现病理反射。

四、护理诊断

1.潜在并发症:出血

出血与血小板减少有关。

2.有感染的危险

感染与应用皮质激素,免疫功能下降有关。

3.恐惧

恐惧与严重出血有关。

五、护理措施

(一)常规护理

1.休息与安全

急性期卧床休息,减少活动,避免创伤,特别是头部的创伤。①环境安全:将患儿床及家具的尖角用软垫子包扎,不使用尖锐的玩具、学习及生活用品,避免剧烈运动,以免刺伤或摔伤出血;②生活安全:保持口腔清洁,避免摄取坚硬的食物,不用牙签剔牙以减少口腔黏膜不良反应的损伤及牙龈出血;③尽量避免肌内注射或深静脉穿刺抽血,不可避免时应延长压迫时间,以防形成深部血肿;④保持大便通畅,因便秘时可诱发颅内出血。

2.预防感染

做好口腔、鼻腔等出血部位的护理及个人清洁卫生。与感染患儿分室居住,病室每日行空气消毒1~2次。

3.心理护理

因出血常导致患儿产生恐惧心理,而出现哭闹,不配合治疗护理等情况。因此护理人员应主动关心患儿,向患儿及其父母讲解出血发生的原因、治疗护理方法及预后,消除其恐惧心理;在进行护理及治疗前,尽量取得患儿的理解或同意,以取得配合。

(二)病情观察

1.观察出血

注意皮肤瘀点(斑)变化,监测血小板数量。当外周血血小板$<50\times10^9/L$,常有自发性出血;血小板$<20\times10^9/L$时出血明显;血小板$<10\times10^9/L$时出血严重。

2.监测生命体征

准备做好护理记录。若患儿面色苍白加重,心率、呼吸加快,血压下降常提示严重出血的可能;若患儿出现烦躁、嗜睡、头痛、呕吐,甚至惊厥、昏迷等常提示颅内出血;若呼吸变慢或不规则,双侧瞳孔不等大,对光反射迟钝或消失提示可能合并脑疝;如出现腹痛、便血常提示有消化道出血的可能。

3.对症处理

对口、鼻黏膜不良反应出血者,可用含有0.1%肾上腺素的棉球或纱条填塞鼻前庭局部压迫止血。

若仍不止血者,急请耳鼻喉科医生会诊,用凡士林纱条填塞,48 h后更换。出血严重者遵医嘱给予止血药、输注血小板。

(三)健康指导

(1)加强自我防护意识,预防损伤。凡可能造成患儿身体受到伤害的尖利的玩具和生活用具,都应该一律避免接触;同时应避免进行剧烈的、有对抗性的运动。

(2)加强自我保护意识。尽量少去公共场所,尽可能不与感染患儿接触,必要时戴口罩;忌服阿司匹林类药物;尽量避免上呼吸道感染。

(3)指导患儿家长学会常用的压迫止血的方法,告知医院联系电话。

(4)脾切除的患儿在术后 2 年内应定期随诊,因其易患呼吸道和皮肤化脓性感染而导致败血症的发生。

(窦凌松)

第二节 小儿贫血

一、概述

贫血是指单位体积的外周血中红细胞、血红蛋白和血细胞比容低于正常或其中一项明显低于正常。贫血本身不是一种疾病而是多种疾病的伴随症状。世界卫生组织指出,6 个月至 6 岁儿童 Hb<110 g/L;6～14 岁儿童 Hb<120 g/L 为诊断儿童贫血的标准。我国小儿血液病学会暂定 6 个月以下婴儿贫血标准:新生儿 Hb<145 g/L;1～4 个月 Hb<90 g/L;4～6 个月 Hb<100 g/L 者为贫血。贫血是儿童时期特别是婴幼儿时期的常见病,不但影响小儿生长发育,而且是一些感染性疾病的诱因。

临床上多根据红细胞和血红蛋白的数量分为轻、中、重、极重度贫血。

根据病因分为造血原料缺乏性贫血、红细胞生成不良性贫血、溶血性贫血和失血性贫血。

形态上根据红细胞平均容积(MCV)、红细胞平均血红蛋白量(MCH)、红细胞平均血红蛋白浓度(MCHC)的测定结果分类。

二、护理评估

(一)临床症状评估与观察

1.病史及喂养史

询问患儿的病史及喂养史、起病的急和缓;发病年龄;喂养史,是否有偏食、挑食,是否未及时添加辅食;既往史,有无消化系统疾病如消化道溃疡和畸形、慢性肾病、反复鼻出血、钩虫病等病史。

2.评估患儿有无贫血表现

(1)一般表现:皮肤黏膜苍白,以口唇、结膜、甲床最明显。年长儿可诉全身无力、头晕、耳鸣、眼前发黑等。病程长者可出现易疲乏、毛发枯黄、营养低下及体格发育迟缓等。

(2)造血器官反应:尤其是婴幼儿常出现骨髓外造血,导致肝、脾、淋巴结增大,且年龄越小、病程越长、贫血越严重增大越明显,末梢血出现有核红细胞、幼稚粒细胞。

(3)呼吸循环系统:心悸、血压增高、呼吸加快。重度失代偿时,可出现心脏扩大和充血性心力衰竭。

(4)消化系统：胃肠道蠕动和消化酶的分泌功能均受影响，可出现腹胀、便秘、食欲减退、恶心等。

(5)神经系统：表现为精神不振、注意力不集中，头痛、眩晕或耳鸣等。

3.评估不同贫血的表现特点

(1)缺铁性贫血：发生隐匿。皮肤、黏膜苍白；易疲乏，活动后气短。消化系统可出现食欲缺乏、恶心、腹泻、口腔炎、舌乳头萎缩等，少数有异嗜癖；神经系统可出现萎靡不振或易激惹、注意力不易集中、记忆力减退、学习成绩下降等，循环系统可出现心率增快，重者出现心脏扩大及心前区收缩期杂音，甚至发生心力衰竭；其他如细胞免疫功能降低；因上皮组织异常而出现指甲扁平、反甲等。

(2)巨幼细胞性贫血：神经精神症状主要是表情呆滞、对周围反应迟钝，嗜睡、少哭不笑，智力、动作发育落后甚至出现倒退现象；维生素 B_{12} 缺乏可出现乏力、手足对称性麻木、感觉障碍、下肢步态不稳、行走困难，年幼儿表现为精神异常、无欲状。

(3)溶血性贫血。①急性溶血：起病急骤，常伴高热、寒战、恶心、腹痛及腰背痛、脸色苍白、黄疸、血红蛋白尿或胆红素尿。重者可发生心力衰竭、急性肾衰竭甚至休克。②慢性溶血：贫血多为轻至中度，有时重度，但一般情况下能耐受。多伴轻度黄疸，肝脾轻-中度肿大，血管外溶血多以脾大为主，血管内溶血肝脾肿大不明显，部分免疫性溶血肝肿大明显。③慢性溶血因感染等诱因而呈急性发作时，为溶血"危象"。细小病毒 B_{19} 感染而表现贫血加重、网织红细胞减少、骨髓红系增生受抑制的现象是"再生障碍危象"。贫血突然加重伴黄疸、网织红细胞增高为"溶血危象"。

红细胞葡萄糖-6-磷酸脱氢酶(G-6-PD)缺乏症常在服药、吃蚕豆、感染及接触樟脑丸等诱因作用下发生溶血，除贫血表现外，有黄疸、血红蛋白尿，严重者可出现少尿、无尿、酸中毒和急性肾衰竭。

遗传性球形红细胞增多症以不同程度贫血、间发性黄疸、脾肿大、球形红细胞增多及红细胞渗透脆性增加为特征。

地中海贫血多表现为慢性进行性溶血性贫血，严重者出现地中海贫血特殊面容，即头颅变大、额部隆起、颧骨增高、鼻梁塌陷、两眼距增宽。

(二)辅助检查评估

1.血常规

根据红细胞和血红蛋白可判断贫血程度，根据红细胞大小、形态及染色情况判断疾病，如红细胞较小、染色浅、中央淡染区扩大，多提示缺铁性贫血；红细胞大、中央淡染区不明显多提示巨幼细胞性贫血；红细胞大小不等、染色浅并有异形、靶形，多提示地中海贫血等。

2.骨髓象

除再生障碍性贫血表现为增生低下外，其他贫血表现为增生活跃。缺铁性贫血为早幼红及中幼红细胞比例增高，染色质颗粒致密，血红蛋白形成差。粒系和巨核细胞系正常。巨幼细胞性贫血骨髓增生活跃，红系明显增多，有巨幼变，核浆发育不平衡－老浆幼核，核染色质松散。

3.血生化检查

缺铁性贫血患儿血清铁降低($<50~\mu g/dL$)，总铁结合力增高($>360~\mu g/dL$)，转铁蛋白饱和度降低（<15％），铁蛋白减低（<15 $\mu g/L$）。巨幼细胞性贫血患儿血清叶酸水平减低（<2.5 $\mu g/mL$），维生素 B_{12}<100 $\mu g/mL$。

4.特殊检查

红细胞脆性试验示脆性增高考虑遗传性球形红细胞增多症，减低则见于地中海贫血；红细胞酶活力测定对溶血性贫血有诊断意义等。

三、护理问题

(1)营养失调低于机体需要量与铁摄入不足、吸收障碍、需求增加、丢失过多有关。

(2)活动无耐力与缺铁性贫血引起全身组织缺血、缺氧有关。

(3)有感染的危险与机体免疫功能下降有关。

(4)潜在并发症：心力衰竭、药物不良反应。

四、护理目标

(1)患儿食欲增加，偏食得到纠正，体重增加，血清铁恢复正常。

(2)患儿活动量增加，活动时无明显心悸、气促、无力等不适感觉。

(3)患儿（或家长）能说出预防感染的重要性，减少或避免感染的发生。

(4)患儿住院期间不发生心力衰竭或发生时能及时发现、处理。

(5)患儿住院期间不发生药物不良反应或发生时能及时发现、处理。

五、护理措施

（一）合理安排患儿饮食

(1)改变不良的喂养方式，提倡合理的母乳喂养，及时添加含铁或维生素 B_{12} 及叶酸丰富的辅食，如动物肝脏、瘦肉、血、蛋黄、黄豆、海产品、黑木耳、绿叶蔬菜等，改善饮食结构。

(2)培养良好的饮食习惯，纠正偏食，采取措施为患儿提供色香味形俱全的膳食，增加患儿食欲。

(3)G-6-PD患儿应注意避免食用蚕豆及其制品，忌服有氧化作用药物。

（二）用药的护理

1.缺铁性贫血者补充铁剂的护理

(1)口服铁剂会刺激胃肠道，引起恶心等胃部不适，应从小剂量开始，逐渐增加至全量，在两餐之间服用，避免空腹服用以减少对胃的刺激；忌与影响铁吸收的食品如茶、咖啡、牛乳、谷类、钙片、植酸盐等同时服用，也应避免同时服用抗酸药物及 H_2 受体拮抗剂。与稀盐酸和(或)维生素C、果糖等同服，可促进铁吸收；为避免牙齿及舌质被染黑，服用铁剂时可用吸管将药液吸至舌根部咽下，服药后漱口；告知患儿及家长服用铁剂期间，患儿的粪便会变成黑色，是由于铁与肠内的硫化氢作用生成黑色的硫化铁所致，是正常现象，不必顾虑。

(2)如果需要肌内注射铁剂，应深部肌内注射，抽药和给药必须使用不同的针头，以防铁剂渗入皮下组织，造成注射部位的疼痛及皮肤着色或局部炎症。首次注射右旋糖酐铁后应观察1 h，警惕发生过敏现象。

(3)应用铁剂的疗效判断：用药 3～4 d 后，网织红细胞开始上升，7～10 d 达高峰，1～2 周后血红蛋白逐渐上升，常于治疗 3～4 周达到正常。此时不能停药，应在血红蛋白恢复正常后再继续用药 6～8 周以增加铁储存。

2.巨幼细胞贫血者补充维生素 B_{12} 和叶酸的护理

(1)应用维生素 B_{12} 和叶酸时应同时口服维生素 C,恢复期加服铁剂。单纯维生素 B_{12} 缺乏时,不宜加用叶酸,以免加重神经、精神症状。

(2)药物疗效观察:用维生素 B_{12} 治疗 2～4 d 后患儿精神好转,网织红细胞增加,6～7 d 时可达高峰,2 周左右降至正常,随后红细胞、血红蛋白上升,一般 1～2 个月恢复正常。神经系统的症状恢复较慢。口服叶酸后 1～2 d 食欲好转,网织红细胞增加,4～7 d 达高峰,随后红细胞、血红蛋白增加,一般 2～6 周恢复正常。

(三)合理安排患儿的休息和活动

轻、中度贫血患儿,让其规律生活,安排患儿进行适合自身状态、力所能及的活动,限制危险性、活动量大的活动,防止出现意外;严重贫血者应卧床休息减少氧耗,减轻心脏负担,定时测量心率,观察有无心悸、呼吸困难等表现,必要时吸氧。

(四)预防感染

居室应阳光充足、空气新鲜,温、湿度要适宜,根据气温变化及时增减衣服,尽量不到人群集中的公共场所;鼓励患儿多饮水,保持口腔清洁,必要时每日进行 2 次口腔护理,预防舌炎、口腔炎。注意保持皮肤的清洁,勤换内衣裤。观察皮肤、黏膜、呼吸系统等有无感染迹象,及时给予治疗护理。

(五)防止心力衰竭

密切观察患儿的生命体征,注意心率、呼吸、面色、尿量等变化,若出现心悸、气促、肝脏增大等心力衰竭的症状和体征,应及时通知医生,并按心力衰竭患儿进行护理,如卧床休息、取半卧位、酌情吸氧等。重症贫血患儿输血、输液时要根据病情严格控制输液速度,以防心力衰竭。

(六)对于急性溶血性贫血的患儿

要建立并保持静脉通道的通畅。全日液体应使用输液泵均匀、准确泵入。严格记录 24 h 出入量,密切观察患儿尿量及尿色变化,并详细记录。

(七)健康教育

加强预防宣教,强调孕妇及哺乳期妇女预防,婴儿应提倡母乳喂养,并及时添加辅食,早产儿从 2 个月开始补充铁剂,足月儿从 4 个月开始补充。

宣教科学喂养的方法,及时添加辅食,改善饮食习惯。注意饮食的搭配,用铁锅炒菜,选用富含铁的动物性饮食与富含维生素 C 的蔬菜搭配以利铁的吸收。黄绿色蔬菜、蛋黄、肉类、动物内脏及紫菜中都含有大量的铁,可以根据孩子的消化能力及饮食习惯进行烹饪。

做好宣教,掌握口服铁剂、补充叶酸、维生素 B_{12} 的方法及注意事项。

解除思想压力,对患儿要多给予关怀、疏导、理解和鼓励,对有异食癖的患儿,应正确对待,不可过多责备。

及时治疗各种慢性失血性疾病。避免服用可诱发疾病的各种食品和药品。

(窦凌松)

第三节　原发性膀胱输尿管反流

正常的输尿管膀胱连接部只允许尿液从输尿管流进膀胱,并阻止尿液倒流。因某种原因使这种活瓣功能受到损害时,尿液将反流入输尿管和肾脏,这种现象称为膀胱输尿管反流(VUR)。原发性的膀胱输尿管反流是输尿管膀胱连接部活瓣功能先天性发育不全所致。

一、临床表现

反复尿路感染、脓尿、尿液混浊,尿液化验有多量白细胞。

1. 发热

重者可伴嗜睡、无力、厌食、恶心、呕吐。

2. 疼痛

在婴幼儿无菌反流可表现为肾绞痛,较大儿童可明确指出在膀胱充盈或排尿时肋部疼痛,年长儿在并发急性肾盂肾炎时也有肋部疼痛和触痛。

二、治疗原则

1. 保守治疗

Ⅰ～Ⅲ度膀胱输尿管反流适用。原发性膀胱输尿管反流可随患儿年龄的增长,随膀胱三角区肌肉发育的逐渐成熟,随输尿管下段黏膜的增长,大部分患儿的反流可自行消失,无菌尿的反流不会引起患儿肾脏的损害,可给患儿予以长期服用抗生素以预防尿路感染的发生。

2. 手术治疗

原则是通过手术以增加输尿管在膀胱黏膜下的长度,从而防止膀胱输尿管反流。

(1)Cohen 输尿管膀胱再吻合术。

(2)Politano-Lead better 输尿管膀胱再吻合术。

(3)Glenn-Anderson 输尿管膀胱再吻合术。

3. 内镜下药物注射治疗

Ⅱ～Ⅲ度反流,保守治疗无效者适用。

三、主要护理问题

1. 感染

感染与疾病本身有关。

2. 营养失调:低于机体需要量

营养失调与患儿厌食、恶心、呕吐有关。

3. 舒适度的改变

舒适度的改变与患儿疼痛有关。

四、护理措施

(一)常规护理

1. 排尿训练

年长可合作的患儿,可采取三次排尿法,尽量排空反流到上尿路的尿液,以减少尿路感染的机会。具体做法是排尿→活动 2~3 min 第 2 次排尿→活动 2~3 min 第 3 次排尿。年幼的患儿可采取上述方法按时把尿。

2.药物治疗

遵医嘱予抗菌谱广、易服用、毒性低、尿内浓度高的口服抗生素以预防患儿尿路感染的发生。长期口服抗生素患儿易产生耐药性,应注意预防患儿二重感染,部分患儿食欲下降,应注意加强营养。

3.其他护理

注意个人卫生,防感冒,增强机体抵抗力。

(二)术前护理措施

1.病情观察及护理

(1)患儿入院时应测量基础血压,定时间、定部位、定体位、定血压计测量血压每日 2~4 次并做好记录。患有高血压口服降压药的患儿要注意观察降压的效果以及药物的不良反应。

(2)观察并记录患儿的排尿情况,记录患儿有无尿频、尿急、尿痛,尿液的颜色、性质、量。

(3)使患儿形成良好的排尿习惯,鼓励患儿多饮水,勤排尿,采取三次排尿法,尽可能排尽尿液,不要憋尿,可有效预防和减轻膀胱输尿管反流和尿路感染的概率。

(4)使患儿形成良好的卫生习惯,保持患儿会阴部清洁、干燥,勤换内裤,患儿每日清洗外阴,以免粪便污染,诱发尿路感染而加重病情。

(5)应用抗生素有效控制感染,术前 3~5 d 留置尿管。

2.饮食与营养

(1)患儿忌食辛辣食物,根据患儿尿液 pH 值选择偏碱性的饮食和水。如患儿伴有高热,可选用富含水溶性维生素的流质和半流质饮食。

(2)全身情况较差的患儿应遵医嘱静脉补充营养。

3.术前特殊准备

术前 1 天下午行大量不保留灌肠 1 次。

(三)术后护理措施

1.病情观察及护理

(1)术后 48 h 内应密切观察患儿生命体征的变化,每 1~2 h 测量患儿脉搏、呼吸、血压 1 次至患儿病情平稳。

(2)禁食期间患儿入量要补足,能进食后应鼓励其多饮水,保持尿管和膀胱造瘘管的通畅,可有效预防和减轻膀胱输尿管反流和尿路感染的概率。

(3)做好患儿会阴护理,以免粪便污染,诱发尿路感染。

(4)保持伤口敷料清洁、干燥,有渗出时及时更换敷料。观察伤口渗液、引流液的颜色、性质、量及气味。

(5)遵医嘱合理应用抗生素 5~7 d,密切观察患儿体温的变化。

2.饮食与营养

手术当天禁食;术后第 1 天禁食或进食少量白开水;术后 2~3 d 进食流质饮食;术后 3~5 d 进食软食,多饮水;手术 1 周进食普通饮食,多饮水。

3.体位与活动

术后 6 h 后患儿可采取仰卧位、侧卧位、半卧位,但要注意保护各种管道,防止管道滑脱。

手术当天及术后 5 d 内患儿可床上活动,每 2 h 翻身 1 次。5 d 后患儿可逐步下床活动,活动量以患儿能耐受为宜。

4. 管道护理

(1)妥善固定各引流管,应用支被架,定时挤压,以保持通畅。防止引流管扭曲、受压、脱落、堵塞,严密观察各引流液的颜色、性质、量,防止引流物返流引起逆行感染,发现异常,及时报告医生处理。

(2)手术后早期引流的尿液为血性或淡血性,一般术后 5~7 d 颜色转为正常,1 周左右尿液内可能会出现絮状物,所以要鼓励患儿多饮水,每日至少饮水 2 000 mL,少量多次饮用,使尿量增加,达到内冲洗目的,防止尿路感染及引流管堵塞。

(3)造瘘管刺激症状的护理:有些患儿置管后即有急迫排尿、排便感,尿道及耻骨上区疼痛,即发生短暂的膀胱痉挛症状,这种情况多为膀胱造瘘管对膀胱三角区和膀胱后壁毗邻的直肠刺激所致,多能自行缓解,如不能缓解,应用解痉药物,也可经调整造瘘管位置和深度后刺激症状消失。

(4)术后 2~3 d 拔导尿管,耻骨后引流视引流量情况而定,一般术后 4~5 d 拔除。术后 10~14 d 拔输尿管支架管,拔除支架管后间断夹闭膀胱造瘘管 1~2 d,训练膀胱功能,根据饮水量情况,白天一般每 2~3 h 放尿 1 次,或有便意时放尿,使膀胱保持一定充盈,夜间为保障睡眠质量可以持续引流,夹管后注意患儿有无发热、腹胀、腹痛情况,如无上述症状,排尿正常,可拔管。拔造瘘管后,适当控制饮水,以利于切口愈合,用凡士林纱布覆盖伤口,隔日换药至伤口愈合。

5. 健康宣教

(1)继续口服抗生素 2 周以预防、控制尿路感染。

(2)鼓励患儿多饮水,勤排尿,不要憋尿。

(3)保持会阴部清洁、干燥,勤换内裤,每日清洗外阴,以免粪便污染,诱发尿路感染。

(4)坚持门诊复查,术后 3 个月应复查尿常规、B 超、排尿性膀胱尿道造影;术后 12 个月复查尿常规、排尿性膀胱尿道造影、静脉肾盂造影。

(孙小梅)

第四节 隐 睾

隐睾症是指阴囊内无睾丸。在卵子受精后 3~7 个月间,睾丸由腹膜后腰部经腹股沟管下降至阴囊。在下降过程中,一侧或双侧睾丸停止于下降途中,而未进入同侧阴囊,包括睾丸缺如、睾丸异位、睾丸未降及睾丸下降不全。隐睾早产儿发病率为 30%,新生儿为 4%,青春期为 1%。隐睾在不同生长发育期,其发病率呈下降趋势,说明在出生后睾丸仍可继续下降。足月产男婴出现隐睾症者,有 70%~77% 的隐睾通常会在出生后 3 个月内自发下降至阴囊,但 6 个月后继续下降的机会明显减少,因此,若新生儿出生后立即检查,阴囊内摸不到睾丸,并不能诊断为隐睾,必须 3 个月后进行复查,仍不能扪及睾丸者,才诊断为隐睾。阴囊是睾丸发育理想的部位,它能为睾丸提供一个低于体内 1.5 ℃~2 ℃ 的低温环境,让其处于恒温中,以维持正常功能。若睾丸未降入阴囊,则易受温度影响导致生精上皮细胞损害,甚至萎缩,影响精子生成。睾丸位置异常不仅影响生育能力,且易发生恶变,尤其是位于腹膜后者,发生肿瘤的机会增加数十倍。

一、临床表现

隐睾可发生于单侧或双侧。单侧隐睾中,右侧的发生率高于左侧。隐睾侧阴囊扁平,双侧者阴囊发育较差。触诊时患侧阴囊空虚,不能扪及睾丸。经仔细检查约 80% 的隐睾可在体表扪及睾丸。隐睾由于生精细胞发育受到障碍。对生育能力有很大影响。单侧隐睾成年后,生育能力会受到一定程度影响,如为双侧,则有严重障碍。

二、治疗原则

1.观察疗法

<6 个月的患儿,定期小儿外科专家门诊随访。

2.激素治疗

激素治疗适用于 6～10 个月的患儿。

(1)促黄体生成素释放素(LHRH)或促性腺激素释放素(GNRH):适用于垂体分泌 GN-RH 异常,表现为 LHRH 基础值降低的患儿。

(2)绒毛膜促性腺激素(HCG):可刺激 Leydig 细胞以增高血浆内睾酮浓度,促使睾丸下降。

(3)LHRH 加 HCG:在 LHRH 基础上加用 HCG,每周 1 次,每次 1 500 IU,连续 3 周。

3.手术治疗

1～2 岁激素治疗无效患儿需手术治疗。睾丸固定术是主要的手术方法,手术目的是松解精索,可在无张力情况下将患儿睾丸放入阴囊,有利于睾丸发育,同时降低睾丸恶变的发生率。腹腔高位隐睾可分期手术,第一次手术时不能将睾丸固定在阴囊内,而权宜地将睾丸固定在腹股沟皮下环附近,第二次手术应在第一次手术后 6～12 个月进行。对于腹内高位隐睾,经充分游离精索后,仍然不能完成Ⅰ期睾丸固定,而没有条件进行其他手术方法,或该侧睾丸发育极差,毫无保留的实际意义者,应将该睾丸切除。隐睾如不治疗,2 岁就可以有不可逆的病理改变,因此手术年龄公认为 2 岁以前最适宜。

三、主要护理问题

1.患儿及家属焦虑/恐惧

患儿及家属焦虑/恐惧与患儿阴囊发育不良、家属担心手术及预后有关。

2.舒适的改变

舒适的改变与术后疼痛有关。

3.潜在并发症

潜在并发症包括出血、感染、睾丸回缩、精索扭转等。

四、护理措施

1.术前护理

(1)病情观察及护理:评估患儿阴囊是否空虚、睾丸有无滑动、阴囊周围皮肤有无污渍破损,护理时应注意保护患儿隐私。

(2)心理护理:向患儿及家属介绍医护人员的技术水平、疾病手术治疗的必要性、注意事项,消除患儿及家属的心理障碍。

(3)完善术前相关检查。

(4)保持病房空气清新,开窗通风,防止感冒;加强营养,注意卫生,防止腹泻。

(5)术前备皮,皮试,4～6 h禁食禁饮。

(6)术晨排便,术前排尿。术前30 min至1 h接受术前输液和麻醉前用药。

2.术后护理

(1)病情观察及护理。①麻醉术后护理常规:了解麻醉和手术方式、术中情况、切口情况,去枕平卧,头偏向一侧,防止呕吐及误吸。②保持伤口敷料清洁干燥,严密观察患儿伤口有无出血。观察伤口渗液的颜色及量,如敷料渗湿通知医生及时更换。0.5 kg重力袋压迫伤口6 h,减少伤口出血、水肿。术后由于局部炎性反应、渗血和组织渗出,早期部分患儿阴囊可出现红肿或痛性的硬质包块,应向家属充分解释,减少家属的顾虑。③腹腔镜手术患儿应观察伤口周围有无皮下积气,少量积气无须处理,术后1～2 d可逐渐消退。④及时处理伤口疼痛,合理镇痛。

(2)体位与活动:术后平卧1周,减少活动,剧烈活动易造成阴囊内渗出增加引起阴囊肿胀。

(3)饮食与营养:术后4～6 h可开始饮少量温开水,如无呕吐则可以逐渐进食流食、半流食,直至普食。术后第2天开始加强营养,应多吃肉类、蛋、奶及新鲜的蔬菜水果,防止便秘。

五、健康指导

(1)术后3个月内避免剧烈运动及持久站立等。

(2)养成良好的生活习惯,保持心情愉快。进食高蛋白、高维生素、易消化、富含粗纤维的食物,有利于切口愈合,保持大便通畅。

(3)一般术后10～14 d拆线,1个月、3个月、6个月复查,此后每年复查一次。

(4)注意观察阴囊和睾丸情况,一般3个月内阴囊内包块可软化,如果发现阴囊内包块持续存在或继续增大,伤口疼痛或肿胀,阴囊红肿加剧,应立即来医院就诊。

(5)有回缩睾丸的儿童必须每年随访观察直至青春期或睾丸不再回缩。

(6)激素治疗的患儿应注意观察患儿外生殖器变化及睾丸位置的变化,如已降到阴囊,且停药后不再回缩,则不需手术治疗。

(孙小梅)

第五节　新生儿脐膨出

脐膨出指腹壁发育不全,在脐带周围发生缺损,腹腔内脏由此膨出体外的先天性畸形。

一、临床表现

小型脐膨出:可见正常脐带,位于脐带根部可见囊性膨出物,通过半透明的囊膜隐约可见膨出的小肠肠管。

巨型脐膨出:在腹部中央可见拳头大小或更大的膨出物,透过囊膜可见膨出内容物除有肠管外,还可见肝脏、脾脏、膀胱、生殖腺。囊膜在出生数小时之内为柔软、光亮半透明状,24 h后囊膜逐渐变为不透明、混浊、干燥、脆弱、直至坏死。如未及时就医进行处理,表面可覆有脓苔、硬痂。囊膜可在几天内出现裂缝,引起腹腔感染,大的破裂则可发生内脏脱出。大型脐膨出在生产时可出现囊膜破裂,腹壁外可见脱出的内脏器官及肠管,色泽比较鲜艳、湿润。偶见在宫内已发生囊膜破裂的,出生时即可见脱出在腹腔外的肠管和脏器,多有水肿、颜色较暗、表面覆有纤维素,肠管的外观与腹壁裂患儿的肠管极为相似,需认真鉴别。

二、治疗原则

1.产前处理

大多数脐膨出患儿应该到期分娩。分娩方式的选择:巨型脐膨出应采用剖宫产术以免损伤膨出内的肝脏,而小型脐膨出除有其他产科的剖宫产指征外,应采用阴道分娩。

2.手术治疗

根据脐膨出的类型选择不同手术。

(1)一期修补术:在结扎脐动脉和脐静脉后可以将囊膜切除,在没有过度的腹内压力下,将腹壁一期缝合。

(2)二期修补术:第一期手术中保留脐膨出囊膜完整不予切除,只将脐带切除,游离两侧腹壁的皮肤,并作腋中线腹部两侧皮肤纵向减张切口,将皮肤向中线拉拢,缝合于巨大膨出囊膜之上,形成腹壁疝。12~24 个月后行第二期手术修补腹壁疝。手术时解剖腹壁各层,还纳尚未进入腹腔的内脏,分层缝合腹壁。目前此方法已较少应用。

(3)分期修补术:如果肠管还纳腹腔使腹腔内压力明显增高,可以置 Silo 袋。现在大多利用人工合成的硅质达克龙人造纤维材质腹膜做成 Silo 袋。手术方法是将脐带和脐膨出膜囊一起切除后,再将膨出的脏器用两片人工腹膜包住并缝合在腹壁缺损的筋膜边缘,再将此膜的顶点缝合紧闭。术后可通过悬吊 Silo 囊袋顶部,利用膨出脏器的自身重量使其回落,并且在患儿耐受情况下,每12~24 h 挤压缩小 Silo 袋一次,逐渐将脱出的脏器慢慢地压回腹腔之内。通常在 7~10 d 之内基本上可将脱出脏器压回腹腔之内,再行第二次手术将人工腹膜去除、逐层缝合关闭腹壁。

3.保守治疗

用于偶见的脐膨出过大,即使应用 silo 袋,腹腔在很长时间内仍不能容纳疝出的内容物;患儿有严重的肺发育不良或早产;合并严重畸形,不能耐受手术治疗;医疗条件差、不具备在新生儿期进行手术或术后无法进行必要的监护和护理。使用磺胺嘧啶银涂抹,其可以使囊膜形成一层干痂。最终形成从缺损皮缘开始并覆盖整个囊膜的假性皮肤,当患儿其他问题改善后可以择期修补腹壁疝。

三、患儿的护理和管理

1.产时处理

(1)患儿出生后,仔细检查膨出囊膜是否完整,并立即用无菌纱布包扎。如果囊膜破裂,躯干以及暴露的内脏可用干净的保鲜膜或者铝箔包起来。确保暴露的肠管在腹壁开口水平不发生扭转。不要使用湿热的包裹,因为它们冷却的过程和水分蒸发损失过多的热量,使患儿体温下降。

（2）保温：因为潮湿的内脏暴露在体外，体液蒸发，存在丢失水分和热量的风险极高，患儿应置于温暖、潮湿的环境中。

（3）胃肠减压，以减少呕吐和吸入性肺炎的发生，并防止肠胃道因充气膨胀而增加肠管复位的难度。

（4）通过超声、放射学等辅助检查诊断或除外合并的畸形。

2.术前处理

对于巨型脐膨出，往往需要采用将药物涂在囊膜上促进上皮形成的方法进行保守治疗。护理人员在此期间需要始终保持膨出部位于中线位，保湿以防囊膜开裂，保持囊膜的完整性。一旦足够的上皮形成，温和地向腹部加压以提高腹腔的容量，为随后脏器回纳、腹壁缺损修补术做准备。如皮肤已经完全覆盖，当腹腔容量小，尚不具备回纳修补的条件，患儿可出院观察，此时应该嘱咐家长对患儿腹部加压包扎，扩大腹腔容量，为进一步治疗做准备。

3.术后护理

（1）病情观察：因膨出物被还纳入腹腔，手术对腹壁的修复，使患儿腹内压增加，横膈抬高，下腔静脉回流受阻，易导致患儿呼吸困难，要注意呼吸管理，必要时给予呼吸机支持。

（2）预防感染：如为一期手术，短期内应用抗生素；如为分期手术，需长期应用广谱抗生素，并应注意预防霉菌感染。

（3）伤口护理：需二期手术的患儿，要动态观察脐部伤口的情况，保持局部清洁干燥，避免硬物碰撞。加强营养，促进伤口愈合，为下一期手术做好准备。

（4）并发症的观察和护理：膨出脏器还纳后下腔静脉受压迫而减少静脉血回流到心脏、减少流到肾脏的血液而引发肾功能衰竭等均可导致全身水肿。应及时汇报医生进行处理。治疗大型脐膨出时要循序渐进，不要急于关闭腹腔缺损。

（孙小梅）

第九章 老年病护理

第一节 老年糖尿病

一、病因

老年糖尿病的发病存在三方面因素:遗传、环境因素和生理性老化引起胰岛素抵抗和胰岛素作用不足。

1.遗传基因

研究结果表明,中国人糖尿病遗传方式以多基因遗传为主。

2.环境因素

促使有遗传基础的老年人发生糖尿病的后天发病因素有很多。

3.胰岛素原因素

人体逐渐衰老时,其总胰岛素量虽有一定水平,但其中胰岛素原相对增多。人类胰岛素原抑制肝葡萄糖生产作用的活性只有胰岛素的1/10,在相同的基础状态下,年轻人的胰岛素原总分泌数和老年人相同;但在葡萄糖负荷后,血液循环中可测知的胰岛素原老年人为22%,而青年人只有15%,胰岛素原较多,也可能是老年人糖尿病增多的原因之一。

4.基础代谢因素

人在逐渐衰老过程中,基础代谢率逐渐下降,参与人体活动的各级组织尤其是肌肉代谢下降,机体对葡萄糖的利用能力下降。

5.人体组织改变因素

人体逐渐衰老过程中,即使不超重,由于体力活动减少,身体组织即肌肉与脂肪之比也在改变,脂肪相对增加则会使胰岛素敏感性下降。

二、临床表现

起病隐匿,易漏诊,但超重及肥胖者占多数。虽然餐后血糖已有升高,仅有一些非特异性症状如乏力、视力模糊、外阴瘙痒、阳痿等,也常常以并发症为首发症状,如高血压、脑血管病、视网膜病变和肾脏病等的表现。易出现低血糖症状,可能与热量控制过低有关,病重卧床、活动量不足、优降糖或胰岛素用量过大时出现。常出现严重的并发症,以心血管及神经病变、泌尿系统感染、肾病、眼病为常见,而高渗性非酮症性糖尿病昏迷为严重急性并发症,多发生于原来轻症糖尿病或无糖尿病史者,病死率常高达50%左右。主要诱因为感染、胃肠功能紊乱、停用胰岛素,或在对症治疗时补充过多葡萄糖、应用糖皮质激素等药物所致。

一、护理诊断

(一)营养失调:低于或高于机体需要量

营养失调与胰岛素分泌或作用缺陷有关。

（二）有感染的危险

感染与糖类、蛋白质、脂代谢紊乱所致的机体抵抗力降低有关。

（三）知识缺乏

缺乏糖尿病的预防、饮食、用药和自我护理知识。

（四）潜在并发症

潜在并发症有糖尿病足、低血糖反应、高渗性高血糖昏迷。

二、护理措施

（一）一般护理

1.环境与休息

室内环境清洁干净、温湿度适宜。患者应防止受凉，适当活动，生活规律，戒烟酒。

2.饮食护理

无论药物治疗进行与否均须严格和长期进行饮食治疗。老年糖尿病患者尤其是超重和肥胖者，饮食治疗有利于减轻体重，改善糖脂代谢紊乱，降低高血压，减少降糖药物的用量。

（1）计算总热量：首先根据老年人性别、年龄和身高利用简易公式计算理想体重，简易计算公式为：标准体重（kg）＝身高（cm）－100，然后根据理想体重和活动强度计算每日所需总热量。老年人基础代谢率下降，且日常活动减少，休息状态下每日每千克理想体重给予热量 $105\sim125.5$ kJ（$25\sim30$ kcal）；活动量较大，老年人为 $125.5\sim146$ kJ（$30\sim35$ kcal），肥胖者酌减 21 kcal，使体重逐渐恢复至理想体重＋5％的范围。

（2）三大营养物质分配：糖类占饮食总热量的 50％～60％，提倡用粗制米、面和一定量杂粮。蛋白质含量一般不超过总热量的 15％，每日每千克理想体重为 $0.8\sim1.2$ g；伴有糖尿病肾病而肾功能正常者应限制至 0.8 g，血尿素氮升高者应限制在 0.6g，蛋白质约 1/3 来源于动物蛋白，脂肪约占总热量的 30％。

（3）计算营养物质：按每克糖类、蛋白质产热 16.7 kJ（4 kcal），每克脂肪产热 37.7 kJ（9 kcal），将每日需要热量换算为糖类、蛋白质、脂肪等食品数量。

（4）每餐热量分配：根据患者的生活习惯安排餐次、分配热量，每日三餐者按 1/5、2/5、2/5 或 1/3、1/3、1/3 分配，每日四餐者按 1/7、2/7、2/7、2/7 分配，三餐（四餐）饮食搭配均匀，每餐均有糖类、蛋白质、脂肪。

（5）制定食谱：根据患者生活习惯、病情和配合药物治疗的需要制定食谱，并在治疗过程中根据患者情况做相应调整。

（6）老年糖尿病患者饮食护理需特别注意，因老年糖尿病患者患有多种慢性病，应结合全身情况调整食物成分，以免加重病情，如冠心病者应减少脂肪的摄入。

根据老年人咀嚼和味觉变化，注意食物的烹饪方式和营养素的摄入。

家属及照顾者迁就往往是患者未能执行饮食治疗方案的主要原因，必须加强照顾者健康教育与指导，取得其配合，以提高患者的依从性。

严格限制各种甜食，如葡萄糖、蔗糖、蜜糖及其制品（如各种糖果、甜糕点、饼干、冰淇淋、含糖饮料等）。

每日饮食中膳食纤维素含量不宜少于 40 g，提倡食用绿叶蔬菜、豆类、粗谷物、少食胆固醇高的食物（动物内脏、蛋黄、鱼子等），每日摄入量 30 g 以下，尽量使用植物油，限制动物脂肪摄入,忌油炸、油煎食物。

（7）每周测量体质量 1 次,如果体质量变化超过 2 kg,应报告医师。

（8）若患者生活不规律,应随身携带一些方便食品,如饼干、糖果、奶粉等,以预防低血糖发生。

3. 运动锻炼

根据患者的年龄、性别、体力、病情等不同情况,遵循循序渐进和长期坚持的原则,指导患者进行运动锻炼。

（1）运动方式:糖尿病患者以有氧运动为主,如散步、慢跑、快走、做广播操、打太极拳、游泳、骑自行车、跳舞等。

（2）运动时间:一般以饭后 1 h 进行为宜,避免空腹运动引起低血糖;一般每日 1 次,每周不少于 3 次;每次运动持续 20～30 min。

（3）运动强度:运动强度以活动时心率达到个体最大耗氧量的 60% 为宜,最大耗氧达 60% 时心率的简易计算法为:心率＝170－年龄。

（4）注意事项:①运动前应对患者进行全面评估,根据患者的具体情况选择运动方式、持续时间及运动强度。②避免参加剧烈运动或竞争性运动。③运动时间以餐后 30 min 至 1 h 为宜。避免注射胰岛素 2 h 前后运动,空腹时不宜运动,清晨未注射胰岛素前避免运动。运动时随身携带糖果,注意补充水分,当出现饥饿感、心悸、冷汗、头晕及四肢无力或颤抖等低血糖症状时及时食用。④并发急性感染、活动性肺结核、严重并发症尤其是心血管并发症时不宜运动;当血糖＞14 mmol/L 时应减少运动。⑤运动中出现胸闷、胸痛、视物模糊等应立即停止运动,并及时就医处理。

（二）心理护理

评估患者的心理状态,了解患者能否积极配合治疗与护理。

关心体贴患者,耐心向患者介绍糖尿病的基本知识,及时对家属进行健康教育,以取得家属支持,使患者能坚持治疗。

（三）病情观察

1. 病情监测

观察"三多一少"症状变化,定期监测血糖、尿糖、血压、血脂、糖化血红蛋白等,定期进行眼底检查,以判断患者病情变化和治疗效果。老年人糖尿病患者空腹血糖＜9 mmol/L,餐后 2 h 血糖＜12.2 mmol/L 即可。

2. 皮肤观察

老年糖尿病患者应注意观察患者皮肤有无感染现象,双足部皮肤有无红肿、水疱、坏死等,检查双足有无鸡眼、甲癣等。

（四）对症护理

1. 皮肤护理

告知患者保持皮肤清洁,避免使用松紧带等;护理操作及注射胰岛素时严格消毒,以防感染;老年女性糖尿病患者常有会阴部瘙痒,小便后最好用温水清洗会阴并擦干。

2. 眼部护理

预防眼部病变的理想方法是长期有效地控制血糖。如果出现视物模糊,应避免用力而导致视网膜剥离。

3.足部护理

勤换鞋袜,不穿过紧的袜子;每晚用温水洗足;禁烟;按摩足部、用热水泡脚等。

4.尿潴留护理

如果患者因自主神经紊乱出现尿潴留,可采用人工诱导、膀胱区按摩或热敷等方法促进排尿,如果无效则在严格无菌操作下导尿。

(五)用药护理

1.口服降糖药护理

护士应了解各类降糖药的作用、剂量、用法、不良反应和注意事项,指导患者遵医嘱定时、定量用药,不可随意加减剂量,观察并及时纠正不良反应。

(1)磺脲类:老年糖尿病患者最常见不良反应为低血糖,建议以小剂量开始,早餐前半小时服用一次,根据血糖情况逐渐增加剂量,剂量较大时改为早、晚两餐前服用。

(2)格列奈类:低血糖发生率低。

(3)双胍类:主要不良反应为胃肠道反应(口中金属味、恶心、食欲缺乏、腹泻等),宜餐中或餐后服药或从小剂量开始。

(4)噻唑烷二酮类:主要不良反应为水肿、体质量增加,有心脏病、心力衰竭倾向;联合用药可发生低血糖。

(5)葡萄糖苷酶抑制剂:常见不良反应为胃肠道反应,如腹胀、排气增多或腹泻等;联合用药可发生低血糖,宜直接给葡萄糖口服或静脉注射,进食双糖或淀粉类食物无效。

2.胰岛素用药护理

熟悉各种胰岛素的名称、剂型、起效时间与持续时间等作用特点,严格执行医嘱,剂量准确,按时注射。

(杜英华)

第二节　老年痴呆症

一、护理诊断

1.有受伤的危险

有受伤的危险与神智错乱、走路不稳、记忆遗忘有关。

2.自尊紊乱

自尊紊乱与短时记忆遗忘有关。

3.思维过程紊乱

思维过程紊乱与认知能力改变有关。

4.社交障碍

社交障碍与患者的理解力下降、记忆力减退有关。

5.自理能力缺陷

自理能力缺陷与患者智力减退有关。

二、护理措施

(一)一般日常生活护理

1. 环境要求

居住环境要清洁、空气新鲜、温度适宜;地面平整、无水渍,防止患者滑倒;室内物件摆放、布局有选择性;病室有条件时最好置于监护人的视野内,防止意外发生。

2. 起居护理

合理安排患者作息时间,使之生活规律;陪护其进行适度功能锻炼,白天尽量活动,不要睡得过多;睡前排空大小便,保证其夜间睡眠。协助晨晚间护理,协助患者洗澡。定期更换患者衣服,选择扣子简单、前面开口的宽松衣服,鞋子要求舒适简单、易穿脱的平底鞋。定期修剪患者指甲、头发和刮胡须,保持皮肤清洁,防止皮肤感染。

3. 饮食护理

定时、定量进食,固体食物和液体食物分开进食,对暴饮暴食患者要控制其进食量,对于拒绝进食的患者,应鼓励其与他人一起进餐,以增进食欲;对自理困难者,要协助喂食,一次不要喂食太多,速度不宜太快,防止呛噎;饮食应冷热适宜,保证患者充足的营养,如患其他疾病,按其他疾病需求进行饮食护理。

(二)安全护理

(1)减少或防止危险因素的发生,如行走步态不稳者给予搀扶,穿防滑鞋,防跌伤、碰伤;避免让患者独处。

(2)洗澡时水温不可过高,热水瓶放在不宜碰到的地方,有毒物品加锁保管,锐器物品放在隐蔽处,远离明火,避免老年人使用电热毯等,防止患者烫伤、误食、割伤、烧伤、触电等。密切观察患者病情、心理和行为变化,及时采取有效应对措施并反馈医生。

(3)严重痴呆症患者需专人陪护,同时要给患者佩戴身份识别卡,以防走失。

(三)病情观察

老年痴呆症(AD)患者大都起病隐匿,病情发展缓慢,病程呈进行性发展。所以,护理人员要细心观察患者的病情变化,特别是当患者因人格改变继而出现精神症状的时候,要及时通知医生处理,避免因患者出现幻觉、错觉、妄想等精神症状而发生自伤或其他意外情况。

(四)对症护理

(1)对行为退缩、生活懒散的患者要进行行为训练,同时鼓励患者参加工娱治疗活动,以促进患者记忆和行为的改善。

(2)对记忆障碍的患者,回忆治疗是一项有效的护理措施,当痴呆老人由衷地谈论记忆起的愉快事件时,他们的语言变得较流畅;对健忘老人应多尊重、爱护和鼓励,避免大声训斥;经常用老人敏感且愉快的语言刺激,呼唤记忆力的恢复。

(3)定向力障碍的老年痴呆患者,原则上不允许患者单独外出,但为了防止意外走失,要让其随身携带写有家庭地址、亲属联系方式和回家路线的卡片。

(五)用药护理

注意观察药物疗效和不良反应,石杉碱甲(哈伯因)对认知功能、日常生活能力有改善,主要不良反应是消化道症状。多奈哌齐(安理申)虽可改善患者的认知功能,但会出现腹泻、肌肉痉挛、乏力、恶心、失眠等不良反应。患者服药时护理人员应注意看服到口,重症老人不宜吞服时可溶解到水中再服下,管理好药物防止有抑郁症状的老年人藏药自杀。

(六)心理护理

部分老年痴呆症患者内心孤独、压抑、固执、自我、脆弱、敏感,护理人员要有职业道德观和同情心,理解患者的内心感受,耐心倾听患者的主诉,语言应亲切、礼貌,合理运用肢体语言,与患者沟通,并及时给予认同、安慰和鼓励。对存在精神异常、情感障碍较重的患者,给予恰当的心理疏导可明显改善患者的病态情感反应;对反应较迟钝及智力减退的患者,要更加重视,维护老人的自尊。

(七)健康教育

1.疾病知识指导

给患者及家属介绍该病的特征、临床表现,指导家属为患者做好日常生活照料,正确认识患者的生理和心理变化特征,以及如何帮助患者进一步恢复生活功能和社会功能,延缓痴呆进展速度。

2.社区及家庭护理指导

患者要住在熟悉的环境,由熟悉的人来照顾,合理安排患者的日常生活,督促患者尽量外出参加简单的劳动和文体活动。指导家属掌握与老年痴呆症患者沟通交流及社交的能力训练方法,比如训练进食、如厕、正确使用物品等;对于记忆力减退者训练其使用备忘录等。

3.预防指导 AD

预防应从中年开始,积极用脑,劳逸结合,保持良好的兴趣和开朗的性格,多吃富含锌、锰、硒等健脑食品,如海产品、乳类、豆类、坚果类等,戒烟戒酒,避免使用铝制厨具,预防脑血管病、糖尿病,避免使用镇静药等。

(吕京会)

第三节　老年慢性阻塞性肺疾病

一、概述

慢性阻塞性肺疾病(chronic obstructive pulmonary disease,COPD)是一种具有气流受限特征的可以预防和治疗的疾病,气流受限不完全可逆,呈进行性发展,与肺部对香烟烟雾等有害气体或有害颗粒的异常炎症反应有关。COPD主要累及肺,但也可引起全身的不良反应。

二、临床表现

(一)症状

1.咳痰

一般咳出白色黏液或浆液性泡沫痰,偶尔可带有血丝,早晨排痰较多。在急性发作期痰量可增多,有脓性痰。

2.呼吸困难或气短

早期在劳动时出现,以后逐渐加重,在日常生活中甚至是休息时也感到呼吸困难或气短,这就是 COPD 的标志性症状。

3.慢性咳嗽

根据病程发展可终身不愈,一般早晨咳嗽较明显,夜间有阵咳或咳痰等症状。

4.喘息和胸闷

重度患者或急性加重时会出现喘息和胸闷。

(二)体征

1.视诊

胸廓的前后径增大,肋间隙增宽,剑突下胸骨下角增宽(称为桶状胸)。

2.叩诊

肺部是过清音,心浊音界缩小,肺下界和肝浊音界下降。

3.触诊

双侧语颤减弱。

4.听诊

双肺的呼吸音减弱,呼气时间延长,有部分患者可闻及湿啰音和(或)干啰音。

三、康复护理

(一)主要护理问题

(1)气体交换受损与支气管炎症、痉挛、水肿及分泌物增多等有关。

(2)低效性呼吸形态与病理性呼吸模式有关。

(3)清理呼吸道低效与咳痰无力有关。

(4)活动无耐力与患者能耗增加和运动能力减退有关。

(5)焦虑与疾病给患者带来较大痛苦、影响生活质量有关。

(二)康复护理目标

1.近期目标

(1)尽可能恢复有效的腹式呼吸,并改善呼吸功能。

(2)清除支气管内的分泌物,减少引起支气管炎症或刺激的因素,保持呼吸道卫生。

(3)采取多种措施,减少和治疗并发症。

2.远期目标

(1)患者掌握呼吸训练、排痰训练、运动训练、能量节省技术。

(2)患者活动耐力有所增加。

(3)患者营养状况及不良情绪改善。

(4)患者回归社会、家庭,生活质量得到提高。

(5)减少用药量,缩短住院日,减少气短、气促症状。

(6)增加对疾病的认识,从而自觉采取预防措施,提高控制症状的能力。

(三)康复护理措施

1.放松训练

可以采用放松姿势,以放松紧张的辅助呼吸肌群,减少呼吸肌耗氧量,缓解呼吸困难。

(1)前倾坐位:患者取坐位,上半身尽量放松,身体稍前倾,双手放于膝上。

(2)站立前倾位:患者取站立位,身体前倾,双手肘支撑在台面上,上胸部放松。

（3）前倾站立位：患者取站立位，背部倚靠在墙上，双下肢稍平行分开，上胸部放松。

（4）侧倾站立位：患者取站立位，侧靠在墙面上，用外侧下肢支撑，内侧下肢稍放松，上胸部放松。

2.缓慢呼吸

缓慢呼吸是与呼吸急促相对而言的。这一呼吸有助于减少解剖无效腔（死腔），提高肺泡通气量。当呼吸急促时，呼吸幅度必然较浅，潮气量变小，解剖无效腔所占的比值增加，肺泡通气量下降，而缓慢呼吸可纠正这一现象。但过度缓慢呼吸可增加呼吸功，反而增加耗氧量，因此呼吸频率宜控制在每分钟 10 次左右。通常先呼气后吸气，呼吸方法同前。

3.膈肌体外反搏呼吸

使用低频通电装置或体外膈肌反搏仪。刺激电极位于颈胸锁乳突肌外侧，锁骨上 2～3 cm 处（膈神经部位），先用短时间低强度刺激，当确定刺激部位正确时，即可用脉冲波进行刺激治疗。每日 1 次或 2 次，每次 30～60 min。

4.呼吸道分泌物清理

促进有效排痰，尽快控制炎症，积极清除呼吸道分泌物，始终保持呼吸道通畅是治疗和控制 COPD 的有效手段。

（1）吸入疗法：适用于痰液黏稠难以咳出者。使用气雾器或超声雾化器等，将祛痰药、支气管扩张剂、抗生素、激素及水分等雾化，吸入气道，起到消炎、解痉、湿润及稀释痰液的作用。应鼓励患者多饮水，在体液充足的情况下，气道才能保持湿润。在雾化吸入时进行深呼吸、腹式呼吸，可使雾化物更深更广地分布到肺底部，同时必要的咳嗽可加强雾化吸入的效应。雾化时应注意以下几点。①防止窒息：在气道中，黏稠干燥的分泌物通过雾化后发生膨胀软化，使原来只是部分阻塞的气道变成完全阻塞，严重者可导致窒息死亡。因此在吸入时要帮助患者翻身、拍背，进行有效咳嗽，及时排出痰液。②勤巡视：因为吸入的雾化颗粒有异物，可诱发支气管痉挛，故护理人员在患者进行雾化吸入时应加强巡视。③控制雾化温度：一般应控制雾化温度在 35 ℃～37℃，温度过高可引起呼吸道灼伤，过低则可能诱发哮喘、寒战反应。④防止交叉感染：定期对雾化装置及病房环境消毒，严格执行无菌操作，加强口腔护理。⑤用药注意：有严重肝脏疾病和凝血功能异常者禁用糜蛋白酶；防止药物过量。

（2）排痰方法：排痰方法包括体位引流、胸部叩击、震颤及直接咳嗽。目的是促进呼吸道分泌物排出，降低气流阻力，减少支气管、肺部的感染。震动排痰仪的使用方法如下：首先给患者讲解震动排痰的目的、方法及注意事项，以得到患者的配合。患者取坐位或侧卧位。

连接电源，电源接通后，选择震动模式为自动模式还是手动模式，一般采用自动模式。选择震动强度，根据病情和体质情况调节振动的速度和时间，建议从轻柔开始，逐渐增加强度。每次治疗时间以 10～20 min 为宜，每一位置持续振动 1～2 min，叩击头与患者肋缘充分紧密贴合，由下至上，从外至里。1～2 min 后，将叩击头上移继续持续振动，避开脊柱部分。

在治疗过程中，如需更换体位或暂停治疗，按暂停按钮。密切观察患者的病情及生命体征，如有不适，立即暂停。设定的治疗时间结束后，仪器自动停止振动，而后仪器自动断电。治疗结束后 5～10min，协助患者拍背咳痰。整理用物及床单位。

5.运动训练

主要采用有氧训练和医疗体操运动训练，如下肢训练、上肢训练及呼吸肌训练，以改善肌肉代谢、肌力、全身运动耐力和气体代谢，提高身体免疫力。

(1)下肢训练:下肢训练可明显增加 COPD 患者的活动耐量,减轻呼吸困难,改善精神状态。通常采用的有氧训练有快走、划船、骑车、登山等。有条件的 COPD 患者可以先进行活动平板或功率自行车运动试验,得到实际最大心率,然后再确定运动强度。运动后不应出现明显的气短、气促(以仅有轻度至中度气短、气急为宜)或剧烈咳嗽。运动训练频率为 2～5 次/周,到靶强度运动时间为 10～45 min,疗程为 4～10 周。为保持训练效果,患者应坚持终身训练。由运动诱发哮喘的患者可以在监护下,进行小强度的运动训练,让患者逐步适应运动刺激。最终多数患者可以进行一定的运动而不导致哮喘发作,这也是一种脱敏治疗。一次运动训练必须分准备活动、训练活动、结束活动三部分进行。准备活动及结束活动以肢体牵张、缓慢步行及体操为宜,时间为 5～10 min,在活动中宜注意呼气时必须放松,不应用力呼气。严重的患者可以边吸氧边活动,以增强活动信心。

(2)上肢训练:上肢肩带部很多肌群既为上肢活动肌,又为辅助呼吸肌群,如胸大肌、胸小肌、背阔肌、前锯肌、斜方肌等,均起自肩带,止于胸背部。当躯干固定时,起辅助肩带和肩关节活动的作用;当上肢固定时,这些肌群又可作为辅助呼吸肌群参与呼吸活动。COPD 患者在上肢活动时,由于这些肌群减少了对胸廓的辅助活动而易产生气短、气促,从而对上肢活动不能耐受。日常生活中的很多活动如做饭、洗衣、清扫等都离不开上肢活动。为了加强患者对上肢活动的耐受性,COPD 的康复应包括上肢训练。上肢训练包括手摇车训练及提重物训练。手摇车训练从无阻力开始,每阶段递增 5 周,运动时间为 20～30 min,速度为 5 m/min,以运动时出现轻度气急、气促为宜。提重物训练:患者手持重物,开始提 0.5 kg,以后渐增至 2～3 kg,做高于肩部的各个方向的活动,每活动 1～2 min,休息 2～3 min,每天 2 次,以出现轻微的呼吸急促及上臂疲劳为度。美国胸科医师学会认为上肢训练可增加上肢活动能力,使单一上肢活动时,代谢需求及呼吸需求下降,从而缓解呼吸困难。

四、健康教育

(一)氧气的正确及安全使用

长期低流量吸氧(小于 5 L/min)可提高患者生活质量,使 COPD 患者的生存率提高 2 倍。在氧气使用过程中应防火、防油、防震、防热。在吸氧过程中禁止吸烟。

(二)预防呼吸道感染

预防病毒、支原体、衣原体及细菌感染。可通过体育锻炼增强体质,提高免疫力,也可应用生物制剂提高特异性免疫力,如各种疫苗等,还可服用一些中药"扶正固本",调节机体的内环境。可采用防感冒按摩、冷水洗脸、食醋熏蒸、增强体质等方法来预防感冒。

(三)戒烟

吸烟是 COPD 最主要的危险因素,15% 的吸烟者最终出现 COPD。被动吸烟的危害更大,可导致新生儿低体重,增加成年后发生 COPD 的风险。相关研究结果证明,"一手烟、二手烟、三手烟"的危害同样巨大,应引起我们的高度重视。

吸烟可使肺通气功能进行性下降,是导致 COPD 的重要因素之一。因此,戒烟可以改善患者本人、家人及同处于一个空间的其他人的健康。停止吸烟是防治 COPD 的重要措施,各期的 COPD 患者均应戒烟。戒烟有助于减少呼吸道痰液的分泌,降低感染的危险性,减轻支气管壁的炎症,使支气管扩张剂发挥更有效的作用。

(张 蕾)

第四节 慢性支气管炎

慢性支气管炎是临床上常见的老年性疾病,50岁以上者发病率高达15%左右,是由内外多种因素长期反复相互作用引起支气管黏膜及其周围组织的慢性非特异性炎症,以咳嗽、咳痰或伴喘息且反复发作为临床特征的呼吸系统常见病,常反复发作,日久不愈。近年来,随着环境污染的日趋恶化及吸烟人群的不断增多,世界范围内的慢性支气管炎的发病率呈逐年上升趋势,如防治不当易发展成慢性阻塞性肺气肿、肺源性心脏病,甚至可危及患者生命,严重影响患者的生活质量,危害患者身体健康。

一、病因

1.吸烟

吸烟者更加容易感染或发病。

2.理化因素

如刺激性烟雾、粉尘、大气污染(如二氧化硫、二氧化氮、氯气、臭氧等)的慢性刺激,常为慢性支气管炎的诱发病因之一。接触工业刺激性粉尘和有害气体的工人,慢性支气管炎的患病率远比不接触者高。大气污染也是本病重要的诱发病因之一。

3.气候

寒冷及空气污染为该类疾病的主要诱因。天气寒冷时,容易形成痰液黏稠,导致呼吸道通气不畅,同时产生继发性感染,最终导致慢性支气管炎。

4.过敏因素

尘埃、尘螨、细菌、真菌、寄生虫、花粉及化学气体等,都可以成为过敏因素而致病。

二、临床表现

慢性支气管炎是气管、支气管黏膜及周围组织的慢性非特异性炎症。临床上以咳嗽、咳痰为主要症状,每年发病持续3个月,连续2年或2年以上。

1.咳嗽

尤其以晨起比较严重,夜间睡前也可有阵咳或排痰。

2.咳痰

痰多呈白色黏液泡沫状,之后痰转为黄脓性或黄绿痰。痰量以夜间、清晨较多。

3.喘息

在继发感染症状加剧时,常有哮喘样发作,气急不能平卧。

4.反复感染

表现为咳嗽,气急加重,痰量增加并呈脓性,可伴畏寒发热,全身乏力。

三、慢性支气管炎的特点

(1)年龄增长,患病率升高。

(2)吸烟者患病率远高于不吸烟者。

(3)北方因气候寒冷患病率高于南方。

(4)工矿地区大气污染严重,患病率高于一般城市。

(5)中低收入人群患病率较高。

四、诊断

1. X 线检查

早期可无异常。反复发作引起支气管壁增厚,细支气管或肺泡间质炎症细胞浸润或纤维化,表现为肺纹理增粗、紊乱,呈网状或条索状、斑点状阴影,以双下肺野明显。

2. 呼吸功能检查

早期无异常。如有小气道阻塞时,最大呼气流速－容量曲线在 75％和 50％肺容量时,流量明显降低。

3. 血液检查

细菌感染时偶可出现白细胞总数和(或)中性粒细胞增高。

4. 痰液检查

痰液检查可培养出致病菌。涂片可发现革兰阳性菌或革兰阴性菌,或大量破坏的白细胞和已破坏的杯状细胞。

五、鉴别诊断

1. 咳嗽变异型哮喘

咳嗽变异型哮喘以刺激性咳嗽为特征,灰尘、油烟、冷空气等容易诱发咳嗽,常有家庭或个人过敏疾病史。对抗生素治疗无效,支气管激发试验阳性可鉴别。

2. 嗜酸细胞性支气管炎

临床症状类似,X 线检查无明显改变或肺纹理增加,支气管激发试验阴性,临床上容易误诊。诱导痰检查嗜酸细胞比例增加(≥3％)可以诊断。

3. 肺结核

肺结核常有发热、乏力、盗汗及消瘦等症状。痰液找抗酸杆菌及胸部 X 线检查可以鉴别。

4. 支气管肺癌

多数有数年吸烟史,顽固性刺激性咳嗽或过去有咳嗽史,近期咳嗽性质发生改变,常有痰中带血。有时表现为反复同一部位的阻塞性肺炎,经抗菌药物治疗未能完全消退。痰脱落细胞学、胸部 CT 及纤维支气管镜等检查可明确诊断。

5. 肺间质纤维化

临床经过缓慢,开始仅有咳嗽、咳痰,偶有气短感。仔细听诊在肺部下后侧可闻爆裂音(Velcro 啰音)。血气分析示动脉血氧分压降低,而二氧化碳分压可不升高。

6. 支气管扩张

典型者表现为反复大量咯脓痰,或反复咯血。胸部 X 线片常见肺野纹理粗乱或呈卷发状。高分辨率螺旋 CT 检查有助于诊断。

六、预防

1. 戒烟

吸烟是慢性支气管炎的发病原因之一,因此,戒烟是预防慢性气管炎的有效方法。

2. 预防感冒

寒冷的季节应当注意保暖,避免身体着凉。

3.调节饮食

宜食用营养价值高及富含维生素的食物,可以适量喝茶。

4.腹式呼吸

腹式呼吸能保持呼吸道通畅,增加肺活量,减少慢性支气管炎的发作。

具体方法:吸气时尽量使腹部鼓起,呼气时尽力呼出使腹部凹下;每天锻炼 2～3 次,每次 10～20 min。

5.注意锻炼

增强体育锻炼,可以根据自身情况,选择合适的运动方式,如散步、打太极拳、慢跑等。

6.适度休息

避免疲劳过度导致机体免疫力低下,诱发慢性支气管炎。

七、日常保健

(一)家庭氧疗指导

家庭氧疗可选用氧气筒、氧气袋、小型便携式化学制氧机等,使用原则为低流量、持续性、长疗程,这是一种较好的康复疗法。

(二)饮食指导

(1)指导患者进食蛋白丰富、热量高、维生素和膳食纤维充足的食物。多吃水果蔬菜,避免辛辣、油腻、刺激性食物的摄入;每天饮水 1.5 L 以上,有利于稀释痰液,湿润呼吸道;加上必要的蛋白质补充,如鸡蛋、鸡肉、瘦肉、牛奶、动物肝、鱼类、豆制品等。寒冷季节应补充一些含热量高的肉类暖性食品以增强御寒能力,适量进食羊肉、狗肉、牛奶等对极度虚寒者有好处。除荤食外,还应进食新鲜蔬菜瓜果,以确保人体对维生素 C 的需要。

含维生素 A 的食物亦是不可少的,有保护呼吸道黏膜的作用。

(2)不要食用寒凉食物。患慢性支气管炎的患者,病程较长,大多脾、肺、肾的阳气不足,对寒凉的食品反应较大。过食寒凉食品不利于分泌物的排出,从而加重咳喘,使痰不易咳出。

(3)不吃油炸及辛辣刺激食物。油炸等油腻食品不易消化,会导致咳嗽、气喘加重。比如,辣椒、洋葱、生蒜、胡椒粉、鱼、虾、蟹和禽蛋类、鲜牛奶制品(易使痰液变稠、感染加重)等能引起过敏或是辛辣的食物。

(三)排痰指导

指导患者进行深呼吸和有效咳痰,在生活中可以通过扣背的方法帮助患者咳痰。对于咳痰困难的患者可给予吸入雾化治疗,湿化气道,稀释痰液,促进痰液排出;对于病情严重不能自主排痰或者排痰困难的患者可给予吸痰护理,防治呼吸道阻塞。

(四)运动指导

合理休息、加强体育锻炼,以增强机体抵抗力。慢性支气管炎的急性发作期,应当卧床休息。急性期过后,可以进行适当的运动,锻炼身体。

(五)其他指导

(1)注意防寒,冬日出门时注意保暖,预防感冒。尽量少去人群拥挤的公共场所,防止被流感传染。

(2)改善居住条件,注意居室通风。

(3)用药护理。严格监督患者按时用药,对于不能自行服用的患者,家属应协助患者完成服药。

八、日常照护的常见误区

1. 随意使用呼吸兴奋剂

如果在没有改善气道阻塞的情况下，使用呼吸兴奋剂可能会适得其反，加重病情。

2. 不恰当地给予糖皮质激素

大剂量口服给药见于两类情况：一类是不了解哮喘治疗的进展和新观念，继续给予口服激素为主的治疗方法；另一类情况是有人以秘方的形式（如中药丸剂），在其中任意加入大剂量的糖皮质激素，患者在不知道的情况下，长期大量服用激素，结果导致严重的不良反应。

3. 轻视对患者的教育和指导

哮喘是慢性气道疾病，具有反复发作的特点，因确切病因不清，目前还不能根治。现在推崇的治疗方案是采取综合性治疗措施，在客观评定病情的严重程度的基础上，建立个体化的长期治疗计划，而不只限于对急性发作的对症治疗。但在长期治疗计划的整个实施过程中，治疗能否取得满意的效果主要取决于家属的理解和配合。

（李亚丹）

第十章 肿瘤科疾病护理

第一节 肿瘤放射治疗

一、概述

放射治疗简称放疗,是治疗肿瘤的主要手段之一,60%~70%的肿瘤患者在疾病治疗的不同时期接受不同目的(根治或辅助或姑息性)的放射治疗。放射治疗通过放射线的辐射能量治疗肿瘤或者一些良性疾病。放疗已成为一门独立的学科,因主要用于肿瘤治疗,故称放射肿瘤学,它是研究放射线单独或结合其他方法治疗肿瘤的临床学科,包括放射物理学、放射生物学和临床放疗学。放疗患者的护理也因此成为一门特殊的专科护理学科。

二、放射治疗患者的护理

护士在放射治疗中的护理包括对患者及其家属进行健康教育,做好评估、症状管理,提供情感支持。放疗前给患者提供关于不良反应的介绍,如发生率、持续时间,可降低患者的焦虑状态,还应帮助患者提高自我护理的能力。放疗中做好评估、症状管理,必要时提供情感支持。放疗后做好康复指导。

三、放疗前护理

(一)放疗实施步骤的介绍

放疗实施前须经历一系列繁杂的步骤,所费时间比较长,一般为2~4周,在放疗前告知患者详细的步骤和时间,有助于降低患者的焦虑情绪。

(1)制定放疗原则:依据患者的病情、病期确定治疗原则,患者须提供病史记录,并进行一系列的检查。

(2)定位:制作固定体位的装置(如塑料面膜、真空垫等),在模拟机下准确定位,并拍摄模拟定位片。

(3)勾画靶区:根据前两步提供的资料,放疗临床医师勾画出临床靶区和计划靶区的范围,预计肿瘤照射的致死剂量和周围正常组织特别是重要脏器的最大允许剂量。

(4)制订计划:物理师在医师勾画靶区的基础上,借助放疗计划系统(TPS),制订出最佳的放射野剂量分布方案。

(5)复核:将设计好的放疗计划移至具体的治疗机,在治疗机下拍摄照射野片,与模拟机拍摄的定位片相比较、核准。

(6)执行计划:确定无误后,由放疗技术员再执行放疗。

(二)饮食指导

放射治疗对健康组织的影响可导致正常生理功能改变,通过干扰营养物质的摄入、消化或吸收,最终可能影响患者的营养状况。营养问题的严重程度与辐射剂量、持续时间和治疗部位相关,如果与化疗联合应用,不良反应可能会更大。接受头颈部或食管放疗的患者中,高达80%会出现黏膜炎、摄入减少和体重下降;接受盆腔区域放疗的患者中,有近80%会出现胃肠道反应。而营养支持可以改善放疗患者的营养摄入、体重和生活质量,减轻放疗对营养状况的负面影响,使患者能够顺利完成放疗计划而避免中断治疗。对患者进行营养评估,并提供充分的营养咨询建议,必要时应根据营养状况评定结果制定并实施适宜的营养支持方案。告知患者在放疗期间经口营养摄入的重要性,提倡进食高热量、高蛋白质、高维生素、低脂肪、易消化、营养丰富的食物,少量多餐。对一些放疗反应严重的患者,如流质或禁食的患者,可提供要素饮食、肠内营养甚至胃肠外营养。鼓励患者多饮水(每日约 3 000 mL),可使放疗所致肿瘤细胞大量破裂、死亡而释放的毒素随尿排出体外,从而减轻全身放疗反应。

(三)保持放疗位置准确的宣教

1. 保持体位一致

告知患者在每次照射时都要与定位时的体位一致。不仅仅是外在可见的体位,包括一些随呼吸运动移动的脏器位置的一致和空腔脏器扩张程度一致。如胸部肿瘤、肝脏照射时,要保持呼吸平稳,防止靶区移动幅度过大。这类患者一般需要做呼吸运动训练,在放疗过程中用ABC装置,或者使用呼吸门控系统,减少不良反应的发生。小肠、结肠、直肠的放疗前应排空小便;前列腺部位在放疗前固定时间和固定量的水(时间和量与定位时一致),使膀胱适当充盈。

2. 保持标记清晰

放射标记模糊不清时,要及时请医师补画。放疗固定装置若是患者自行保管,注意保管好,避免锐器刺破、重物挤压等,放疗中要查看真空垫有无漏气变软。当过瘦过胖致使放疗固定装置不相适应时,要及时告知医师、护士。

四、放疗中(期间)护理

在放疗第 1~90 天内发生的放射损伤为急性放射反应,有的患者在放疗一开始,放疗的不良反应也随之而来,因此只要放疗开始,我们就要做好放疗不良反应的观察与护理。

(一)放疗一般不良反应的护理

1. 疲乏

在接受放疗的患者中,有 65%~100%会出现不同程度的疲乏,发生率和严重程度与年龄、性别、疾病分期相关。

2. 皮肤反应

皮肤由表皮层(含基底层)、真皮层和皮下组织组成,电离辐射通过破坏位于基底层的表皮干细胞的有丝分裂,从而阻碍再增殖进程和减弱皮肤的完整性。皮肤基底细胞增殖快,因而对放疗特别敏感。在 20~25 Gy 时毛发开始减少,在 50 Gy 时达到最大(一般在治疗结束时)。暂时或局部脱发发生在 30 Gy,永久性脱发发生在 55 Gy。头颈部肿瘤患者放疗后有 94.3%会出现放射性皮肤反应,乳腺癌患者放疗后有 87%~95%会出现放射性皮肤反应。

(1)放射性皮肤反应的分类:放疗所致的皮肤反应包括急性反应和慢性反应。①急性皮肤反应:主要表现为红斑、干性脱皮,如局部皮肤红斑、色素沉着、无渗出物的表皮脱落,并有烧灼感、刺痒感;②慢性放射性皮肤反应:一般在放疗开始后 90 d 后出现,主要是毛细血管扩张、纤维化、坏死。

(2)放射性皮肤反应发生的相关因素。①内在因素:包括患者的皮肤状况、照射部位、营养状况、年龄、高血压、糖尿病、吸烟等。通常机体潮湿的部位及皮肤皱褶的部位较易出现皮肤反应,如头颈部、乳腺下、腋窝、会阴部和腹股沟等部位容易发生放射性皮炎。②外在因素:放射线的能量、放疗总剂量、单次照射剂量、分割方法、射线种类、照射技术、剂量分布及同期放化疗等多种因素有关。在放疗后辅助化疗的患者常常可观察到一种记忆现象,表现为患者在放疗结束一段时间后行化疗,原放疗部位可出现红斑及瘙痒等放射性皮肤反应,近年来的一些新药如吉西他滨、紫杉醇和培美曲塞发现有记忆效应,其发生的原因目前还不清楚。

(3)放射性皮肤反应的预防:采用合适的放疗方式,调强放射可降低急性放射性皮炎严重程度;外科伤口愈合以后才开始放疗;在首次放疗前开始并持续使用自黏性软聚硅酮薄膜敷料贴在放疗区域,能有效预防Ⅱ级以上急性放射性皮炎的发生;教会患者日常皮肤护理措施,具体如下。

①使用温水清洗治疗区域皮肤,宜使用中性,不含香料、颜料、脂质或丙二醇的肥皂,柔软的毛巾吸干水分;放疗区域包括会阴、直肠的患者每天坐浴。②避免摩擦、挠抓治疗区域皮肤。③穿宽松的自然纤维的衣服,如全棉的、真丝的。④如果治疗区域需要剃胡子,必须使用电动剃须刀。⑤避免泡热水澡、在泳池或湖中游泳(这些可能会加剧皮肤反应)。⑥避免治疗区域皮肤阳光直射,SPF 30 的防晒霜比较适合。⑦避免在治疗区域皮肤放置冷的或者热的物品,如冰袋或热水袋。⑧避免在治疗区域用化妆品。⑨在治疗区域避免使用橡皮胶、绷带。⑩使用温和的衣物清洗剂,接触治疗区域皮肤的衣物不应上浆。

(4)放射性皮肤反应的护理:根据肿瘤放射治疗协助组急性放射性皮肤反应分级标准及放射性皮炎症状管理指南,急性和慢性放射性皮肤反应的护理内容主要包括:①急性放射性皮肤反应:湿性脱皮的护理目标就是通过减少摩擦、抓痕保护,保证皮肤完整性同时保持皮肤湿润,促进上皮恢复,避免严重感染。②慢性放射性皮肤反应,护理目标是改善皮肤的质地和弹性。通过使用保湿乳液保持皮肤湿润,用干净的手轻轻涂抹,不要摩擦皮肤。避免过度太阳暴晒是健康生活方式的一部分。指导患者用衣物覆盖放疗区域或使用防晒指数(SPF)至少为 30 的防晒霜。

3.疼痛

大约有 50％的肿瘤患者具有治疗相关性疼痛。

4.骨髓抑制

接受放疗的患者会出现不同程度的骨髓抑制。

(二)与放疗部位相关放疗不良反应的护理

1.脑水肿

脑肿瘤放疗后,肿瘤周围的脑组织会出现肿胀和炎症,患者会出现头痛、恶心、呕吐、癫痫、视野改变、运动功能障碍、口齿不清。在放疗后 0.5 h 内给予甘露醇快速静脉滴注可缓解脑水肿。护理应注意:①观察颅内高压症状及其程度,保证甘露醇治疗的有效性(放疗结束 30 min 内用药,用药时间小于 30 min);②头痛恶心、呕吐严重时,要限制入水量,并抬高床头 15°～30°;③避免剧咳、便秘,出现剧咳、便秘需要积极治疗;④做好防跌倒评估及预防管理;⑤鼓励患者应多和家人交谈、下棋、看报、玩游戏、散步等,以促进脑功能的恢复。

2.脱发

脑部放疗最常见的不良反应,放疗前须剃去全部头发,当剂量超过 50 Gy 时,脱发可能就是永久性的。暂时性脱发的新生头发会在放疗结束后2～3个月开始生长,新生头发的颜色和纹理可能会与原来不同。患者可以用普通洗发水洗发,有随机对照研究证实在放疗期间用普通洗发水洗发不会提高皮肤毒性。护士可以建议患者戴假发、头巾改善形象,同时可以倾听患者关于脱发对身体形象影响的情感表达,提供情感支持。

3. 口腔黏膜炎

口腔黏膜炎是头颈部、食管肿瘤放射治疗的常见症状。

4. 口干

口干是患者接受口腔放疗或颈部放疗后出现的比较严重的症状。唾液在保持口咽健康中起重要的作用。唾液分泌受损容易引起口腔黏膜炎、吞咽困难、蛀牙、口腔疼痛、味觉改变、真菌感染。这些并发症会影响患者的营养状态。唾液腺、腮腺、颌下腺、舌下腺分泌70%～80%的唾液。放疗引起的口干与治疗区域、剂量、是否使用强调放射治疗(IMRT)、是否同步化疗有关。随机对照研究显示,放疗前使用阿米福汀(注射用氨磷汀)可降低Ⅱ度或更高级别的口干。IMRT可有效降低唾液腺的放射暴露,降低唾液分泌减少的发生。少量多次喝水、避免用含酒精的漱口水、吃水分多的软食、避免喝酒和抽烟被认为有助于口干的缓解。夜间使用加湿器是可以获益的,由于睡眠期间唾液分泌减少,夜间使用加湿器有助于缓解口干。

5. 味觉改变

头颈部放疗可引起味蕾减少,损伤微绒毛。甜味感受器是受影响最小的。患者报告在接受30 Gy放射剂量时有50%味觉消失,60 Gy的放射剂量会引起永久性味觉消失。患者吃东西时口腔内会有一种怪异的味道,类似硬纸板或金属的味道。味觉改变可持续7年或更长时间。告知患者味觉改变与治疗相关,通常是临时性的,可缓解患者的焦虑。饭前、饭后做口腔清洁,戒烟。调味品和卤制食品与不同的食物混合可以改善味觉改变。每天至少摄入2～3 L的水,可预防脱水。

6. 蛀牙和龋齿

当唾液腺在放疗区域内时,蛀牙和龋齿可能会发生,属于后期反应。在慢性口干的患者中,唾液不能维持口腔pH和口腔正常菌群。龋齿可能发生在放疗结束后3～6个月。患者在放疗开始前做全面的牙齿评估,牙齿的修复和清洁应该在放疗前完成,拔牙应在放疗开始前10～14 d完成,使伤口有充足的时间愈合。

7. 放射性骨坏死

非常严重的头颈部放射治疗的远期反应,下颌骨的放射性坏死出现在剂量超过60 Gy时,其特征在于骨出现进行性溶解性坏死,需要外科介入或者高压氧舱或外科加高压氧舱进行治疗。护理重点在于教育并加强患者口腔卫生,戒烟、戒酒,使用合适的义齿,保持充足的营养。告知患者在放疗前进行全面检查牙齿的必要性和治疗后定期随访牙齿健康。

8. 放射性食管炎

放射性食管炎在放疗开始后2～3周出现,食管黏膜充血水肿、吞咽困难,治疗后期充血水肿加重,胸骨后烧灼感,进食时加重。肿瘤放射治疗协作组(RTOG)将放射性食管炎分为5级。①0级:无变化;②Ⅰ级轻度:吞咽困难,或吞咽疼痛,须用表面麻醉药、非麻醉药镇痛或进半流质饮食;③Ⅱ级中度:吞咽困难,或吞咽疼痛,须麻醉药镇痛,或进流质饮食;④Ⅲ级重度:吞咽困难,或吞咽疼痛伴脱水,或体重下降>15%,须鼻饲或静脉补充营养;⑤Ⅳ级:完全阻塞,溃疡,穿孔或瘘管形成。进食高热量、高蛋白质、软而温和的食物是比较合适的,在进餐前

15 min单独使用利多卡因喷雾剂或同时使用抗酸药物、抗组胺药物,可以缓减吞咽困难。每次进食后需饮100 mL左右的温开水冲洗食管,防止食物残渣潴留,减轻对食管黏膜的刺激,防止发生感染。进食后0.5 h内不宜平卧。经常观察患者疼痛的性质,以及体温、脉搏、血压等变化,了解有无呛咳,以便及时发现食管穿孔,一旦出现食管穿孔,立即禁食、禁水,停止放疗,并补液支持治疗。

9.放射性肺纤维化

放射性肺纤维化发生在肺癌放疗后1~12个月。症状与治疗区域大小相关,如果治疗区域大,患者会有呼吸短促。放射性肺纤维化相关危险因素包括治疗前肺功能状态,吸烟史,大剂量放射、同步化疗。治疗为支持疗法。临床试验证明氨磷汀可以降低放射性肺炎和放射性肺纤维化的反应。

10.放射性肺炎

放射性肺炎发生在放射治疗后1~3个月,15%的肺癌、淋巴瘤放疗患者,1%的乳腺癌放疗患者会发生放射性肺炎。临床表现为低热、咳嗽、胸闷,严重的可出现高热、胸痛、呼吸困难,肺部可听见干湿啰音。治疗包括卧床休息、吸氧,严重者使用大剂量的类固醇激素。

11.放疗性心血管系统反应

乳腺癌、食管癌、肺癌等放疗后可发生心脏损伤,最常见的包括心包积液,急性期表现为发热、胸闷、心包摩擦音等,慢性期表现为缩窄性心包炎,如呼吸困难、干咳、颈静脉高压、肝大等。护理中应注意:①观察病情变化,根据医嘱给予对症支持治疗,如糖皮质激素、心包穿刺等;②卧床休息,保持安静,注意保暖,预防感冒;③少食多餐,避免过饱;④保持大便通畅,避免过度用力。

12.放疗的肝脏反应

胰腺癌、肝癌、乳腺癌、肺癌、胃癌、肾癌等放疗后可发生肝脏损害,最常发生在放疗后4~8周,表现为恶心、肝区胀痛、肝大、非癌性腹腔积液、黄疸及肝功能障碍等。

护理中应注意以下内容。

(1)卧床休息,保持情绪平稳。

(2)鼓励患者少食多餐。多进食高蛋白质、高热量、高维生素、低脂肪及清淡食物。多吃富含维生素的蔬菜和水果,忌食生冷、有刺激性及油腻食物。对有腹腔积液患者应限制水的摄入量,给予低钠饮食。伴有肝硬化失代偿时,需给予优质蛋白质。

(3)当放疗开始不久,出现肝区胀痛及腹胀时,可给予20%甘露醇加地塞米松静脉滴注或解热镇痛等药物治疗。对于间歇性肝区疼痛的患者,应耐心询问患者疼痛的程度和持续时间。根据医嘱采用三阶梯止痛,并观察止痛效果及用药后的不良反应。

(4)放疗期间给予健脾理气中药,可减轻放射性肝损害。当患者出现非癌性腹腔积液、黄疸、肝脏进行性增大、碱性磷酸酶升高≥2倍,转氨酶至少升高5倍于正常或治疗前水平,即停止放疗,并给予中西医保肝治疗。

13.恶心、呕吐

胃、胰腺放疗会导致恶心、呕吐,护理中应注意:根据医嘱予以止吐药对症支持治疗,如采用昂丹司琼、甲氧氯普胺等止吐。

14.腹泻

因盆腔脏器肿瘤接受放疗的患者会出现不同程度的腹泻。

15.膀胱炎

如果膀胱在放射区域内,放疗开始后3～5周会出现尿频、尿急、排尿困难、夜尿。患者每天应喝1～2 L水,睡前几小时避免喝水,吸烟和进食辛辣食物会刺激膀胱壁。

16.性功能障碍

盆腔肿瘤(妇科肿瘤、前列腺癌、膀胱癌、直肠癌)患者接受放疗后会有不同程度的性功能障碍,严重程度与放射部位、区域、剂量相关。宫颈癌放疗后的患者治疗每周3次扩张阴道可预防阴道挛缩、狭窄,阴道干燥的患者可用水溶性润滑剂改善症状。磷酸二酯酶5型(PDE5)抑制剂(如西地那非)是前列腺癌放疗后勃起功能障碍的有效治疗方法。告知患者盆腔放疗对性功能潜在的影响,告知患者治疗后可恢复性生活的时间,出现性生活不适等及时就诊,获取专业指导(如泌尿科医师、心理医师等)。

五、放疗后护理(康复指导)

(1)均衡饮食,注重营养。

(2)放疗结束后继续遵循皮肤护理原则。

(3)保持良好的生活习惯及作息,可适当活动,如散步、练气功、做家务等,以增强体质。

(4)注意预防各种感染,如牙龈牙髓炎(口腔放疗3～4年不能拔牙)、呼吸道感染、肠道感染等。

(5)坚持功能锻炼,如张口练习、患肢功能锻炼等。

(6)介绍定期随访检查的重要性:①向患者及其家属讲述如何了解放疗疗效,接受放疗的部分患者其肿瘤不是放疗一结束就能消退,而是放疗结束后1～2个月才能看到明显缩小。同样,放疗出现的急性反应也不是放疗结束就能马上缓解,一般还要持续一段时间才能缓解。②晚期放射性损伤的发生率随着放疗后时间的推延而逐步增加,患者生存的时间越长,出现的概率越大,因此放疗后患者须长期随访。③长期随访时间安排:放疗后1～2个月应进行第1次随访。以后应遵医嘱,按时来院随访。一般治疗后2年内每1～3个月随访1次,2年后每3～6个月随访1次,以了解肿瘤控制情况,以及有无放疗晚期反应等。

(刘红艳)

第二节　肿瘤放射介入治疗

一、概述

介入放射学是指在X线、CT、B超引导下,将特制的穿刺针、导管插入人体病变区,进行影像学诊断,取得组织学、细胞学、生化学、细菌学的诊断,或同时进行治疗。

二、分类

介入治疗包括血管性介入治疗与非血管性介入治疗。血管性介入治疗是在肿瘤供血动脉内灌注抗癌药物及血管堵塞性物质,使药物直接作用于病灶局部。非血管性介入治疗是在癌肿内直接注射无水乙醇放射性核素或直流电等,破坏癌细胞的生长环境,使癌细胞崩解,抑制它的酶活性,促使癌细胞的变性坏死,以及消化管道因肿瘤造成狭窄部位进行金属内支架置入,使狭窄解除,达到治疗目的。

三、护理

(一)介入化疗前护理

(1)术前宣教:护士要详细全面了解患者病情及心理状况,解释手术目的过程、需配合的环节和注意事项,尤其是缺乏信心或有绝望心理的患者,护士通过和蔼体贴、通俗易懂的语言指导患者解除心理压力,增强手术信心。

(2)介入术前1日要做好碘过敏试验及备皮。穿刺部位作好常规皮肤准备,根据插管部位不同而定备皮范围。经腋动脉进路,需将左侧腋窝备皮。经股动脉穿刺的备皮范围是脐下至大腿上1/3处,并注意穿刺部位有无皮肤病、皮损或感染。

(3)术前训练在床上解大小便,以利于术后在床上排便顺利及穿刺部位免受污染。

(4)术前晚要让患者充分休息,必要时应用安眠镇静剂,利于患者术时保持良好心理状态和充沛体力。

(5)术前4 h禁食,但可适量饮水,必要时给予静脉补液。

按医嘱准备好术中所需药品,主要有化疗药物、止吐剂、镇痛剂、造影剂、2%利多卡因、肝素、生理盐水等;如果需行动脉栓塞,需准备栓塞剂,如碘油、明胶海绵等。

(二)介入化疗中护理

(1)热情接待患者,解除紧张情绪及恐惧心理,取得患者信任。要讲明手术中可能出现的感觉及简单的手术操作步骤,如注射造影剂时有温热感,栓塞时可能出现的疼痛、恶心等反应,使患者感到轻松、放心,有安全感。

(2)了解患者是否患有高血压、心脑血管疾病、有无出血倾向等,做到术中护理心中有数。对病情较重者应建立静脉通道并保持通畅,确保有意外时用药物抢救。

(3)给患者摆放正确体位,协助医生暴露手术野并配合皮肤消毒。术前、术后注意手术侧足背动脉搏动变化情况。

(4)调节室内温度,以防止患者术中受凉。

(5)护士在术中应严密观察生命体征的变化,如果出现消化道反应(恶心、呕吐)应及时在医师指导下给予抗呕吐药物。

(6)密切观察穿刺肢体动脉搏动情况,肢体的温度,皮肤颜色是否有改变,及时发现、及时处理。如出现较严重的并发症如过敏反应、心律失常、心功能衰竭、休克等,应立即停止灌注药物治疗,配合医师进行抢救。

(7)在术中注射造影剂时应密切观察患者有无过敏反应征象。一旦发生反应立即停止注射并现场实施抢救,根据过敏反应情况及时给予地塞米松、非那根等药物以及氧气吸入等。

(8)使用栓塞剂后出现的副反应观察护理:由于肿瘤的血流阻断,造成局部缺血,而引起不同程度的疼痛。应观察疼痛的部位、性质及程度,并给予相应处理。

(9)暂时性动脉痉挛:约有5%的患者因恐惧心理和精神过于紧张造成插管困难,短时间内连续多次穿刺或插管时间过长、导管相对较粗所致,表现为局部疼痛。应对末梢血管采取相应保暖措施以促进末梢循环,缓解血管痉挛症状。并对患者进行心理护理,稳定患者情绪,消除紧张恐惧心理。提高穿刺技术,尽量缩短治疗时间。

(10)过敏反应:患者术前做过敏试验阴性,但在用泛影葡胺后或在用药过程中突然出现胸闷、心悸、呼吸困难、烦躁不安等症状,应即肌注异丙嗪 10 mg 和地塞米松 10 mg 进行脱敏治疗,同时吸氧,进行生命体征观察。

(11)导管治疗结束后,迅速拔管局部加压止血十分重要。一般用手压迫穿刺点 15～20 min。在压迫止血后应加压包扎 12～24 h 或用 1 kg 的沙袋加压 8 h,嘱患者回病房后平卧 12 h,严密观察穿刺点有无出血和血肿,患侧肢体体温和足背动脉搏动是否正常,以及生命体征和其他术后注意事项。

(三)介入化疗后护理

(1)术后 4～6 h 内密切观察生命体征变化。每半小时监测生命体征及足背动脉搏动,共 4 次,次日晨再监测 1 次,观察穿刺部位有无血肿,术侧肢体血供、皮温情况及颜色的变化。

(2)患者返回病房后,让患者绝对卧床休息 24 h,肢体制动 8～12 h,伤口处加压 1 kg 沙袋 8 h 或加压包扎 12～24 h,防止渗血导致皮下瘀血或化疗药物渗出引起皮肤坏死。术后 72 h 内避免剧烈活动,以防止穿刺部位出血。

(3)饮食:介入术后当日,若无恶心、呕吐可进少量流质饮食,次日可进食清淡、易消化的饮食。嘱患者大量饮水。

(4)保持病室安静、清洁舒适、空气流通。

(5)加强皮肤护理,应定时将手平伸于受压部位按摩皮肤,保持床单位干燥、平整。密切观察下肢末梢血运情况是及早发现股动脉栓塞及明确栓塞程度的重要依据。每 30 min 巡视患者 1 次,观察足背动脉搏动有无减弱或消失,皮肤颜色是否苍白及温度是否下降,毛细血管充盈时间是否延长,穿刺侧下肢有无疼痛和感觉障碍。若趾端苍白,小腿疼痛剧烈,皮温下降,感觉迟钝,则提示有股动脉栓塞。

(6)在介入治疗 24 h 后要解除加压包扎。如有肢体血液循环障碍,应加强肢体功能锻炼,可采取按摩促进肢体血液循环,用热水袋热敷以保持肢体温度。注意观察护理效果,症状是否改善好转,及时根据病情改善治疗及护理措施。

(四)出院指导

出院时护士应帮助患者及家属掌握所患疾病的相关知识,以提高患者自我护理能力;告知患者保持心情舒畅;注意休息,避免劳累;调整饮食结构,加强营养,增强体质,提高机体抵抗力;保持生活有规律,注意气候变化防止感冒;出院后遵医嘱按时服药;门诊定期随访,检查血常规、B 超、X 线、肝肾功能等。如有不适应随时就诊。

(刘红艳)

第三节　鼻咽癌

一、概述

鼻咽癌是我国常见恶性肿瘤之一,其发病有明显的地域及种族差异,并存在家族高发倾向。男性及中老年人是中国鼻咽癌高发人群,在中国南方地区,鼻咽癌排在恶性肿瘤的第 2 或第 3 位。中国鼻咽癌发病率和病死率仍处于世界较高水平。

二、病因

鼻咽癌的病因目前未确定，较为肯定的致病因素为 EB 病毒感染、接触化学致癌物和遗传因素。

1. EB 病毒

1946 年 Old 等首先在鼻咽癌患者的血清中检测出 EB 病毒抗体，之后大量血清流行病学研究已证明 EB 病毒与鼻咽癌密切相关。其一，在鼻咽癌活检瘤细胞中检出 EB 病毒的 DNA 和病毒抗原；其二，鼻咽癌患者的血清中大多有 EB 病毒抗体效价升高，且其效价水平和病变转归成正相关。

2. 化学致癌因素

鼻咽癌的发病地域集聚性反映了同一地理环境和相似的生活习惯中某些化学因素致癌的可能性。调查发现，鼻咽癌高发区的大米和水中微量元素镍含量较低发区为高，镍饮食可能为鼻咽癌发病的促进因素。高发人群常吃的咸鱼、腌肉、腌菜中致癌物亚硝酸盐的含量非常高。有动物实验证明亚硝胺及其化合物与鼻咽癌发病密切相关，食用咸鱼已被证实是鼻咽癌的危险因素。

3. 遗传因素

鼻咽癌发病有种族特异性和家族高发倾向，提示鼻咽癌可能与血缘或遗传有关。有研究证实，四号染色体短臂可能存在鼻咽癌易感基因，但仅适用于部分鼻咽癌患者，到目前为止，鼻咽癌的易感基因仍在研究中。

三、病理分类

根据 WHO 分型可分为 3 型：①角化性鳞状细胞癌，有高分化、中等分化和低分化 3 种亚型；②非角化性癌，包括分化型和未分化型；③基底样鳞状细胞癌。

四、扩散和转移

1. 局部扩散

可侵犯咽旁间隙、颅底以及颅内。

2. 淋巴转移

淋巴引流转移大致可分为 3 个途径：①导入咽旁间隙的淋巴结，自此转入上颈静脉淋巴结的颈深上淋巴结；②直接导入颈深上淋巴结；③有部分从鼻咽直接引流入颈后三角区副神经旁淋巴结。

3. 血行转移

40％～60％的患者死于远处转移，以骨转移多见，其次是肺转移和肝转移。

五、临床表现

鼻咽癌发生部位隐蔽，早期可无症状或症状轻微，症状明显时往往已是晚期。

1. 血涕

由于鼻咽腔内肿瘤血管比较脆，肿瘤外表常没有黏膜覆盖，故易有血涕或鼻出血症状，占初发症状的 23.2％。最常发生在早晨起床后，出现回吸性血涕或擤鼻后涕中带血。

鼻咽癌伴大块坏死或深大溃疡时可出现大出血。

2.鼻部症状

鼻咽癌好发于鼻咽顶前壁,易侵犯鼻腔后部,出现不同程度的鼻塞,占初发症状的15.9%。

3.耳部症状

鼻咽癌发生在鼻咽侧壁、侧窝或咽鼓管开口上唇时,肿瘤压迫咽鼓管可发生单侧性耳鸣或听力下降,占初发症状的14.1%,有时还可发生卡他性中耳炎。

4.头痛

头痛常为一侧性偏头痛,位于额部、颞部或枕部,占初发症状的26.9%。轻者头痛无须治疗,重者须服止痛药,甚至注射止痛针。头痛的原因很多,颅底骨破坏常是头痛的原因之一,晚期鼻咽癌的头痛可能是三叉神经第1支末梢神经在硬脑膜处受刺激反射引起。

5.颈淋巴结肿大

颈淋巴结转移最常见部位为颈深上组淋巴结以及咽后淋巴结。

60%~80%患者初诊时即有淋巴结转移。

6.颅神经受侵症状

鼻咽癌向上侵及颅内,可出现颅神经受累症状,最常受累为Ⅲ~Ⅵ对颅神经,表现为一侧面麻、复视、眼球固定等。其他较常见的有Ⅻ对颅神经,表现为一侧舌肌萎缩,伸舌偏向患侧。

六、围放疗期护理

(一)放疗前护理

1.心理护理

患者由于对疾病的病因、治疗方法不了解,担心疾病的预后,常会出现焦虑、恐惧、抑郁、愤怒等心理问题。因此,需了解患者的病情、心理状况以及治疗方案,有针对性地对患者进行健康教育,如向患者和家属解释放疗的原理、实施步骤,充分告知放疗的注意事项、可能出现的不良反应和应对策略,发放放疗宣教手册,使患者能保持良好的心态,更好地配合治疗和护理。

2.营养护理

有数据表明,在治疗前已有56%的鼻咽癌患者比正常体重轻5%,61.3%的患者存在营养风险。在入院24 h内分别应用营养风险筛查(NRS 2002)或患者自评主观全面评估量表(PG-SGA)进行营养筛查,NRS 2002 评分≥3 分为有营养风险,需要营养支持和营养监测。

护士应加强对患者及家属营养知识的宣教,选择含优质蛋白、丰富维生素、高热量、易消化的食物,忌食辛辣、腌制等食物。放疗前1 h避免进食。在食品的调配上,注意色、香、味,为患者营造清洁、舒适的进食环境。劝导患者戒烟忌酒。

3.口腔护理

(1)注意口腔卫生,指导患者购买软毛牙刷,使用含氟牙膏刷牙,每次饭后要刷牙漱口。

(2)治疗牙周病,取下金属牙套;有龋齿则应拔除,避免引起放射性骨髓炎。

4.告知患者放疗的注意事项

放射治疗室不能带入金属物品(因可能对射线的分布产生影响),如手表、钥匙、手机等。注意保护好自己的放疗固定装置,避免被锐器刺破、重物挤压等,查看固定装置有无变形。告知患者治疗时听从放疗技术人员的指导,配合体位摆放、面罩固定及放松情绪,保持平稳的呼吸配合放疗。保持放射野标记清晰,洗澡、出汗、衣物摩擦使放射野标记模糊不清时,要及时请医师补画。

(二)放疗中护理

1. 心理护理

鼻咽癌的放射治疗时间较长,治疗过程中出现放射性口腔黏膜炎或放射性皮炎、味觉改变、消瘦等症状时易导致患者产生负面情绪,应给予患者心理支持,使其配合治疗。

2. 放射野皮肤护理

放射线在治疗过程中不仅杀伤癌细胞,也对照射区域内的正常组织有损伤。因此须做好相关健康教育。

(1)保持放射野皮肤清洁干燥,可用温水和柔软毛巾轻轻沾洗,但禁止热水冲淋或浸浴,禁止使用肥皂、沐浴露等。

(2)避免粗糙毛巾、硬衣领、首饰与放射野皮肤的摩擦,选择宽大柔软的全棉内衣。

(3)禁用碘酒酒精等刺激性药物,不可随意涂抹药物和护肤品。外出时,放射野的皮肤防止日光直射。

(4)经常修剪指甲、勤洗手,局部皮肤切忌用手指抓搔、剥皮。

(5)可遵医嘱使用射线防护剂或防护膜。

(6)每周对放射野皮肤进行评估,给予相应的处理。

Ⅰ度反应时皮肤出现轻度的红斑或干燥性脱屑,尚不需特别处理;Ⅱ度反应时皮肤出现湿性脱屑,不局限于皱纹和皱褶,由轻伤或摩擦引起的出血,须暂停放疗,有湿性脱皮时清洁换药后局部使用促进皮肤愈合的药物或敷料,如重组人表皮生长因子或水凝胶敷料,近年临床使用自黏性软聚硅酮薄膜敷料贴于放疗区皮肤也有良好的防护作用。

3. 急性放射性腮腺护理

部分患者第一次放疗后就出现口干或腮腺肿胀,严重时可表现为腮腺区的局部红、肿、热痛,甚至发热,这是因为照射后腮腺导管黏膜的急性充血水肿,导致腮腺导管堵塞,引起唾液潴留。一般不需特殊的处理,嘱患者放疗后1~3 d内暂时不要进食任何可能刺激唾液过度分泌的酸、甜或辣的食物和饮料,如水果、果汁、辣椒、醋等。可适当增加饮水量和保持口腔卫生,1周内可完全缓解。

4. 放射性口腔黏膜炎护理

(1)由于唾液腺受到射线的作用,唾液减少,患者口干的程度逐渐加重,口腔自洁能力下降。应注意保持口腔清洁,督促患者每次饭后及睡前用软毛小头牙刷、含氟牙膏刷牙,并用牙线清洁牙缝,每日使用刮舌器清洁舌苔一次。

(2)保持口腔湿润,多饮水,可用石斛、麦冬等泡水饮用生津,每1~2 h用生理盐水漱口,每次漱口时间大于30 s。忌用市售的含酒精漱口水。有研究表明,含洗必泰的漱口水对口腔黏膜炎有效。有真菌感染时选用5%的碳酸氢钠溶液漱口。

(3)每周定期使用口腔黏膜炎评估工具进行评估,给予相应的护理。

(4)口咽反应严重者可根据医嘱局部涂药(如西瓜霜喷剂、重组人表皮生长因子等)促进溃疡愈合或用喷雾法(庆大霉素＋地塞米松等)缓解黏膜反应,必要时静脉注射抗生素及地塞米松。

(5)做好疼痛评估,根据医嘱给予相应的止痛药。

5.鼻咽腔护理

(1)随放疗剂量的增加,患者会出现鼻黏膜充血肿胀、鼻塞、分泌物增多,鼻咽腔冲洗可以起到清洁鼻腔和增强放射敏感性的作用。每日冲洗 1～2 次,冲洗时水温 38 ℃～40 ℃,每次冲洗水量 1 000 mL,从阻塞较重侧开始冲洗,水从鼻腔入,从口腔或鼻腔出。注意冲洗后是否有出血,如有出血禁止冲洗。

(2)可用生理性盐水进行鼻腔喷雾以缓解鼻腔干燥,房间内使用加湿器,保持空气的湿润,鼻黏膜水肿时以呋麻液滴鼻以缓解鼻塞。

(3)嘱患者勿用手挖鼻或用力擤鼻,预防感冒,打喷嚏时勿过于用力。避免进食会增加鼻黏膜充血风险的煎、炸\辛辣食物。

6.营养护理

(1)每周或必要时用营养风险筛查(NRS 2002)等评估。

(2)避免吃煎、炸及过热、过硬、过酸或过甜的刺激性食物,以减少对口腔黏膜的刺激。

(3)对 NRS 2002 评分≥3 分者给予临床营养支持:根据患者营养状况及病情,由营养师选择适宜的营养支持方式,优先选择口服肠内营养制剂;其次为鼻胃管或鼻肠管管饲肠内营养制剂;当患者无法进食或肠内营养不足时,给予部分或全部肠外营养,例如,静脉输入脂肪乳、17 种氨基酸及 10％葡萄糖注射液。

7.骨髓抑制护理

放疗期间每周查血常规 1 次,当白细胞低于 $2.0 \times 10^9/L$、血小板低于 $70 \times 10^9/L$ 时,应根据医嘱暂停放疗。按医嘱给予升白细胞药物,嘱患者减少外出,减少探视,注意保暖,预防感冒,病房空气每日消毒两次。血小板低于 $50 \times 10^9/L$ 时予以保护性措施避免外伤,如静脉注射时止血带不宜过紧及时间过长、拔针后增加按压时间、注意通便和镇咳避免腹压升高、避免进食粗糙坚硬的食物、避免使用电动剃须刀等。

8.出血护理

由于肿瘤血供丰富,侵犯血管易引起鼻咽出血。侵犯毛细血管出血量较少时,可用 3％麻黄素滴鼻或用 3％麻黄素棉塞填塞鼻腔并暂停鼻咽冲洗,以免血痂脱落再次引起出血。

肿瘤侵犯小血管引起出血时,出血量可在短时间内达 1 000～20 000 mL,致使患者死亡,因此应注意以下护理。

(1)立即通知医师并判断出血的量及出血部位。

(2)有 67％～80％患者是死于大出血引起的窒息,因此保持呼吸道通畅尤为重要,嘱患者取头低位,勿将血吞下,将血吐在面盆里并观察出血量。

(3)迅速建立静脉通道,遵医嘱使用止血药。备齐急救物品,包括止血气囊、膨化止血海绵、凡士林纱条、后鼻孔填塞包、吸引器等,必要时备气管切开包,配合医师做好鼻腔填塞止血。

(4)前后鼻孔填塞后将患者床头抬高 30°～60°,保持半坐卧位,密切观察患者出血情况,监测生命体征,给予口腔护理。经填塞处理后仍未止血,可行颈外动脉结扎进行止血。

(三)放疗后护理

(1)养成合理正确的饮食习惯:进食含优质蛋白质、丰富维生素、热量充足的食物,避免油炸、熏烤、腌制品以及辛辣刺激、燥热的食物,其他日常的食物都可食用。食物应以质软、易消化为主,如鲜乳、豆浆、鸡蛋、鱼、肉等。

(2)保护好放射野皮肤:保持放射野皮肤的清洁、干燥,放疗结束一个月之后方能用温和的沐浴露等清洗放射野皮肤,不宜用粗毛巾和过热的水擦洗。外出时避免阳光直接照射。有脱皮时,切勿用手撕剥、抓痒。

(3)放射性口腔黏膜炎:常在放疗结束一个月后好转,出院时嘱患者多刷牙漱口、多饮水,保持口腔清洁。

(4)放射性面颌部皮下水肿:常发生在放疗后 1 个月之后,因受照射后淋巴引流不畅引起,半年左右自行消退。嘱患者勿紧张,无须处理。

七、康复支持

1. 心理支持

针对不同患者的特点实施健康宣教,帮助患者尽早恢复社会角色功能。与家属沟通,对患者予以理解、支持及帮助,良好的家庭环境不仅可以使患者在身体和心理上得到好的照顾,而且可以加快患者在家庭和社会角色功能上的恢复,更早地融入正常的生活当中,提高患者的生活质量。

2. 功能锻炼

放疗可引起头颈部和颞颌关节功能障碍,表现为颈部活动受限和张口困难。应鼓励患者做好功能康复锻炼改善咀嚼肌、舌肌的肌张力,预防肌肉萎缩、关节硬化,防止或减轻放射性张口困难及耳、鼻、眼部反应。

(1)张口锻炼:尽量张口,可用软木塞放入上、下门齿间,使门齿间距离达到 3.5～4 cm,维持 5 min,休息 10 min,如此重复 1～2 次。

(2)鼓腮:口唇闭合,然后鼓气,使腮部扩展至最大,停 5 s 后排出气体。鼓漱,咽津,含温盐水或金银花露少许,鼓漱结合,分次缓慢咽下。

(3)按摩颞颌关节:经常顺时针、逆时针地按摩颞颌关节。

(4)舌、齿运动:舌前伸、后缩,并向左右转动各 30 次。上、下齿相互叩击 30 次。

(5)颈部活动:头前屈、后仰及进行头部旋转运动(高血压、颈椎疾病患者不宜做此运动)。

(6)鼓膜训练:示指轻压外耳门,以改善听力,防止鼓膜粘连(如耳内有引流管则不宜做);双手轻轻牵拉,按摩耳郭。

(7)眼部瞬目运动:眼球交替进行顺时针、逆时针转动及睁眼、闭眼、眼部按摩运动。

(8)鼻腔活动:深吸气、呼气,让气流通过鼻腔,做深呼吸运动。

3. 预防感冒

及时治疗头面部感染,因正常组织受照射损伤后可引起软组织纤维化、淋巴回流受阻,导致局部免疫力低下,如感冒、头面部感染易引起头面部蜂窝织炎。

4. 唾液腺损伤康复

放疗造成多唾液腺受损,降低了口腔的自洁功能,容易引起口腔溃疡及龋齿的发生,因此,加强口腔清洁是非常重要的。出院后 3 年内勿拔牙,防止放射性骨髓炎的发生。

5. 鼻窦和副鼻窦反应

鼻窦和副鼻窦因均在照射范围内,可出现充血、肿胀等炎症反应,患者常出现鼻黏膜干燥、鼻塞、鼻腔分泌物增多与黏稠,严重者可影响睡眠,因此放疗后应继续进行鼻腔冲洗。

6. 随访指导

放疗之后,患者要定期返院复查,第 1 年是放疗后第 1、3、6、12 个月各复查 1 次;第 2 年至第 5 年为每半年复查 1 次;5 年后可每年复查 1 次。

7.活动运动

治疗结束后,3 个月内尽量避免体力劳动,可以参加适当的体育活动,如打太极拳、散步、慢跑、练气功等。运动以力所能及、不使自已在运动中和运动后感到过于疲劳为度。同样,工作强度亦以此为度。

8.性生活

肿瘤不会因性生活而传染,也不会因性生活而复发、转移。只要患者体力允许,把握适度的原则,掌握好性生活的频度和强度,一般不会造成不良影响,相反可能还有一些正面的作用,如增强患者的自信心以及对生活的希望和乐趣,这对抗癌有一定的促进作用。

八、预防

在鼻咽癌高发地区开展文字、广播、电视等形式的鼻咽癌防治教育,加强防癌科普。培训基层医师,有效地进行早期诊断和早期治疗。

在鼻咽癌高发地区可定期通过询问病史和肿瘤家族史,间接鼻咽镜、颈部淋巴结触诊、EB病毒血清抗体检测、鼻咽纤维镜检查等进行早期筛查。

(刘红艳)

第四节　肺　癌

一、概述

肺癌是支气管肺的肿瘤,亦称支气管肺癌,绝大多数起源于支气管黏膜上皮或腺体,是最常见的肺部原发性恶性肿瘤。常有区域性淋巴转移和血行播散。

二、病因

1.吸烟

吸烟与肺癌的关系已经通过大量研究证明。

2.环境污染

发达国家肺癌发病率比不发达国家高,城市高于农村,表明环境污染与肺癌有关。

3.职业因素

从事接触石棉、烟尘、无机砷化合物、氯甲醚、铬镍、氢、芥子气、氯乙烯、煤烟和沥青、大量电离辐射等工作的人员,肺癌发病率高,且与吸烟有协同致癌作用。

4.肺癌家族史及既往肿瘤病史

在目前尚无可靠的肺癌基因筛查系统和公认方法时,更应关注患者的肺癌家族史及既往罹患肿瘤病史。基因 mye、ras、$c\text{-}erbB$ 等已确定为与肺癌相关的基因。基因 $p53$、Rb 及第 3 染色体短臂基因上部分区域的缺失也可能促发肺癌的发生。

5.年龄

在我国,45 岁以下人群肺癌发病率相对较低,45 岁及以上呈现明显增加趋势。

6.其他

肺结核、慢性阻塞性肺疾病、尘肺等慢性肺部疾病患者的肺癌发病率高于健康人群。

三、护理

(一)心理-社会支持

患者一般在肺癌未确诊前往往会有猜疑,在得知自己患肺癌后,会面临巨大的身心应激,部分患者精神濒于崩溃,充满恐惧或绝望。许多中晚期肺癌治疗效果不理想,患者生活能力衰退,情绪可转向抑郁、绝望。家庭主要成员对疾病的认识、对患者的态度、家庭经济情况,亦直接影响和加重患者的不良心理反应。

(二)围手术期护理

围手术期按照加速康复外科护理的理念落实护理措施,包括手术前、后护理,并发症的观察和预防,同时注重手术后的功能锻炼,以期改善和提高患者的生活质量。

1.术前护理

常规术前护理基本上与一般术前护理相近,除了禁食 6 h、禁饮 4 h 外,应指导患者腹式呼吸、有效咳嗽咳痰、戒烟等。

(1)戒烟:指导并劝告患者停止吸烟。因为吸烟会刺激支气管、肺,使支气管分泌物增加,阻碍纤毛的清洁功能,导致支气管上皮活动减少或丧失活力。

(2)教会患者有效的咳嗽、咳痰、呼吸功能锻炼、翻身、坐起及在床旁活动的方法,指导患者使用深呼吸训练器,并说明这些活动对促进肺扩张和预防肺部并发症的重要意义。

(3)指导患者练习腿部运动,防止下肢深静脉血栓的形成。指导患者进行手术侧手臂和肩膀运动练习,以便术后维持正常的关节全范围运动和正常姿势。告知患者术后 24 h 内会经常被叫醒,作深呼吸、咳痰和改变体位,要有一定的心理准备,尽量利用短暂的时间进行休息。介绍胸腔引流设备及术后留置胸腔引流管的重要性和注意事项。

2.术后护理

(1)一般护理:生命体征、排尿、伤口局部的护理及疼痛等情况的观察与一般术后护理要求相似。鼓励患者早期下床活动,麻醉复苏后即在床上做腿部屈伸和翻身活动,术后第 1 天下床适当活动;术后早期进食以促进胃肠功能恢复;术后早期拔尿管以降低尿路感染风险;术后采取硬膜外导管泵持续镇痛,以减轻患者不适感;术后早期活动以预防下肢血栓形成;术后早期拔引流管以降低手术切口感染风险。

(2)术后合适的体位:肺切除术后麻醉未清醒时取平卧位,头偏向一侧,以免导致吸入性肺炎;清醒后如血压平稳,可采用半卧位(床头抬高 30°～45°);肺叶切除的患者可允许平卧或侧卧位,并可转向任一侧,但病情较重,呼吸功能较差应尽量避免健侧卧位;肺段或楔形切除术者,尽量选择健侧卧位;全肺切除术者应避免过度侧卧,可采取 1/4 侧卧位(小幅度的侧卧);有明显的血痰或支气管胸膜瘘管者,应取患侧卧位。尽量避免头低足高仰卧位。

(3)术后呼吸道护理:①呼吸的观察;②给氧和呼吸支持;③协助并鼓励患者有效的咳嗽、咳痰、深呼吸;④稀释痰液、清除呼吸道分泌物;⑤机械吸痰。

(4)胸腔闭式引流管的护理:肺切除后常规放置胸腔闭式引流管。胸腔闭式引流管护理是肺癌术后的重要部分,应保持有效的胸腔引流,即做到引流管的通畅、密闭和合理的固定等。

(5)疼痛护理:①术后常规给以自控式硬膜外镇痛持续止痛,并向患者详细介绍自控镇痛给药方法；②观察硬膜外持续止痛管的位置及连接是否完好，嘱患者活动时动作宜缓慢，不宜过猛，防止硬膜外止痛管的滑脱；③定时评估患者疼痛的部位、性质和程度，寻找疼痛原因，如腹带包扎时使胸管受压上翘紧贴患者胸壁引起疼痛、胸液引流不畅引起胸痛，往往在去除上述诱因后，患者的疼痛得到缓解；④协助患者咳嗽、咳痰时应用双手固定患者伤口以减轻疼痛；⑤如疼痛严重影响患者的休息和活动，患者因疼痛影响有效咳嗽时应给予不影响呼吸和咳嗽的止痛药或止痛贴剂。

（6）术后的活动与锻炼：①鼓励患者早期下床活动，并制订合适的个体化活动方案；②手臂与肩关节的运动。

四、放射治疗的护理

急性放射性肺炎是肺癌放射治疗中较多见且危害较大的并发症。肺癌患者正常肺组织接受常规放疗 20 Gy 后即会产生永久性损伤，照射 30～40 Gy 3～4 周后，所照射的肺即呈现急性渗出性炎症，但多不产生症状，若伴发感染，即出现急性放射性肺炎的表现；照射后 6 个月左右出现肺纤维化改变。其对放射性肺炎的形成与受照射面积的关系最大，与剂量及分割也有关，面积、剂量越大发生放射性肺炎的概率越高。放射性肺损伤发生的另一个重要因素是应用化疗，化疗可加重放疗造成的肺损伤，某些药物本身就会引起药物性肺炎及肺纤维化，更易引起肺损伤。重症阻塞性肺气肿患者更易并发放射性肺炎。全身情况很差，伴有严重心肝肾功能不全者禁用放疗。放射性肺炎的主要临床表现为咳嗽、咳大量黏液痰、气促、血白细胞升高，可出现体温升高，严重者可出现呼吸困难，听诊可闻及干湿啰音。X 线片显示病变范围与照射野一致。

应密切观察患者的体温变化，密切观察放疗期间和放疗后血常规中白细胞的情况，观察患者呼吸情况，有无咳嗽、咳痰加重。放疗中应每周检查血常规，如血白细胞明显下降，要暂停放疗。嘱患者卧床休息，给予高热量、高蛋白、易消化饮食；高热者给予物理降温或药物降温；按医嘱给予抗炎、止咳、化痰、平喘等对症处理；一旦明确急性放射性肺炎诊断，应按医嘱及时给予大剂量肾上腺皮质激素治疗，维持数周后逐渐减量停止使用激素；根据患者呼吸困难的严重程度，必要时给予氧疗。

放射性肺炎一旦发生，治疗的难度很大，故重在预防。对肺癌患者应精确设野，使正常肺组织受量减至最少，照射容积降至最低；合并应用化疗时应选择适当药物，并与放疗间隔适当时间，以利于正常肺组织恢复；有长期大量吸烟史及慢性肺部疾病者更应注意，以降低肺损伤的发生率，减轻损伤程度，减少放疗相关死亡。

（一）护理评估

1. 一般情况

了解患者的家族史、过敏史，患者对病情的认识程度，家庭的支持程度，经济状况等。观察生命体征有无异常。

2. 专科情况

（1）咳嗽的性质，有无咳痰，痰的颜色、黏稠度，能否有效地咳出痰液。

（2）监测患者生命体征，观察患者有无出血征象，如脉细数、出冷汗等。

（3）有无咯血，咯血量、颜色。

（4）患者有无发热，体温变化情况，血白细胞（WBC）计数，降温效果。

(5)患者的呼吸频率和深度,监测动脉血气分析,患者有无主诉活动时甚至安静状态下出现呼吸困难。

(6)患者的体质状况、营养状况。

3.实验室及其他检查

胸部 X 线检查、CT 检查、痰细胞学检查、支气管镜检查、病变组织做病理切片、支气管刷取肿瘤表面组织进行细胞学检查等。

(二)护理诊断

(1)焦虑与放疗疗程长、环境陌生、角色改变有关。

(2)清理呼吸道无效与肿瘤侵犯压迫阻塞呼吸道、痰液黏稠不易咳出有关。

(3)气体交换受损与肿瘤引起气道阻塞、肺实质的破坏有关。

(4)体温过高与痰多阻塞支气管、放射性肺炎、肺感染有关。

(5)有出血的危险与肿瘤侵犯肺 部微血管、肿瘤破溃、呼吸道感染有关。

(6)潜在并发症:上腔静脉综合征与肿瘤压迫上腔静脉、支气管有关。

(三)护理措施

(1)主动向患者介绍病区环境、治疗方法、经治医师和护士,消除患者的紧张感和心理顾虑,使其积极配合治疗。

(2)协助患者拍背咳痰,手法为背隆掌空,由下向上、由外向内。

(3)鼓励患者多饮水,每日 2 000 ～ 3 000 mL,有利于排出因放疗所造成的肿瘤细胞大量破坏、死亡而释放出的毒素。

(4)做好口腔护理,消除异味,预防口腔感染。

(5)遵医嘱给予雾化吸入,每日 2～4 次,可预防感染并有利于痰的排出。

(6)观察有无放射性肺炎发生,表现为发热、咳嗽、气短、呼吸困难、胸痛等,如发生可遵医嘱给予吸氧治疗、类固醇药物、抗生素及镇静止咳剂。

(7)观察有无下咽疼痛等放射性食管炎的表现,如有可给予对症处理。

(8)观察体温变化,体温过高时,可用温水擦浴,及时更换汗湿的衣服,保持皮肤清洁干燥。遵医嘱给予抗生素治疗。

(9)观察患者的生命体征,告诉患者及家属如出现咯血,立即通知医护人员。

(10)有上腔静脉梗阻时,应抬高床头 30°～45°,促进静脉回流;面部肿胀严重的,衣领应宽松;静脉输液时选择下肢静脉,避免加重上腔静脉阻塞症状;遵医嘱给予吸氧、利尿剂和类固醇治疗。监测生命体征的变化,准确记录出入量,维持体液平衡。

(11)每周查 1～2 次血常规,包括白细胞、血小板,如血常规下降明显,应停止放疗。

(四)健康教育

(1)指导患者放疗期间应戒烟、戒酒,放疗后 30 min 不能立即进食,应多饮水,以利于毒素排出。

(2)照射野的标记要注意保护,不能涂掉,如标记不清楚,应让主管医师重新标记好。

(3)注意照射野皮肤的保护:①穿全棉、柔软、宽松内衣,避免粗糙衣物摩擦;②照射野皮肤禁用碘酒、酒精等刺激性消毒剂,避免冷热刺激;③照射野可用温水和柔软毛巾轻轻蘸洗,局部禁用肥皂擦洗或热水浸浴;④外出时防止阳光直接照晒,应予遮挡。

(4)放疗在杀伤肿瘤细胞的同时,对正常组织也有不同程度的损害,加强营养对促进组织的修复、提高治疗效果、减轻不良反应有重要作用,应多吃一些高蛋白、高维生素的食物。

(5)每周查 1~2 次血常规,发现异常及时通知医师。

(6)遵医嘱定期复查。

(刘红艳)

第五节　食管癌

一、概述

食管癌是一种常见的消化道肿瘤,其发病率和病死率各国差异很大。中国是世界上食管癌发病分布最为集中的地理区域,全世界一半以上的食管癌都发生在中国,其疾病相关生存率仅为 20.9%。食管癌发病男多于女,发病年龄多在 50 岁以上。不同民族中食管癌发病率的不同,可能与其生活习惯和遗传易感因素有关。

二、病因

关于食管癌的病因,近年来有许多深入的调查研究及实验室观察,一般认为食管癌可能由多种因素所致。

1.亚硝胺类化合物

亚硝胺类化合物是一种很强的致癌物,研究证实,有近 30 种亚硝胺化合物经口服或胃肠外给药,能诱发动物食管癌或伴发其他器官肿瘤。这类化合物主要包括亚硝胺和亚硝酸铵两大类。在食管癌高发区的粮食蔬菜和饮水中均可以检测到较高含量的亚硝胺及其前体,其含量与当地食管上皮增生、食管癌的发病率呈正相关。

2.人类乳头状瘤病毒(HPV)

HPV 是一种嗜上皮细胞的 DNA 肿瘤病毒,与食管癌关系较为密切的 HPV 主要为 6 型、16 型及 18 型。

3.吸烟和饮酒

长期吸烟和饮酒与食管癌的发生有关。香烟的烟雾和焦油中含有多种致癌物,这些物质能直接作用于细胞蛋白质、核酸等成分,造成细胞损伤,引发癌变。

4.食管损伤及炎症

长期食用粗、硬食物和进食过快、过烫,易引起食管黏膜的机械性及物理性的刺激与损伤,反复损伤可以造成黏膜上皮增生、间变,最后导致癌变。同时,食管慢性损伤为致癌物质的进入创造条件,从而促进食管癌的发生。

各种原因引起的经久不愈的食管炎,可能是食管癌的前期病变,尤其是有食管黏膜上皮细胞间变或不典型增生者,癌变的危险性更大。

5.真菌毒素

已发现有 10 多种真菌毒素,能诱发动物不同器官的肿瘤。在某些高发区的粮食中、食管癌患者的上消化道中或切除的食管癌标本上,均能分离出多种真菌。其中某些真菌有致癌作用,有些真菌能促使亚硝胺及其前体的形成,更能促进肿瘤的发生。

6.营养和微量元素

某些微量元素的缺乏,可能与食管癌的高发有关。在食管癌高发地区的粮食、蔬菜、饮水中测得钼含量偏低。长期缺乏维生素和蛋白质以及核黄素,也是食管癌高发区的一个共同特点。

7.遗传因素

食管癌具有比较显著的家庭聚集现象,提示遗传因素在食管癌的发生中也起一定的作用,即机体的遗传易感性是发病的内在因素。

三、临床表现

(一)早期症状

食管癌早期无明显临床症状,仅有轻度胸骨后不适、食管烧灼感或疼痛,偶有局部异物感,进食时偶有梗阻感,下段食管癌可引起上腹部不适、呃逆等症状。症状间歇出现,常被忽视。

(二)中晚期症状

临床上食管癌的典型症状为进行性吞咽困难,先是硬食咽下缓慢,继而只能进半流质、流质,严重者滴水不进并频繁呕吐黏液,患者明显脱水,体重下降、营养不良。

1.梗阻

当食管癌出现较为明显的进食梗阻时,肿瘤常已侵犯食管周径 2/3 以上,长度已达 3 cm。梗阻症状随着病情发展进行性加重且呈持续性。

2.疼痛

胸骨后或背部肩胛区持续性钝痛常提示食管癌已有外侵,引起食管周围炎、纵隔炎,但也可以是肿瘤致食管深层溃疡所致;下胸段或贲门部肿瘤引起的疼痛可以发生在上腹部,常提示有腹腔淋巴转移。

3.出血

食管癌患者有时也会因呕血和黑便而就诊。肿瘤有穿透性溃疡者可浸润大血管,特别是浸润胸主动脉者,可造成致死性出血。

4.声音嘶哑

常是肿瘤直接侵犯或转移淋巴结压迫喉返神经所致。

5.体重减轻和厌食

患者在短期内体重明显减轻或出现厌食症状时,常提示肿瘤有广泛转移。

6.其他

如恶液质、气管食管瘘及全身广泛转移的相应症状。

四、放射治疗的护理

(一)放疗前护理

1.心理护理

患者一旦被确诊为癌症,表现为沮丧、绝望、不知所措,在接受治疗前有恐惧和忧虑,医护人员应有针对性地对患者做好疏导工作。例如,在放疗前应告诉患者,放疗是借助于放射源所放出的射线来杀伤肿瘤细胞,在照射过程中不会产生异样的感觉。但在照射时,切不可随便移动位置,以免照在正常组织上。讲解治疗中可能出现的不良反应及注意事项,让患者及家属配合医务人员,完成治疗方案。

2. 饮食护理

癌症患者由于慢性失血和放疗对造血系统的抑制,患者常有贫血症状,由于患者情绪低落,思想负担重,可引起食欲减退。同时,放疗后患者又常有恶心、呕吐等消化道反应,引起摄入不足,患者均有不同程度的体重下降。

因此,放疗患者的饮食应选高热量、高蛋白、高维生素、低脂肪、清淡的食物,如新鲜的蔬菜、蘑菇、豆制品、乳制品、瘦猪肉、河鱼、蛋类,烹任方法以清蒸、白烧为好。可适当食用人参、红枣、薏米仁、木耳等,以利于提高机体的免疫力。

3. 改善患者的一般情况及治疗合并症

如糖尿病、结核、冠心病等。

(二)放疗中护理

1. 放疗引起食道黏膜反应及护理

食管癌的放疗可发生放射性食管黏膜反应,患者可因放疗出现吞咽困难、进食困难、胸骨后疼痛及烧灼感,严重的可出现食管穿孔、出血,护理中应注意以下内容。

(1)注意保持口腔清洁,防止继发感染。

(2)给予细、碎、软食物,避免进食粗糙刺激性食物及烟酒,避免糯米等黏性食物,食物宜清淡、微温,以半流质和流质为主。少量多餐,细嚼慢咽,吞咽动作应缓慢轻柔,每次吞下的食物量应少,避免大口快速吞咽对食管造成较大冲击。食道下段肿瘤患者照射前不要饱餐。

(3)每次进食后可饮温开水冲洗食管,以减轻炎症与水肿。

(4)对严重咽下困难、进食后呕吐者,应及时补液。

(5)放疗开始后2~3周,密切观察患者有无进食疼痛、胸骨后疼痛或烧灼感等放射性食管炎的症状。如食管黏膜反应严重可根据医嘱进餐前口服食管合剂(5%葡萄糖+2%利多卡因+地塞米松),进食后采用康复新喷剂或小口吞咽康复新减轻疼痛,必要时静脉补充高营养液。评估患者疼痛的性质,有无咳嗽(呛咳)、体温、脉搏、血压等有无变化,以便及时发现食管穿孔、出血的症状。

(6)放疗3~4周后,可采用半卧位,以防止胃液反流,减轻胸骨后疼痛。

2. 放疗引起肺部反应及护理

食管癌放疗可引起放射性气管炎和放射性肺损伤,临床表现为低热、咳嗽、胸闷,严重者出现高热、胸痛、呼吸困难,肺部听诊闻及干湿啰音。护理措施如下。

(1)应根据医嘱给予止咳或镇咳剂、雾化吸入、吸氧等处理。发热者给予发热患者的护理。

(2)嘱患者多卧床休息,既要注意保暖又要保持空气流通和清新。

(3)进行腹式呼吸锻炼,缓解呼吸困难。

(4)确诊为放射性肺炎者,应停止放疗,遵医嘱使用肾上腺皮质激素和扩张气管的药物,有继发感染时必须使用抗生素,慢性肺纤维化无特殊疗法,对症处理。

3. 放疗引起心血管系统反应及护理

食管癌放疗可发生心脏损伤,最常见的是心包积液。急性期表现:发热、胸闷、心包摩擦音等;慢性期表现:缩窄性心包炎,如呼吸困难、干咳、颈静脉高压、肝脏肿大等。

护理:叮嘱患者卧床休息、保持安静、注意保暖、预防感冒、少量多餐、避免过饱;保持大便通畅,避免过度用力;观察病情变化,根据医嘱给予对症支持治疗,如糖皮质激素、心包穿刺等。

4.骨髓抑制及护理

骨髓组织在接受照射治疗后,可发生再生不良的抑制情况,使周围血常规发生变化,大多数患者均会发生血白细胞和血小板下降。所以,对于放疗中的患者要每2周测一次血常规,如血常规偏低,可给予升高白细胞的药物,并摄入高营养、高蛋白、高维生素饮食。如出现白细胞低于$3×10^9/L$,应报告医生,暂停放疗,给予对症处理。如艾灸大椎、足三里穴位,每日2次,每次15 min;少量多次输新鲜血,以刺激骨髓造血。如果白细胞计数低于$1×10^9/L$时,则需采取保护性隔离措施,患者被隔离在单人房间内,工作人员及家属进去均要戴口罩、帽子,房间每天用紫外线消毒2次,每次30 min(此时患者双眼用手帕盖住)。保持患者被褥、衣、裤的清洁,避免感染。

5.皮肤反应及护理

局部皮肤经照射后,由于细胞损伤而产生红斑,当照到一定剂量时,会产生干性脱皮,严重者有湿性脱皮和感染,患者非常痛苦,所以要指导患者进行皮肤护理。

(1)在放射治疗过程中,始终要保持照射野标记的清晰,如发现照射野标记不清,应及时请主管的医生描画清楚。

(2)保持照射野皮肤的清洁干燥,防止溃烂、感染。禁贴胶布或涂对皮肤有刺激性的药物,勿用水或肥皂擦洗,局部可以用消毒滑石粉或樟脑粉。

(3)避免皮肤受物理性(如冷、热敷)和机械性的刺激,避免粗糙毛巾或衣领的摩擦,头颈部放疗的患者,颈部可用柔软光滑的围巾保护照射野。

(4)忌用手指剥皮或挠痒,以免感染、溃烂,延长皮肤愈合时间。如患者出现皮肤反应(分为四度),可给予适当的处理。

Ⅰ度:轻度红斑反应,一般不须处理。

Ⅱ度:呈色素沉着或干性脱皮,一般也不需处理。

Ⅲ度:湿性皮炎,皮肤表面有少量渗出,此时可采用暴露疗法,如局部无化脓,可涂龙胆紫以起收敛作用。

如果局部皮肤起泡,有脓液积聚时,应用生理盐水冲洗伤口,然后用硼酸软膏包扎1~2 d,以排尽脓液,再采用暴露疗法,同时应暂停放疗。

Ⅳ度:溃疡、坏死、真皮层受损,此时应将坏死组织清除,按无菌操作要求及时换药,应用抗生素药液湿敷,以控制炎症。

6.放射性肝炎及护理

主要发生于肝癌患者,当食管癌发生肝转移时也时有发生。由于射线作用于肝脏血管系统,特别是静脉系统,使血管内细胞肿胀、脱落,腔内纤维素沉积,管腔狭窄,最后血管闭塞。肝内循环系统紊乱,引起肝组织营养不良,继发肝细胞萎缩、坏死及肝小叶结构破坏,最终导致肝功能损害。

其主要表现为肝脏肿大、肝区胀痛、大量腹腔积液,有时伴有黄疸。此时应嘱患者卧床休息,给高蛋白、高能量饮食,限制钠的摄入,并进行适当的保肝治疗。

6.脑组织的急性放射反应及护理

食管癌脑转移患者,常作头颅照射,脑组织受照射后,可出现血管怒张、充血、水肿,常表现为头痛、恶心、严重呕吐、发热、烦躁不安或昏睡、颅内压增高,严重者可形成脑疝而死亡。

护理要点:①应立即使用激素和脱水疗法;②严密观察患者体温、脉搏、呼吸、血压、神志、瞳孔、肢体活动等情况,发现异常,及时汇报医生;③做好昏迷护理、安全护理、抽搐护理及瘫痪护理,并防止脑疝和窒息发生。

(刘红艳)

第六节　乳腺癌

一、概述

乳腺癌是女性最常见的恶性肿瘤之一,发病率占全身各种恶性肿瘤的 7%～10%,在妇女仅次于子宫癌,已成为威胁妇女健康的主要病因。它的发病常与遗传有关,发病年龄多为 40～60 岁,绝经期前后的妇女发病率较高。它是一种通常发生在乳房腺上皮组织,严重影响妇女身心健康甚至危及生命的最常见的恶性肿瘤之一。

二、病因

1.家族史与乳腺癌相关基因

乳腺癌可有家族集聚的特征,即同一家系有 3 个以上亲属患乳腺癌,同时有乳腺癌和卵巢癌家族史,有双侧和(或)早期乳腺癌的家族史。家族集聚性的乳腺癌可分为两种形成机制:一种是由于多种基因改变,另一种是由于某单一基因突变而发生遗传性乳腺癌。已知的乳腺癌相关基因有 $p53$、$BRCA1$ 和 $BRCA2$ 等,这些基因的突变被认为与遗传性乳腺癌有关。

2.生殖因素

妇女的乳腺在青春期受卵巢激素的作用发育成熟,而乳腺细胞受每月体内激素水平的周期性变化以及妊娠期体内激素水平的升高而发生生理性的增殖改变。这种细胞增殖分裂的形式于妇女绝经时终止。乳腺癌的发生与上述多种生殖因素密切相关。

(1)初潮年龄:初潮年龄小的妇女患乳腺癌的概率大。初潮年龄推迟 1 岁,患乳腺癌的危险度可减少 20%。

(2)停经年龄:目前已证实,停经晚是乳腺癌的危险因素之一。停经每推迟 1 年,则患乳腺癌的概率增加 3%。

(3)月经周期:月经周期较长,无论是否规则,都会降低乳腺癌的危险性。

(4)第一胎足月妊娠年龄:未育妇女患乳腺癌的危险性比生育过的妇女大,而第一胎正常妊娠年龄越小,一生中患乳腺癌的概率也越小。

(5)产次:高产次妇女患乳腺癌的概率小,而两次足月妊娠间隔时间越短,一生中患乳腺癌的危险性越小。

(6)哺乳史:未哺乳妇女易得乳腺癌,其假说亦符合乳腺的生理与乳腺癌的发生学。已有多项研究显示长时间母乳喂养在降低乳腺癌的危险性上具有统计学意义。

3.性激素

多项研究表明性激素在乳腺癌的发生中扮演了重要的角色。

(1)内源性和外源性雌激素:前瞻性研究证实内源性雌激素与绝经前妇女乳腺癌危险性的相关性。另外,绝经后的乳腺癌患者体内总雌激素水平比同龄健康女性平均高出15%～24%。

绝经后妇女采用激素替代疗法已被证实会增加患乳腺癌的机会。

（2）雄激素：雄激素增加乳腺癌的危险性，因雄激素可以直接促进乳腺癌细胞的增殖和间接转化为雌激素而发挥作用。

（3）催乳素：大量研究提示催乳素对乳腺癌的发生有促进作用。

（4）其他激素：雌三醇和孕酮对乳腺有保护作用。血清胰岛素样生长因子 1（IGF1）及其主要的结合蛋白 IGFBP 3 水平与乳腺癌的发病呈正相关。

4. 营养饮食

（1）脂肪与高热量饮食：大量流行病学研究证实体重的增加与乳腺癌有关，尤其是绝经后。上海市的一项调查显示，妇女体型逐渐变胖者乳腺癌的相对危险度增加，以 60 岁左右为甚，每增加 10 kg 体重，乳腺癌的危险性将增加 80%。近年也有资料显示少年时期高热量饮食使生长发育加速、月经提前，从而导致中年以后体重增加，最终增加乳腺癌的发生率。

（2）酒精：Longnecker 等和 Howe 报道每日饮酒 3 次以上的妇女患乳腺癌的危险性增加 50%～70%。另有报道称每日饮酒 2 次者体内雌激素水平上升。

（3）纤维素：纤维素对乳腺癌和大肠癌的发生都有抑制作用，少食蔬菜的妇女患乳腺癌的危险性轻度增加。

（4）微量营养素：维生素 A 类物质对乳腺细胞有保护作用。国外也有报道黄豆蛋白质及其重要成分 Soilbin 有明显抑制乳腺癌发生的作用。

5. 其他环境因素

（1）电离辐射：接受过放射线治疗的妇女乳腺癌的发病率增高。暴露于放射线的年龄越小，则危险性越大。

（2）药物：某些化疗药物在治疗肿瘤的同时，本身也有致癌作用，如烷化剂可诱导多种实体瘤的发生。另外，多种治疗高血压的药物如利血平其、甲基多巴和三环类药物有增加催乳素分泌的作用，因而可能增加患乳腺癌的危险性。到目前为止，至少有 50 项研究表明口服避孕药几乎不增加妇女患乳腺癌的危险性。

（3）体育锻炼：40 岁以前适当运动可以减少乳腺癌的危险性。

（4）职业：许多研究显示从事美容业、药物制造等职业的妇女患乳腺癌的危险性升高。

6. 其他

其他系统的一些疾病会增加乳腺癌的危险性，最有代表性的就是非胰岛素依赖型糖尿病。由于胰岛素是人类乳腺癌细胞的生长因子之一，因此，非胰岛素依赖型糖尿病的高胰岛素血症可直接促进乳腺癌的发生。

三、临床表现

大多数的乳腺原位癌、早期浸润癌及一部分的浸润癌是没有任何症状和体征的，而是通过乳腺 X 线普查发现。

1. 乳房肿块

90% 以上的患者是无意中发现乳房肿块而就诊。典型的乳腺癌多为无痛性肿块、质地硬、表面不光滑、与周围分界不清。

2. 局部皮肤改变

随着肿瘤的进展可出现一系列特征性的表现：如累及乳腺悬韧带（Cooper 韧带），使其短缩造成皮肤凹陷,形成"酒窝征";累及乳头使乳头变平、回缩、凹陷;累及皮下淋巴管致使淋巴回流障碍,出现真皮水肿,皮肤呈"橘皮样"改变。皮肤有卫星结节时会溃破,形成溃疡。

3.乳头糜烂

乳头糜烂是乳头 Paget 病的典型症状,常伴乳头瘙痒。早期可见乳头增厚、变红、粗糙或者表现为结痂、脱屑,伴有少量分泌物,揭去痂皮可见鲜红糜烂面,经久不愈。进一步发展可侵犯乳晕形成大片糜烂,整个乳头被浸润而消失。约 2/3 患者可伴有乳晕或乳房肿块。

4.乳头溢液

乳腺癌伴有乳头溢液者为 5%～10%,而乳头溢液为唯一症状者为 1%。乳头溢液多为血性,也可见浆液性或水样。乳头溢液常见于起源大导管的乳腺癌。

5.乳房疼痛

乳腺癌不常引起疼痛,肿块大多是无痛性的。少数患者可有牵拉感或轻微的疼痛。晚期肿瘤侵犯胸壁神经可引起明显的疼痛。

6.区域淋巴结肿大

最常见的淋巴转移部位是同侧腋窝淋巴结。淋巴结由小到大、由少到多,从可推动到相互融合、固定。肿大的淋巴结侵犯、压迫腋静脉可使同侧上肢出现水肿。

侵及臂丛神经可引起肩部酸痛。临床上以腋窝淋巴结肿大为第一症状,而临床体检或影像学检查均未发现可疑病灶的乳腺癌称为隐匿性乳腺癌。

7.远处转移

乳腺癌的远处转移包括淋巴转移和血行转移。75% 的转移性乳腺癌发生在原发性乳腺癌的 5 年之内,但也有 25～30 年后发病的报道。常见的转移部位分别是骨(49%～60%)、肺(15%～20%)、胸膜(10%～18%),软组织(7%～15%)和肝(5%～15%)。70% 的转移性乳腺癌患者或早或晚都会发生骨转移,脊椎、肋骨、骨盆和颅骨是常见的受累部位,通常表现为骨痛和骨质脆弱。其中约 15% 的患者会发生病理性骨折而产生剧痛,失去活动能力,甚至缩短生存期。此外,脊椎转移还可引起脊髓压迫症状,甚至截瘫。

85%～95% 的肺转移患者起初并无症状。当病变广泛或侵犯肺实质时,可表现为呼吸不畅和咯血。胸膜下的转移灶会发生气胸、胸腔积液等症状。胸痛常提示有胸膜受侵的可能。

乳腺癌肝转移的预后较差,中位生存期不超过 6 个月。多数患者有肝功能损害的表现。

四、心理-社会支持

乳腺癌的治疗和康复往往需要 6 个月甚至 1 年以上,患者的心理反应随着病情和治疗的变化会有不同的表现。

大多数患者是经过手术才确诊为乳腺癌的,因而术前通常存有侥幸心理,希望自己能幸免于患上乳腺癌。而那些在手术之前经病理诊断确诊的患者,一方面迫切地希望能够通过手术治疗拯救自己的生命,另一方面又因为手术切除乳房使躯体功能的完整性受损,使其作为女性的感觉和自尊心受到威胁,因而心理上处于极其矛盾的状态,产生激烈的心理反应。手术结束后,面对既定事实,患者通常会更关注手术后的治疗及治疗效果。由于多数患者需要化疗,而化疗的不良反应如呕吐、脱发等首当其冲地使患者对化疗产生了恐惧,与此同时,患者还要担心自己的身体不能耐受连续 6 个疗程的化疗。

由于部分患者尚须放疗,对疾病可能进展的恐惧再次使患者认定自己的生命受到了威胁。

患者出院前除了对治疗的担心之外,还开始对自己能否重新融入社会产生怀疑,如乳房的缺失使得患者觉得自己失去女性的魅力、患肢功能障碍使患者觉得自理能力受到限制、性生活也受到前所未有的挑战、家庭和社会是否能认同自己作为癌症患者的婚姻角色是否能够延续等。有些患者出院后不愿外出,害怕见到熟人、朋友,害怕他人会以异样的眼光看待自己,甚至部分患者宁可搬离自己熟悉的住处,离开熟悉的群体。在整个乳腺癌的手术治疗过程中,医护人员可应用健康教育、制订专科疾病知识教育手册、请康复的病友介绍治疗和康复的经验及体会等方式,使患者正确了解疾病的性质,了解可选的治疗方法、治疗后可能带来的问题以及解决的方法等,从而取得患者积极的配合,使患者尽早康复。

临床护理人员应该经常接触患者、与患者谈心、认真倾听患者的心声、使其不良情绪得到发泄、耐心地解释其病情并且鼓励术前患者去探望术后患者,鼓励患者相互交流,让她们认识到手术并不像自己所想的那么可怕。

患者出院后,家庭支持尤其是配偶的支持对于患者恢复日常生活极其重要。患者手术后由于肢体活动受限,连续的化疗使得体力不支而性欲下降,导致性生活次数减少,甚至消失。

部分患者由于失去了乳房,失去了有性生活意义的一部分身体感官,感到自己作为女性的吸引力下降而回避配偶。有相当一部分患者由于不能肯定化疗期间能否进行性生活而干脆停止治疗,或者担心性生活会加速自己肿瘤的转移或复发而拒绝性生活。配偶作为家庭重要的支持成员,应该鼓励患者吐露自己的心声,经常相互分享心中的感受,同时经常陪同患者进行后续治疗,与患者共同经历治疗过程,使得相互之间的感情更加融洽、亲密。此外,应该明确的是,性生活不会导致肿瘤的转移或复发。相反,和谐的性生活能使患者压抑的心情得到有效的缓解,从而能更积极地面对生活,提高其生活质量。

乳房切除术后较长的瘢痕,不对称的胸壁使很多患者在手术后一段时间内不敢直面自己已经愈合的手术切口,无法面对自己作为女性的一部分永久丧失,心理上难以接受自己外形的改变,容易产生自我形象紊乱,导致其很难适应乳房切除后生活的变化,并把自己归入残疾人的行列之中。在此过程中,患者家庭及亲友的理解与支持对患者恢复自信心、重新接受自己的新形象起着重要的作用。配偶尤其应该给予患者心理支持,主动关心患者的心理变化,创造一个轻松愉快的家庭环境,使患者感到形体的改变并不会影响配偶和亲友对自己的关爱。而且,形体的改变可以通过假体的佩戴得以改善,患者应该积极地使自己不良的心理状态得到调整,促进机体尽快康复。

多数乳腺癌患者经过了痛苦的病程后,会比以往更加热爱生命,更珍惜身边的一切,对于医师的建议更加容易遵从,能主动地进行之后的长期随访,对今后生活的信心也更加充足。

五、放疗的护理

放疗(放射治疗)是乳腺癌患者手术前后重要的辅助治疗手段之一,可有效提高治愈率,预防术后局部复发,提高患者的生存质量。但在放疗的过程中,患者很可能会出现一些心理、生理等反应,因此,护士要针对不同时期可能出现的问题,及时进行护理干预,避免或减轻一些副反应的发生,并使患者积极配合,顺利完成治疗。

(一)放疗前护理

1.一般护理

患者入院后,在做好常规入院宣教及检查的同时,根据患者术后恢复情况,生活自理能力的程度,给予相应的协助;了解患侧肢体有无肿胀、疼痛、活动程度,患肢功能锻炼情况,告知继续功能锻炼的必要性与方法;了解患者对形体改变的认知程度,给予知识宣教及心理支持;观察保乳患者乳头有无溢液,腋下区域淋巴结及锁骨上淋巴结有无肿大情况,教会乳腺自检方法,观察家属对患者的支持程度及维持健康的知识水平,告知家属,尤其配偶的理解与支持,对患者的康复将起到不可估量的作用。

2.放疗知识的宣教

放疗前向患者讲解放疗的基本原理,可能出现的反应及预防与处理方法。协助做好放疗前的准备,告知定位与放疗时的配合要点,如定位、照射时充分暴露照射野部位;记住定位时的体位,尽可能做到每次照射时头、手、身体保持同样的位置;每次治疗过程中不可随意变动体位。

(二)放疗中护理

1.一般护理

首次放疗时告知患者每天要照射的部位与每个野的配合要点,特别是用乳腺切线托架的正确卧位,在照内、外切线野打机架时,不必紧张;如有不适挥手即有技术员协助处理。在整个放疗过程中,护士要随时观察患者的心理活动,对治疗的适应状况,全身营养情况,出现反应的时间与程度,对产生反应的认知情况等。及时给予相应的护理与指导,并做好详细的护理记录。

2.放疗反应的护理

(1)全身反应的护理:全身反应多在放疗初期和末期发生,有头晕、目眩、失眠、疲乏、烦躁不安,食欲缺乏、血细胞减少等骨髓抑制反应。护士应及时做好解释工作。予以适当的心理疏导,消除患者紧张情绪,指导其合理饮食,加强营养,充分休息,适当活动。轻微者可不予以特别处理,重者应配合医生及时治疗。①疲乏:患者常最先感觉到的不良反应是疲乏。应增加患者睡眠时间,夜间睡眠时间不少于8 h,日间适当午睡,轻度活动与锻炼。②骨髓抑制:尤其在放疗前接受不同剂量化疗的患者,出现骨髓抑制的几率更高。通常表现为血白细胞、血小板计数的减少。每周检查血常规,动态观察白细胞、血小板的变化,白细胞低于3×10^9/L时要给予适当治疗,严重时遵医嘱停止放疗;病室每日紫外线消毒,定时开窗通风;减少探视与陪客,尽可能少去或不去公共场所;注意个人卫生,加强营养,提高抵抗力;严格无菌操作,预防感染。血小板减少时密切观察出血倾向,减少或避免创伤性操作。③食欲减退:因放射线的电离辐射作用及机体抵抗力的下降,患者会食欲减退,应适时宣教营养的重要性,宜进食高维生素、高蛋白、高热量、低脂肪饮食,少吃多餐。注意美化就餐环境。鼓励家人或朋友陪同进餐,进餐时可放一些愉快、轻松的音乐,以增加食欲。

(2)照射野皮肤护理:放射治疗后皮肤反应比较常见,尤其乳腺癌根治术后放疗的患者,因胸壁皮瓣薄,局部血供和淋巴回流都较差,照射野内皮肤的耐受性差,极易产生不同程度的皮肤反应。放射性皮肤反应分为:①Ⅰ度:皮肤红斑,色素沉着;②Ⅱ度:干性脱皮。当皮肤剂量达30 Gy时,皮肤发黑呈片状脱屑;③Ⅲ度:皮肤湿性脱皮。当皮肤剂量达40 Gy以上,局部皮肤水肿,水疱形成,继之糜烂、渗液,表皮脱落;④Ⅳ度:皮肤溃疡。所以照射野皮肤的保护与预防反应很重要,要避免机械、理化因素刺激,如忌搔抓,洗澡禁用粗毛巾搓擦,局部用软毛巾吸干;不穿胸罩,内衣要纯棉、宽松而柔软;保持乳房腋窝处皮肤干燥、注意通风;照射野内不贴胶布、不涂碘酊、酒精等刺激性药物。当出现干性皮肤反应时,忌撕掉脱皮,一般不做特别处理,若伴明显瘙痒可用比亚芬、维斯克、金因肽等涂患处。湿性皮肤反应时，可采用暴露疗法，局部涂喜疗妥乳膏或冰蚌油或用比亚芬、维斯克、康复新、金因肽等。出现溃疡坏死，应暂停放疗，局部换药，行抗感染治疗并外涂上述药物，减轻疼痛并控制感染，若溃疡经久不愈且较深，可考虑手术治疗，也可试用高压氧治疗。

(3)放射性肺损伤的预防与护理：胸部放疗均可能造成不同程度的肺损伤，应加强预防。指导患者戒烟、戒酒。

避免过度疲劳，少去公共场所；为其提供安静舒适的休养环境，减少不良刺激；指导患者注意保暖，保持病室内空气新鲜，防止上呼吸道感染。出现上呼吸道感染后，强调遵医嘱按时、按量用药，告知各种药物治疗的重要性。

(4)放射性食管黏膜炎护理：患者可因照射内乳野、锁骨上野而引起轻度食管黏膜炎。表现为自觉黏液增多，进食时有不同程度的疼痛，胸骨后烧灼感，应给患者做好解释，不必担心是否有其他疾病的发生，消除其紧张与顾虑。指导进食温热半流质或软食，进食前后用淡盐水漱口及冲洗食管，必要时餐前用黏膜麻醉剂。

3.上肢运动障碍护理

尤其术后放疗的患者，因局部疼痛，上肢运动功能尚未完全恢复。鼓励患者坚持徒手功能锻炼，运动范围不能低于手术后最大功能位，以避免或减轻放疗引起淋巴回流受阻，导致肢体肿胀、放射性肩关节活动障碍，同时可促进局部血液循环。

(三)放疗后护理

1.出院指导

指导患者继续做好照射野皮肤护理至少1～3个月，避免抓伤、划伤。放疗后3个月，照射野皮肤若无特殊，可根据需要选择合适的义胸。患者须定期复查，每月行健侧乳房自检及观察患侧胸壁情况，观察有无出现刺激性干咳、胸痛，如有不适，及时就诊。继续做好患肢功能锻炼，避免或减少患肢负重；告知患侧上肢不可输液、测血压。因乳腺癌与雌激素水平及脂肪摄入量正相关，因此手术后5年避免妊娠，坚持低脂饮食，控制体重。遵医嘱按时服药，告知药物不良反应与注意事项。

2.康复指导

以患侧上肢功能锻炼为中心，辐射到胸、背、腰、各肢体的康复锻炼。患侧上肢锻炼的重点是上举、外展，锻炼方法有爬墙运动、拉绳运动、展肘运动、钟摆运动；锻炼动作由简单到复杂，由局部到全身；运动的范围与量根据患者的自身状况，以不觉劳累为宜；康复锻炼要持之以恒，以加强效果、巩固疗效。

3.心理指导

大部分乳腺癌患者切除乳房后会担心失去女性美丽，产生焦虑及自信心减弱心理，因此，我们需要帮助患者接受身体局部缺失的事实，告知患者外表的缺陷是可以通过佩戴义乳、专用文胸、乳房整形等乳房重建术来弥补。重要的是自身正确对待。身体康复后，尽早回归社会，积极参加有益健康的活动。

七、饮食指导

对乳腺癌患者而言，饮食和忌口是大多数患者非常关心的问题。根据中医辨证理论，饮食也可分为扶正和祛邪二类。

1.扶正食品

(1)肉类:建议以猪肉为主,少吃羊肉、牛肉。建议吃农家散养的鸡、鸭。

(2)人参:建议可以饮用西洋参、白参,不宜服用红参。

2.祛邪食品

(1)软坚散结:可选用芋艿、荸荠、橘核、橘络、橘皮、海参、海带、海蜇皮、海蜇头、紫菜、鲍鱼等。值得说明的是,有许多偏见认为食用海鲜和鸡会导致疾病复发,其实不然。中医治疗药物中有 10 余味药为海产品,如海藻、昆布、海带等,都有很好的软坚散结作用。而海货不能吃的观点是没有依据的,其中海参有扶正(补元气、滋阴)、祛邪(软坚散结)的作用。

(2)活血化瘀:螃蟹、黄鱼鳔、鱼脑石(黄鱼脑部)、山楂、鱼等。民间有用螃蟹治疗乳腺癌的偏方,但螃蟹性寒不宜多吃,尤其胃病患者更须注意。

(3)清热解毒:豆腐、丝瓜、丝瓜藤汁、绿豆、各种瓜果(冬瓜、黄瓜、西瓜)。豆腐有很好的清热解毒作用,手术后有热象者、患肢水肿者可经常服用。绿豆忌与中药和人参同饮的说法也应纠正,因为绿豆本身就是一味中药。另外,大豆及豆制品含有的植物雌激素与乳腺癌之间并无直接关系,在饮食方面没有禁忌。大蒜、菌菇类食物有抗癌作用,乳腺癌患者可多选用。实际需要忌口的是:油腻、含致癌物质的、含有雌激素、生长激素的食物,例如蜂王浆、哈士蟆等雌激素含量高的食品。

(刘红艳)

第七节　子宫颈癌

一、概述

女性生殖系统恶性肿瘤涵盖了宫颈、子宫内膜、卵巢、外阴、阴道、输卵管和妊娠滋养细胞等 7 种常见肿瘤。其中子宫颈癌,简称宫颈癌,是妇科最常见的恶性肿瘤。

从宫颈上皮内瘤变(CIN)发展到浸润癌其实是一个缓慢过程,采用常规的巴氏涂片(PAP)普查无症状的患者,可使宫颈癌在能治愈的浸润前期即得到诊断。因此,应加强高危人群的定期普查,以早诊断早治疗。目前临床上治疗宫颈癌须遵循的原则是既要考虑手术的根治性以减少并发症,又要考虑保留女性的生育功能,即强调高度个体化原则,兼顾疾病治愈和保证生活质量。在护理方面应从身、心两方面对患者实行整体护理和康复支持。

二、病因

宫颈癌确切的病因至今尚不清楚,目前认为是多因素综合作用的结果,发病的相关因素:性生活过早(指小于 18 岁)及早婚、早育者;性生活紊乱者,即有多个性伴侣者;生殖道患梅毒、湿疣等性传播疾病(指男女双方);丈夫有疱疹、HPV 感染及患阴茎癌、包茎等疾病;HPV 阳性(主要指 HPV 的高危型 16、18 等);宫颈糜烂、白斑;宫颈不典型增生等。近年来,分子生物学已确立了高危 HPV 基因型的持续感染与宫颈癌的因果关系。在一项全世界范围内上千例宫颈癌的研究中,宫颈癌患者 HPV 的感染率达到 99.7%。

三、临床表现

(一)症状

1. CIN

CIN 包括宫颈原位癌及早期浸润癌,患者常无明显症状。

2. 阴道出血

阴道出血常为接触性出血,多见于性生活或妇科检查后。早期流血量一般较少,晚期病灶较大,可表现为出血量多,甚至大出血。年轻患者也有表现为经期延长、周期缩短、经量增多等。绝经后妇女表现为绝经后流血等。

3. 白带增多

白带呈白色或血性,稀薄似水样,也有表现为黏液者,米泔状、有腥臭。晚期若伴继发感染,白带呈脓性伴恶臭。

4. 晚期患者会出现骨盆癌痛、肠道和膀胱压迫症状

如排尿困难、尿少或无尿、血尿、肛门坠胀、大便秘结、里急后重便血、下肢水肿伴疼痛等,累及输尿管时可引起输尿管梗阻、肾积水、尿毒症;当有肺、肝、骨转移时可出现咳嗽、咯血、胸痛、局部疼痛等症状。

5. 后期症状

疾病后期患者可出现消瘦、贫血、发热、全身衰竭等。

(二)体征

CIN 和宫颈早期浸润癌肉眼观局部可无明显病灶,有时呈糜烂、息肉、肥大等慢性宫颈炎的表现,随着病情发展可出现不同体征,外生型宫颈局部可表现为息肉状、菜花状赘生物,质脆易出血,常伴感染;内生型表现为宫颈肥大、质硬、颈管膨大。晚期癌组织坏死脱落形成溃疡或空洞常伴恶臭。肿瘤累及阴道壁时可见阴道穹隆消失及赘生物生长;累及宫旁组织时,三合诊检查可扪及宫颈组织增厚、缩短、结节状、质硬。

四、放射治疗护理

放射治疗是利用放射线照射肿瘤,达到杀死或破坏肿瘤细胞的一种方法,妇科放射治疗可分为腔内治疗和腔外治疗两类,一般子宫颈、子宫均能耐受放射线剂量,很少发生严重的不良反应,进行子宫颈或子宫腔内治疗时最容易引起直肠、小肠和膀胱的不良反应。

(一)体外照射护理

1. 心理准备

首先向患者介绍放射治疗的目的、作用、可能出现的不良反应、治疗中的注意事项以及治疗后可能出现的并发症,使患者对自己的放疗计划有一个完整的概念,对治疗树立信心以及做好各种配合。

2. 辅助检查

放射治疗前应测定血白细胞、血小板和生命体征,并做好各种检查,对贫血患者应注意纠正贫血。

3. 照射野皮肤护理

①放疗前应进行会阴部皮肤准备,剃净阴毛,保持照射野皮肤清洁干燥,防止溃疡感染;

②避免照射野皮肤机械性的刺激，以免损伤皮肤，患者的内衣宜柔软、宽大、吸湿性强，忌用肥皂和毛巾擦拭；③不可在放疗部位涂用含有金属的药膏和胶布；④由于照射野皮肤变薄、萎缩、软组织纤维化，致使毛细血管扩张，皮肤会出现充血、发红等湿性反应，继而出现皮肤干燥、瘙痒难忍或烧灼感，嘱患者不能用手抓，涂擦鱼肝油软膏或氢化可的松软膏；⑤要始终保持照射野线条清晰，如发现不清晰，应及时请主管医师描画清楚。

(二)后装治疗护理

后装治疗是利用放射源治疗肿瘤疾病的手段。采用专门设备，通过人体腔管，将放射源直接送入体内病变部位，可以有效地杀伤病变组织，把不良反应控制在最低程度。

1.治疗前护理

(1)心理支持：①患者由于对肿瘤的恐惧，对近距离后装治疗较陌生，治疗前存在一定的心理压力。此外，后装治疗是把放射源送入患者体内，会带来一些不适，更加剧了患者的恐惧心理。因此，医护人员要以热情周到、诚恳的态度接待患者，使患者对医护人员抱有信任感和安全感，同时要详细向患者介绍后装治疗的目的、治疗特点和方法，告诉患者治疗过程将会出现的不良反应，使患者有充分的思想准备。对高度紧张的患者，为减少其恐惧心理，可以让做过后装治疗的患者现身说法，有利于消除其顾虑，配合治疗。②放射治疗在整个治疗过程中，患者必须独自一人待在专用机房里。医师和技术人员只能通过监视器对患者进行观察和治疗，通过对讲机和患者交流，这往往会使患者感到恐惧和紧张，不知道下一步如何进行，万一发生意外该如何应对等。紧张、焦虑、恐惧会引起生理反应如肌肉痉挛，这将直接影响治疗，有时不得不中断治疗。故治疗前应向患者讲解放射治疗的原理、射线的特征、射线的作用以及射线怎样才会对人体造成伤害，使患者摆脱对射线的恐惧，有较充分的心理准备，提高心理承受能力。

(2)阴道冲洗护理：①放疗期间应坚持每日阴道冲洗，及时清除阴道坏死组织，防止感染及粘连；②腔内治疗当日行阴道冲洗，清除宫颈、穹隆、阴道分泌物，冲洗完毕，阴道内填塞优锁无菌纱布，如发现阴道分泌物有异常，应检查原因。

(3)后装治疗当日早晨要测量患者的体温、脉搏、呼吸，如有异常，通知医师停止照射。

(4)保持肠道和膀胱空虚，治疗前嘱患者再次排空大小便，以减少直肠、膀胱反应。

(5)治疗前做好外阴备皮，剃净阴毛。

(6)放疗前要测患者血常规，如白细胞低于 $3 \times 10^9 / L$ 者，禁止继续放疗。

2.治疗中护理

(1)严格掌握后装治疗机的操作方法，了解机器的基本性能，做好施源器的清洗消毒，保证机器顺利完成治疗全过程，否则患者会更加痛苦，加重其心理负担，使病情恶化，造成更大的心理打击。

(2)协助医师放置阴道宫颈施源管，并妥善固定。在插入宫颈施源管时会引起患者下腹疼痛，嘱患者深呼吸。用纱布条固定施源器时注意尽量推开膀胱后壁和直肠前壁，使这些器官尽可能远离放射源，治疗时减少辐射和直肠受量。

(3)摆好患者体位，施用器与施源管连接时要保持平行，不能弯曲、打折。嘱患者勿移动，防止其松脱、移位，影响治疗效果。告知患者如有不适可举手示意或对传呼机呼叫。

(4)通过监视器观察患者的精神状态和面部表情，患者可因体位及施源器引起腹痛、腹胀、急躁不安，可通过对讲机鼓励安慰患者，同时分散其注意力，使患者放松，顺利完成治疗。

(5)在进行宫腔管治疗时，如发现患者突然出现下腹剧痛、面色苍白、血压下降，查体有压痛、反跳痛,应考虑有子宫穿孔的可能,应立即停止后装治疗并协助医师及时处理。

(6)阴道狭窄、阴道壁弹性差或肿瘤较大的患者,在行阴道球治疗时,容易碰伤阴道壁及肿瘤组织,易造成出血及疼痛,如大量出血立即压迫止血,并密切观察。

3.治疗后护理

(1)治疗结束后,取出施源器和纱布条并清点,以防纱布留置在阴道内。

(2)检查阴道有无出血,如有活动性出血,应及时填塞纱布,回病房后要交班填塞纱布的数量,第 2 天冲洗时取出。

(3)后装治疗后应注意患者排尿情况,如有排尿困难超过 4 h 须导尿。体温超过 38 ℃并伴有腹痛,可能并发盆腔炎,应及时通知医师予以处理。

(三)放疗并发症护理

宫颈癌放射治疗引起的反应为近期和远期反应,以膀胱、直肠反应最明显。放疗反应属于放疗中不可避免的,但要避免造成放射损伤。

1.近期反应护理

近期反应是指发生在放疗中或放疗后 3 个月内的反应。

(1)全身反应护理:一般放疗后 2～3 周,患者可能出现食欲缺乏、乏力、疲劳、头晕、头痛、恶心、甚至呕吐等,及时给予对症处理,指导其合理休息、适度活动及合理饮食。

(2)直肠反应护理:多发生在放疗开始后 2 周,几乎所有患者都会有不同程度的直肠反应。主要表现为里急后重、腹泻、黏液便、大便疼痛甚至便血。可嘱患者进食高蛋白、高维生素、易消化的食物。并对患者进行适当的解释,减少其不必要的顾虑。遵医嘱给予止泻药如洛哌丁胺、双歧杆菌三联活菌散等对症治疗。严重者暂停放疗。

(3)膀胱反应护理:表现为尿频、尿急,少数可能有血尿。可给予抗感染、止血等对症治疗。严重者暂停放疗。

(4)内照射相关反应护理:操作过程中出现出血、疼痛,多数程度较轻,出血较多者可用止血药或纱布填塞。填塞纱布者须明确告知取出纱布时间及纱布数量,避免遗漏在阴道内。

2.远期反应护理

患者合并糖尿病、高血压或有盆腔疾病手术史,都可能使远期并发症的发生率增加。

(1)放射性直肠炎、乙状结肠炎:多发生在放疗后半年至 1 年,主要症状为腹痛、腹泻、里急后重、黏液便、便血等消化道反应,少数可出现直肠狭窄,严重者可导致直肠-阴道瘘。首先要评估反应的严重程度,观察有无黏液及脓血便,并做常规检查,做好解释工作,消除患者恐惧心理。鼓励患者进低渣、易消化的半流质,不能进食者应给予静脉补液,维持水、电解质平衡,必要时给予消炎、止泻剂等对症处理。若出现直肠狭窄、梗阻、穿孔,则须考虑手术。

(2)放射性膀胱炎:多发生在放疗后 1 年,主要表现为尿频、尿急、尿血、尿痛等,严重者有膀胱-阴道瘘。以保守治疗为主,可遵医嘱给予抗炎、止血治疗及药物冲洗膀胱,严重者行手术治疗。

(3)放射性小肠炎:任何原因导致腹、盆腔内小肠固定都可加重小肠的放射损伤。表现为稀便、大便次数增加、黏液便、腹痛,轻者对症处理,严重者有小肠穿孔、梗阻,须手术治疗。

(4)盆腔纤维化:大剂量全盆腔照射后可能引起盆腔纤维化,严重者继发输尿管梗阻及淋巴管阻塞,导致肾积水、肾功能障碍、下肢水肿。可用活血化瘀的中药治疗,输尿管狭窄、梗阻者须手术治疗。

(5)阴道狭窄：指导患者放疗后定期检查阴道情况、行阴道冲洗半年，根据患者情况坚持每日或每 2～3 d 行阴道冲洗 1 次，防止阴道狭窄、粘连的发生。必要时佩戴阴道模具。嘱患者半年内创面未愈合前避免性生活。

五、康复支持

子宫颈癌康复期常见的问题主要有心理问题、营养问题、尿潴留、性功能恢复问题等。

1.心理疏导

妇科手术牵涉到女性生殖器官的切除，特别是一些年轻或未生育的患者，因担心女性特征的消失，影响到今后的家庭生活，会出现焦虑、消极的心理反应。须对这些患者进行心理疏导，护士应多与患者交流，多倾听患者的心声，让其不良情绪得到发泄，鼓励患者可适当进行自我心理调节，如有意识地调整自己个性中的一些不良因素（性格过于内向、情绪稳定性差、自我压抑等）。

经常对自己进行心理减压，做一些合理的宣泄，例如向家人或朋友倾诉自己的压力和内心的不快；适时进行放松训练，例如肌肉神经放松练习、冥想放松训练、想象生活中美好的事物和景色、做深呼吸运动等；建立良好的生活方式，保持劳逸有度，饮食有节；经常适当锻炼身体，多亲近大自然；患者也可参加些公益活动，也可与病友联系，互相交流自己对抗疾病的心得，使自己逐渐过渡到正常的心态。

2.饮食指导

肿瘤患者手术、放疗、化疗等治疗期间，主张高营养、高维生素、高蛋白质、高热量、适当纤维素饮食。肿瘤患者的忌口，应因病而异、因人而异、因治疗方法而异，不能一言以蔽之，硬性地规定能吃什么，不能吃什么。

如肿瘤患者毒深热盛、口渴烦躁、发热便结，宜多吃水果、米粥及一些清凉健胃、消渴除烦的食物，切忌过食生冷及油腻之物。放疗患者常表现为口干舌燥、干咳、身疲乏力、纳少、便溏等，食谱应以清淡可口又含高蛋白质和高维生素为宜。

多吃水果、蔬菜，多喝牛乳、酸奶和蛋汤、鱼汤、肉汤，如清炖甲鱼汤很适合放疗患者，有滋阴补血和刺激骨髓造血的作用。平时也可多喝些清热解毒的菊花茶、金银花茶等。总之饮食应以少盐清淡、少辛辣为宜。

3.预防尿潴留

子宫颈癌根治术分离输尿管膀胱，分离和切断宫骶韧带，故术后需留置尿管 2 周。因住院时间短，患者往往需出院后 1 周再拔管，特别是一些年纪较大、手术范围较广的患者易引起膀胱炎和膀胱麻痹。为了防止并发症的发生，在留置尿管期间可采取相应的护理措施如下。

(1)导尿管如需放置 14 d，对老年患者拔管前可进行夹管训练，用夹子夹住尿管，定时开放排尿，防止膀胱功能丧失。

(2)患者可多饮水，并注意会阴部卫生，防止尿道炎发生。

(3)注意体温变化，如有体温持续升高，应就医查明原因，给予抗炎治疗。

(4)尿管拔除后，应及时排空膀胱，如 4～6 h 内不能排尿，或 B 超测残余尿量＞100 mL 时，可考虑重新插管。

4.治疗后性功能恢复护理指导

虽然肿瘤的生长部位和治疗方式不同，但有 30%～90%妇科肿瘤患者出现了性功能障碍。据回顾性研究显示,性功能障碍发生率在子宫颈癌根治性子宫切除后为78%,放疗后为44%～79%,甚至在宫颈锥切的患者中也会出现性功能障碍。

因此,性心理和性行为的治疗和护理是提高妇科肿瘤治疗水平、改善妇科肿瘤患者生活质量的重要内容。以往治疗的患者虽然非常关心治疗后性生活问题,但很少主动提出与医护人员讨论,因此应主动告诉患者这方面的知识,提供心理帮助,使患者有心理准备,减少畏惧。

另外,有部分患者担心性生活会导致肿瘤的转移和复发或担心性生活会把疾病传染给配偶而拒绝性生活,应明确告知其性生活不会导致肿瘤的复发和传染,相反,和谐的性生活能使患者压抑的心情得到有效的缓解,从而更积极地面对生活,提高其生活质量。一般妇科手术后,医师复查后确认宫颈残端已愈合即可恢复性生活,子宫颈癌放疗结束一般半年后也可恢复性生活。对性功能障碍者也可提供治疗措施,如提供患者治疗后影响性功能的信息和对策,术后予以药物(如激素)治疗、行为治疗等。

妇科手术包括切除子宫、卵巢,术后患者会提前出现围绝经期症状,一般无需治疗,只要保持乐观的心态,积极面对,养成良好的饮食和生活习惯,就能平安过渡,如果出现严重的围绝经期症状,可在医师指导下进行对症治疗或内分泌治疗。

5.加强随访

子宫颈癌患者在首次治疗后应进行密切随访,并告知患者随访的重要性。首次治疗出院后应于1个月内随访1次,之后可每3个月随访1次至第2年,第2年开始可每半年随访1次至第5年,以后每年随访1次。随访时应常规做妇科检查,当发现阴道有充血、溃疡和新生物等改变时要进行阴道细胞学、阴道镜检查和组织活检。当患者有主观症状而病理检查阴性或怀疑有盆侧壁病变,则需要进行血清肿瘤标志物检查和影像学检查。

(刘红艳)

第十一章 内镜诊治科疾病的护理配合

第一节 双气囊小肠镜检查

双气囊小肠镜通过两个气囊交替固定小肠肠管,内镜与外套管交替插入,可完成全小肠的直视检查。根据医师预先判断的可能病变部位,双气囊小肠镜检查可分为经口腔经肛门及经胃肠的途径进镜检查。它具有内镜直视、操控性好、活检兼治疗、能完成全小肠检查等优点。

双气囊小肠镜检查的开展是消化内镜的一场革命,它排除了消化内镜检查的最后盲区。

一、适应证

1. 国际上通用的适应证

(1)胶囊内镜检查后的深入检查。

(2)可疑小肠出血者。

(3)胃肠术后功能紊乱。

(4)小肠狭窄的内镜诊断及治疗。

(5)小肠肿瘤及肿块。

(6)胰腺炎及胆源性疾病。

(7)克罗恩病。

(8)小肠异体移植的观察。

(9)回收滞留胶囊内镜。

(10)清除肠道寄生虫。

(11)明确小肠梗阻的病因。

(12)肠套叠的内镜下处理。

(13)做结肠镜检查有困难的病例。

2. 中华医学会消化内镜学分会小肠学组 2008 年提出的双气囊小肠镜检查的适应证

①原因不明的消化道(小肠)出血及缺铁性贫血;②疑小肠肿瘤或增生性病变;③疑小肠克罗恩病;④不明原因小肠梗阻;⑤不明原因腹泻或蛋白丢失;⑥小肠内异物;⑦外科肠道手术后异常情况(如出血、梗阻等);⑧已确诊的小肠病变治疗后复查;⑨相关检查提示小肠存在器质性病变可能者。

二、禁忌证

①严重心肺功能异常者;②有高度麻醉风险者;③无法耐受或配合内镜检查者(如精神障碍者);④相关实验室检查明显异常(如重度贫血、严重凝血功能障碍等),在指标纠正前不能接受该检查;⑤完全性小肠梗阻无法完成肠道准备者;⑥多次腹部手术史者;⑦低龄儿童、孕妇;⑧其他高风险状态或病变者(如中度以上食管胃底静脉曲张、大量腹腔积液等)。

三、术前准备

(一)器械准备

1.器械的准备

双气囊小肠镜检查主要的检查设备包括主机、光源、气泵、内镜、外套管、润滑剂、小肠镜活检钳、小肠镜注射针、牙垫、纱布、治疗巾、染剂等。内镜的准备如下。

(1)用一个 20 mL 的注射器与内镜气囊管连接,抽吸空气反复冲注气囊管道,除去管道里的水分,以免影响气囊充气。

(2)用橡皮做成一个防逆流活瓣连接在外套管的近侧,调整橡皮近侧伸出的长度以保证橡皮不会被卷入外套管与镜身之间,防止产生阻力,用外科胶布固定橡皮。

(3)用专用软管将外套管和内镜的气囊管道分别与气泵相连。

(4)打开气泵电源,按压和启动控制面板上的内镜气囊充气/放气键,将内镜前端浸入水中以确定有无气泡从前端冒出。确定后,将内镜前端从水中取出,擦去水迹,然后按压暂停键。

(5)按压和启动控制面板上的外套管气囊充气/放气键,使气囊充气,然后将气囊浸入水中观察有无空气泄漏,确定后,按压暂停键。

(6)向外套管内注入 10～20 mL 水或专用油,托住和移动外套管使水或专用油遍布外套管,减少内镜和外套管之间的阻力。

(7)打开气泵的内镜气囊充气开关,使空气从内镜前端的气孔持续喷出,与此同时将内镜通过外套管,并将外套管滑向内镜的操作部,擦干内镜前端的水迹,按下镜身气囊的暂停键。

(8)用酒精纱布湿润内镜的前端,将气囊安装到内镜前端。

(9)在安装工具上先装上一个固定用橡皮圈,安装工具套在镜身和气囊的外面慢慢滑向内镜的近端,将橡皮圈从安装工具上推出,用橡皮圈将内镜气囊牢牢地固定住。

(10)安装一个盖帽到内镜气囊的前端,观看内镜显示器,保证盖帽不会遮盖内镜的视野。

(11)使胶带环绕盖帽和内镜气囊远端之间的范围,在安装工具上装固定用橡皮圈,从安装工具上推出橡皮圈,使橡皮圈固定在内镜气囊的远端。

(12)打开内镜气囊的充气开关,把内镜前端气囊浸入水中,观察内镜气囊是否漏气,然后关闭内镜气囊的充气开关,使气囊放气。

(13)使用防雾的清洁剂清洁内镜前端的镜头,保持内镜画面清晰。

2.急救物品

(1)中心负压吸引、中心供氧装置、监护仪、治疗车。

(2)基础治疗盘(内有镊子、酒精、碘伏、棉签、砂轮、止血钳、胶布等)。

(3)注射器(5 mL、10 mL、20 mL 各两支,50 mL 一支),输液器,输血器。

(4)危重症抢救用盘(内有开口器、舌钳、压舌板、手电筒、叩诊锤、针灸针等)。

(5)气管切开包、静脉切开包。

(6)胸外心脏按压板、心内穿刺针。

(7)专科特殊抢救设备。

(8)血压计、听诊器。

3.急救药品

肾上腺素、多巴胺、洛贝林、毛花苷 C(西地兰)、去甲肾上腺素、尼可刹米(可拉明)、氨茶碱、盐酸利多卡因、异丙肾上腺素、盐酸阿托品、地塞米松、间羟胺、山莨菪碱、氢化可的松、呋塞米注射液等。

(二)患者准备

(1)向患者及家属详细讲解检查目的、过程和配合要点,说明可能出现的意外及对策,签署检查知情同意书。

(2)术前常规检查血常规、肝肾功能、凝血功能、心电图等,排除严重的心肺疾病。

(3)术前禁食、禁水 8 h。

(4)经不同途径进镜的患者准备。①经口进镜的双气囊内镜检查:术前需禁食 8~12 h,于术前 10~20 min 口服咽麻,祛泡剂,取下活动性义齿、眼镜等;②经肛门进镜的双气囊内镜检查:内镜需要经过大肠才能进入回肠,因肠道粪渣有可能覆盖内镜视野,或进入外套管内而增加内镜与外套管的摩擦力。因此,肠道准备十分重要。清洁肠道的方法与结肠镜检查时的清洁基本相同;③经胃肠途径的双气囊内镜检查基本同经肛门进镜的术前准备。因做过胃部分切除术的患者,残胃蠕动较弱,可能会有食物残渣存留,这些食物残渣不但影响观察,一旦进入外套管内,还会增加镜身和外套管的摩擦力,使进镜困难,所以,对有过胃切除史的患者,术前禁食时间更长。

(5)术前用药。由于双气囊内镜检查比普通胃肠镜检查所需时间长,一次检查需要大约1.5 h,内镜通过咽喉和勾拉肠道时会引起咽喉和腹部不适,患者会感到焦虑。因此给予患者合适的镇静剂或静脉麻醉是非常重要的,尤其是经口进镜时,最好行静脉麻醉。

(6)心理护理:接受小肠镜检查的患者多数病程较长,且常规胃肠检查未明确病因,因此患者常表现出恐惧、焦虑等不良情绪,检查前应充分评估患者病情及心理状态,告知患者及家属检查过程及配合要点,介绍成功病例,消除患者紧张等不良情绪,使患者以最佳的心理状态接受检查。

(7)给予氧气吸入、心电监护。

(8)建立静脉通道,由麻醉医师进行静脉麻醉。

四、术中配合

(一)患者护理

(1)经口进镜的双气囊内镜检查:采用全身麻醉,协助患者取去枕平卧位,待麻醉医师插管完毕,改为左侧屈膝卧位,头微屈,于嘴角下垫一弯盘及治疗巾,防止口水污染床单,帮助患者装好牙垫,并用胶布固定。

(2)经肛门进镜的双气囊内镜检查:检查前,更换肠镜检查裤,在检查床上垫一次性中单于患者腰部以下,以防粪水污染检查床,协助患者取左侧卧位,双腿并拢弯曲。

(3)检查过程中,麻醉医师和护士必须密切观察患者的意识、呼吸及循环状况,检测呼吸、血压、血氧饱和度等。对操作时间长的患者应密切观察腹部体征,了解有无肠穿孔等严重并发症的发生。在整个操作过程中注意密切观察患者的反应,有异常及时报告术者。

(二)治疗过程中的配合

(1)双气囊小肠镜检查通常由术者、护士和麻醉医师共同配合完成,检查过程中术者负责控制内镜镜身的推拉、旋转和角度钮调节,护士位于术者旁边负责外套管的进退、拉直、固定外套管,尽量使内镜的体外部分保持直线状态。

（2）操作前，将外套管套在小肠镜身上，当内镜头部进入十二指肠水平后，先将小肠镜头部气囊充气，使内镜头部固定住小肠壁不易滑动，然后将未充气的外套管沿镜身插至内镜的镜身50 cm标记处，接着将外套管气囊充气。充气完毕后内镜及外套管同步回拉，消除肠襻后，继续将内镜缓慢向深部插入，直到无法进镜，再依次将内镜头部气囊充气，同时释放外套管气囊，外套管沿镜身向前滑。

（3）当内镜向深部推进困难时，护士可协助患者变换体位，或用手在患者腹部施加压力，以减少或防止内镜在胃肠道内结襻，若已结襻，可回拉镜身解襻后再向小肠深部推进。

（4）退镜时护士固定外套管，术者缓慢退镜，仔细观察肠腔有无病变。退至内镜的镜身50 cm标记处时，给内镜气囊注气，同时外套管球囊放气，放气完毕后护士将外套管缓慢退至内镜操作部一端，然后给外套管球囊注气，同时内镜气囊放气，再次缓慢退镜观察，重复以上过程，完成小肠镜退镜，退镜过程中应及时抽气，以减轻术后患者腹胀、腹痛等不适。根据病情需要，有时小肠镜检查分两次进行，一端进镜困难时，应做好肠腔标记，以便从另外一端进镜时在此汇合。

（5）发现小肠病变后，配合术者进行活检、染色、注射、肠道标记等。

五、术后护理

（一）患者护理

（1）麻醉苏醒：因检查前或检查中使用了镇静剂、镇痛剂或麻醉剂，检查结束后应在麻醉苏醒室观察。患者保持侧卧位休息，直到完全清醒，若有呛咳，可用吸引器吸除口腔、鼻腔分泌物。严密监测患者意识状态、生命体征及血氧饱和度。当患者的生命体征恢复到治疗前水平或神志清楚，对答切题时，方可终止观察。总结药物用量，术者确认签字，然后将患者送至病房。

（2）饮食护理：术后6 h进行腹部体检，若患者无明显腹痛、腹胀、肠鸣音恢复正常，病情无禁忌，可逐步给予流质、半流质、易消化饮食，避免进食粗糙、易产气的食物。

（3）经肛门进镜的患者，检查后当天避免进食产气食物如牛奶、豆浆等，次日可进普食或根据医嘱进食。

（4）检查后可能存在不同程度的腹胀，多数可自行缓解，必要时可行肛管排气。若腹胀明显或出现腹痛，需及时告知医师，行相关治疗。

（5）经口进镜的患者，检查后1～3 d可能会有咽喉部疼痛，此症状通常在2～3 d内会自行消失，严重者可含服消炎片或行雾化吸入缓解症状。

（二）器械及附件处理

按软式内镜清洗消毒法清洗消毒小肠镜，用吹风机吹干各通道后将小肠镜悬挂于专用储存柜内备用。

六、并发症及防治

（1）咽喉疼痛：因外套管反复摩擦所致，一般不需特殊处理。向患者做好解释，症状严重者，可含服消炎片或行雾化吸入。

（2）误吸、肺部感染：经口小肠镜检查时，应及时清理咽喉部分泌物及反流胃肠液，防止误吸，必要时可采取气管插管，以减少误吸及肺部感染风险。

（3）食管贲门黏膜撕裂症：若检查时间短，检查过程中应注意患者有无恶心呕吐反应，进镜、退镜时仔细观察贲门有无损伤及出血；若检查时间长，应在静脉麻醉状态下进行。

（4）腹胀：少数患者术后出现腹胀，多数症状较轻，活动后可自行消失，必要时可行肛管排气等治疗。

（5）黏膜损伤：内镜进退过程中有时可损伤小肠黏膜，多数程度轻，无需特殊处理；若损伤较重，可服用小肠黏膜营养剂，如谷氨酰胺等。

（6）肠穿孔：检查中及检查后注意观察患者腹部体征，若出现腹部压痛、反跳痛、腹肌紧张等，需警惕肠穿孔的发生，应及时报告医师，尽早采取相应的治疗措施。

（7）出血：按消化道出血治疗原则处理，必要时可通过内镜下止血治疗。

（8）肠套叠：发生率极低，缓慢退镜可减少肠套叠发生。

（9）急性胰腺炎：发生率极低，经口途径检查者，术后观察有无腹痛、呕吐等不适，如有以上症状，及时报告医师，检查淀粉酶等排除急性胰腺炎。

七、注意事项

（1）选择合适的进镜途径。通常，怀疑病灶位于空肠者，可先采用经口途径进镜；怀疑病灶位于回肠者，可先采用经肛门途径进镜；当无法判断先采用何种途径进镜时，应先选择经肛门途径，因经肛门途径进镜，患者的不适感相对较轻。

（2）内镜进镜及外套管推进时必须在视野清晰的状态下进行，严格遵循"循腔而入"的操作原则，以免损伤肠黏膜或引起出血、穿孔等并发症。

（3）患者吞咽反射完全恢复，饮水无呛咳方可进食。因内镜检查时需反复进退，咽喉部可能会有擦伤，需进食清淡饮食一天，勿食过热、粗糙、坚硬及辛辣刺激性食物，以免加重咽喉部不适，次日可正常饮食。

（4）检查后 3～6 h 需有人陪护。

（5）24 h 内不得驾驶机动车辆、进行机械操作和从事高空作业，以防意外。

（6）检查后 24 h 内最好不做需精算和逻辑分析的工作。

（蒋　睿）

第二节　单气囊小肠镜检查

单气囊小肠镜与双气囊小肠镜相比，具有器械准备时间短、清洗消毒更简便、高分辨率图像结合内镜窄带成像技术观察提高了病变的检出率等优势，临床常用的为 Olympus SIF-Q260 小肠镜。

一、适应证

同双气囊小肠镜。

二、禁忌证

同双气囊小肠镜。

三、术前准备

(一)器械准备

1.内镜准备

(1)测试气囊:取出送气管,连接外套管上的气囊送气接头与气囊控制装置上的接头,按下气囊控制装置遥控器的充气/放气按钮,确认气囊充气,放气性能及报警功能良好。一次性外套管使用前必须经过漏水测试。

(2)润滑外套管:外套管内层为亲水润滑涂层,抽取 20 mL 无菌水或专用油注入外套管腔内,来回移动外套管,使无菌水或专用油与外套管内层充分接触。

(3)连接小肠镜:按照正确方向将小肠镜套入外套管内,因内镜镜身较长,必须特别注意保护内镜前端,避免碰及坚硬物体。

2.其他物品准备

同双气囊小肠镜。

(二)患者准备

同双气囊小肠镜。

四、术中护理配合

(一)患者护理

(1)密切监测患者生命体征及血氧饱和度,发现异常及时告知术者。

(2)观察患者面部表情、身体活动、腹部体征等,若患者出现痛苦表情、身体活动或明显腹部膨隆,应及时报告麻醉医师及术者。

(3)经口检查者必须及时吸出患者口腔的分泌物,术中注意防止肠液经外套管反流,引起窒息或吸入性肺炎。

(4)保持静脉输液通畅。

(二)治疗过程中的配合

根据患者的症状、体征及其他辅助检查结果,确定首次进镜途径,怀疑十二指肠至小肠中上段病变者采用经口进镜,怀疑远端回肠病变者则采用经肛门进镜。

(1)操作过程中,护士用右手扶稳、固定接近内镜操作部的外套管一端,左手固定接近患者口腔或肛侧的外套管一端,两手用力外展,尽量保持体外的镜身处于直线状态。为保持外套管与镜身之间的润滑,可在外套管中适当添加无菌水。

(2)经口检查时,当小肠镜进入十二指肠后,术者操作时动作要轻、稳、缓慢,以免损伤小肠黏膜而引起出血、穿孔等并发症。

(3)当内镜向深部推进困难时,护士可协助患者变换体位,或用手在患者腹部施加压力,以减少或防止内镜在胃肠道内结襻,若已结襻,可回拉镜身解襻后再向小肠深部推进;当镜身全部进入外套管后,给外套管球囊放气,放气完毕后术者调整内镜角度钮以固定肠腔,护士缓慢送入外套管至内镜的镜身 50 cm 标记处,给外套管球囊充气,内镜及外套管同步回拉,消除肠襻后再次插入内镜,重复以上过程,完成小肠镜检查。

(4)退镜时护士固定外套管,术者缓慢退镜,仔细观察肠腔有无间质瘤、梅克尔憩室等病变,退至内镜的镜身 50 cm 标记处时,给外套管球囊放气,术者调整内镜角度钮以固定肠腔,护士将外套管缓慢退至内镜操作部一端,然后给外套管球囊注气,再次缓慢退镜观察,重复以上过程,完成小肠镜退镜。退镜过程中应及时抽气,以减轻术后患者腹胀、腹痛等不适。根据病情需要,有时小肠镜检查需分两次进行,一端进镜困难时,应做好标记,以便从另外一端进镜时在此汇合。

(5)需要行小肠活检时,要求医护人员必须技术熟练、细心,配合默契,同时内镜护士要眼明手快,及时获取病理组织。

五、术后护理

(一)患者护理

(1)检查结束后,指导患者卧床休息,经口检查者,部分患者术后出现咽痛,可口服消炎片缓解症状,同时做好解释工作,告知是由于小肠镜检查时间长,检查时镜身反复摩擦咽喉部所致,消除患者紧张情绪。

(2)术后需观察患者有无腹痛、腹胀、便血、发热等症状,若无不适症状,检查 6 h 后或次日嘱患者进食。

(3)采用静脉麻醉患者,检查结束后必须继续观察生命体征至患者完全苏醒,部分患者清醒后可能有头晕症状,嘱其卧床休息,必要时可吸氧;检查结束后注意观察有无腹痛、腹胀及腹部体征变化,若有异常情况,及时报告医师处理。

(二)器械及附件处理

检查完毕后向内镜送气/送水 10 s,采用蘸有多酶洗液的纱布擦拭镜身,由护士将内镜送至清洗消毒室,清洗要求及步骤同一般内镜。由于小肠镜镜身长,清洗过程中要注意防止损伤内镜头端,内镜清洗消毒、干燥后,将各旋钮置于自由位,悬挂于镜房储存备用。

六、并发症及防治、注意事项

同双气囊小肠镜。

(蒋　睿)

第三节　内镜逆行胰胆管造影术

内镜逆行胰胆管造影术(ERCP)是在内镜下经十二指肠乳头插管注入造影剂,从而逆行显示胰胆管的造影技术。由于内镜逆行胰胆管造影术相对外科手术简便易行、患者痛苦少、创伤性小,住院时间短,因而深受患者的欢迎。目前,临床上内镜逆行胰胆管造影术已被公认为诊断胰胆管疾病的金标准。在内镜逆行胰胆管造影术操作中护理人员熟练的护理配合也至关重要,可大大提高内镜逆行胰胆管造影术的成功率。

一、适应证

(1)急性化脓性胆管炎者。
(2)疑有胆管结石、肿瘤、炎症或寄生虫者。
(3)急性胆源性梗阻性胰腺炎。

(4)不能明确的上腹痛及肿块,临床上疑有胆胰疾病患者。

(5)阻塞性黄疸诊断困难者。

(6)无手术适应证的胆道及胰头部肿瘤。

(7)医院具备内镜乳头括约肌切开术(EST)和内镜下鼻胆管引流术(ENBD)能力和条件下的急性坏死性胰腺炎患者。

(8)怀疑有胆管囊肿等先天性畸形及胰胆管合流异常者。

(9)胆道或胰腺手术后,出现腹痛、黄疸、发热、狭窄及瘘形成者。

(10)慢性胰腺炎、胰管结石、胰管狭窄伴胆道梗阻、胰腺囊肿者。

(11)怀疑有十二指肠乳头病变者。

(12)胆囊切除或胆管手术后症状复发,疑有胆道损伤者。

(13)因胆胰疾病需收集胆汁、胰液或行壶腹括约肌(Oddis 括约肌)测压者,其他如 Oddis 括约肌功能障碍者。

二、禁忌证

(1)对碘造影剂过敏者。

(2)因溃疡、肿瘤或其他原因致十二指肠管腔狭窄梗阻或胃食管重度静脉曲张,内镜不能进入十二指肠降部者。

(3)急性胰腺炎或慢性胰腺炎急性发作(胆源性除外)。

(4)严重的心肺疾病及其他无法耐受内镜检查者。

(5)有胆道狭窄或梗阻,又不具备胆道引流技术者。

(6)其他同上消化道内镜检查的禁忌证。

三、术前准备

(一)器械准备

①电子内镜(侧视式十二指肠镜);②数字胃肠机或小型 C 臂机;③内镜附件(包括造影导管、十二指肠乳头切开刀、内镜超滑导丝、针式电刀等);④配有电视荧光屏的 X 线机;⑤高频电发生器;⑥可升降移动变换体位的检查床;⑦心电监护仪;⑧诊断性及治疗性附件(包括活检钳、胆道细胞刷、鼻胆引流管、负压装置、取石网篮、胰胆管内引流支架等)。

(二)患者准备

(1)评估患者的身体状况以及适应证和禁忌证。

(2)检查前向患者及家属解释检查的目的,注意事项及可能的并发症,取得患者及家属的同意和配合,签署知情同意书。

(3)做好心理护理,尽量消除患者的恐惧心理。

(4)完善相关检查:如血、尿淀粉酶、血常规、肝肾功能及凝血功能、心电图等检查。

(5)术前行碘过敏试验。对碘过敏者,可改用等渗非离子造影剂,术中或术后加用皮质激素,并做好急救准备,缓慢推注,密切观察患者反应。

(6)检查前指导患者禁食、禁水 6～8 h,必要时给予静脉营养支持治疗。

(7)协助患者穿宽松衣服,去除金属物品及影响造影的物品。

四、术中护理配合

(一)患者护理

(1)护送患者至 X 线检查台,协助患者取合适体位,通常可取左侧卧位或俯卧位,于肩、腹、右腿下垫软枕,防止四肢受压,必要时可使用约束带,两手平放于后背,头偏向右侧,颌下垫治疗巾和弯盘,以便术者操作。

(2)常规予以口服利多卡因,咽部麻醉,同普通胃镜检查。协助患者咬好牙垫,用胶布将牙垫固定在面部,防止患者恶心反应时牙垫脱出。

(3)术前 10~15 min 给予地西泮 5~10 mg、哌替啶 25~75 mg、盐酸山莨菪碱(654-2)10 mg,肌内注射或静脉注射。有青光眼或前列腺肥大的患者禁用盐酸山莨菪碱(654-2)。对于一般情况较差、心肺功能不良、肝衰竭等患者,慎用地西泮和哌替啶,应给予静脉输液,根据患者的反应调整用药。必要时可建立一条静脉通道,预防性给予抗生素和营养支持治疗。

(4)给予患者 2~3 L/min 的氧气吸入。

(5)根据患者的情况给予必要的监护,随时观察患者的面色、呼吸、脉搏等变化,若有异常,立即停止检查,并给予对症处理。

(二)治疗过程中的配合

(1)插内镜进入十二指肠:当术者使内镜进入十二指肠壶腹后再稍许进镜时,护士可配合术者将镜身顺时针旋转 60°~90°,调节弯角钮使其向上,在通过十二指肠上角后到达十二指肠降部。固定内镜并将镜身顺时针旋转,将胃内弯曲的镜身向外拉出并拉直镜身,此时可见内镜头端距切牙 55~60 cm,在 X 线下可见"倒 7 字"形。

(2)寻找十二指肠乳头及其开口:在十二指肠降部寻找纵行皱襞,此为寻找乳头的重要标志,沿着皱襞继续往前可寻找到主乳头,乳头形态可分为乳头形、半球形、扁平形,多数呈乳头形,少数可有特殊变异。找到乳头并摆正后可辨清开口,乳头开口形态一般分为五种,即颗粒型、裂口型、纵口型、单孔型、绒毛型,根据不同的形态可进行区分。

(3)插管:插管前可协助术者用造影剂将导管内的气体排出,避免气体进入胰胆管。根据不同的造影目的选择不同的插管位置:如果行胆管造影,导管从乳头开口 11~12 点钟处进入,从下方向上斜行插入,进入胆管;若行胰管造影,导管可从乳头开口 1 点钟处与开口垂直方向插入,进入胰管。如果插管困难,可采用以下方法:①使用拉式切开刀进行插管,拉紧刀弓、改变角度后再进行插管;②针状刀预切开,若插管困难,可用针状刀先行预切开再行插管;③在导丝配合下插管,若乳头开口及管道狭小,可选用较细的导丝,在导丝配合下插管;④副乳头插管,若经主乳头开口插管有困难,可行副乳头插管。

(4)特殊类型的插管:①胆管十二指肠吻合术后及乳头旁瘘管者,可选用球囊导管造影,避免因开口过大致造影剂外漏、胆管显影不佳影响造影效果;②胃切除后:在胃毕洛式吻合术后,因解剖位置的变化,需注意选用前视胃镜(或侧视十二指肠镜),在视野的 2~5 点钟位置寻找输入襻,逆行进境,达十二指肠盲端后,稍许退镜后即可见乳头,必要时可使用导丝 X 线监视进行插管;③若乳头部正常结构已被破坏,插管时可选乳头隆起及胆汁溢出处有目的插管;④乳头旁憩室:乳头位于憩室底部口缘处,应沿乳头系带寻找开口,若乳头位于憩室内,则无法进行插管。

(5)造影与摄片:插管后,先进行腹部的摄片,排除伪影。在确认导管已插入胆管或胰管后,先协助术者注入已稀释的造影剂,压力不宜过大,推注速度为 0.2～0.6 mL/s,以免胰管分支过度充盈引起腺泡显影或注入量太大、太浓而遮盖病变。造影剂用量一般胆总管及肝管需 10～20 mL,胰管只需 2～5 mL,胆囊的充盈则需 50～80 mL。若发现有胆管梗阻性病变,在注入造影剂前需先抽出胆汁,再注入等量造影剂,以免因注入量大,致胆管内压力过高,引起并发症。

(6)检查完毕后及时帮助患者取下牙垫,擦除口腔分泌物,用平车护送患者回病房。

五、术后护理

(一)患者护理

(1)测量血压、脉搏、呼吸、血氧饱和度及评估疼痛水平,并记录在护理记录单中。

(2)术后绝对卧床休息 24 h,禁食 24 h,并于术后 6 h(胰管显影者术后 2 h)查血淀粉酶,24 h 后复查血淀粉酶,若出现胰腺炎或高淀粉酶血症并发症,应立即对症处理。

(3)术后 1～2 d 内,可能会有短暂的咽喉部疼痛或咽部异物感、咳嗽,此时尽量避免用力咳嗽,以免引起黏膜破损,可给予漱口水漱口,必要时可给予口腔护理及雾化吸入以减轻症状。

(4)加强对并发症的观察及护理:术后应密切观察生命体征、出血情况,严密观察患者有无腹痛、畏寒、发热、黄疸及腹膜刺激症状和血常规、淀粉酶的变化,若带有鼻胆管,要密切观察引流物的颜色、性状、量。若出现并发症,如保守治疗失败立即联系外科手术治疗。

(二)器械及附件处理

1.内镜处理

首先用清水清洗镜身,可按下送气/送水按钮,必要时可进行拆卸,将可能存留于钳道管及抬钳器之间的污物清洗掉;然后对其进行彻底清洗消毒,吹干后存放。

2.导管处理

对使用完的可循环使用的导管可通过清洗、浸泡、超声波清洗、漂洗、待干、组装、消毒、储存的处理过程后待用,一次性导管毁形废弃,避免重复使用。

六、并发症及防治

1.胰腺炎

内镜逆行胰胆管造影术后若淀粉酶超过正常值而伴腹痛、发热、血白细胞升高者,应按急性胰腺炎处置,严格禁食、输液、解痉、止痛。个别发展成重症胰腺炎者,应行急诊手术治疗。若单有血淀粉酶增高而无临床症状者可不予特殊处理,一般第二天可自行降至正常。

2.穿孔

患者可表现为剧烈的腹痛、发热或并发有出血。一些早期能发现的轻微穿孔,可在内镜下进行保守治疗,用金属钛夹钳夹闭穿孔部位、内镜下置放内引流管和(或)鼻胆管引流、禁食、禁水,同时静脉给予营养支持和抗生素治疗。严重者需及时行外科手术。

3.出血

内镜逆行胰胆管造影术在操作过程中有可能引起损伤性出血。一般情况下,可在内镜下止血,对内镜无法控制的活动性大出血者应及时行外科手术止血。

4.感染

因内镜逆行胰胆管造影术属于一种侵入性的操作,在操作过程中有可能并发感染,患者可出现发热、腹痛、恶心呕吐等临床表现。一旦发生感染,术后应预防性使用抗生素治疗。若胰胆管感染较重,需及时置管引流,再次行内镜逆行胰胆管造影术或外科手术取出支架等。

5.低血糖

因部分患者对检查的耐受不够,在术后可能并发低血糖,应根据实际情况监测血糖,若出现心慌、胸闷、出虚汗等症状,应立即给予静脉补液支持治疗。

七、注意事项

(1)对碘过敏的患者及有严重的心肺疾病、严重感染的患者忌做此项检查。

(2)操作时动作应轻柔,尽量避免损伤消化道黏膜,若遇阻力应避免强行通过而造成意外。

(3)孕妇及小儿内镜逆行胰胆管造影术:原则上没有极强适应证时,孕妇不宜做内镜逆行胰胆管造影术,大于 3 岁小于 5 岁患儿行内镜逆行胰胆管造影术时应在全麻下进行,小于 3 岁患儿需用特殊的小儿十二指肠镜操作,操作时要求步骤简化,摄片时用专用的铅皮遮护生殖器官。

(4)胆道有梗阻,又不具有胆管引流条件时,避免向胆管内注入较多造影剂,以免增加胆管感染的概率。

(5)根据胰胆管病变的不同情况,可准备不同浓度的造影剂,一边注入造影剂一边进行透视,适时摄片,并不断变换体位,选择最佳位置。

(6)检查结束,及时清理设备及用物,定期检查设备性能,若有故障及时报告、维修。

(7)指导患者生活规律,避免烟酒及刺激性饮食,指导患者若出现不适及时就诊。

(蒋　睿)

第四节　内镜乳头括约肌切开术

内镜乳头括约肌切开(EST)是在内镜逆行胰胆管造影术(ERCP)的诊断性技术基础上进一步发展起来的,是在内镜下利用高频电切开刀将十二指肠乳头括约肌及胆总管末端部分切开的一种治疗技术。临床上主要应用于胆总管结石取石、急性梗阻性化脓性胆管炎、胆源性胰腺炎、胆总管末端良性狭窄、壶腹部周围功能障碍等疾病的治疗。

一、适应证

(1)胆道疾病:胆管结石、胆道寄生虫病、胆管炎、胆总管囊肿、胆管癌等。

(2)十二指肠乳头疾病:良性乳头狭窄、壶腹周围癌、Oddis 括约肌功能障碍等。

(3)胰腺疾病:急性胆源性胰腺炎、慢性胰腺炎、复发性胰腺炎、胰腺癌等。

(4)配合内镜操作:为便于内镜治疗操作,扩大十二指肠乳头开口,如胆道内支架术、网篮取石术等。

二、禁忌证

(1)上消化道梗阻,十二指肠镜不能达十二指肠乳头处。

(2)凝血功能障碍及出血性疾病。

（3）急性发作未稳定的心、肺疾病，严重的肝、肾衰竭。

（4）安装心脏起搏器者应慎用。

（5）对碘造影剂过敏者。

三、术前准备

（一）器械准备

（1）内镜：同内镜逆行胰胆管造影术，通常用的 2.8 mm 通道的十二指肠侧视内镜和 3.2 mm 或 4.2 mm 通道的内镜均可用于这种手术。

（2）附件：根据用途需要选用不同类型的切开刀，如拉式切开刀、推式切开刀、针状切开刀，带有绝缘防护的导丝等。

（3）用于压迫止血的取石球囊、止血夹、注射针。

（二）患者准备

①了解患者的既往史、手术史、药物过敏史，了解影像学检查及血尿淀粉酶检查结果，全面评估患者一般情况；②向患者及家属讲解手术目的、注意事项，可能出现的并发症及处理方法，消除患者的恐惧心理，签署手术同意书；③术前行碘过敏试验；④术前1周停用激素类解热镇痛药及其他抗凝血药物；⑤术前禁食、禁水 6～8 h；⑥解痉和镇痛药的使用同内镜逆行胰胆管造影术；⑦术前咽部麻醉，协助患者口服利多卡因。

四、术中护理配合

（一）患者护理

（1）患者一般护理同内镜逆行胰胆管造影术。

（2）术中动态观察患者的一般体征，若出现突然的腹痛，有可能发生肠穿孔。必要时立即行 X 线透视检查，当不能排除穿孔时，协助术者放置鼻胆管引流管。

（3）根据术者的要求，协助患者取舒适的体位，注意保暖。

（4）密切监测患者的神志、面色、生命体征、血氧饱和度的变化，注意有无出血。紧急情况下，密切配合术者止血，迅速建立静脉通道。

（二）治疗过程中的配合

（1）按内镜逆行胰胆管造影术的方法进行胆管插管。

（2）送入电刀：插管后根据术者吩咐选择合适的高频电刀，在送入电刀时应保持切割钢丝的中立位，避免过紧或推出钢丝，以免影响电刀的通过，还有可能造成对电刀及钳道管的损坏。在电刀先端插入至乳头开口后，协助术者将高频电导线与电刀接好，检查完好后可开启高频电发生器，选择合适的参数保证高频电发生器正常工作。

（3）当切开刀导管插入至乳头开口后，将切开刀控制把手的连接接头与高频电发生器的对应电极接头相连接，连接好各种设备后，将切开刀退出胆总管外。根据具体情况，在术者的指示下将切开刀钢丝拉紧成弓状，再将钢丝的前 1/3 推入乳头内，通过调节钢丝的松紧度，利用内镜的器械抬举器及左旋内镜镜身等综合调节，使切开刀钢丝沿乳头开口 11～12 点钟方向，以脉冲方式逐步切开乳头顶部，并切开乳头括约肌至所需要的及可能达到的切口大小，常为 1.0～1.5 cm。当电刀钢丝上附着组织较多时，应取出电刀，用蘸有无菌生理盐水的纱布将电刀钢丝处理干净，再次送入电刀进行电切，直至完成整个操作。

(4)操作中可选用带导丝的电刀,若在进行内镜逆行胰胆管造影术时,已经插入了导丝,则可在 X 线监视下将造影导管退出,在导丝引导下插入电刀,在送入切开刀插入部时应注意调整导丝位置,边送导管边抽导丝,防止导丝进入太深。当在内镜视野中看到了切开刀便可进行乳头切开。若在进行内镜逆行胰胆管造影术时没有插入导丝,则可先插入电刀至内镜先端,再将导丝经切开刀接头部插入电刀先端,术者将电刀插入乳头开口后,在 X 线监视下,助手将导丝插入胆管中,X 线下见导丝向上走,证实导丝进入胆管。导丝进入胆管后,术者可将电刀送入乳头进行切开,切口方向都保持在 11～13 点钟的位置。

(5)切开过程中发生切口出血时,若为局部渗血,可先不予处理;若影响下一步操作,可用盐水局部冲洗后,继续下一步治疗,待切开及取石或支架置入术完成后再处理。有时小量出血会自行停止,若出现涌血,应立即行局部冲洗、球囊压迫(压迫 3～5 min)或电凝止血,出血停止后可继续治疗。若出血仍不能控制,用 1∶10 000 肾上腺素生理盐水局部注射,注意避开胰管开口处注射,内镜乳头括约肌切开术后胰管开口多位于 4、5 点钟的位置,注射时可选取 8 点钟、10 点钟、12 点钟、1 点钟的位置,每点位置注射 0.5～1.5 mL;或用血管夹直接钳夹出血处。喷血时可能是小动脉出血,应立即行血管夹或局部注射止血,若无效果,应紧急行开腹手术止血。

五、术后护理

(一)患者护理

(1)术后常规护理同内镜逆行胰胆管造影术。

(2)做好病情的观察及护理。术后注意观察患者有无恶心呕吐、腹痛、腹胀的表现;密切监测患者的生命体征及各项实验室检查及影像学检查结果;有鼻胆管的患者注意观察引流物的颜色、性状、量,做好鼻胆管的护理,若出现异常,及时报告医师进行处理。

(二)器械及附件处理

器械处理同内镜逆行胰胆管造影术。

六、并发症及防治

①胆道感染:主要由于十二指肠乳头括约肌狭窄,胆汁引流不畅,加上注入较多的造影剂,使胆道内压力增高及器械污染等因素所致。造影时注意注入造影剂压力要小,造影后尽量吸出注入的造影剂,各类器械要严格消毒灭菌,术后严密观察病情变化并常规应用广谱抗生素 2～3 d;②其他并发症及防治同内镜逆行胰胆管造影术。

七、注意事项

①术前尽可能向患者介绍内镜逆行胰胆管造影术和内镜乳头括约肌切开术的操作过程及配合要点,使内镜逆行胰胆管造影术和内镜乳头括约肌切开术能顺利完成,并减轻患者的痛苦;②括约肌切开的长度取决于胆总管远端和乳头的构形,一般为 1.0～1.5 cm,不应超过十二指肠壁上胆总管压迹,以免发生十二指肠穿孔;③切开时应掌握好电流大小和作用时间,以缓慢逐渐切开为宜,不可过深,必要时需完善止血;④若有发热或黄疸加重,应及时行十二指肠镜下鼻胆管引流术。

(蒋　睿)

第十二章　辅助生殖技术及并发症护理

广义的辅助生殖技术（assisted reproductive technology，ART）包括人工授精（artificial insemination，AI）、体外受精-胚胎移植（in vitro fertilization-embryo transfer，IVF-ET）及其衍生技术两大类。AI是指用人工而非性交的方法将经过实验室处理后的精子置入女性生殖道内，使精子和卵子在体内受精、妊娠的方法。根据精子来源不同可以分为夫精人工授精（artificial insemination with husband semen，AIH）和供精人工授精（artificial insemination with donor semen，AID）。

第一节　夫精人工授精

一、适应症

（1）精液异常：轻度或中度少精子症（精子浓度为 $5 \times 10^6 \sim 20 \times 10^6 /mL$）、弱精子症（活动力即前向运动精子<32%）、非严重畸形精子症（正常形态精子比率2%～4%）、精液液化异常等。

（2）宫颈因素：因精子无法正常通过宫颈或者精子在女性生殖道内失去活性导致的不孕。

（3）性交不能：因心理因素导致的性功能障碍或生殖道畸形造成的性交障碍。

（4）排卵障碍：如多囊卵巢综合症、子宫内膜异位症等经过单纯药物治疗仍然不受孕者。

（5）免疫性不孕：由于免疫性因素导致的不孕。

（6）不明原因不孕：夫妇双方经过常规的不孕不育检查均未发现异常，或者以我们目前所掌握的相关医学知识无法检测或验证病因的不孕。

二、禁忌症

（1）女方双侧输卵管均不通畅。

（2）女方身体现状不宜妊娠或者妊娠后会导致原有疾患加重，甚至妊娠后会对女方严重威胁生命安全。

（3）夫妇双方中一方患有不宜生育的严重的遗传性疾病、躯体现患疾病或精神心理性疾病。

（3）夫妇双方中一方患有急性传染病、生殖泌尿系统的急性感染或性传播疾病。

（4）夫妇双方中一方近期曾接触致畸量的放射线或有毒物质，或者正在服用有致畸作用的药品、毒品等且处于作用期。

三、实施夫精人工授精需要具备的基本条件

1. 女方基本条件

（1）输卵管通畅：通过子宫输卵管碘油造影、妇科内镜下（宫腔镜和腹腔镜）输卵管检查、子宫输卵管通液术、超声介导下的输卵管显影术等检查方法，确诊单侧或双侧输卵管通畅。

（2）子宫形态：子宫发育正常或虽然伴有有异常但不影响人工授精术的实施，以及未来女方受孕后胎儿在宫腔内的正常生长发育。

（3）卵巢储备功能正常：女方通过接受自然周期或促排卵药物治疗周期的超声监测显示卵巢内有优势卵泡生长并能够正常排卵。

2.男方基本条件

能在体外收集到含有一定数量可用精子的精液。一般认为，射精排出的精液量$\geqslant 0.5$ mL，精子浓度$\geqslant 5 \times 10^6$/mL，经过实验室标准化处理后活动率$\geqslant 30\%$，精液的常规检查指标越接近正常，人工授精的成功率越高。

四、人工授精的步骤

（1）实施术前评估：医生需对夫妇双方进行全面的评估，包括双方孕育史、既往史、个人史等，同时还需进行相应的体格检查。通过术前评估明确适应症，排除禁忌症。

（2）告知患者诊疗流程，并同夫妇双方签署人工授精术的相关知情同意书（含夫精人工授精知情同意书、多胎妊娠减胎知情同意书、随访知情同意书等），内容涉及人工授精术指征、术后并发症、妊娠率、子代随访和子代安全以及治疗费用等。

（3）排卵方案的制定、选择与实施。包括自然周期和促排卵周期。自然周期多适用于女方月经规律、排卵正常。促排卵周期可以提高不孕症的治疗效果，适用于有排卵障碍的患者，如多囊卵巢综合征。常用的促排卵方案有：克罗米芬或来曲唑加促性腺激素方案。

（4）监测卵泡生长和子宫内膜发育情况。超声检查既可以准确又直观地监测卵泡的大小，也可以判断子宫内膜随卵泡生长而变化的情况。自然周期选择在优势卵泡发育前启动监测，促排卵周期选择月经周期第二到四天启动监测。

（5）预测排卵时间，选择合适的人工授精时机。通常在排卵前 48 h 至排卵后 12 h 内实施人工授精技术可以提高成功率。临床医师根据患者既往月经周期、超声显示卵巢内有优势卵泡（通常卵泡直径发育至 $16 \sim 18$ mm）、LH 升高、人工注射 hCG 等方法预测排卵时间。

（6）人工授精当日男方精液的获取和处理。确认患者身份信息后，发放无菌取精杯，并给予清晰的取精前宣教，指导男方正确留取完整的精液标本。实验室根据当日精液参数选择适当的精液处理方法制备精子悬液。

（7）实施夫精人工授精术。包括宫腔内人工授精术、阴道内人工授精术、宫颈内人工授精术。宫腔内人工授精术：患者采用膀胱截石位，将实验室制备的精子悬液，通过 1 mL 注射器连接人工授精管缓慢注入宫腔内。

（8）夫精人工授精术后黄体支持。黄体支持的方法有口服黄体酮胶囊、肌肉注射黄体酮注射液或经阴道使用黄体酮凝胶。

（9）夫精人工授精术后妊娠确认及随访。接受夫精人工授精术后的第 $14 \sim 16$ d 检查尿 HCG 和血 β-HCG，确认是否妊娠。术后 4 周超声确认是否临床妊娠，随访记录患者围妊娠期情况，并进行健康宣教。

五、护理评估

在对不孕不育夫妇进行护理评估时，应将夫妇双方作为一个整体实施综合性、全面性的评估，包括夫妇双方婚姻史、生育史、身体评估、心理社会评估、诊断性检查等。

（一）病史

1. 女方评估

（1）婚姻史：婚龄，健康状况，夫妇是否两地分居，有无性生活困难或性功能障碍等。

（2）生育史：婚后采用何种避孕方法及其持续时间，妊娠史、流产史、分娩史及有无不良孕产史、过往是否有宫腔操作史等。

（3）月经史：包括初潮年龄、月经周期、月经期持续天数、月经血量、有无痛经史等。

（4）既往史：有无性传播疾病史，生殖器官炎症如盆腔炎、宫颈炎、阴道炎、盆腔结核史及肝脏或肾脏疾病史、生殖内分泌疾病史等其他慢性疾病。

（5）个人史：了解患者的职业、不良环境接触史、有无烟酒嗜好及吸毒史、有无多个性伴侣等。

（6）家族史：有无家族遗传性疾病以及相似病史。

（7）用药史：是否使用对生殖功能有影响的精神类药物、免疫抑制剂、抗肿瘤药物等。

2. 男方评估

（1）婚育史：了解婚姻史，与女性生育史，采用的节育方式、不育年限。了解夫妻性生活史，包括对合并有男性性功能障碍的患者采用国际勃起功能指数（IIEF）进行评价。

（2）生育力检查及治疗史：询问已进行的不育相关检查和治疗情况。

（3）既往史：收集与生育相关的疾病史。包括生长发育史（喉结和阴毛出现时间、首次遗精时间、隐睾）、过去疾病史（腮腺炎、泌尿生殖道感染、性传播疾病、糖尿病、结核病病史、新冠病毒感染史）、手术外伤史（睾丸外伤和扭转、输精管结扎术、睾丸下降固定术、疝气修补术、腹膜后手术、结肠手术等）。

（4）用药史：很多药物会影响男性生育力，如降压药、精神类药物、抗癫痫药物、抗肿瘤药物等。

（5）个人史和职业史：不良生活习惯（吸烟、酗酒）、个人爱好（桑拿浴、穿紧身裤）、高温职业（厨师、焊工等）。处于不良环境中，接触化学制剂、放射线、有毒有害物质等。

（6）家族遗传史：了解有无影响生育的家族性遗传疾病。

（二）精神、心理和社会支持状况

生育力对于夫妇双方来说，不仅关系家庭结构稳定，还涉及家庭传承和相应的社会角色。对于大多数不孕症夫妇而言，夫妇同居，性生活正常，未采取避孕措施未孕一年以上，才能确诊不孕不育症，一旦确诊不孕不育症容易造成夫妇双方自信心和自尊心受损，而且不孕不育夫妇在接受辅助生殖技术助孕过程中，治疗周期随女性月经周期开展，治疗过程随着未妊娠结局而不断延长，治疗结局的周期性等待，未妊娠结局的反复存在以及助孕治疗产生的经济负担，均可以给夫妇双方带来精神压力、心理负担，从而导致其产生焦虑、抑郁等负性情绪，这些负性情绪可以直接或间接影响该夫妇的助孕治疗结局，从而形成恶性循环。

不孕不育夫妇是一群特殊群体，拥有健康体魄却不能孕育子代而产生耻辱感、愧疚感，但是复杂的家庭社会角色使其内心又迫切渴望来自家庭和社会的支持。社会支持可以帮助不能生育夫妇从家庭、朋友、同事及社会等多层面获得有效资源，缓解个人心理压力、促进他们利用多途径解决家庭生育难题。享受国家医保政策，在国家批准的辅助生殖助孕机构接受正规助孕治疗是他们能够得到的社会支持系统中的重要组成部分。生殖中心的工作人员应用沟通技巧，鼓励患者准确表达主观情绪体验在患者助孕结局中起到积极的促进作用。

(三)诊断检查

1.女方检查

(1)体格检查:包括测量身高、体重、血压、计算体重指数(BMI),了解毛发分布、乳房发育等第二性征发育状况,妇科检查了解内外生殖器官的发育情况、有无畸形以及病变情况。

(2)孕前检查:白带常规、衣原体、支原体、淋球菌、优生八项检查,阴道细胞学检查(TCT)等。

(3)卵巢功能检查:包括基础体温测定、宫颈黏液检查、阴道细胞学检查、B超监测卵泡发育、内膜生长及排卵情况、诊断性刮宫或子宫内膜活组织检查、女性激素测定、抗缪勒氏激素(anti-mullerian hormone,AMH)测定等。

(4)输卵管功能检查:包括输卵管通液检查、子宫输卵管碘油造影、四维超声输卵管造影等。

(5)腹腔镜检查:可直接观察子宫、输卵管、卵巢及盆腔有无病变或粘连;并可结合输卵管通液术,在液体内加亚甲蓝,直视确定输卵管是否通畅;也可用于分离盆腔、输卵管周围粘连、行子宫内膜异位结节电凝术,必要时在病变处取活检。

(6)宫腔镜检查:可发现宫腔是否有粘连息肉、畸形、黏膜下肌瘤等,并实施手术处置。

(7)外周血染色体检查:对原发性闭经、性发育异常、反复性流产、既往缺陷儿出生史、子宫畸形等患者,可进一步做染色体检查。

(8)免疫学检查:进行性交后试验、宫颈黏液抗精子抗体、抗甲状腺抗体、抗心磷脂抗体等测定,以排除免疫因素引起的不孕。

2.男方检查

(1)体格检查:包括测量身高、体重、营养评估、体型体毛分布等,重点检查第二性征的发育情况、外生殖器有无畸形以及病变情况。

(2)精液检查:包括精液常规检查、精子形态学检查、精浆生化、精子凝集及抗精子抗体检查等。

(3)精子功能试验:包括精子穿透试验、顶体反应和顶体酶活性测定、精子碎片率检测等。

(4)内分泌检查:主要是血清 FSH、T、LH、PRL 和总睾酮浓度测定,以排除下丘脑-垂体-睾丸轴的内分泌异常导致的不育。

(5)外周血染色体检查:对先天性生殖系统发育异常、阻塞性或非阻塞性无精症、重度少弱畸精子症等因素引起的不育患者,均需进行染色体检查。

六、护理措施

(一)心理护理

不孕不育症夫妇由于持续存在不能生育子女的相关问题,患者承受着巨大的心理和社会压力。曼宁(Menning)曾将不孕症患者的心理反应描述为震惊、否认、愤怒、内疚、孤独、悲伤、解脱。因此在为接受人工授精助孕治疗的不孕不育夫妇进行护理时,应将综合评估上述心理反应,并实施有针对性的护理措施,保证从专业操作、沟通交流、咨询、教育和管理等方面为患者提供专业性、连续性和完整性的护理,提高患者满意度。

(1)首先要尊重患者,对患者的观点给予尊重和接纳,及时识别和满足患者需求,设身处地为患者着想。

（2）给予情感帮助，在患者受到挫折、承受巨大压力时，鼓励患者正确表达不良情绪，协助其树立信心。

（3）提供相对安静的诊疗环境，注重患者隐私的保护。

（4）提供专业的医疗信息支持，尽量使用通俗易懂的语言，解释复杂的治疗过程及步骤，详尽告知诊疗过程中技术的利与弊、风险、费用，保证患者知情，同时减轻患者的对治疗手段的畏惧感。

（5）有计划的对患者实施健康宣教，鼓励患者主动提问并动态评估患者知识掌握情况，有针对性地进行答疑解惑。帮助其走出医疗认知误区，树立诊疗信心。

（二）进入人工授精治疗周期前护理

1.女方检查指导

（1）进行人工授精治疗前，耐心指导女方完成系统的人工授精前检查。

（2）告知各种检测项目的注意事项，如基础窦卵泡数应在月经周期第 $2\sim5$ d 进行超声计数，尿常规、白带常规、衣原体、支原体、淋球菌等分泌物检查需要注意避开月经期，尿常规检查前应该清洗外阴，留取中段尿并及时送检等。

2.男方检查指导

（1）指导患者进行一般的体格检查、肝肾功能、传染性疾病相关的化验、检查。

（2）告知精液检查的时间、禁欲要求至少在 $2\sim7$ d 之内等，精液检查异常者至少需要检查两次，且两次检查时间应间隔 4 周以上 12 周以内以明确诊断。

3.治疗流程和风险告知

（1）详细告知夫妇双方夫精人工授精技术的流程、手术费用、妊娠率及可能发生的并发症等。

（2）协助医生，在患者充分知情后完成人工授精相关知情同意书的签署。

4.协助医生建立人工授精档案

（1）所有检查结果完善后，指导夫妇双方带齐身份证、结婚证、符合国家计划生育政策的相关证明原件来院建立人工授精档案。

（2）认真核验夫妇双方的身份证和结婚证原件并保留复印件存档。

（3）协助医生核对化验单是否齐全，如有缺漏检查，协助患者及时补充检查；针对异常检验结果，联系医师积极进行相应治疗。

（4）详细记录患者夫妇的家庭住址和手机号码等重要联络信息，以便及时跟进随访和健康宣教。

（5）与患者建立良好的护患关系，认真履行告知程序，耐心回答患者的提问，增强信任感。

（三）人工授精术前卵泡监测的护理

1.自然周期卵泡监测的护理

采取自然周期人工授精的患者应具备规则的、有排卵的月经周期。对于月经周期规律的患者，排卵一般发生在在下次月经来潮前第 14 d 左右，人工授精应选择在此时间段进行。因此，预测排卵时间是人工授精的关键，排卵时间可通过以下几种方法判定。

（1）月经周期：根据妇女的平均月经周期为 $28\sim30$ d，推算出排卵时间为月经来潮的第 $13\sim15$ d。由于只是粗略推算，故应结合其他判定方法来确定人工授精的时机。

（2）宫颈黏液评分：一般常用是 Billings 评分法，根据黏液量、拉丝度、结晶及宫口"瞳孔现象"的情况客观评价。当黏液量增加,变得光滑、透明、有弹性,最利于精子穿透,提示即将排卵。宫颈黏液评分简单有效,是临床常用的监测方法。护士应协助医生取宫颈黏液进行评分。

(3)基础体温监测:正常排卵妇女,基础体温呈现双相型曲线,排卵多发生在最低体温日向高温相转变时,体温升高可持续 12～14 d。由于受活动、药物等因素影响,且繁琐,目前较少使用。

指导患者进行基础体温测量时应注意以下事项:①睡前将体温计水银柱甩至 36 ℃以下,放于床边伸手可及的地方,次日清晨醒后,在无任何肢体活动的情况下(包括说话)立即将体温计放于舌下,闭口 5 min,每天尽量保持同一时间测量体温;②疾病及失眠、性生活等会影响体温,应在体温单上注明;③某些药物如激素类药物也会影响基础体温的变化,服用此类药物应及时告知医生;④上夜班的患者无法在清晨测体温时,可改在白天熟睡 4～6 h 后补测,并做好标注;⑤基础体温监测应以 2 个或 2 个以上周期连续监测为宜,以便分析排卵时间。

(4)尿黄体生成素(LH)峰的测定:排卵发生在尿 LH 峰出现后 12～24 h,临床上常应用测试板测定尿 LH 峰。教会患者使用 LH 测试板,可自行在家中测尿 LH 峰,此方法简单,并减少来院次数,为患者节省了时间及费用。如测出 LH 峰,提示即将发生排卵,患者应立即来院行 B 超检查及血清性激素测定,以确定人工授精的时机。

(5)超声监测:可动态监测卵泡生长发育和排卵情况,并可观察子宫内膜生长形态变化。遵医嘱指导患者月经周期的第 3～5 d 来院 B 超监测基础卵泡的数目及大小,阴道 B 超检查,嘱患者排空膀胱,以免膀胱过于膨隆影响卵泡的观察。根据医嘱指导患者按时回院行超声检查。

临床上常常几种方法共同使用预测排卵,以选择最佳的人工授精时机。以月经周期为 28 d 为例,自然周期人工授精通常在月经第 10 d 开始定期 B 超监测卵泡发育,监测过程中应协助医生记录卵泡大小和子宫内膜厚度及取宫颈黏液进行评分。在决定人工授精日后,应详细告知患者来院行人工授精的时间、注意事项等,给患者解答疑问时,尽量使用简单、通俗的语言,使患者易懂、易接受,更好地配合治疗。

2.促排卵周期卵泡监测的护理

(1)应帮助患者了解用药目的、药物剂量、适应证、禁忌证及用药时可能出现的不良反应等。

(2)嘱患者严格按照医嘱剂量服用,严禁自行增减药量。

(3)注射促排卵药物应严格无菌操作,保证剂量完全准确,注意更换注射部位,防止注射部位感染、红肿、影响药液吸收,必要时需要先患者示范如何自己注射药物,告知患者药物保存条件。

(4)遵医嘱指导患者按时 B 超监测卵泡发育。当主导卵泡直径达 12 mm 时,应叮嘱患者丈夫排精一次;主导卵泡直径达 14 mm 时,嘱患者每天留尿监测 LH 水平以判断 LH 峰预测排卵时间。必要时抽血查 E_2 和 LH 水平。当主导卵泡直径达 18～20 mm 时,根据医嘱准时注射 hCG 5 000 U～10 000 U,或艾泽 250 μg。叮嘱患者 12～36 h 后回院行人工授精一次或两次。

(四)人工授精术的护理

1.术前准备

(1)环境准备:手术必须在人工授精室进行,环境符合国家卫生健康委员会医疗场所Ⅱ类标准,室内保持清洁干燥。

(2)物品准备:妇科窥阴器、1 mL 注射器、人工授精导管、无菌生理盐水、灭菌无粉手套、人工授精包(包内物品:弯盘 1 个、小量杯 1 个、卵圆钳 2 把、纱布 4～5 块、洞巾 1 条、腿套 1 对)。

(3)女方准备:①查对患者身份;②向患者介绍人工授精手术的方法、过程以及可能出现的不适,以减轻患者紧张情绪和心理压力。

(4)男方准备:嘱男方取精当日晨在家清洁外生殖器。①查验核对男方身份信息,确认无误后发放无菌取精杯。②嘱其在取精杯上规范书写夫妇双方姓名以及存档档案标号,并现场确认核对无误;为避免污染,杯盖只能在取精前打开,取精在紧邻精液处理室的取精室进行。③取精前应排空膀胱,清洁双手和外生殖器并擦干,通过手淫方式取精液,将全部精液收集到杯内。④取精后,手应避免触摸杯子的内面,盖好杯盖,经传递窗口交给人工授精实验室工作人员,经再次核对身份证和结婚证后,滴精液采集卡,签字确认后方可离开取精室。⑤取精困难:通过手淫方法不能取出精液者,取精当天通过性交方式将精液收集于取精杯内或专用无毒避孕套内。⑥逆行射精:向患者详细解释精液收集方法和过程,取得积极的配合,嘱男方于人工授精术前一晚将 4 g $NaHCO_3$ 放入约 2 000 mL 水中,混匀后服下;手术日取精前 1 h 再饮含 4 g $NaHCO_3$ 的水 1 000～2 000 mL;射精前排尿;射精后将尿液排入含有 5% 血清的 HEPES-HTF 液的容器内;逆行射出的精子必须立即进行检查和处理。

2.术中护理

(1)患者排空膀胱,取膀胱截石位,适当调整腿架角度,使患者舒适。

(2)四方安全核查:①通知人工授精实验室技术员将已处理好的精液样本放入传递窗,护士与其核对后取出;②与患者核对,让患者确认其姓名与精液样本上的姓名一致;③与医生核对患者姓名及精液样本上的夫妇双方的姓名是否一致。

(3)确认后协助医生将处理后的精液吸入连接 1 mL 注射器的人工授精管内。

(4)配合医生实施人工授精术。用窥阴器暴露宫颈,轻轻拭去阴道分泌物,把人工授精管送入宫腔内,通过 1 mL 注射器把精液缓慢注入宫腔内,然后将人工授精管缓慢退出。

(5)心理护理:患者在人工授精术中进管时可感觉有轻度不适和疼痛,一般可以耐受。推注精液时避免用力过大、速度过快,防止子宫产生痉挛性收缩而引起腹痛。在术中可向患者解释操作步骤,也可讨论一些轻松话题,转移注意力,缓解紧张情绪,有助于患者配合操作,对于高度紧张的患者可指导做深呼吸,达到放松的目的。

3.术后护理

(1)术后放松休息 30 min,无不适即可离院。

(2)注意观察患者有无出现阴道出血、腹痛等情况。

(3)遵医嘱给予口服或肌内注射黄体支持类药物,详细告知药物名称、用药时间、用法、剂量及用药注意事项等。

(4)叮嘱夫妻双方于次日再次复诊,女方行 B 超监测,根据排卵情况决定是否需要行第二次人工授精。

(5)告知人工授精可能发生的并发症,如卵巢过度刺激综合征、出血、异位妊娠、流产、盆腔感染等,嘱患者一旦出现尿量减少、腹胀、腹痛、发热等症状,则立即来院复诊,做到早预防、早发现、早诊断、早治疗。

(6)术后 14～16 d 检测尿 hCG 和血 hCG;阳性者术后 4～5 周行 B 超检查确认着床孕囊

数目及胚胎发育情况。三胎及及以上多胎妊娠者及时行减胎术。阴性者会自然月经来潮,可继续准备第二个周期人工授精。

(7)健康教育:①嘱患者离院后保持良好心境,放松心情,正常起居饮食,活动、工作如常;②注意保持良好的个人卫生习惯,保证充足睡眠;③避免剧烈运动,促排卵患者卵巢增大,剧烈活动易出现卵巢扭转,如有腹痛或阴道出血需及时就诊。

(五)随访

(1)人工授精术后 14 d,通过化验尿 hCG 或血 hCG 确定是否妊娠。

(2)如未妊娠,停用黄体支持类药物,护士应给予同情和理解,帮助夫妇双方接受现实,顺利度过悲伤期,等待月经来潮后再次复诊,决定下一次治疗方案。

(3)妊娠者遵医嘱继续给予黄体支持等保胎治疗;术后 4～5 周来院行 B 超检查,确定孕囊位置及个数,及早发现异位妊娠、宫内宫外同时妊娠和多胎妊娠等情况;妊娠期间出现腹痛、阴道出血者应及时来院复诊。

(4)妊娠 11～13 周,建议进行早期畸形筛查,并嘱患者就诊产科建立围产手册,开始定期产检。对子代发生遗传病高危倾向孕妇,应进行产前遗传病筛查。及时追踪妊娠结局,包括分娩方式,新生儿性别、体重、健康情况等,并将随访结果记录于病案中。

七、护理评价

(1)患者夫妇主动参与整个治疗周期。

(2)患者夫妇能坦然面对治疗结果。

(3)了解随访的重要性,并能积极配合随访全过程。

(郭静芳)

第二节　供精人工授精

一、适应症

(1)不可逆的无精子症、严重的少精子症、弱精子症和畸型精子症。

(2)输精管复通失败。

(3)射精障碍。

(4)男方和或家族有不宜生育的严重遗传性疾病。

(5)严重母儿血型不合,经治疗后不能得到存活新生儿。

对于以上适应证中的第 1、2、3 条,除不可逆的无精子症外,其他需行供精人工授精(AID)技术的患者,医务人员必须向其交代清楚:通过卵胞浆内单精子显微注射(ICSI)技术也可能使其有自己血亲关系的后代;如果患者本人仍坚持放弃上述技术助孕的权益,则必须与其签署知情同意书后,方可采用供精人工授精技术助孕。

二、禁忌症

(1)女方患有不宜妊娠的严重的遗传、躯体疾病或精神疾患。

（2）女方患有生殖泌尿系统急性感染或性传播疾病。

（3）女方近期接触致畸量的放射线、有毒物质、或服用有致畸作用的药品、毒品等并处于作用期。

三、AID 的管理

（一）AID 精液的来源及管理

在我国 AID 所用精液必须来源于中华人民共和国国家卫生健康委员会（原卫生部）批准的人类精子库；人类精子库的精液来源于社会募集的供精者无偿捐献的精液。

1. 精子库的管理

（1）必须遵守我国原卫生部公布的《人类精子库基本标准和技术规范》《人类辅助生殖技术和人类精子库伦理原则》。

（2）必须严格遵守互盲的"三盲"原则：即供者与受者互盲；供者与实施供精人工授精医务人员互盲；供者与后代互盲。

（3）可根据不孕夫妇的要求，按照男方血型与供精者血型相同、体貌相似的原则进行供精。

（4）人类精子库必须建立完善的监控机制，以确保每位供精者的精液最多只能使 5 位妇女受孕，以避免 AID 出生的后代近亲结婚的可能。

（5）人类精子库必须建立中央信息库，确保每位供精者只能在一处供精，防止出现一位供精者在多处供精的现象，以最大限度地减少后代近亲结婚的可能。

2. 供精者的管理

（1）供精者的筛选条件：①年龄应在 22～45 周岁之间的中国健康男性；②根据既往史和常规体格检查，供精者的一般健康状况良好，无任何系统性疾病史及遗传病和家族性疾病史；③精液参数符合现行精液执行标准，质量良好；④实验室检查排除传播性疾病和其他传染病和染色体核型异常。

（2）不得采集有下列情况之一的人员的精液：①有遗传病家族史或者患遗传性疾病；②精神病患者；③传染病患者或病源携带者；④长期接触放射线或有害物质者；⑤精液检查不合格者；⑥其他严重器质性疾病患者。

（3）管理措施：①所有供精者在签署知情同意书后，均要进行初步筛查，初筛符合条件后，还须接受进一步的检查，达到健康检查标准后，方可供精；②在我国规定供精者必须是中国公民，并能够提供真实、有效的个人身份信息，保证只在一处精子库供精；③供精者的募集采取社会能够接受、文明的形式和方法；④捐献精液是无偿的，但是捐精者可以获得一定的误工补贴。

（二）供精冷冻精液的管理

（1）精液冻存 6 个月后，需要再次对供精者进行 HIV 检测，检测合格后方可使用该份冷冻精液。

（2）实施 AID 医疗单位向人类精子库提出申请获批后方可取回冷冻精液标本。

（3）专人负责精液标本的运输，运输前与精子库仔细核对精源编号、数量、血型、检验报告等，办理好签收手续。

（三）供精的伦理管理

（1）严格遵守原卫生部下发的《人类辅助生殖技术和人类精子库伦理原则》。

（2）供精者与 AID 夫妇双方都要完全知情，遵从自愿、互盲、保密的原则，特别是实施供精人工授精前夫妇双方必须慎重考虑、充分咨询,知情同意,保证用精夫妇及其后代的权利、义务,从而防止之后可能发生的抚养及赡养纠纷。

(3)禁止以营利为目的的捐献精液行为,捐献精液是自愿无偿的人道主义行为,精子库可向供者给予必要的误工、交通和其所承担的医疗风险补偿;禁止买卖精子,精子库的精子不得作为商品进行市场交易。

(4)为尽可能地避免 AID 出生子代近亲结婚的可能,一名供精者最多只能使 5 名妇女妊娠。

(5)必须建立供精使用的管理体系,将供精者的编号、体貌特征、民族、遗传史、兴趣爱好等永久保存,以便为 AID 出生后代提供婚姻咨询。

(四)供精的随访管理

(1)原卫生部下发的《人类辅助生殖技术和人类精子库伦理原则》和《人类精子库技术规范》规定 AID 随访率必须达到 100%。

(2)AID 治疗完成后严格按要求对患者进行随访,并在 2 个月内将随访结果反馈到精子库。

(3)接受 AID 治疗的患者,一旦确定妊娠,应定期随访,直至成功分娩,并及时将分娩结果反馈到精子库。

四、AID 的步骤

(1)做好护理评估,协助医生严格执行供精人工授精的指征。

(2)患者夫妇经慎重考虑、充分咨询,知情同意,自愿签署供精人工授精知情同意书、多胎减胎知情同意书及供精助孕随访知情同意书等。

(3)人类精子库供精冷冻精液的申请。

(4)自然周期或药物诱导排卵。

(5)排卵监测及内膜监测。

(6)选择合适的人工授精时机。

(7)供精精液标本的解冻、复苏和处理。

(8)实施人工授精术。

(9)术后黄体支持。

(10)妊娠确认和随访。

(11)随访结果定期反馈到人类精子库。

五、护理评估

护理评估的内容与夫精人工授精患者的护理评估相同,但由于 AID 的特殊性,更应关注其心理反应。男性患者视不育为自己无能,并为此而自卑,怀疑自己的男子气概,对妻子产生强烈的愧疚感。其配偶为了维护家庭的稳定和夫妻感情,既要劝导和安慰丈夫,又担心被别人讥笑和轻视,因而尽量减少社交活动,自己内心的失望和痛苦不敢向亲戚朋友倾诉,使其在人际关系中处于一种与周围社会相对隔绝的孤立状态。AID 技术出生的子代与男方并无血缘关系,也会引发一系列社会伦理问题,因此在进行 AID 前应评估夫妇双方特别男方心理状态、了解双方的情绪变化、有无充分思想准备等。

六、护理措施

1. 心理护理

接受供精人工授精的夫妇面临特殊的亲子关系,妊娠后出生的孩子在遗传学上具有母亲的特征及供精男子的遗传特征,客观上造成了孩子有两位父亲,一位是养育孩子的社会学父亲,一位是提供一半遗传物质、具有血缘关系的生物学父亲,由此使传统的道德观受到冲击,夫妇双方表现出十分矛盾的心理。治疗过程中护理人员应建立良好的护患关系,及时给予心理疏导,尊重患者,鼓励其表达内心感受、正确宣泄不良情绪,尽可能地释放心理压力,特别是鼓励丈夫参与整个治疗过程,给予妻子情感支持。医护人员应严格遵守保密原则,增加患者信任感、安全感,解除思想顾虑,减轻心理压力。

2. 进入人工授精治疗周期前护理

(1)AID 夫妇的指导:对准备接受 AID 治疗的夫妇,必须与其进行严肃认真的谈话,以便明确夫妇双方是否自愿要求采取 AID 助孕,对夫妇任何一方都不能劝诱勉强。对于男方严重少、弱精症、逆行射精、阻塞性无精症,可通过卵胞浆内单精子显微注射(ICSI)技术能使其有自己血亲后代,男方性功能障碍者也可以通过 AIH 或 IVF 技术拥有自己血亲后代,只有患者本人清晰了解这些信息后仍坚持放弃上述技术助孕的权益,且夫妇双方充分知情自愿的情况下签署知情同意书,才能为其预约进行 AID 治疗。

(2)术前检查指导:除指导完成人工授精术前常规化验、检查外,男方需进行 ABO 血型及 Rh 血型检测。

(3)术前健康教育:①由于患者对人类精子库缺乏了解,所以 AID 夫妇会担心精液的来源和质量。对此,医务人员可介绍我国精子库的管理规范,精子库严格遵循供精者筛查程序及健康标准,对供精者进行严格的医学和遗传学筛查,并建立完整的资料库,以保证捐献精液来源安全、可靠,确保精液的质量,消除夫妇双方顾虑。②告知我国精子库的伦理原则,包括保密原则,互盲原则等,医务人员会严格遵循上述原则,减轻夫妇双方的担忧。③详细告知配合随访的意义及重要性,以便向子代提供婚姻咨询,避免近亲婚配。④夫妇双方必须明确通过供精出生孩子的权利和义务,即享有抚养权、受教育权、继承权同时需要履行对父母的赡养义务,AID夫妇对孩子同样承担伦理、道德和法律上的权利和义务。

3. AID 术前卵泡监测的护理

请参考夫精人工授精术前卵泡监测的护理。

4. 供精人工授精术的护理

(1)术前准备。①女方准备:同夫精人工授精;②男方准备:查对证件及血型后,医务人员指导患者夫妇根据男方血型及体貌特征选择供者精液并签署相关文件;③通知实验室进行供精冷冻精液的复苏解冻,确保冻存管上的信息(血型、编号等)与受者登记表的记录相符。

(2)术中护理:①确认人工授精实验室工作人员已将供精冷冻精液解冻复苏完成且复苏后达到原卫生部辅助生殖技术的相关条例中规定用于供精人工授精的精子复苏后的标准;②女方取膀胱截石位,体位舒适,用无菌生理盐水棉球或纱布清洗外阴及阴道,窥阴器扩开阴道,暴露宫颈,用长棉签擦去宫颈分泌物及阴道内残留生理盐水,注意动作轻柔,避免出血及引起宫缩;③与实验室工作人员核对精液样本,确保信息无误后取出,再次与医生及患者共同确认精液样本的编号、血型等信息后协助医生抽吸精液,缓慢注入宫腔内,注意无菌操作,避免感染;

④在患者病历中记录参与此过程的所有人员姓名;⑤整个过程认真执行查对制度、杜绝出错。

(3)术后护理。①心理护理:术后2周内,患者处于一个等待妊娠的阶段。在此阶段,一方面患者期望自己能成功妊娠,害怕月经来潮,另一方面因供精人工授精使用了"他人"的精子,其所生子女的遗传学上虽是患者母亲,但遗传学上父亲却是供精男子,担心以后夫妻感情一旦出现问题,可能影响男方对子女的抚养,导致心理波动和情绪不稳定;护理人员应耐心对患者进行心理辅导,缓解其紧张、害怕的情绪,并嘱丈夫给予妻子关心和照顾,以解除妻子的思想顾虑。②参照夫精人工授精。

5.随访

(1)原卫生部辅助生殖技术管理规范要求供精人工授精随访率必须达到100%,同一供精者最多只能使5名妇女受孕,供精人工授精患者的随访工作非常重要。

(2)护理人员应认真履行告知和宣教义务,使患者夫妇充分认识到随访的重要性和必要性,使其主动配合随访工作。①充分告知供精随访的意义在于记录子代出生情况,提供婚姻咨询的排查依据,防止子代近亲婚配;特别要告知已妊娠的患者,如更换联系电话、地址必须及时向生殖中心反馈。②医务人员应严格遵守保密原则,向精子库反馈的随访信息里应只包含受精者编号、人工授精日期及结果,不包含 AID 夫妇以及所生子女的个人身份和社会资料。③其余随访内容及时间同夫精人工授精。

(郭静芳)

第三节　体外受精-胚胎移植技术

体外受精-胚胎移植技术(in vitro fertilization and embryo transfer,IVF-ET),俗称试管婴儿,是指从妇女卵巢内取出卵子,与精子在体外受精形成胚胎,再移植到子宫腔内,着床发育成胎儿的全过程。随着体外受精胚胎移植技术在世界范围的迅速发展和广泛应用,相继衍生出一系列相关的辅助生殖技术,包括卵胞质内单精子注射(intracytoplasmic sperm injection,ICSI)、胚胎植入前遗传学诊断(PGD)等技术。

IVF-ET 技术发展至今,经历了开腹取卵、腹腔镜下取卵以及 B 超引导下经阴道取卵等阶段。因开腹和腹腔镜下取卵过程中患者需要承受极大痛苦,1986 年 Feitctinger 及 Kemeter 在阴道超声引导下经阴道穿刺取卵获得成功,此方法超声探头靠近卵巢,能够清晰地显示卵泡情况,其特点是创伤小、操作简便、可重复性强,目前已成为取卵的首选方法。IVF-ET 过程包括控制性卵巢刺激、取卵、体外受精和胚胎移植四个步骤。熟悉 IVF-ET 治疗流程对于实施优质的护理程序是至关重要的。

一、体外受精-胎胚移植

(一)适应症

(1)女方各种因素导致的配子运输障碍:如双侧输卵管阻塞、输卵管缺如、严重盆腔粘连或输卵管手术史等输卵管功能丧失者。

(2)排卵障碍:顽固性排卵障碍经反复常规治疗,如反复诱发排卵或控制性超排卵,或结合宫腔内人工授精技术治疗后仍未获妊娠者。

（3）子宫内膜异位症导致不孕,经常规药物或手术治疗仍未获妊娠者。

（4）男方少、弱、畸精子症或复合因素的男性不育,经宫腔内人工授精技术治疗仍未获妊娠,或具有严重男方因素不适宜实施宫腔内人工授精者。

（5）免疫性不孕与不明原因不孕,反复经宫腔内人工授精或其他常规治疗仍未获妊娠者。

（二）禁忌症

（1）男女任何一方患有严重的精神疾患、泌尿生殖系统急性感染、性传播疾病。

（2）患有《母婴保护法》规定的不宜生育且目前无法进行产前诊断或胚胎植入前遗传学诊断的遗传性疾病。

（3）任何一方具有吸毒等严重不良嗜好。

（4）任何一方接触致畸量的射线、毒物、药物并处于作用期。

（5）女方子宫不具备妊娠功能或严重躯体疾病不能承受妊娠。

（三）IVF-ET 治疗流程

（1）完善各项术前检查。

（2）告知患者就诊流程、并发症、成功率和随访要求,签署 IVF-ET 相关知情同意书,协助医生完善患者病史记录。

（3）制订临床诊疗方案。

（4）监测卵泡生长和子宫内膜发育情况。

（5）选择合适的取卵时机。

（6）精液标本的收集和处理。

（7）卵子的收集。

（8）体外受精。

（9）胚胎移植。

（10）术后黄体支持。

（11）妊娠确认和随访。

二、体外受精-胎胚移植技术护理

（一）护理评估

1. 健康史

询问健康史应对男女双方从家庭、社会、性生殖等方面全面评估现病史和既往史。

女方健康史询问包括年龄、生长发育史、青春发育史、生育史、同居时间、性生活情况、避孕状况、家族史、手术史、其他病史及既往史。重点是月经史(初潮、经期、周期、经量、有无痛经等)、性生活史、生殖器官炎症史(盆腔炎、宫颈炎、阴道炎)及慢性疾病史。对继发不孕,应了解以往流产或分娩情况等。男方健康史中包括询问既往有无影响生育的疾病史、外伤史、手术史。如有生殖器感染史,包括睾丸炎、腮腺炎、前列腺炎、结核病等,手术史包括疝修补术、输精管切除术等病史。

了解个人生活习惯、嗜好以及工作、生活环境,详细询问婚育史、性生活情况,有无性交困难等。双方的相关资料包括婚龄、婚育史、是否两地分居、性生活情况(性交频率、避孕措施、有无性交困难)、烟酒嗜好以及既往不孕的诊治病史等。

2.心理社会评估

不孕症患者由于不能生育,常常承受着来自自身、家庭、社会等各方面的压力,易产生负性情绪。不孕症治疗也会令其工作和生活受到影响。在控制性超促排卵、取卵术、胚胎移植术过程中,患者因治疗周期长、注射部位疼痛以及可能出现不可预期的不适时,而导致焦虑、抑郁、丧失自信和希望等表现;有些患者由于对 IVF-ET 治疗相关知识缺乏足够了解,还会出现紧张、恐惧等心理反应,因此医护人员及时有效的心理支持和心理干预在治疗过程中将起到极为重要的作用。同时患者的家庭成员及亲友提供足够的心理社会支持,也会为患者带来较大帮助。

3.相关检查

夫妇双方应进行全身检查,明确患者行 IVF-ET 治疗的原因,完成相关的常规检查、不孕症专科检查等,排除不孕症患者存在不能耐受控制性超促排卵以及妊娠的疾病等。

(1)常规检查:接受 IVF-ET 前,女方需进行血常规、尿常规、肝肾功能、TORCH(包括弓形虫抗体,风疹病毒抗体,巨细胞病毒抗体,单纯疱疹病毒 I、II 型抗体)、子宫颈涂片、心电图等检查;男方根据病史及自身情况,行肝肾功能等检查。不孕的夫妻双方还应常规接受 ABO 血型及 Rh 血型抗体的测定以及各种肝炎病毒抗原抗体、梅毒抗体、艾滋病抗体等检查。

(2)专科检查分为以下内容。

女方检查。①妇科检查:妇科检查目的主要是评估女性生殖系统的近况,外阴、阴道是否有急性炎症、肿块、纵横隔等;宫颈是否有糜烂、肿物等异常;双合诊检查子宫及双附件位置、大小及生殖器官周围情况,是否存在畸形、异常增大等。②B 超检查:在妇科检查的基础上,对准备进入试管婴儿周期的患者必须进行常规阴道 B 超检查。其目的是了解子宫的位置形态、子宫内膜情况,是否存在子宫畸形、子宫肌瘤,宫腔内是否存在异常积液或回声等;注意双侧卵巢的大小,基础卵泡数目,评估卵巢储备能力。③生殖内分泌检查:通过基础内分泌激素测定,了解卵巢储备功能及内分泌状态,为 IVF-ET 超促排卵中选择方案做准备。通常在月经周期的第 2~5 天采血检查 FSH、LH、E_2、T、PRL。血清基础 FSH 水平、FSH/LH 比值及 E_2 水平等升高表明卵巢储备能力降低,血清基础 FSH/LH、T 及 PRL 值对诊断多囊卵巢综合征及闭经泌乳综合征具有一定意义。必要时测定甲状腺、肾上腺皮质功能及其他内分泌水平。④抗缪勒管激素检查:AMH 对卵巢低反应、卵巢过度刺激综合征的预测价值与窦卵泡数(AFC)相似,是唯一既能在卵泡期又能在黄体期进行测定的卵巢储备标志物。

男方检查。①精液常规检查:在行 IVF-ET 治疗前男方一般需行两次精液常规检查,以了解精子密度、数量、形态等,通常要求患者禁欲 2~7 d,留取精液标本时务必使其全部收集至取精器皿中;②生殖内分泌检查:多次精液常规检查均提示为少精、弱精或畸形精子比率高,需要进行男性内分泌功能检查,包括血清 FSH、LH、E_2、T、PRL 测定等;③附睾或睾丸活检术:对于已经诊断为无精症和不射精的患者可行附睾或睾丸穿刺活检,如提示有生精功能则可建议行卵细胞浆内单精子注射(ICSI)治疗;④精子功能以及其他检查:包括精子穿透实验、精子顶体反应等,确定是否需行 ICSI 治疗。必要时可进行染色体检查及 Y 染色体微缺失分析。

与不孕症相关的其他检查:如反复流产的患者,还需进行染色体检查、免疫性检查、凝血功能检查等,以寻找流产原因。

(二)护理诊断/问题

(1)知识缺乏:与缺乏对不孕症、IVF-ET 相关知识的了解有关。

(2)焦虑与恐惧:与接受取卵术、胚胎移植术、担心最终能否成功妊娠有关。

(3)潜在并发症:感染、卵巢扭转、卵巢过度刺激综合征。

(三)预期目标

(1)患者能够了解不孕症、IVF-ET相关知识,掌握促排卵药物的用法及注意事项。

(2)患者情绪平稳、心理状态稳定,能配合阴道B超介导下穿刺取卵术、胚胎移植术术前各项检查和治疗,并能说出相关术中配合注意事项。

(3)患者术后无明显不适或出血。

(4)患者未发生卵巢扭转、感染、卵巢过度刺激综合征等并发症,或术后发生并发症时得到及时发现、治疗和护理。

(四)护理措施

1.进入体外受精、胚胎移植周期前的准备

(1)指导患者完成各项常规化验检查,对于化验结果存在问题者,应及时就诊。

(2)证件准备:进行IVF-ET治疗的夫妻双方应是合法夫妻,同时必须符合国家计划生育政策。需提供以下证件:①夫妻双方身份证;②结婚证;③符合国家计划生育政策的相关证明。以上证明均需查对原件后留存复印件。

(3)指导知情同意书的签署:协助医生向患者解释知情同意书的内容,充分告知患者IVF-ET治疗可能出现的并发症、成功率及相关风险等问题。

(4)协助医生为患者建立完整的IVF-ET病历。

2.控制性超促排卵期间护理

控制性超促排卵是指应用药物在可控的范围内诱发超生理状态的多个卵泡的发育成熟,是IVF-ET过程中的重要环节。护士应熟悉各种控制性超促排卵药物的作用及不良反应,了解各种控制性超促排卵方案及其应用,顺利完成患者的控制性超促排卵治疗。

(1)告知患者整个控制性超促排卵方案的时间安排,促排卵药物的作用、剂量、用法及药物的保存方法和使用注意事项。

(2)协助医生行阴道超声监测卵泡发育,并记录卵泡数目、大小等。

(3)每次B超监测后告知注意事项和下次复诊时间。

(4)卵泡直径大于14~15 mm时,提醒患者丈夫排精1次,避免由于长时间不排精影响取卵日精子的质量。需要检测尿LH的患者,教会其正确使用LH检测尿板,监测尿LH峰的出现。如果患者用药同时监测性激素(FSH、LH、E_2、P)水平,则无需进行尿LH检查。

(5)当主导卵泡直径达到18~20 mm时,遵医嘱测性激素水平,适时停用促排卵药物,改为晚上按时注射hCG,嘱患者必须准时准量用药,以免影响取卵效果。

(6)嘱患者注射hCG后34~36 h行取卵术,并告知相关注意事项。

(7)患者发生卵巢反应不良或反应过度时,及时采取心理护理措施,缓解患者不良情绪。

(8)健康教育:①按时按量正确使用药物,正确方法保存药物,按时回院复诊;②发生药物不良反应需及时告知医护人员;③指导均衡饮食,尽量避免感冒及腹泻等不适;④正常作息,避免熬夜;⑤避免剧烈运动如跑步、打球等;⑥不良情绪会影响人体内分泌系统,保持轻松愉悦心理状态,避免焦虑和恐惧心理;⑦告知患者不能涂抹香水、身体不能贴有异味的膏药等,避免气味在手术间弥散,影响手术室空气质量,取卵术当日请不要佩戴美瞳、涂抹口红和使用美甲,便于取卵术实施中,麻醉医师对患者实施生命体征的监护。

3.阴道 B 超介导下穿刺取卵术的术前护理

(1)物品准备:无菌器械包(弯盘 1 个,治疗碗 1 个,小烧杯 1 个,弯头卵圆钳 1 把,窥阴器 1 个),无菌敷料包(治疗巾 1 条、洞巾 1 条、腿套 2 只、探头布套 1 条、大棉签、棉球若干、胶管 1 条),16G 或 17G 取卵针、灭菌穿刺架、灭菌阴道 B 超探头套、专用无菌试管数个、无菌生理盐水、灭菌无粉手套、恒温试管架(温度调至 37 ℃,并用温度计测量)、负压吸引器(负压调至 120~140 mmHg)。

(2)患者准备。患者身份识别:查对患者身份证、结婚证的证件原件,有条件可核对指纹,佩戴腕带。女方准备:①术前测量生命体征;②心理护理:向患者讲解超声引导下经阴道取卵术的过程和配合,耐心解答患者疑问,消除患者顾虑,取得患者配合;③术前镇痛麻醉,及时建立静脉通道。男方准备:①确认身份后发给无菌取精杯,取精杯上标明夫妇双方姓名并确认无误;②男方取精日晨应在家清洁外生殖器,取精前排空膀胱,清洁双手和外生殖器并擦干,通过手淫方式留取精液,将全部精液标本收集到无菌取精杯内,如果未留取全部精液标本,须向工作人员及时说明,必要时再安排取精一次;③在取精室取精后,盖好杯盖,经传递窗口交给胚胎培养室工作人员,经再次核对,留取精液标本保存卡后签字确认,方可离开取精室。取精过程中应避免触碰取精杯内面,防止污染。

4.阴道 B 超介导下穿刺取卵术的术中护理

(1)指导患者排空膀胱,更换手术衣后协助患者取膀胱截石位。

(2)与患者及培养室人员核对夫妇姓名、年龄、腕带信息、周期数、助孕方式等相关内容。

(3)取卵前测量生命体征,术中行心电监护,密切观察生命体征的变化,定时观察患者静脉通路液体情况。

(4)用无菌生理盐水反复冲洗外阴和阴道,冲洗时注意转动窥阴器,且冲洗过程中要退出窥阴器,洗净窥阴器上的分泌物,再置入阴道继续冲洗直至流出的冲洗液清亮、无分泌物为止。也可以取卵术前用消毒液消毒外阴、阴道和宫颈,但必须用生理盐水把消毒液彻底冲洗干净,以免消毒液残留。

(5)把取卵针连接试管和负压吸引器,并检查抽吸系统连接是否紧密不漏气、负压吸引器(120~140 mmHg)及恒温试管架(37 ℃)是否正常。

(6)术中配合医生抽吸卵泡液,及时更换试管,避免卵泡液过满吸进负压吸引装置,把盛有卵泡液的试管及时传送至培养室。

(7)术中注意观察患者一般情况,非静脉麻醉者可向患者解释取卵进程,以缓解患者紧张情绪。

(8)术毕协助医生检查穿刺点和阴道,如穿刺点有出血,可阴道填塞纱布条按压止血,并嘱咐患者于术后 2~4 h 后取出;如仍有渗血,可继续压迫止血 24 h 后取出,并填写相关记录。填塞纱布和取出纱布数目必须一致,避免纱布遗留阴道。

(9)术后测量生命体征,如无异常,护送患者返回病房。

5.阴道 B 超介导下穿刺取卵术的术后护理

(1)取卵术后监测患者生命体征,注意腹痛、阴道出血、尿液颜色等情况。

(2)遵医嘱给予黄体支持。黄体支持的药物可分为肌内注射、阴道用药和口服用药等,护士应熟悉各种药物常用剂量、用法、不良反应及用药注意事项,做好用药指导。

(3)术后卧床休息 2~4 h,根据麻醉方式和手术过程及患者一般情况,通知离院时间。

(4)告知患者行胚胎移植术时间及相关注意事项。如无特殊情况,胚胎移植术通常在取卵术后第 3～5 d 进行。

(5)患者有卵巢过度刺激综合征(OHSS)倾向如获卵数多、卵巢增大明显、有腹腔积液征、E_2 水平＞5 000 mmol/L,或有不适合移植新鲜胚胎的因素如输卵管或宫腔积液、子宫内膜过薄/过厚、子宫内膜息肉或其他感染性疾病,需要取消新鲜胚胎移植,改为全部胚胎冷冻,应做好解释工作,消除患者顾虑。

(6)健康教育:①如出现头晕、头痛、腹痛且不断加重,应立即回中心就诊或急诊就诊;②按时、正确、足量、规范应用黄体支持药物;③禁止剧烈运动,避免急剧大幅度改变体位,预防卵巢扭转发生,如果发生急性腹痛,需及时联系主管医师急诊入院;④饮食指导:以高蛋白饮食为主,牛奶、豆浆、鸡蛋白、鱼虾(过敏者慎用)、瘦肉等摄入为主,避免过量摄入引起便秘;④术后禁止性生活及性刺激 2 周。

6.男方取精护理

请参考人工授精术的护理中术前准备。

7.胚胎移植术

胚胎移植术是将体外受精后形成的胚胎通过移植管送入子宫腔的技术。胚胎移植可直接经阴道把导管送入宫腔进行,俗称盲移,也可在超声指引下进行。

盲移存在操作过程的不可视性,医生必须具备丰富的临床经验。1985 年 Strickler 首先应用超声引导进行胚胎移植,并获得了成功,目前已普遍应用于临床。在腹部超声引导下进行胚胎移植,可以通过实时超声显像观察子宫位置、内膜形态和厚度、有无宫腔积液以及移植管通过宫颈内口、进入宫腔内的位置,可以避免损伤内膜引起子宫收缩,并有助于确保胚胎的正确放置,是目前常用的胚胎移植方法。精细的胚胎移植对体外受精-胚胎移植的成功至关重要。

8.胚胎移植术的术前护理

(1)心理支持:患者经历了超促排卵治疗、取卵手术,对最后的胚胎移植充满期待。患者在医生确认可以进行胚胎移植后既高兴,又担心即将进行的移植手术有无疼痛及是否顺利。因此,护士应告知患者胚胎移植手术需要的时间很短,操作无痛苦和不适,以消除患者恐惧心理,避免情绪紧张。

(2)胚胎情况的沟通:患者在等待胚胎移植过程中,迫切想知道自己胚胎的情况。临床医生或者胚胎实验室人员应在胚胎移植前与患者沟通,让患者充分了解卵子受精、胚胎发育情况、植入胚胎的数目及冷冻胚胎的数目等。手术室护士也应了解患者的胚胎情况,便于术后进行宣教指导。

(3)宣教指导:超声引导下进行胚胎移植的患者,嘱咐患者饮水充盈膀胱,自觉腹胀即可。非超声引导下移植则需要嘱咐患者在术前排空膀胱。

(4)物品准备:B 超仪、耦合剂、灭菌移植手术包、灭菌无粉手套、移植管、与移植管配套的移植内芯、生理盐水、冲洗用培养液(移植前一天下午放入 37 ℃孵箱预热)、Aliss 钳、宫腔探针、宫颈钳、卵圆钳,1 mL 注射器等。

(5)环境准备:开启层流设施及净化装置,调节室内温度及湿度,使其温度保持在 20℃～24 ℃,湿度保持在 50％～60％为宜。

(6)身份核查:核查患者身份的途径有多种,包括姓名、指纹、身份证、结婚证、腕带信息等。患者进入手术室前需要通过两种以上的方式查对身份。

9.胚胎移植术的术中护理

(1)协助患者取膀胱截石位,通知培养室准备移植。准备移植患者的病历,与医生及胚胎室人员共同查对患者信息,包括患者姓名、年龄、丈夫姓名以及患者得到的关于胚胎情况的信息等与病历记录是否相符。

(2)按无菌操作技术打开无菌移植包,在弯盘中倒入温热生理盐水,小量杯中倒入少许冲洗用培养液。待医生戴好手套后,用生理盐水冲洗双手。

(3)调节灯光,减弱光照强度,便于医生操作。

(4)协助医生进行手术。医生铺好无菌巾,将窥阴器轻柔置入阴道,充分暴露宫颈。用棉签或棉球擦去阴道、宫颈分泌物,如分泌物稠厚,以湿润的生理盐水棉球擦净,宫颈口及宫颈内管的分泌物则以细棉签蘸取生理盐水或冲洗用培养液擦净,避免黏液栓堵塞移植管。

(5)腹部 B 超引导下进行移植,将 B 超探头轻轻置于下腹部,移动探头调整位置,直至子宫位置、宫体与宫颈管角度、子宫内膜显示清楚,此时,把外导管交给医生进行宫腔置入,把内导管递交培养室装载胚胎,在递交内导管时再次与患者及培养室工作人员确认患者姓名。

医生根据 B 超显示的宫颈内口及宫腔的走向及其弯曲程度调整外导管的弯曲度,向宫腔送入胚胎移植导管的外套管。直至能清晰可见外套管在宫腔内的走向、进入的深度,固定好移植外导管位置后,护士或培养室人员将装载胚胎的内导管插入外导管内。在内导管进入前,需再次核对患者夫妇姓名、移植胚胎个数。确认无误后,把胚胎注入宫腔内。

(6)在 B 超引导下移植,如果患者膀胱尿液少或无尿液,B 超扫描未见子宫时,可以请患者饮水等待膀胱充盈后再进行移植或直接进行盲移;如果膀胱过度充盈将子宫压迫变形,则需指导患者适当排尿。

(7)在移植过程中,如置管不顺利,可加用移植管内芯,使移植导管变硬并可调节弯曲度,使导管容易插入。移植管反复多次不能进入时,医生可能会选择其他不同类型的移植管,特别困难时可能需要使用探针来确定宫颈管的走向及位置后再置管,护士要及时提供。

(8)移植胚胎时患者多会情绪紧张,可以播放轻音乐,使其放松情绪。当移植不顺利,反复置管困难会引起患者焦虑、紧张程度增加,从而引起盆腔肌肉收缩,进一步加重移植管进入的难度。这时候要对患者进行耐心的疏导,态度和蔼、亲切,言语轻柔,鼓励患者尽量放松,同时要注意观察患者反应,可以适时轻握患者的手或触摸患者的肢体,以示安慰和鼓励,转移其注意力,并让她们能感觉到身体的安抚,增加其安全感,松弛紧张情绪,配合医生完成移植手术。

(9)当胚胎移植完成后,需要等待培养室人员检查移植管,无胚胎残留后才能结束移植过程,如有胚胎残留,需再次移植。

10.胚胎移植术的术后护理

(1)移植结束后擦净患者腹部耦合剂,协助患者处于舒适的体位休息,并进行保暖遮盖。

(2)嘱患者有尿意可及时排空膀胱,避免膀胱过度充盈导致排尿困难。

(3)记录胚胎移植管的型号及批号。

(4)整理用物,执行术后医嘱,并进行术后护理指导。

(5)关于胚胎移植术后患者休息时间:在世界上第一例试管婴儿的诞生地 BournHall 诊所,胚胎移植后患者自行走回病房,在舒适的椅子上放松休息 15～30 min 后即可回家。我国早期传统的做法是胚胎移植后臀高位静卧数小时,甚至 24 h 卧床休息,后来卧床时间缩短至 3～4 h。但由于至今尚无证据表明胚胎移植后数小时的卧床休息有助于妊娠成功,相反长时间的卧床会加重患者的心理负担。因此目前大部分中心是胚胎移植后患者适当休息,无不适即可离院。

11.胚胎移植术的术后护理指导

胚胎移植术后就是等待助孕结果过程的开始,对患者而言,这段时间特别漫长,期间有一点点不适都会加重她们的心理负担,生怕自己稍有闪失会导致助孕失败,精神异常紧张。因此,术后的护理指导非常重要,移植后的相关注意事项必须讲解清楚。

护士要让患者明白,精神因素会造成内分泌的紊乱和失调,直接影响正常的生理功能,负性情绪对胚胎着床是不利的。告知患者要学会自我调节,减轻心理压力,一切顺其自然,胚胎移植后 2 周进行妊娠试验。指导患者移植术后药物的正确使用、日常生活、饮食等注意事项、出现特殊情况或有疑虑时及时与生殖中心工作人员联系等。

(1)黄体支持药物的护理指导:在体外受精胚胎移植过程中,由于控制性超排卵,有多个卵泡同时发育,卵泡期的 E_2 水平增高,导致黄体期缩短;取卵时抽吸卵泡,丢失了大量的颗粒细胞,影响了卵巢孕酮的产生;降调节药物的使用,使垂体被抑制,到黄体期抑制作用还未完全消失。上述因素导致了 IVF 患者黄体期黄体功能不足,因此需要常规使用黄体支持的药物。目前补充孕酮有三种给药途径:阴道用药、肌内注射和口服用药。使用孕酮有可能出现恶心、头晕头痛、倦怠感、发热、失眠、过敏等不良反应。因此,护士要遵医嘱给患者做好用药指导,告知使用孕酮的必要性、药物可能发生的一些不良反应、阴道正确给药方法及肌内注射部位硬结的预防与处理方法,强调遵医嘱用药的重要性,切勿自行减量或停用。目前三种给药途径各有优缺点:①阴道给药方便简捷,且无肌注痛苦,容易为患者接受。由于有不同规格的阴道用黄体酮,且剂量和用法也有所不同,应教会患者准时准确使用,使用前注意手卫生及外阴卫生。如阴道有不适感,回院复诊。②肌内注射药物有黄体酮注射液和 hCG。黄体酮注射液为油剂,且注射剂量较大,存在药物局部吸收困难现象,注射部位容易发生硬结,严重者形成脓肿,因此注射黄体酮时应深部肌内注射,两侧臀部轮流注射,如有硬结要避开。注射部位可行局部热敷,生马铃薯片贴敷等以减少硬结形成、促进药物吸收。热敷时温度要适中,以免烫伤。hCC 使用剂量通常是 2 000 IU,每 3 d 注射 1 次,妊娠试验前 7 d 应暂停使用,以免影响验孕结果。使用 hCG 过程中出现腹胀、腹痛等表现时,应停止注射,遵医嘱改其他黄体支持方式。③口服黄体酮简单方便,但疗效仍有争议。

(2)饮食及休息的指导:患者移植后饮食方面无特殊要求,但应注意营养均衡,干净、清淡、易消化、忌生冷、辛辣刺激食物,多补充维生素、高蛋白、高热量食物,保持大便通畅,避免腹泻。有恶心、腹胀的患者应少量多餐。胚胎着床一般发生在移植后 3~5 d,因此,移植后前 3~5 d 建议患者要注意休息,避免剧烈运动,目前无确切的证据证明绝对的卧床休息可以提高体外受精-胚胎移植的成功率,长时间卧床反而会引起盆腔充血,致腰酸不适,且容易引起便秘。这些因素将加重患者思想顾虑,引起精神紧张,不利于胚胎着床。因此,须告知患者胚胎移植后无须完全卧床,鼓励患者正常生活起居,注意行动轻柔。

(3)出现异常状况时的指导:患者移植前过度充盈膀胱或者移植后继续憋尿,时间过长使膀胱过度充盈,引起下腹疼痛、尿频、尿急,甚至可能造成尿潴留、尿路感染等。排尿困难时,可以让患者听流水声诱导排尿,必要时给予导尿,嘱患者多饮水,避免尿路感染。出现感冒、发热、腹泻等症状时,应及时到院就诊,切勿自行用药。患者由于促排治疗后卵巢体积增大、又经过穿刺取卵,移植后早期可能还有轻微腹痛、腹胀的感觉,正常情况下这些症状应该逐渐减轻,当患者自觉症状加重,且出现恶心、呕吐、食欲减退、尿量减少等症状,需及时就诊。移植后,患者的活动大幅度减少,便秘的情况时有发生。此时指导患者要适当活动,以促进胃肠蠕动;注意调整饮食结构,建议多食粗纤维的食物,以刺激肠道蠕动,对解除便秘有一定的作用。也可以适当饮用蜂蜜水,起到软化粪便、缓解便秘的作用。更重要的是保持身心愉快,养成每日定时排便的习惯。

(4)验孕的指导:患者胚胎移植后第 14~16 d,留取晨尿验 hCG 或抽血化验 hCG 以确认妊娠。嘱咐患者不要提前验孕,以免带来情绪的波动。患者移植后便开始期待着助孕结果,心情急迫,个别患者移植后几天就开始自行验尿 hCG,一旦结果为阴性,认为自己已经失败,悲观失望,有的甚至自行停止使用黄体支持的药物。为给予患者正确引导,告知患者所定的验孕时间已经是早孕检测的最恰当时间,如果再将验孕时间提前,胚胎即使着床也可能因早期产生的 hCG 的量还达不到阳性结果的量,此时的阴性结果并不能作为判断助孕失败的依据。应使用黄体支持至 14 d 验孕。

(5)妊娠后随访指导:胚胎移植后第 14~16 d 检测尿或血 hCG 水平,阳性即确定为妊娠,妊娠后患者仍需继续黄体支持治疗。护士应做好妊娠后的随访,指导患者按时回院检查。hCG 阳性患者在验孕后第 2~3 周进行 B 超检查,了解孕囊及胎心情况。如胎心搏动正常,继续黄体支持治疗至 10~12 周;如发现多胎妊娠,应建议患者及时进行多胎妊娠减胎术;如发现异位妊娠,应立即入院治疗;如见孕囊无胎心,提示临床妊娠流产。在随访过程中,嘱患者孕12 周后到产科门诊建立围产期保健卡,加强围产期检查与随访,以便在产科医生指导下安全度过孕期。

(6)早孕期心理护理:患者因长期受不孕的困扰,在确定妊娠后,常欣喜若狂、百感交集,惊喜过后可能会出现新的心理问题和疑虑,如担心异位妊娠、流产、胎儿畸形等。护士应给予相关的心理疏导,让患者认识到任何结果不是主观意愿能改变的,要保持平静的心态,注意休息,避免剧烈运动。嘱患者在此期间若有腹胀、腹痛、肛门坠胀、阴道出血等不适时及时就诊,以便得到及时的诊治与处理。当 B 超检查确定多胎妊娠时,患者既担心多胎导致流产、早产,又担心减胎术的风险,所以紧张、焦虑、害怕。护士应给予关心和解释,除告知患者多胎妊娠所致母婴的风险,更要从优生优育的角度给患者进行解释,使其明白减胎的必要性,同时讲解减胎术的过程,举出减胎成功的案例,消除患者顾虑,自愿接受多胎妊娠减胎术。

(7)胚胎冷冻保存患者的指导:患者移植后有剩余可用胚胎,行冷冻保存。胚胎冷冻前应与患者沟通,告知患者可冷冻胚胎的数目,冷冻胚胎的意义、费用、冷冻对胚胎可能产生的影响等。患者需签署胚胎冷冻知情同意书。①告知患者胚胎冷冻保存增加了患者胚胎移植的机会,提高了助孕的累积成功率。随着辅助生殖技术的发展,胚胎冷冻技术日趋成熟,据统计,约有 20% 的试管婴儿是由移植冷冻胚胎而出生。有了冻存胚胎,助孕失败的患者再次助孕时就不须要再经促排卵和取卵的过程,只需要将冻存的胚胎复苏后移植即可,省时、省力、省费用。对于发生或有可能发生卵巢过度刺激综合征的 IVF-ET 周期中,可将胚胎冻存,留待以后移植,避免卵巢过渡刺激症状进一步加重。而对于成功妊娠或者孩子已出生的患者,冻存胚胎则起到生殖保险的作用。②胚胎在液氮罐内冷冻保存,每个液氮罐有编号,罐内每个装胚胎的冻存管上也都编号,并注明患者夫妇姓名、胚胎数量、发育阶段、冷冻时间等。因此,患者之间的胚胎是不会混淆的。胚胎冻存在 -196 ℃ 的液氮中,代谢完全停止,从理论上讲,胚胎将处于冷冻时的状态,可以长久保存。但是,从胚胎冷冻技术出现到现在,仅仅只有三十多年的时间。

据美国科学家报道,一名妇女移植了冷冻保存 20 年的胚胎后生育一正常男婴。也许有些胚胎冷冻保存了更长时间,只是没有解冻移植,因此,它们的存活状况暂且无法得知。③对于冷冻保存的胚胎,患者夫妇如决定放弃保存时,可以选择将胚胎捐献给生殖中心进行医学实验及研究,也可以选择通过医学方法处理后丢弃。少数患者可能会心存疑虑,担心生殖中心是否会将胚胎赠予他人,这时应明确告知患者,我国禁止代孕,因此在正常情况下是没有可能将胚胎捐给任何个人使用的,当他们确定放弃冻存胚胎时,生殖中心将会根据他们选择意见作相应的处理。④在患者同意冷冻的同时,必须实事求是告知患者,由于目前胚胎冷冻技术局限以及胚胎体外培养存在的缺陷,尚不能保证胚胎解冻后 100% 存活,从而可能会减少可移植胚胎的数目,甚至可能出现无胚胎可供移植。通常冷冻胚胎复苏后胚胎的存活率为 60%～80%(玻璃化冷冻胚胎复苏率可达 90% 以上)。

(8)胚胎移植后阴道出血的指导:在胚胎移植后 7～10 d 出现的少许阴道出血,可能是胚胎植入时侵蚀到子宫内膜的毛细血管所致,无需紧张,嘱患者休息,遵医嘱继续黄体支持,不能自行停药,等待验孕。如出血持续或量较多时,接近或超过月经量,可回医院就诊,检测血 hCG,阴性则停用黄体支持药物,视为月经来潮。验孕阳性的患者,如出现不规则阴道出血、腹痛、肛门坠胀等症状时,要警惕异位妊娠的发生,及时 B 超检查协助诊断。此外,正常宫内妊娠的患者也可能出现少量阴道出血,或伴轻度下腹痛、腰骶酸痛,在孕期出现阴道出血,只要 B 超检查确诊孕囊、胚芽、胎心正常即可,减轻患者紧张情绪。同时也要让患者明白阴道出血是先兆流产的表现,要注意卧床休息,按医嘱继续黄体支持治疗,按时复诊,出血量增加随时到院就诊。

(9)助孕失败患者的指导:不孕症患者是一个特殊的社会群体,他们往往在经过多方治疗无效后才选择接受试管婴儿助孕,认为只要能助孕成功,受再多的苦、花再多的钱都心甘情愿。然而,试管婴儿的成功率不可能达到 100%,总有一部分患者将面临失败。尽管患者在助孕前就知道不一定每个人都能获得成功,却还是满怀希望,希望自己是幸运的。助孕失败对患者来说,无疑是一个沉重的打击,之前所受的苦痛、花费的钱、时间和精力,瞬间化为乌有,使其难以接受。

精神上和经济上双重受挫,使患者产生悲观、失望的消极情绪。有研究显示,在 IVF 周期中,评定女方紧张分数,结果显示,当移植胚胎后 2 周夫妇被告知妊娠试验是阴性时,紧张程度显著升高。因此,对助孕失败的患者,应予以更多的关怀与鼓励。在得知助孕失败时,有的患者可能控制不住自己的情绪;有的患者不愿意表露自己的心思,沉默不语;也有个别患者神经质、易激怒,把失败归咎于生殖中心。

无论是哪一类型的失败患者,虽然他们对于失败的情绪反应各异,但希望怀孕的心理是相同的。护士要掌握患者的心理动态,主动与其交流,改善其不良情绪。有条件者安排一个单独的空间,让患者适当发泄,耐心倾听患者的倾诉,待患者情绪恢复平静后,调出患者的助孕病历,安排医生给患者分析此次助孕失败的可能原因,即使找不到任何明确的原因,也要让患者明白只要争取就有机会,并引用失败后继续治疗获得成功妊娠的案例,引导患者以平和的心态正确看待此次失败,使其能面对现实、尽快走出失败的阴影,树立再次助孕的信心。在交谈过程中,医务人员要注意言语亲切、态度和蔼、主动热情,耐心解答患者疑问,协助患者应对压力,使患者感受到医务人员的真心关怀与帮助。

三、体外受精-胎胚移植特殊情况护理

(一)卵巢囊肿穿刺术的护理

在体外受精-胚胎移植过程中,部分患者有输卵管积液、卵巢黄体囊肿、盆腔子宫内膜异位囊肿、其他卵巢非赘生性囊肿、盆腔其他良性囊肿,或者出现主导卵泡时,若影响到治疗,则需要在阴道B超引导下进行穿刺,吸出囊肿液。护士要做好解释工作,消除患者的顾虑,并做好护理配合,使手术顺利进行。

1. 心理护理

热情接待患者,手术患者最关注的问题是手术的风险以及对卵巢功能、身体健康有无影响,所以术前务必与患者进行沟通解释,做好心理护理。与患者交谈时,护士要真诚,言语温和,使患者感受到亲切友善,减轻对手术的紧张和恐惧。首先讲解穿刺对于助孕的必要性,告知患者穿刺术损伤小,手术需要的时间短,不需要麻醉及住院。同时介绍手术步骤及在穿刺过程中可能出现的不适,教会患者如何配合,以消除患者的疑虑,使患者情绪稳定,增强对手术治疗的信心,能更好地配合手术。

2. 术前准备

(1)物品准备、环境准备、患者准备、手术安全核查参考取卵术。

(2)阴道准备:打开阴道冲洗包,在小量杯中倒入5％聚维酮碘约40 mL。按序进行阴道消毒准备:5％聚维酮碘棉球由内向外消毒外阴→窥阴器打开阴道暴露宫颈→5％聚维酮碘棉球依次消毒宫颈、阴道穹隆、阴道壁→反复冲洗阴道→干棉球擦干→整理用物。注意冲洗过程中要轻柔旋转窥阴器,以免窥阴器遮挡处有阴道分泌物遗留,致消毒不彻底。

3. 术中配合

①连接试管、取卵针、负压吸引器,调节负压120～140 mmHg,配合医生手术。医生先行阴道B超检查,确定囊肿位置,取卵针避开血管刺入囊泡内,抽出囊内液,B超屏幕显示囊壁塌陷,直至囊肿消失。将取卵针退至卵巢外,若该侧有多个囊肿,可依次穿刺。若对侧有囊肿,可同法穿刺,直至囊肿全部穿刺抽吸完毕。手术过程中发现抽吸不畅时,要及时检查抽吸系统连接是否紧密。注意及时更换试管,避免液体倒流至吸引器。子宫内膜异位囊肿穿刺,最好选用双腔取卵针,在囊液黏稠抽吸困难时,可用注射器抽吸生理盐水并通过取卵针旁侧管腔注入囊腔,使囊液稀释,便于抽吸,边注入边抽吸直至回抽的囊液转清吸尽。②术中密切观察患者一般情况,强调穿刺时身体不能移动,否则可能穿刺到邻近器官。患者在穿刺过程中诉胀痛时,应提醒医生减慢操作进程,并嘱患者深呼吸,尽量放松,配合医生顺利穿刺。如患者腹痛加重,出现面色苍白冷汗者,应立即停止手术,立即给予氧气吸入,同时做好生命体征的监测,注意在B超下观察有无内出血。有出血时,要积极配合医生进行止血处理,当出血不止或出血量多甚至发生腹腔内大出血的情况时,应立即建立静脉通道,遵医嘱使用止血及抢救药,迅速做好准备送手术室进行剖腹探查。③穿刺结束后再次阴道B超扫描,注意观察盆腔有无出血。检查阴道穹隆穿刺点有无活动出血,若有,以纱布条压迫止血。

4. 术后护理

①术后测量血压、脉搏,观察患者面色、腹痛情况、有无阴道出血,如有阴道填塞止血者,嘱其离院前需取出棉球,避免纱布条遗漏在阴道内;②将穿刺出的囊肿液遵医嘱病理送检;③2周内避免盆浴、禁止性生活,遵医嘱安排复诊;④患者留院观察无不适症状,监测生命体征

正常方可离院,如出现腹痛、腹胀、肛门坠胀、阴道出血、发热等症状时,应及时到医院就诊。

(二)使用促性腺激素释放激素激动剂(GnRH-a)意外妊娠的护理

体外受精-胚胎移植有多种治疗方案,其中长方案是最常用的方案,即患者在黄体中期检查血激素、B超结果正常后开始使用 GnRH-a 进行垂体降调节治疗,当血激素水平达到降调节标准后再联合应用促性腺激素(Gn)。其优点在于能抑制内源性黄体生成素分泌,有效防止卵泡过早黄素化;促进卵泡发育的同步化,减少卵泡发育的差异;降低卵巢局部的雄激素水平,改善卵细胞质量,提高妊娠率。在临床工作中,有个别患者在应用 GnRH-a 过程中却意外妊娠。其主要原因有:在应用药物时已处于妊娠早期,只是无法检测;GnRH-a 骤发作用诱发排卵,同时升高的黄体生成素刺激颗粒细胞分泌孕酮作用于子宫内膜以利于种植;GnRH-a 本身可能有利于卵子和精子在输卵管内受精和早期胚胎发育。Cahill 报道使用 GnRH-a 意外妊娠发生率为 0.8%。

不孕症患者均经历过不孕症相关的检查和治疗无果才确定接受助孕,对于在治疗过程中突如其来的妊娠,有着不同的心理反应,对结果的准确性持怀疑态度,不敢相信自己在已经被诊断为不孕的情况下居然还能自然妊娠,确诊后又担心药物对妊娠是否有影响。一旦发现妊娠,必须立即停用 GnRH-a,同时予以黄体支持治疗。向患者解释目前的相关文献和研究并未发现 GnRH-a 有增加胎儿致畸风险的作用,要给患者传递此类病例分娩正常婴儿的相关信息,以消除她们的思想顾虑。嘱患者避免性生活、剧烈活动和重体力劳动。饮食方面,注意营养,搭配合理。保持身心愉快,两周后 B 超检查确定临床妊娠情况。个别意外妊娠患者在 B 超未确诊前出现阴道出血和腹痛症状,应及时到院检查,警惕发生异位妊娠,避免异位妊娠破裂大出血等严重并发症的发生。B 超检查确定宫内妊娠者继续黄体支持治疗至妊娠 12 周。B 超检查宫内有孕囊,未见胚芽胎心者,继续黄体支持一周再复查,仍然没有胎心则提示临床妊娠流产,需要行清宫术。B 超检查宫内未见孕囊者跟踪随访血 hCG,血 hCG 值降低可能是生化妊娠流产,血 hCG 值升高要警惕异位妊娠的发生。妊娠失败与异位妊娠的结果都会让患者感到特别悲观失望,情绪波动明显,易激动或者沉默不语,非但没有正常妊娠,反而失去了本次治疗周期助孕的机会,更是难以接受。尤其是临床妊娠流产和异位妊娠的患者,因需要手术或保守治疗,不仅延误了助孕计划,而且引发了新的心理压力,加重了经济负担。护士应该给患者提供更多的关爱与帮助,耐心讲解流产及异位妊娠发生的原因,适时予以安慰与鼓励,使她们积极配合医生的治疗。嘱患者尽量保持平和的心态面对现实,调养好身体后准备接受再次助孕,并为她们规划好下次助孕的时间安排。同时也要做好患者家属的思想工作,获得家人的理解、照顾与支持对患者身心健康的恢复非常重要。

(三)卵巢反应不良患者的护理

对超促排卵反应不良是体外受精-胚胎移植助孕失败最明确又常见的原因之一,表现为卵巢经过超排卵治疗后不能获得理想的超排卵效果。目前对卵巢反应不良的诊断无统一标准,一般参考以下的指标。①激素水平:患者在常规方案的超排卵治疗下,血清 E_2 峰值水平仍 <500 pg/mL;②AMH 值低于 1.15 ng/mL 预示患者卵巢储备功能低下;②卵泡数目:患者在常规方案的超排卵治疗下,发育至成熟阶段的卵泡数目或直径>14 mm 的卵泡数目<3 个;③在促排卵过程中,若患者注射促排卵药物 7 d 以上,双卵巢无卵泡发育或发育的优势卵泡数目较少,增加 Gn 剂量 2~3 d 后卵巢仍无反应或卵泡数仍少于 3 个,医生通常会与患者沟通目前情况对成功率的影响,对于卵巢无反应的患者,会建议取消本周期。此时,患者往往难以接

受,充满失望和自卑,不愿停止治疗。护士要耐心给患者进行解释,告知继续用药产生的费用高,最后可能还会因为没有卵泡发育而取消。劝导患者不要气馁,强调这次卵巢无反应只代表本周期的情况。对于卵泡数少于 3 个的患者,医生会告知在该周期中可能没有足够的卵子或无胚胎移植,因而成功率降低,征求患者的意见是否继续该周期治疗。患者在得知这一情况时,可能有些犹豫不决,护士要及时安慰患者,医生有责任和义务告知,虽然存在上述风险,但也有获得成功的病例,树立患者治疗的信心。

(四)取卵失败患者的护理

卵泡数少的患者,取卵时尽管反复冲洗卵泡腔,仍然得不到卵子。个别卵泡数多的患者,也存在取不到卵的可能,即"空卵泡综合征"(EFS),其发生率为 2%～7%。大样本的研究表明,卵巢反应不良、hCG 作用时间不足及卵子发育障碍为取卵失败的常见原因。患者经过促排卵治疗,待取卵手术结束,首先想知道的是获卵数。当被告知没有获卵时,则难以置信,随后必然伤心失望,不明白为什么会出现这样的情况,感觉未来无望。护士要理解患者此刻的心情,给予患者真诚的同情与安慰,劝导患者不要气馁,虽然没有获卵很遗憾,但当再次助孕时,医生会就她此次取卵失败的具体情况进行分析,而后采取相应的措施,并举类似情况再次促排卵治疗获得成功的病例,鼓励患者树立再次接受治疗的信心,相信只要坚持就有希望。同时要做好取卵术后宣教。

(五)无胚胎移植患者的护理

体外受精-胚胎移植助孕过程中,可能因未获得成熟卵,卵子未受精、卵子异常受精、未卵裂或胚胎发育差等情况,患者最终没有得到可移植胚胎。在整个助孕过程中,患者最期待的就是胚胎移植。当得知自己没有可移植胚胎的结果时,犹如晴天霹雳,感觉之前的治疗花费,为此所做的努力都白费了,难以接受。此类患者的悲观失望程度甚至比胚胎移植后失败的患者更强烈。因为他们在接受助孕前对妊娠率有充分的了解,明白胚胎移植后可能失败,但对于发生几率较少的无胚胎移植的情况,尽管医生之前有过告知,但发生在自己身上,心理准备不足。胚胎移植的机会都没有,这对患者夫妇来说,的确是一个沉重的打击。护士要理解患者的感受,与患者谈话时注意态度热情和蔼、语气委婉,并适时进行安慰与鼓励。告知这次助孕的情况只是本周期的结果,有不少类似情况再次助孕后获得成功的案例,使患者明白这次助孕的结果不代表以后定然会发生,鼓励患者正确面对,树立接受再次助孕的信心。同时嘱患者停用黄体支持药物,注意营养,避免同房及剧烈运动,等待月经来潮,如有恶心、呕吐、腹痛腹胀等不适,及时到院就诊。

(六)全胚冷冻患者护理

患者在准备胚胎移植日,若出现严重卵巢过度刺激症状或者检查指标提示移植后发生严重 OHSS 的风险较高、B 超见宫腔积液、子宫内膜厚度＜0.7 cm、阴道出血等特殊情况,在该周期不宜进行胚胎移植的患者,则建议将所有可用的胚胎冷冻保存,待以后行冷冻胚胎移植。

胚胎移植通常被患者认为是妊娠的开始,经过前期的一系列治疗,患者对胚胎移植充满期待,当得知不能移植时,一时难以接受。患者担心移植冷冻胚胎耽误时间增加经济负担,还担心冷冻过程对胚胎的损伤或复苏后胚胎质量差而影响移植的成功率,因而感到郁闷、沮丧,甚至焦虑、紧张。护士要多鼓励、安慰患者,针对患者的具体情况,解释目前采用全胚冷冻的必要性以及目前冷冻胚胎移植的妊娠率,帮助她们减轻心理负担,增强信心,使患者积极、安心配合治疗。对于卵巢过度刺激高危患者,取消移植虽然不能阻止卵巢过度刺激的发生,但可以避免症状加重,缩短治疗时间,并随着时间的推移、月经来潮,症状逐渐减轻并自愈。也可举既往类似情况移植后因发生严重并发症治疗所产生的费用比助孕的费用更高、也有患者妊娠后因症状持续加重无法缓解而终止妊娠的病例进行说明,使患者明白取消移植的必要性。对于宫腔积液或者内膜太薄的患者,告知这种情况对胚胎着床的影响,使患者了解改善宫腔、内膜环境后再行冷冻胚胎移植的妊娠几率更大。只要从患者的利益出发,耐心给患者进行讲解,患者理解取消移植对她们的身心健康、以后的助孕成功率有益无害后,自然会消除顾虑,愿意接受全胚冷冻。做好患者宣教指导,嘱患者停用黄体支持药物,等待月经来潮,如果停药后超过一周月经未来潮,则到院检查。注意低盐、高蛋白饮食,多喝水,避免剧烈运动,半月内禁止同房,腹痛腹胀症状加重及时到院就诊检查,尤其是因卵巢过度刺激取消的患者更需加倍注意。与此同时,预约患者冷冻胚胎解冻移植时间。

(郭静芳)

第四节　体外受精-胚胎移植衍生技术

一、卵胞质内单精子注射(ICSI)

1978 年世界上首例试管婴儿的诞生开辟了女性不孕症治疗的新纪元,但仍有 30% 男性不育患者不能通过常规体外受精-胚胎移植技术生育。

1988 年,Gordongn 和 Talanslv 通过透明带打孔(zona drilling,ZD),让精子进入卵子的透明带间隙,并与卵细胞膜融合实现受精。同年 Cohen 通过透明带切除(PZD),同样达到受精的目的,并获得活胎分娩。随后在 1989 年 Ng 通过将 5~20 个精子直接注入透明带下,开始了透明带下授精(SUZI)的探讨。1992 年显微授精获得重大突破,比利时布鲁塞尔自由大学 Palermo 将单个精子直接注入卵胞质内(ICSI),从而达到卵子正常受精的目的。与早期的 ZD、PZD、SUZD 等技术相比,ICSI 具有以下优点:①受精率高,目前可达 70% 以上;②多精受精率显著下降,理论上多精受精率降为零;③精子数量、形态对受精无影响;④精源对受精无影响。目前无论是来自正常射精的精液、还是取自附睾、睾丸、逆行射精膀胱内的精子行 ICSI,甚至是精细胞卵浆内单精子注射,都获得了成功,使许多无精症的患者也有了生育的机会。

(一)定义

卵胞质内单精子注射(ICSI)技术是将单个精子通过显微注射的方法注入卵胞质内,从而使精子和卵细胞被动结合,形成受精卵并进行胚胎移植,达到妊娠的目的。目前已成为治疗男性不育的重要手段。但是对于胚胎来说,ICSI 是一种侵入性治疗,所以仅限于必要者。

(二)适应证

有如下情况之一者可以采用 ICSI。

(1)严重的少、弱、畸精子症。

(2)不可逆的梗阻性无精子症。

(3)生精功能障碍(排除遗传缺陷疾病所致)。

(4)免疫性不育。

(5)体外受精失败。

(6)精子顶体异常。

(7)需行植入前遗传学检查者。

(三)禁忌证

有如下情况之一者,不得实施 ICSI。

(1)男女任何一方患有严重的精神疾病、泌尿生殖系统急性感染、性传播疾病。

(2)患有《母婴保健法》规定的不宜生育的、目前无法进行胚胎植入前遗传学诊断的遗传学疾病。

(3)任何一方具有吸毒等严重不良嗜好。

(4)任何一方接触致畸量的射线、毒物、药品并处于作用期。

(5)女方子宫不具备妊娠功能或严重躯体疾病不能承受妊娠。

(四)护理评估

1. 健康史

询问男、女双方有无影响生育的疾病、外伤及手术史;了解双方生活习惯、嗜好及环境情况;询问结婚年龄、婚育史及性生活情况;询问女方年龄、生长发育史、月经史及生育史,既往行 IVF 或 ICSI 的治疗经历。

2. 身体评估

双方进行全身体格检查,重点检查生殖器官的发育和病变情况;了解双方进入治疗周期前的检查是否完善;男方精液常规检查异常者至少需复查两次。无精子症患者需了解附睾或睾丸活检史,确定有存活精子方可考虑 ICSI 治疗。必要时行染色体核型分析、Y 染色体微缺失以及少、弱精子症相关遗传性疾病基因的检查。

3. 心理和社会支持状况

参考 IVF-ET 护理。

(五)护理措施

(1)同 IVF-ET 护理。

(2)心理护理:接受该项技术的不孕症患者的心态复杂,女方对治疗感到焦虑、害怕、期盼成功,但又担心子代的健康;男方存在自卑、沮丧、愧对家人,并感到家庭、社会对此有不正确的看法等压力。针对这种心理状态,首先要热情接待患者,取得信任并进行良好的沟通,逐步了解患者所受压力程度及来源,针对不同情况做好心理护理。在进行心理疏导时充分给予理解、关心及鼓励,使他们有信心并保持良好心态配合治疗。

(3)指导患者签署知情同意书:告知患者该技术的过程,包括治疗时间安排、相关费用、成功率、可能发生的并发症等。该技术是显微操作技术,避开了自然选择的过程,存在将父亲遗传缺陷传给子代的可能性,如生精障碍、生殖障碍等,必要时进行遗传学诊断和提供遗传学咨询。患者充分知情后签署相应知情同意书。

(4)男方取精护理:参考人工授精术的护理中术前准备,睾丸活检的患者做好相应的护理指导。

(5)ICSI 后护理:少、弱、畸精症或非梗阻性无精症患者妊娠后需行产前诊断,其他同 IVF-ET。

（六）睾丸/附睾取精护理

睾丸/附睾取精是指通过微创手术获取睾丸/附睾精子行 ICSI 或冷冻,是治疗梗阻性无精症的助孕技术。常用的是经皮附睾精子抽吸术(percutaneousep-ididymal sperm aspiration, PESA)和经皮睾丸精子抽吸术(lesticular sperm aspitation)。

1. 术前护理

(1)一般护理:指导患者纠正不良生活方式,注意休息、营养。

(2)健康教育:告知手术的过程及风险,指导签署知情同意书。

(3)心理护理:了解患者的心理状态,做好解释工作,以取得患者的配合。

(4)术前准备:必要时皮肤准备及药物过敏试验。

2. 术中护理

(1)物品准备:睾丸活检包(内有洞巾 1 条、弯盘 1 个、输精管分离钳 1 把、眼科镊 1 把、眼科剪 1 把、大方纱垫数块)、敷贴、5 mL 和 20 mL 注射器、0.1% 利多卡因注射液、无菌生理盐水。

(2)排空膀胱,取仰卧位。消毒外阴、阴茎、阴囊,再用生理盐水彻底冲洗,避免消毒液残留。

(3)术中协助医生抽吸精液或抽取组织,并做好与实验室间的配合。

(4)术中观察患者的面色、疼痛程度,指导患者深呼吸,使其心理放松。

(5)术毕用纱块按压穿刺点 5～10 min 止血,必要时加压包扎。无出血后用大方纱垫包裹阴囊,穿紧身内裤。

3. 术后护理

(1)病情观察:密切观察穿刺点情况,有无出血、肿胀、疼痛等,发现异常,及时处理。

(2)局部压迫止血 10～20 min,术后适当休息。

(3)术后 3～4 d 禁止过度活动,一周内禁止性生活,保持外阴清洁、干燥,必要时给予抗菌药物预防感染。

(4)健康教育:对穿刺找到精子的患者,建议将精子冷冻保存准备后续 ICSI 治疗;对未找到精子的患者,做好解释安慰工作,告知有关供精助孕的流程和相关事宜。

二、植入前遗传学诊断

植入前遗传学诊断(PGD)是辅助生殖技术与分子遗传学诊断技术的结合。该项技术通过在配子或胚胎阶段对遗传病进行分子遗传学的诊断,选择没有疾病表型的胚胎移植入子宫腔,从而避免遗传病患儿出生。20 世纪 60 年代 Edwards 和 Gardner 两位科学家最先在兔的囊胚进行胚胎的性别诊断。80 年代后 Verlinky、Handyside、Wilso 等相继成功地建立了卵裂期胚胎活检的动物模型。经历了二十余年的发展后,于 1989 年 Handyside 运用 PCR 扩增 Y 染色体特异性序列检测对 X-连锁遗传病高危夫妇的胚胎的性别,移植女性胚胎后成功妊娠并出生,标志着第一例 PGD 婴儿的诞生。两年后,他们又报道了 PGD 在常染色体隐性遗传病纤维囊性变的成功应用。目前文献报道可进行 PGD 的单基因性疾病多达 80 余种,常见的包括 β-地中海贫血、纤维囊性变、脊肌萎缩症、镰刀型红细胞贫血等常染色体隐性遗传性疾病;亨廷顿病、强直性肌营养不良症和腓骨肌萎缩症等常染色体显性遗传性疾病;脆性 X 染色体综合征、进行性肌营养不良和血友病等性连锁性疾病。

PGD 的发展中最有争议的是对胚胎进行非整倍体筛查(PGS)的有效性。理论上,对高龄妇女、反复 IVF 种植失败以及反复自然流产的胚胎进行非整倍体筛选,选择正常胚胎移植可以提高妊娠率,降低流产率,1998 年以来曾有小样本的研究报道了 PGS 的有效性和可行性,但 2007 年以来,多个前瞻性随机对照研究的结果对其有效性提出了质疑,目前仍未能有足够证据表明其在实际中的有效性。近年来,运用高通量的微阵列芯片技术在囊胚期活检成为 PGS 新的发展方向。

PGD 存在有 5%～10% 的误诊率,故 PGD 成功后仍须做产前诊断,进行 PGD 前须做遗传学咨询。

(一)定义

植入前遗传学诊断(PGD)是通过对卵母细胞或植入前胚胎进行活检,利用分子生物学方法进行检测,移植正常或遗传表型正常的胚胎。其过程包括:体外受精、胚胎培养及评分、胚胎活检、分子生物学检测胚胎移植等过程。可将遗传病控制在胚胎植入子宫前,具有明显的优生学意义。

(二)适应证

(1)染色体结构或数目异常的患者。

(2)夫妻一方为性连锁遗传病的携带者(例如血友病、假肥大性肌营养不良)。

(3)可进行基因诊断的单基因病患者或携带者。

(4)用于解决骨髓移植供体来源困难的 HLA 配型。

(三)禁忌证

(1)患有《母婴保健法》规定的不宜生育的疾病。

(2)目前无法进行 PGD 的遗传性疾病(例如多基因病和大多数单基因病);复发率<10%的遗传病。

(3)夫妇中一方为严重遗传性神经、精神疾病患者或有严重智力、心理和精神问题。

(4)有 IVF-ET 其他禁忌证的夫妇。

(四)护理评估

1.健康史

询问男女双方有无影响生育的疾病外伤及手术史;了解双方的生活习惯、嗜好及环境情况;询问婚育史、月经史及不良生育史;了解夫妇双方家族有无遗传性疾病史;了解男女双方染色体的情况。

2.身体评估

双方进行全身检查,重点检查生殖器官的发育和病变情况;了解双方进入治疗周期前的系列辅助检查是否完善;了解精液常规检查;卵巢、输卵管功能检查及双方进入周期前的系列检查及相应的遗传实验室检查等。

3.心理和社会支持状况

参考 IVF-ET 护理。

(五)护理措施

(1)同 IVF-ET 护理。

(2)同 ICSI 护理。

(3)了解患者遗传学咨询的情况：了解进入周期前提供的遗传学咨询。了解染色体异常的相关知识,了解所携带遗传病基因的类型及可能产生正常胚胎的概率等。实验室准备好相关探针、芯片。

(4)指导患者签署知情同意书：充分告知 PGD 的诊治过程,使患者了解该技术的相关知识包括步骤、风险、费用、成功率等,在充分知情的基础上协助患者签署相关知情同意书:ICSI 和 PGD 知情同意书等。

(5)胚胎移植前的护理：及时告知受精、优质胚胎情况 PGD 结果。由于胚胎移植必须在胚胎活检后有诊断报告方能进行,通常会比常规 IVF-ET 时间晚一天,应跟患者做好解释工作。取卵术后按医嘱使用黄体支持药物。

(6)心理护理：遗传病给个人及家庭带来沉重的负担,行 PGD 治疗的患者是一个特殊的就医群体,对正常妊娠的迫切期望及高额医疗费用,致使患者表现出不同程度的焦虑或抑郁,甚至产生悲伤、绝望的情绪。患者曾有不孕或异常孕育史,最大的心愿是生育一个健康的孩子,常担忧 PGD 的结果,而 PGD 有相对的局限和风险。因此在诊治过程中,需了解患者的心理状况,及时告知受精、卵裂、胚胎等情况,根据患者的具体情况进行心理疏导。

(7)随访指导：指导围产期保健,孕 12 周后行无创产前基因检测,必要时在孕中期行羊水穿刺染色体检查,及时了解分娩情况。其他同 IVF-ET。

(8)健康教育：①让患者了解 PGD 的可行性,常规体外受精后吸附在透明带内外的精子,在极体、卵裂球或滋养层细胞活检时与活检材料共同吸入可引起父源性基因组的污染。为减少精子对 PGD 诊断准确性的影响,PGD 一般采用 ICSI 完成体外受精。PGD 只有在受精后,有一定数量的 6～8 细胞的优质胚胎,才能进行,因此有可能因优质胚胎数不足而取消。②让患者了解 PGD 检测范围的局限性,PGD 常用的诊断方法有单细胞 PCR 和荧光原位杂交技术,以及全基因组扩增基础上的高通量检测技术,如 array-CGH 和 SNP 芯片等技术。PCR 已成功用于杜氏进行性肌营养不良、脆性 X 染色体、新生儿溶血、β-地中海贫血、囊性纤维病等,用多色、多轮荧光原位杂交实验(FISH)可监测胚胎细胞的非整倍体,特别是 13、18、21、X 和 Y 染色体的数目异常的检测;用断裂点两侧探针或着丝粒、亚端粒探针可检测染色体不平衡易位的胚胎。但 PGD 只能检测探针相应的疾病,其他遗传病和先天异常不能检出;③让患者了解 PGD 的风险,PGD 存在诊断材料的有限性,仅分析 1～2 个细胞,有一定的误诊风险,也难以确定是否存在染色体嵌合型,难以进行染色体标本的制备;诊断结果的时效性,一般需在 24～48 h 左右得到结果,否则将难以在子宫内膜种植窗关闭前完成胚胎移植(注:近年来,随着玻璃化冷冻技术的成功应用,对活检后囊胚进行冷冻保存可以无限延长用于诊断的时间)。由于需进行胚胎活检,存在胚胎损伤及影响以后胎儿生长发育的潜在风险。同时,PGD 后有无胚胎移植的可能,如 PGD 后发现无正常胚胎,则取消移植;此外,PGD 后移植的胚胎与常规妊娠同样有发生流产的可能;④告知 PGD 的费用,PGD 诊断费用昂贵,需在常规 IVF-ET 和 ICSI 的基础上再增加单细胞遗传诊断的费用,应在治疗前充分知情同意。

三、冷冻胚胎移植

自 1948 年利用甘油作为冷冻保护剂冻存牛精子获得成功后,1972 年冷冻小鼠胚胎成功妊娠并获子代出生,引起了学术界的广泛关注,为冷冻人类胚胎奠定了基础。1983 年 Trounson 和 Mohr 首次将人胚胎进行冷冻、复苏并移植获得妊娠,此后胚胎冷冻及冷冻胚胎移植技术广泛应用于生殖临床,具有重要的临床意义。

(1)避免浪费胚胎。

(2)避免移植过多胚胎,减少多胎妊娠的发生。

(3)增加累积妊娠率,减少患者的经济、生理和心理负担。

(4)对于 IVF-ET 周期有重度 OHSS 倾向的患者,放弃移植新鲜胚胎,可以显著降低重度 OHSS 的发生。

(5)避免其他特殊情况下造成的胚胎浪费。例如子宫内膜息肉或促排卵周期内膜条件差,可能会影响胚胎种植,此时可放弃移植新鲜胚胎,先将胚胎冷冻保存。

(6)有利于通过 PGD 对胚胎进行筛选。

(7)对准备接受化学治疗或放射治疗的妇女,在接受治疗前先将胚胎冷冻保存以备将来之用。

(一)定义

在人类体外受精与胚胎移植治疗中,一个促排卵周期可获得多个胚胎,将周期中多余的胚胎冻存,在适当的时候将胚胎解冻再移植入宫腔,即冷冻胚胎移植(FET)。

(二)适应证

(1)取卵周期移植新鲜胚胎未获妊娠者。

(2)由于发热、盆腔感染、宫腔积血、子宫内膜息肉、高危 OHSS 倾向等各种原因未能移植新鲜胚胎者。

(3)赠卵 IVF 周期。

(4)接受放射治疗、化学治疗后有冷冻胚胎的患者。

(三)禁忌证

同 IVF-ET 禁忌证(参见 IVF-ET)。

(四)内膜准备和移植时机

子宫内膜是胚胎着床的场所,只有当子宫内膜和胚胎发育同步时才有可能着床和妊娠,故子宫内膜的准备极其重要。

1. 自然周期法

用于有排卵者。有规律月经的自然周期最符合胚胎着床的生理要求,是目前采用最多的方法。参考以往月经周期,一般于月经周期第 10~12 d 开始 B 超监测卵泡发育及子宫内膜,当优势卵泡≥15 mm,每天检测血 LH,当血 LH 达到基础值的 2 倍或以上时为 LH 峰的出现。同时 B 超监测卵泡发育和排卵。于血 LH 峰 3~4 d 或排卵后 2~3 d 行 FET,移植后予适当的黄体支持。

2. 激素替代法

用于无排卵患者。卵巢早衰,接受赠卵者;部分月经周期正常的患者;不规则排卵者。有以下几种方法。

(1)恒量法:月经第 1~3 d 开始补充雌激素,B 超监测内膜厚度≥8 mm 时,给予黄体酮支持,黄体酮支持 3~4 d 后行 FET,雌激素及黄体酮一直使用至胚胎移植后的 14 d。

(2)递增法:月经第 1~3 d 开始补充雌激素,逐步增量,当 B 超监测内膜厚度≥8 mm 时,给予黄体酮支持,黄体酮支持 3~4 d 后行 FET。

(3)GnRH-a 降调节法:适用于月经周期不规则、无明显排卵和患有子宫内膜异位症、腺肌症患者,或多次尝试自然周期未能行 FET 者。在前一周期的月经第 21 d 起用 GnRH-a,月经第 1～5 d 开始补充雌激素,定期 B 超监测内膜厚度,至内膜适度增厚,E_2、P 相应上升,开始给予黄体酮,48 h 后行 FET,以后继续补充雌激素和黄体酮。月经稀发的患者在月经第 1 d 应用 GnRH-a,14 d 后测定患者的性腺激素 $E_2 < 100$ pmol/L,说明抑制完全,开始应用 E_2。

3.诱导排卵法

用于排卵障碍者,也可用于有排卵的患者。于月经周期第 3～5 d 口服促排卵药物氯米芬 50～100 mg/d,或者来曲唑 2.5 mg/d 共 5 d,或者肌注 HMG 75～150 IU/d,当优势卵泡达 18～20 mm,肌注 hCG 10 000 IU 或者艾泽 250 μg,3～5 d 后行 D3 胚胎或 D5 囊胚 FET,术后给予黄体酮支持。

(五)护理评估

1.健康史

了解新鲜周期治疗经过、术后恢复情况;了解患者近期家庭生活、环境状况。

2.身体评估

女方全身体格检查;了解卵巢功能、子宫内膜检查结果;了解术前需完成的各项常规检查。

3.心理和社会支持状况

参考 IVF-ET 护理。

(六)护理措施

1.心理护理

实施冷冻胚胎移植的患者,由于已经历了新鲜胚胎移植周期的失败或其他原因未能进行新鲜胚胎移植,常有更大的心理压力,会感到紧张、焦虑,对移植冷冻过的胚胎缺乏信心或期望值过高,尤其是已经移植过冷冻胚胎后再次失败的患者,更加剧了心理紧张和焦虑,甚至对冷冻后复苏的胚胎和冷冻胚胎的移植技术表示怀疑。针对患者出现的各种心理反应,医护人员应给予理解和同情,向患者提供心理支持,耐心向患者介绍影响生育的各个环节、胚胎冷冻及复苏的方法、手术的步骤,安慰、理解患者,使患者对治疗有足够信心的同时,对失败的结果能有良好的心理准备,能以良好的心态配合治疗。

2.查对证件

按要求查验夫妇双方的身份证和结婚证并核对建档留存信息。

3.指导患者签署知情同意书

介绍 FET 术的诊治程序,FET 的费用,患者充分了解后指导签署 FET 相关知情同意书。

4.沟通

与实验室人员沟通胚胎解冻及移植时间。

5.术中及术后护理

同 IVF-ET。

6.健康教育

(1)告知患者监测卵泡及内膜准备的重要性,严格遵医嘱定期诊治。

(2)指导患者掌握尿 LH 测定方法或遵医嘱准确测定血 LH 值,以正确估算排卵期、确定 FET 日期。

(3)人工周期或促排卵周期方案准备子宫内膜者,详细告知用药方法及监测内容、时间。

遵医嘱准确及时用药。

（4）告知患者解冻、移植、继续保存的胚胎数日及相关续费事项。

四、未成熟卵母细胞体外成熟

1991年韩国的Cha在手术中取得未成熟卵母细胞经体外培养成熟、受精并发育后，移植到另一位妇女的子宫腔内妊娠。同年Barens等首次报道IVM技术与显微授精技术结合治疗不孕症获得成功。1994年Trounson等报道未经促排卵行IVM周期的PCOS患者获成功妊娠。与常规控制性超排卵相比较，成功地培养未成熟卵母细胞，可避免目前药物诱导排卵引起的多种弊端。IVM治疗周期短，费用低，而且在取卵前不需要或较少应用促性腺激素(Cn)，因此可以消除大剂量应用Cn带来的不良反应和远期疾患的忧虑。但由于IVM技术自身存在的问题，如卵细胞核与卵细胞质成熟不同步等问题，其临床应用进展缓慢，总体仍不成熟，还存在诸多问题如卵母细胞体外成熟率低、受精率不高、胚胎移植后妊娠率低等，其安全性也受到争议。

（一）定义

未成熟卵母细胞体外成熟(in vitro maturation，IVM)指通过体外培养，使未成熟卵母细胞发育成为成熟的M1期卵细胞，最终受精分裂成胚胎并移植获得妊娠的技术。

（二）适应证

（1）PCOS或者有PCO样卵巢的高反应人群。高反应人群是目前进行IVM的主要适用人群。非刺激周期的窦卵泡数是预测获得未成熟卵子数的重要指标。

（2）OHSS高发患者在已经开始的IVF周期中，有OHSS高风险的患者，减少外源性激素的使用量，采用IVM结合IVF可以作为一个有效的替补方案。

（3）捐赠卵子。

（4）保存生育力：对于年轻的生殖系统肿瘤患者或接受化学治疗、放射治疗的其他肿瘤患者在治疗前冻存卵巢或卵子，适时行IVM以保存生育能力。

（三）禁忌证

同IVF-ET。

（四）护理要点

（1）同IVF-ET护理。

（2）健康教育：①告知IVM的流程及相关知识，指导患者配合各项检查治疗，指导签署IVM相关知情同意书；②取卵当日嘱男方暂勿取精，及时了解卵子培养情况，等卵子培养成熟后再通知取精，通常是取卵次日取精；③及时告知受精结果及胚胎移植时间。

五、卵子赠送

人类卵子赠送开始于1983年，是基于哺乳动物赠卵成功的基础。目前已广泛应用于临床不孕症的治疗，成为缺乏正常卵子妇女获得妊娠的首选方法。这项研究的成功不仅给卵巢早衰的患者带来了福音，也给遗传病夫妇及高龄不育夫妇带来了希望。由于涉及法律、伦理问题，因此实施卵子赠送必须严格遵守国家卫生健康委员会(原卫生部)颁发的相关条例，包括《人类辅助生殖技术规范》《人类辅助生殖技术和人类精子库伦理原则》等，履行各种手续，严肃对待，以免日后产生纠纷。

(一)定义

有正常生育能力的夫妇将卵子赠与不育夫妇,以助生育,称卵子赠送。一般为赠卵人的卵细胞与不育夫妇一方的丈夫精子体外受精后,再将胚胎移植到后者女方的宫腔内。

(二)赠卵伦理

1.卵子的来源

赠卵只限于人类辅助生殖治疗周期中剩余的卵子。2003 年 8 月原卫生部卫科教发[2003]176 号修订了《人类辅助生育技术规范》,明确指出从 2003 年 10 月 1 日起只能由实施试管婴儿的不孕患者捐赠多余的卵子。

2.捐赠者资格评估

(1)必须符合 IVF-ET 的适应证,没有禁忌证。

(2)无遗传病史和遗传家族史。

(3)没有任何子代发生多因素来源的严重畸形(如唇裂/腭裂、先天性心脏病等)的可能。

(4)没有任何具有明确遗传倾向的疾病。

3.赠卵的基本条件

①赠卵是一种人道主义行为,禁止任何组织和个人以任何形式募集供卵者进行商业化的供卵行为;②赠卵只限于人类辅助生殖治疗周期中剩余的卵子;③对赠卵者必须进行相关的健康检查(参照供精者健康检查标准);④赠卵者对所赠卵子的用途、权利和义务应完全知情并签定知情同意书;⑤每位赠卵者最多只能使 5 名妇女妊娠;⑥赠卵的临床随访率必须达 100%。

(三)适应证

(1)丧失产生卵子能力的患者。

(2)女方是严重的遗传性疾病携带者或患者。

(3)具有明显的影响卵子数量和质量的因素。

(四)禁忌证

(1)男女任何一方患有严重的精神疾病、泌尿生殖系统急性感染、性传播疾病。

(2)男方患有《母婴保健法》规定的不宜生育的、目前无法进行植入前遗传学诊断的遗传性疾病。

(3)任何一方有吸毒等严重不良嗜好。

(4)任何一方接触致畸量的射线、毒物、药品并处于作用期。

(5)女方子宫不具备妊娠功能或严重躯体疾病不能承受妊娠。

(五)捐赠者护理

1.护理评估

(1)健康史:询问患者有无影响生育的疾病外伤及手术史;了解夫妇双方生活习惯嗜好及环境情况;询问结婚年龄、婚育史及性生活情况;询问女方年龄、生长发育史、月经史及生育史。

(2)身体评估:女方进行全身检查,重点检查生殖器官的发育和病变情况。了解女方进入治疗周期前相关的检查等。

(3)心理社会支持状况:参考 IVF-ET 护理。

2.护理措施

(1)捐赠者的筛查和准备:供者的体貌特征尽可能与受者相近,血型能配合,年龄要求在

20~35 岁。目前我国赠卵的来源为正在接受试管婴儿治疗患者自愿捐出多余的卵子,这些患者进入周期前均已经过一系列完善的检查和治疗,为更好地保证捐赠的卵子质量,需对捐赠者进行资格评估和健康评估,包括详细询问捐赠者的家族史、既往疾病史、精神病史、酗酒史和滥用药物史,同时对传染病和遗传病进行严格筛查,以避免受赠者感染传染病和减少出生孩子发生缺陷的风险。

(2)指导患者签署知情同意书:尊重捐赠者知情同意权,自愿签署卵子捐赠知情同意书。对捐赠方强调使用超排卵药物有可能出现 OHSS 及赠卵可能会在一定程度上减少其可移植的胚胎数而影响本次取卵周期的累积妊娠率,同时告知不得追查受卵者的身份资料、妊娠结局以及子代的一切信息,自愿放弃对受卵者出生子代的任何权利和义务。

(3)心理护理:对于捐赠者,表现最突出的疑虑、恐惧心理是:个人信息会否暴露;自身剩余的卵子能否受精;胚胎是否分裂、着床;受卵者是否会怀孕;双方后代是否会近亲结婚等。护理人员应耐心详细地与患者做好解释安慰工作,尊重他们的隐私,讨论相关的法律、伦理问题,消除其心理顾虑。

(4)取卵术和移植术的护理:同 IVF-ET 护理。

(5)费用:卵子捐赠给不孕夫妇,是出于人道主义,而非经济利益驱动,捐赠者可以得到适当的误工、交通和医疗补偿费用。

(二)受卵者护理

1.护理评估

(1)健康史:询问夫妇双方有无影响生育的疾病、外伤及手术史;了解夫妇双方生活习惯嗜好及环境情况;询问结婚年龄、婚育史及性生活情况;询问女方年龄、生长发育史、月经史及生育史。

(2)身体评估:女方进行全身检查,重点检查生殖器官的发育和病变情况。了解女方进入治疗周期前的系列检查;了解其配偶精液常规检查等。

(3)心理社会支持状况:参考 IVF-ET 护理。

2.护理措施

(1)指导患者签署知情同意书:尊重受赠方知情同意权,告知相关法律、伦理信息,承认通过赠卵所生孩子是夫妇的婚生子女,享有且须履行国家法律规定的父母子女间的权利和义务,在充分知情基础上自愿签署接受赠卵行体外受精-胚胎移植知情同意书。

(2)心理护理:接受该项治疗的不孕症患者,心态错综复杂。多数患者不仅在院外做过多种治疗,甚至有多次治疗失败的经历,有的甚至花费多年的积蓄就医,尤其是卵巢功能衰竭、反应低下、高龄妇女等患者。接受别人的卵子捐赠与传统理念冲突,心理负担重。针对这种心理状态,我们首先热情接待,详细介绍该项技术的操作流程和每一治疗步骤的重要性使她们既有成功的信心,又有受挫的心理准备。同时还要对其丈夫进行宣教,使其配合治疗。对受卵夫妇进行伦理咨询,让患者及其配偶在作出决定前得到足够的赠卵相关信息,了解相应的法律、伦理问题;帮助受卵者冲破传统的血缘亲属观念,使他们对自己的决定有信心。

(3)风险:向受卵方耐心解释,胚胎移植必须经过 6 个月检疫期,捐赠者复查 HIV 正常后才能进行;冻存的胚胎在解冻复苏过程中有可能会损伤或全部退化而无法移植;同时解释妊娠率及可能流产、异位妊娠、胎儿畸形等风险。

(4)费用:告知受卵方需支付捐赠方适当的误工、交通和医疗费用。

（5）男方取精指导同 IVF-ET 护理。

（6）子宫内膜准备同 FET 护理。

（7）随访：为防止子代近亲结婚，赠受方的临床随访率必须达 100%，出生后继续随访。如受赠方更换联系电话、地址必须及时向生殖中心反馈，医院保证受赠双方保密和互盲，不得向任何人提供双方身份资料，除非法律需要。

（8）及时做好相关的详细记录，为受赠方提供后代婚姻咨询。

（郭静芳）

第五节　卵巢过度刺激综合征

卵巢过度刺激综合征（OHSS）是一种人体对促排卵药物产生过度反应，由双侧卵巢增大、卵巢多卵泡发育、体内雌激素过高、毛细血管通透性增加、体液和蛋白急性外渗进入第三间隙引起的一系列临床症状的并发症。是不孕症患者在药物促超排卵治疗中出现的一种医源性疾病，严重者甚至可引起血液浓缩、胸腔积液、腹腔积液、肝肾功能损害、血栓形成、成人呼吸窘迫综合征等，严重者甚至危及生命。OHSS 可能使患者在寻求医疗帮助时却以严重的医疗并发症而告终。

OHSS 的发生与患者所用促排卵药物的剂量、种类、治疗方案、患者的体质及内分泌状况有关。在接受超促排卵治疗的患者中，OHSS 发生率为 5%～10%，重度 OHSS 发生率为 0.1%～2.0%。近年来，由于超促排卵药物的广泛应用，致使 OHSS 的发生率明显升高。

一、发病机制与临床表现

OHSS 的发病机制尚不清楚。目前认为，超促排卵后的卵巢多卵泡发育，导致血管内皮生长因子（vascular endothelial growthFactor，VEGF）等因子增多，使血管通透性增加，从而引起一系列临床综合症状。主要病理变化包括卵巢多发功能性囊肿及黄体囊肿伴间质水肿而致卵巢增大；全身毛细血管渗透性增加致血管内液体移入第三腔隙，形成胸腹腔积液，甚至心包积液；血液浓缩、电解质紊乱，有效血容量减少。患者首先出现腹胀，继之胃纳差、恶心、呕吐、腹泻或胸闷，进一步发展为咳嗽、嗜睡、乏力、全身水肿、呼吸困难及尿量减少，伴有体重增加、腹围增大、行走困难不能平卧。部分严重患者出现血栓形成症状，如伴随有下肢深静脉血栓形成者出现下肢肿胀、疼痛。如伴脑栓塞出现头痛、言语不清、肢体乏力等。甚至发展为肺栓塞、成人呼吸窘迫综合征等可能危及生命的并发症。

促排卵治疗中 OHSS 有两种表现形式，分别称之为早发型 OHSS 和迟发型 OHSS。早发型 OHSS 一般出现在 hCG 注射后 3～7 d，与卵巢对促性腺激素的反应性有关，而迟发型 OHSS 出现在 hCG 注射后 12～17 d，主要与妊娠后产生内源性 hCG 有关，迟发型 OHSS 的程度往往比早发型严重。如未妊娠，症状多在 10 d 左右缓解，月经来潮后自行痊愈。如果妊娠，症状继续加重，将持续 4～6 周；多胎患者持续时间更长。

目前，对 OHSS 的临床严重性程度无统一分类。Aboulghar and Mansou(2003)对过去 40 年 OHSS 的分类归结如下。

二、治疗要点

OHSS 发病机制目前尚未完全阐明,治疗缺乏明确有效的方法,仅限于对症支持治疗,最大程度改善症状,避免严重并发症的发生。

轻度 OHSS 一般门诊随访,给予指导,如建议取消新鲜周期胚胎移植,全胚冷冻;注意休息,避免体位剧烈改变,以防止发生卵巢破裂或扭转;高蛋白饮食;避免过长时间卧床,注意四肢适度活动,防止血栓形成;监测尿量,如出现尿量明显减少,或出现心悸、气促需返院治疗。

若病情加重需入院治疗。严密监测生命体征、腹围、体重,每日记录液体出入量;密切监测血常规、C 反应蛋白、水和电解质平衡、肝肾功能、凝血功能,必要时行血气分析;B 超了解卵巢大小及胸、腹腔积液变化,并注意预防卵巢扭转的发生。根据病情可使用清蛋白、低分子右旋糖酐、羟乙基淀粉、血浆等胶体液扩容;控制补液总量,慎用利尿剂。有肺部感染的患者可加用抗生素。血液持续高凝状态患者可适当使用肝素或小剂量阿司匹林预防血栓形成。如内科治疗症状仍有加重或不能有效缓解,可考虑腹腔积液引流、胸腔闭式引流等。病情稳定后,停止静脉补液,鼓励患者进食,适当补充水电解质等。在治疗 OHSS 的过程中,应考虑患者有妊娠的可能,防止药物对胎儿的影响。虽然 OHSS 为自限性疾病,但由于妊娠期内源性 hCG 的刺激,导致症状加重,高峰期延长。在治疗无效的情况下,严重者应果断终止妊娠以挽救生命。

三、预见性护理及轻度 OHSS 护理

(一)护理评估

1.病史

从家庭、社会、性生殖等方面评估既往史和现病史。

2.高危因素

评估对于具有以下高危因素的患者,在促排卵过程中,严密观察症状和体征,加强预防性监测。

(1)敏感体质及耐受性较差的患者。

(2)对促排卵药物敏感的卵巢如多囊卵巢或卵巢多囊样改变。

(3)年轻(年龄<35 岁)、体型瘦(低体重)、BMI 低于 18 的患者。

(4)注射 hCG 日 E_2>3 500 pg/mL,单侧卵巢卵泡>20 个(尤以中等大小卵泡为主)。

(5)应用 hCG 诱导排卵及黄体支持,以及妊娠后内源性 hCG 的产生等均是 OHSS 发生的高危因素。

3.社会及心理因素

评估不孕症患者"不孕危机"的情绪状态,了解婚龄、婚育史、是否两地分居、性生活情况以及患者对治疗的态度,对不确定治疗结局的认识,明确患者目前最关注、担心、影响心理状况的主要因素。

(二)护理诊断/ 问题

(1)知识缺乏:对疾病相关知识了解不足。

(2)焦虑、恐惧与不确定的治疗结局及诊疗时间有关。

(3)社交孤立,社会支持薄弱与疾病涉及个人隐私,无法向他人倾诉或取得帮助有关。

(4)潜在并发症:卵巢扭转、电解质紊乱。

(三)预期目标

(1)减轻患者不适,提高舒适度。

(2)避免发生中、重度 OHSS。

(四)护理措施

1.心理护理

患者的心理状况和疾病的发生、发展和愈后有着密切的关系,解决患者负性情绪,给予患者精神鼓励,使之产生良性的心理应对,以健康积极的态度参与治疗护理。

(1)治疗前主动讲解,提供正确全面的信息,使患者对疾病建立正确的认识。

(2)加强与患者的沟通与交流,及时掌握患者心理变化,给予支持帮助,缓解心理压力。

(3)发生轻度 OHSS 时,告知患者这些症状是自限性的并告知可能会出现的症状、体征,目前的治疗方法和疾病的转归,以得到患者的理解和支持,消除患者的紧张和恐惧心理,积极配合医生治疗。

2.护理指导

(1)轻度的 OHSS 患者,不需要特殊处理,但如注射 hCG 作为黄体支持,则遵医嘱停用,改用其他药物。

(2)注意休息,避免剧烈运动或重体力劳动,防止发生卵巢扭转或破裂。

(3)饮食指导:清淡易消化饮食,避免生冷、辛辣等饮食,防止腹胀、腹泻。

(4)自我监护的指导:教会患者每日测量并记录体重、腹围和尿量,当恶心呕吐、腹胀、腹痛加重、尿少时,须回院就诊,以便及时采取措施,防止重度 OHSS 的发生。

(5)OHSS 是一种自限性疾病,如没有妊娠,病程约持续 2 周。妊娠的患者,病程延长,病情加重,如发展至中、重度 OHSS,须入院治疗。

(五)护理评价

(1)预防或减轻了 OHSS 的症状,促进了疾病转归,避免了中、重度 OHSS 的发生。

(2)患者积极主动参与护理过程,对处理结果满意。

四、中、重度 OHSS 患者的护理

(一)护理评估

1.身心状况

OHSS 的发生,给患者带来了身体上的不适,扰乱了患者的时间安排,带来新的经济压力,尤其治疗过程中出现腹腔积液、胸水、水肿等症状,担心生命安全、不能妊娠或妊娠后流产、胎儿发育异常等;表现出恐惧、焦虑、悲观、情绪不稳定。

2.诊断检查

定期查血常规、肝肾功能、凝血功能;B超检查双侧卵巢大小和腹腔积液情况;每天测量体重、腹围、尿量。

(二)护理诊断/ 问题

(1)知识缺乏:与对疾病的认识不足或获取错误信息有关。

(2)焦虑、恐惧、无助感与可能的治疗失败,不确定的诊疗时间、增加的治疗费用、身体不适、活动受限、创伤性检查、治疗、住院等有关。

(3)睡眠型态紊乱与腹痛、腹腔积液、胸腔积液、外阴部重度水肿,不能平卧有关。

(4)有皮肤完整性受损的危险与液体渗透至组织间隙有关。

(5)活动无耐力与腹腔积液、胸腔积液、组织水肿、能量供给不足,缺氧或氧供给相对不足等有关。

(6)胸腔积液、腹腔积液、腹泻与毛细血管通透性增加,液体渗透到第三腔隙以及肠黏膜水肿有关。

(7)有感染的危险与液体外渗、组织水肿、血容量不足、低蛋白血症、机体免疫力下降等有关。

(8)潜在并发症:深静脉血栓形成、肝功能异常、肾灌流不足、电解质紊乱、酸中毒等。

(三)预期目标

(1)减轻不适症状,提高患者舒适度,增强患者治疗依从性。

(2)缩短诊疗护理疗程,降低治疗成本,减轻患者压力。

(3)预防重度并发症发生。

(四)护理措施

1.心理护理

中、重度的OHSS患者,由于不适症状严重,恶心、呕吐、进食困难;腹胀、腹痛、不能平卧;咳嗽、气促、呼吸困难;极度疲倦,甚至濒死感。患者极度恐惧,担心生命受到威胁,怀疑疾病能否治愈。如果妊娠试验阳性,担心胎儿会否受到影响。此时心理护理极为重要。

(1)稳定患者情绪,用通俗的语言,针对性地向患者及家属讲解OHSS发病机制和特点,OHSS患者中妊娠率显著增高,较非OHSS患者大约高2~3倍,给予精神鼓励,树立战胜疾病的信心和勇气,配合治疗护理。

(2)生活上给予照顾,主动关心,耐心答疑,同时介绍治疗成功的病例,让患者及家属体会到医护人员的关心与重视,逐步消除紧张、恐惧心理。

2.密切观察病情变化,及时准确采集信息为临床治疗提供依据

(1)每天测量体重、腹围及尿量,准确记录24 h出入量。①每日清晨排空大小便,空腹测量;②测量腹围时平卧,暴露测量部位,双手放于体侧,量尺以脐部为起止点,切面与躯干长轴垂直,并在测量部位进行标记以减少误差;③注意观察尿量,并保持尿量>30 mL/h。

(2)遵医嘱严密观察生命体征,必要时监测血氧饱和度;气促、呼吸困难者可遵医嘱给予吸氧,以提高血氧饱和度,改善缺氧状态。

(3)遵医嘱及时检查血常规、C反应蛋白、电解质、肝功能、肌酐、尿素氮、凝血功能。必要时行妊娠试验和腹部B超检查,以了解患者的病情。

3.纠正血容量和电解质的失调

维持体液外渗期的血容量,及早纠正低血容量是预防各种循环障碍并发症的关键。

(1)遵医嘱执行清蛋白治疗:静脉滴注20%清蛋白100~200 mL,注意观察过敏反应。

(2)遵医嘱给予利尿剂:红细胞比容<38%,少尿时,在扩容的基础上给予利尿剂,观察尿量变化。

(3)遵医嘱补充水、电解质,维持液体平衡:每日液体总摄入量应<1 500 mL,以免使血管内液体又漏入腹腔,加重腹腔积液。

4.血栓预防和护理

OHSS的病理过程可导致血液的高凝状态,过高的激素水平又可损伤血管内皮细胞,若不

及时纠正液体外渗所致低血容量及血液浓缩,多种因素的综合作用可导致并发严重的血栓形成;下肢深静脉血栓形成者表现为下肢肿胀、皮温下降、疼痛。脑血管栓塞者表现为头痛、言语不清,肢体乏力、偏瘫,甚至出现肺等重要器官大面积栓塞而死亡。这是辅助生殖技术最严重的并发症,故应高度警惕,采取有效措施加以预防。

(1)鼓励患者保持轻微活动,减少持续卧床时间,如翻身、四肢伸缩活动等,避免久坐或长期卧床。必要时可用弹力袜或定时进行足部及下肢热敷、按摩,促进下肢静脉回流,尤其肥胖患者更要预防深部静脉血栓形成。

(2)血液持续浓缩的患者要注意观察有无头晕、头痛、头颈部肿胀;足背动脉搏动、皮温改变;下肢肿胀、疼痛、沉重感,站立时加重等急性血栓形成的征象和症状,以利于及早发现和治疗。

(3)疑似下肢血栓形成者抬高患肢,促进静脉回流,减轻疼痛和肿胀;不得按摩和剧烈活动,以免造成栓子脱落。

(4)遵医嘱行扩容、抗凝治疗,如使用清蛋白、低分子右旋糖酐、阿司匹林、低分子肝素钠等。

5.预防卵巢扭转或破裂的护理

OHSS患者因双侧卵巢体积增大伴有腹腔积液,容易发生卵巢扭转或破裂,应密切观察,并采取相应措施预防。

(1)嘱患者日常生活中变换体位时行动平稳、动作轻柔缓慢,避免动作幅度过大、过急,避免剧烈活动。

(2)避免一切使腹压增高的因素:如保持大便通畅,防止便秘;勿憋尿,避免腹压增高压迫卵巢导致卵巢破裂或大量排尿后腹压骤降导致卵巢扭转。

(3)腹痛是OHSS主要的临床表现。严密观察腹痛部位、性质,如患者腹痛突然加剧、出现腹膜刺激征,应高度怀疑卵巢蒂扭转或卵巢破裂;及时报告医生并做好急诊手术准备。

6.妊娠试验阳性的患者

如有阴道出血等先兆流产的症状时,应密切观察出血量、有无组织物排出,及时报告医生处理。使用无菌卫生垫,每日会阴擦洗2次,保持清洁干燥,预防感染;如OHSS症状继续发展,出现肝肾衰竭、危及生命,需终止妊娠者,应予以安抚,做好心理护理。

7.B超引导下经阴道穿刺腹腔积液引流术的护理

OHSS患者出现严重的腹腔积液,腹部膨胀、张力大,导致严重不适或疼痛,持续少尿,可在B超引导下经阴道穿刺,行腹腔积液引流术,从而改善患者的症状。

(1)术前评估:①患者的精神状况;②患者促排卵方案和取卵情况及获卵数;③患者血常规、血生化和血雌激素水平;④患者体重、腹围和尿量。

(2)术前物品准备:取卵包、17G取卵针、灭菌穿刺架、灭菌胶管、无菌外用盐水1瓶、灭菌无粉手套、灭菌探头套、负压吸引器(负压调至120～150 mmHg)。

(3)术中配合:①协助患者取膀胱截石位,床头摇高至患者舒适,安抚患者,向患者解释手术过程;②术前测生命体征;③用5‰聚维酮碘冲洗外阴和阴道;④连接负压装置:取卵针连接管连接无菌外用盐水瓶及负压吸引器;⑤术中配合医生抽吸腹腔积液,及时更换引流瓶,记录抽出腹腔积液的总量性质,每次引流腹腔积液量不宜超过3 000 mL,避免腹腔负压突然减低致虚脱或卵巢扭转;⑥腹腔积液引流过程中严密观察患者面色、心率、脉搏、血压等情况,注意有无咳嗽、呼吸困难、胸痛、腹痛,必要时给氧。

(4)术后护理:①观察患者生命体征;②遵医嘱静脉滴注血清蛋白;③健康宣教;④根据病情留院观察。

8.体位护理

患者腹胀明显不能平卧时,协助患者取半卧位,使膈肌下降,减轻胸、腹腔积液对心肺的压迫,改善呼吸困难。

9.饮食指导

患者胃肠蠕动减慢,胃部不适、腹胀、腹痛明显,食欲较差;中、重度患者多在进食后加重,个别患者对进食产生恐惧心理。故应耐心向患者解释进食的重要性,可少量多餐,进食高蛋白、高热量、高维生素、低脂肪、低糖、易消化的温热流质或半流质饮食,多食牛奶、肉汤、果汁及蔬菜;避免生冷、辛辣刺激性食物,防止腹泻。

10.睡眠护理

患者因呼吸困难,局部或全身水肿自觉身体沉重不适及皮肤瘙痒、疼痛等因素致使夜间入睡困难;为患者睡前温水擦身、局部按摩、采取半卧位、必要时给予间断吸氧等,以促进睡眠。

11.皮肤护理

注意观察皮肤颜色、湿度、弹性及有无破损、出血点等情况。

(1)水肿的患者皮肤弹性较差,应保持床铺清洁干燥、柔软,减少局部摩擦,避免皮肤局部破损引起感染。

(2)伴有外阴水肿的患者,给予50%硫酸镁湿热敷或红外线灯物理治疗,保持清洁干燥,穿棉质宽松内裤,避免局部摩擦、损伤;大量腹腔积液时应尽量卧床休息,以利于下肢静脉回流,减轻外阴水肿症状。

(3)注射部位发生水肿的患者,黄体酮注射时用8号长注射针头深部注射,针眼处用棉球按压,防止药液外渗;水肿较重的患者改用口服或阴道用黄体酮进行黄体支持,避免肌内注射后针眼愈合困难,发生体液外渗或注射部位感染。

12.出院指导

(1)保持良好的情绪,保证休息,避免劳累。

(2)按时用药,继续黄体支持。黄体酮属油剂,不易吸收,加上用药时间长,易在注射部位形成硬结,注意臀部两侧交替深部肌内注射,避开硬结。

(3)加强营养,增强机体抵抗力,注意饮食调理,合理膳食,进高蛋白、高维生素、低脂、低盐饮食。

(4)出现不适及时与生殖中心联系,回院就诊。

(5)助孕妊娠者定期进行孕期检查。

(五)护理评价

(1)患者能正确面对机体不适,配合治疗护理,对 OHSS 的处理感到满意。

(2)患者不适症状逐渐缓解,未发生严重并发症。

(郭静芳)

第六节　多胎妊娠

多胎妊娠是指一次妊娠子宫腔内同时有 2 个或 2 个以上的胎儿,是超促排卵和体外受精-胚胎移植(IVF-ET)等辅助生殖技术常见的医源性并发症之一。

多胎妊娠孕产妇妊娠期、分娩期并发症多,围生儿病残率及病死率高,属于高危妊娠。

辅助生殖技术中多胎妊娠的发生仍是目前难以避免的问题,因此,发展多胎妊娠减胎术成为重要的补救方法。

减胎的手术方法主要有经阴道减胎术和经腹部减胎术。

一、适应症

(1)经 B 超证实宫内妊娠≥2 个胚囊者,且均见胎心搏动,为改善母儿围产期预后,行选择性减胎术。

(2)多胎妊娠其中一个胚胎异常,需要减胎者。

(3)先兆流产者、单绒毛膜双胎妊娠应慎行减胎术。

二、禁忌症

存在各个器官系统特别是泌尿生殖系统的急性感染。

三、经阴道穿刺减胎术

经 B 超证实宫内妊娠≥2 个孕囊并见胎芽和胎心搏动,7～10 周为其最佳时机,术前排空膀胱,在阴道 B 超引导下,采用取卵针,由阴道后穹隆部缓慢进针,针尖对准胚体的心脏搏动位置,刺入胚体的心脏搏动点,转动针尖可见胚体联动以证实已刺入胚体,加负压,导管内无吸出物,证实针尖仍在胚体内,进一步加负压,通过瞬时高负压吸出胚体,可见胚胎突然消失,立即停止负压,检查取卵针导管内有白色组织样物混于其中,表明胚胎已解体,部分或全部被吸出。

四、经腹穿刺减胎术

经腹减胎一般适用于孕 9～10 周以上者,术前排空膀胱,患者取仰卧位,常规下腹部手术术野消毒、铺巾。消毒 B 超腹部穿刺探头置于下腹部,探测子宫及各孕囊位置及其相互关系,选择拟穿刺的孕囊,待胎儿处于静息状态时,将取卵针在穿刺探头指引下快速刺入胎儿心脏或近心脏的胸腔部位,回抽无液体或少许血液,注入 10％KCl 1～2 mL,以胎心停搏为穿刺成功。5～10 min 未见胎心搏动恢复,手术结束。如需再次穿刺则在原位改变穿刺方向,切忌穿刺针经过要保留的孕囊。

五、护理评估

(1)心理因素:由于不孕,盼子心切,经过艰辛治疗终于怀孕,通常患者和家属都不愿接受减胎术,担心流产,且恐惧疼痛。怀有侥幸心理,认为有可能不会出现问题。

(2)个体情况:患者年龄、身高、体重、孕周和孕囊个数。

(3)相关辅助检查:超声检查的情况、阴道分泌物常规检查;抽血查血常规、凝血功能。

(4)评估患者机体对手术的耐受性。

六、护理诊断/问题

(1)知识缺乏:与对多胎妊娠相关风险了解不足有关。

(2)焦虑、恐惧与不确定的治疗结局有关。

(3)潜在并发症:胚胎停育、流产、早产。

七、预期目标

①了解减胎术的目的和过程,自愿接受减胎手术;②主动配合治疗护理。

八、护理措施

(一)术前护理

1.心理护理

向患者夫妇详细解释多胎妊娠的潜在风险;多胎妊娠减胎术的必要性和可能的风险;使患者和家属自愿接受减胎术。同时讲解减胎术的方法和过程,介绍成功的病例,消除其恐惧心理。

2.术前准备

(1)患者准备。①遵医嘱执行术前检查:查白带常规、血常规、出凝血时间、甲胎球蛋白、血hCG 等,并及时追踪检查结果,以便医生尽快决定减胎术时间;②术前遵医嘱使用抗菌药物预防感染;③术日需进食早餐,避免空腹引起低血糖综合征;④术前半小时皮下注射苯巴比妥0.2 mg(或地西泮 10 mg)、黄体酮 40 mg,以镇静及预防子宫平滑肌收缩。

(2)物品准备。①经阴道减胎:灭菌手术包(内有治疗巾 1 个、洞巾 1 条、腿套 1 对、弯盘1 个、小量杯 2 个、弯头卵圆钳 1 个、棉球若干、妇科棉签若干)、16G 取卵针、灭菌胶管、灭菌穿刺架、无菌生理盐水、5％聚维酮碘、无菌试管、灭菌无粉手套、灭菌探头套、负压吸引器;②经腹部减胎:灭菌手术包(洞巾、弯盘、小量杯、弯头卵圆钳、棉球若干、大方纱若干)、20～22G 脐带穿刺针、灭菌腹部探头穿刺架、无菌生理盐水、10％KCl 10 mL、5 mL 注射器 2 个、灭菌液状石蜡、5％聚维酮碘、灭菌无粉手套、灭菌手术衣、止血贴。

(二)术中护理

①患者排空膀胱,取膀胱截石位(经腹减胎者平卧);②用 5％聚维酮碘消毒外阴和阴道,外用生理盐水擦净消毒液;③协助医生灭菌探头套套阴道探头,安置穿刺架(经腹者用消毒腹部探头,用灭菌液状石蜡作 B 超耦合剂);④记录各孕囊及胚芽大小和位置关系并打印图片;⑤穿刺针连接试管和负压吸引器(经腹者活检针直接连注射器);⑥穿刺针在 B 超指引下经阴道壁、子宫壁刺入胚体,遵医嘱加负压抽吸,证实针尖已在胚体中,加大负压至 600 mmHg(80 kPa),直至把胚体全部或部分吸出,胚胎心搏消失(经腹减胎者,活检针在腹部经腹壁、子宫壁直至胎心搏动处,拔出针芯,用注射器回抽见血,即更换吸有 10％KCl 5 mL 的注射器向心腔注射 1～2 mL,注射时可在荧屏中见被选择的胚胎剧烈挣扎数秒,继而胎心搏动消失);⑦术中密切观察患者生命体征,并经常询问患者有何不适,给予安慰和鼓励,必要时可遵医嘱给予吸氧;⑧术后无菌纱布擦干阴道并检查穿刺点有无渗血(经腹者抹干净腹部液状石蜡,用止血贴覆盖穿刺点)。

(三)术后护理

①术后严密观察患者有无宫缩和阴道出血(经腹减胎者穿刺点有无出血),遵医嘱安排患

者留院观察;②术后 48 h 行 B 超检查存活和被减灭的孕囊,遵医嘱使用抗菌药物,继续安胎治疗;③生活指导:注意休息,避免重体力劳动,进食高蛋白、易消化、富含维生素的饮食,禁性生活至 12 周。

九、护理评价

(1)患者能了解减胎术的目的,自愿接受和配合减胎术。

(2)对治疗护理感到满意,未发生并发症。

(郭静芳)

第七节　异位妊娠

受精卵在子宫腔以外着床并生长发育则称为异位妊娠(ectopic pregnancy,EP),俗称宫外孕。异位妊娠最常见的发生部位是输卵管,约占 95%。此外,异位妊娠还包括宫角妊娠、卵巢妊娠、腹腔妊娠、宫颈妊娠、子宫瘢痕妊娠、残角子宫妊娠、复合妊娠等。

辅助生殖技术治疗后异位妊娠风险可能较自然周期增加,尤其一些罕见的异位妊娠类型,如异位多胎妊娠和多胚胎不同部位妊娠(heterotopic pregnancy,HP)更是显著增加。

1975 年,首例 IVF-ET 获得的妊娠即为异位妊娠。但最近也有报道,辅助生殖技术治疗后异位妊娠发生率接近自然受孕。

一、异位妊娠护理

对疑诊异位妊娠的患者,需入院密切观察。按照临床表现决定异位妊娠进行期待观察、药物治疗或者手术治疗。

(一)护理评估

1.病史

重视高危因素,盆腔输卵管因素不孕如盆腔粘连、输卵管通而不畅、输卵管结扎等;有宫外孕病史;助孕后妊娠试验 hCG 水平偏低。

2.临床表现和体征

患者有无腹痛、面色苍白、血压偏低、脉搏细速甚至休克表现。常规助孕妊娠试验阳性后 3 周复查 B 超发现宫外孕,患者可无任何症状。

3.心理因素

经历了漫长的不孕症治疗,终于等到了妊娠试验阳性,兴奋之余有更多的期盼和担心,处处小心翼翼,唯恐发生意外。有宫外孕病史的患者更担心会再次宫外孕。因此,助孕成功后的患者仍有不同程度的心理压力。当出现有任何不适,患者都会出现惊慌、恐惧和焦虑。

被告知宫外孕时常难以接受,出现悲痛、失望甚至绝望的心理。尤其是没有任何症状的患者。

4.相关辅助检查

定期行血 hCG 监测及阴道超声检查。

(二)护理诊断/问题

(1)疼痛与异位妊娠有关。

(2)潜在并发症失血性休克、感染等。

(三)预期目标

(1)患者消除了恐惧焦虑心理。

(2)积极配合治疗,预后良好。

(四)护理措施

1.心理护理

异位妊娠是严重影响妇女健康的妇产科急症疾病,尤其在接受 IVF-ET 的患者,经历了对怀孕的期盼,怀孕后的惊喜,若 B 超提示宫外妊娠,心理上将经受巨大的打击,产生痛苦和失望心理,甚至感到绝望;同时患者及家属又担心手术后能否再怀孕,是否危及生命安全而产生忧虑、不安、恐惧等情绪。医护人员应安慰、鼓励患者,讲解有关异位妊娠的知识,帮助其树立战胜疾病的信心。

2.一般护理

①休息与活动:患者应卧床休息,避免腹部压力增大,勿用力按压腹部,妇科检查时动作轻柔,以减少异位妊娠破裂的机会;②加强基础护理:保持外阴清洁,防止逆行感染;③指导患者摄取高蛋白、易消化、富含维生素饮食,保持大便通畅,防止便秘;④密切观察病情变化:密切观察患者的生命体征、阴道出血情况,尤其应重视患者的主诉,如腹痛、腹胀加剧、肛门坠胀感明显,及时给予相应处理。警惕有孕囊突发破裂致失血性休克的可能。如患者出现面色苍白、大汗淋漓、血压下降、脉搏加快等休克症状时,立即遵医嘱开放静脉通路,采集血标本做好输血输液的准备,以便配合医生积极纠正休克补充血容量,并按急诊手术要求迅速做好术前准备,同时做好心理护理。

3.期待疗法的护理

对于 B 超提示宫外孕,但孕囊小,没有或胎心搏动微弱者,遵医嘱定期采血监测 hCG 的变化;定期 B 超监测包块吸收缩小情况。血 hCG 水平下降提示病情好转,可以此安慰和鼓励患者。

4.药物治疗的护理

对于 B 超提示宫外孕,孕囊大小正常、胎心搏动明显的患者,可用孕囊局部穿刺抽吸后注射 10%氯化钾或甲氨蝶呤(Methotrexate,MTX)以终止胚胎发育。治疗前向患者做好解释,消除疑虑。治疗时注意观察病情,做好大出血应急抢救的准备。术后观察生命体征及药物不良反应,并遵医嘱定期采血监测 hCG 的水平以观察治疗效果。

5.手术治疗的护理

腹腔镜是首选的手术方法。①严密观察患者生命体征的同时,积极做好术前准备;②对于严重内出血并发休克的患者,应立即开放静脉通道,交叉配血,做好输血输液准备,以配合医生积极纠正休克、补充血容量,并按急诊手术迅速做好术前准备;③提供心理支持,并向患者及家属解释手术的必要性,以正常的心态接收此次妊娠失败的现实,接受和配合治疗;④做好术后监测与护理。

6.健康指导

注意休息,补充营养,增强体质,半年后可继续不孕治疗。

（五）护理评价

(1)患者能正确面对现状,积极配合治疗,并确定了下一步辅助生殖技术治疗方案。

(2)无严重并发症发生。

二、宫内宫外同时妊娠护理

宫内宫外同时妊娠(heterotopic pregnancy,HP)在正常情况下非常罕见,但随着促排卵药物和 IVF-ET 在临床上的广泛应用,其发生率明显增加,为 1%～3%。在 IVF-ET 中,尽管胚胎直接被放入宫腔内,但并不能完全避免异位妊娠,包括宫内宫外同时妊娠这一并发症的发生。有关研究发现,输卵管及盆腔的病理改变和移植胚胎数目是 IVF-ET 后发生宫内宫外同时妊娠的两个重要因素。HP 的治疗目前尚无大样本的研究,发生宫内妊娠合并输卵管妊娠者首选腹腔镜手术治疗,合并宫颈、宫角妊娠者,病情稳定情况下可采用超声指导下抽吸或注射药物等治疗,但后者发生宫内流产风险更高。

（一）护理评估

参考异位妊娠的护理评估。

（二）护理诊断/ 问题

(1)知识缺乏:与对疾病相关知识了解不足有关。

(2)焦虑、恐惧与不确定的治疗结局及担心生命安危有关。

（三）预期目标

(1)患者消除了恐惧、焦虑心理。

(2)积极配合治疗,预后良好。

（四）护理措施

(1)心理护理:患者对宫内外同时妊娠缺乏了解,既担心手术安全问题,又害怕手术可能影响宫内胎儿导致流产,因此心理压力较大。护士应关心患者,耐心解释,并介绍宫内外同时妊娠经手术治疗后足月分娩的成功案例,使其消除顾虑,增强信心,积极配合治疗。

(2)急诊入院,密切观察腹痛及阴道出血情况,防范宫外孕囊破裂大出血的发生,并做好术前准备。

(3)对于子宫内仍有正常孕囊及胎心的患者,遵医嘱继续行保胎治疗。

(4)术后仍需密切观察患者腹痛及阴道出血情况。如出血量增加,有血块及肉眼所见胎膜、绒毛等情况,应警惕宫内胚胎流产,立即通知医生,并留取患者出血所用卫生纸或卫生垫供医生参考,给予及时正确的处理,同时安慰患者,减轻紧张、恐惧心理。

(5)饮食:视患者的具体情况,在肠道功能恢复后即可给予半流质饮食或普食。

(6)出院指导:①嘱患者保持轻松愉快的心情,注意休息,避免剧烈运动及劳累,谨防感冒;②饮食以高蛋白、高维生素、清淡易消化的食物为宜,鼓励多吃蔬菜、水果,保持大便通畅,遵医嘱继续使用保胎药物;③对于已发生流产的患者,调理好身体,半年后再行助孕治疗。

（五）护理评价

(1)患者能心境平和,积极配合检查治疗。

(2)患者无严重并发症发生。

(郭静芳)

第八节　取卵术并发症

超声引导下经阴道穿刺取卵是体外受精胚胎移植中的常规步骤之一,为目前临床上普遍采用的取卵方法。

该方法一般是安全的,但如果操作不当或遇特殊情况,如患者盆腔内器官解剖位置有变异时,易引起一些并发症,主要包括出血、内脏牵拉反射、组织器官损伤、感染等。

一、穿刺点出血

超声引导下经阴道取卵时,使用阴道探头能清晰显示子宫、卵巢及盆腔大血管等结构,使得操作易行且相对安全。因取卵时穿刺针必须穿过阴道到达卵巢吸取卵子,操作时如果反复穿过阴道穹隆部、不适当地转动阴道探头、挤压阴道壁,可损伤阴道穹隆部或撕裂阴道黏膜。若穿刺针损伤阴道穹隆部血管则会造成阴道出血量较多,损伤卵巢的小血管网或损伤腹腔内或腹膜后血管时,可引起腹腔内或腹膜后出血。据统计,取卵后 8.6% 的病例有阴道出血,出血量超过 100 mL 的发生率为 0.8%。

(一)护理评估

1.身体情况

有无腹痛、进行性贫血症状和体征。

2.辅助检查

超声检查有无出血。

(二)护理诊断/问题

(1)有感染的危险与持续出血有关。

(2)焦虑与知识缺乏有关。

(三)预期目标

(1)能有效止血,未出现进行性出血现象。

(2)患者无感染症状。

(3)患者情绪稳定。

(四)护理措施

1.止血

由于阴道组织的闭合,一般取卵结束后阴道出血会自行停止,无需特殊处理。如出血不止,应及时检查出血部位,并在直视下用纱布压迫止血,观察数分钟,如无继续出血即可取出止血纱布,必要时也可填塞纱布 24 h 后取出或使用宫颈钳钳夹止血。若阴道出血量较多,上述方法无效时,应协助医生暴露出血部位,进行缝合止血。

2.指导患者卧床休息,严密观察生命体征

取卵结束后如发现面色苍白、头晕、心悸、腹痛等症状和体征,及时报告医生,必要时行阴道超声检查。

3.心理护理

出血量较多时,患者一般情绪紧张,护士应耐心与患者及家属进行沟通,做好宣教工作,安抚患者避免过度紧张。

（五）护理评价

（1）止血有效。

（2）患者生命体征正常，无感染征象。

（3）患者紧张情绪明显减轻。

二、盆腹腔内慢性出血

盆腹腔内出血的原因主要为卵巢表面穿刺针眼出血、卵巢内血肿形成、穿刺针针尖划伤卵巢或盆腹腔内其他脏器或腹膜表层。当操作人员的技术不够娴熟或患者盆腔内脏器解剖位置变异或严重粘连时，可能会导致取卵过程中穿刺针误入血管。此外，严重的盆腹腔内出血还与患者自身患有某些血液系统疾病有关。

（一）临床表现

主要为急腹症症状，可出现腹肌紧张、下腹部压痛、反跳痛等征象，大量出血可引起休克危及生命，超声检查可以协助诊断、粗略估计出血量的多少。

（二）处理原则

少量出血，给予止血药、卧床休息，一般很快止血，无需特殊处理，发生大量不可控制的内出血时应立即剖腹探查处理。

（三）护理评估

1. 病史

患者是否有盆腔严重粘连病史。

2. 临床表现和体征

患者有无急腹症症状，如腹肌紧张、下腹部压痛反跳痛等征象。

3. 辅助检查

超声检查有无出血征象。采血查血常规、出凝血时间以观察血红蛋白变化、凝血功能等。

（四）护理诊断/问题

（1）焦虑、恐惧与担心内脏损伤或出血影响胚胎移植有关。

（2）有感染的危险与持续出血机体抵抗力下降有关。

（3）潜在并发症：失血性休克。

（五）预期目标

（1）能有效止血，未出现进行性出血现象。

（2）患者无感染症状。

（3）患者情绪稳定。

（六）护理措施

（1）密切观察生命体征、面色、精神及腹痛情况，发现病情变化及时报告医生予以止血处理。

（2）遵医嘱使用止血药，采血查血常规、出凝血时间等。

（3）指导患者卧床休息，护士协助患者取舒适体位，进行护理操作时动作要轻柔，减少因操作给患者带来的不适。

（4）饮食护理：给予低脂易消化、粗纤维食物，保持大便通畅，防止因用力排便而加重腹腔出血。

(5)心理护理:观察患者有无紧张、恐惧或悲观等心理反应。告知其安静休息有利于止血,护士主动关心、安抚患者及家属,认真听取并解答患者或家属的提问,减轻他们的疑虑。

(七)护理评价

(1)有效止血。

(2)患者生命体征正常,无感染征象。

(3)患者紧张情绪明显缓解。

三、失血性休克

取卵术后内出血较多可出现休克的临床表现,如心慌、气促、面色苍白、血压下降,脉搏细弱、加快等,若术后患者出现头晕、血压偏低时,医护人员应引起重视,密切观察。但由于取卵术前应用静脉麻醉后会出现头晕、恶心、呕吐等,失血性休克的患者容易给医护人员造成麻醉后出现不良反应的假象,因此对于穿刺取卵后的不适更应予以重视。

(一)护理评估

1.病史

了解引起休克的原因,有无取卵后出血的病史。

2.身体情况

评估患者全身和辅助检查结果,了解休克的严重程度,判断重要器官功能。

3.辅助检查

了解各项实验室相关检查结果和血流动力学监测结果,以判断病情。

4.心理和社会支持状况

由于休克发生急剧,病情进展快,容易引起患者和家属产生不同程度的紧张、焦虑、恐惧的心理,同时患者担心可能无法移植新鲜胚胎从而会产生悲观、失望的情绪。护理人员应注意评估患者及家属的情绪变化、心理承受能力。

(二)护理诊断/问题

(1)体液不足与大量失血有关。

(2)体温异常与感染、组织灌注不足有关。

(3)有感染的危险与免疫力降低、抵抗力下降有关。

(4)有皮肤受损和发生意外损伤的危险与微循环障碍、意识不清、烦躁有关。

(三)预期目标

(1)患者体液维持平衡,生命体征平稳,尿量正常,面色红润、肢体温暖。

(2)微循环改善,呼吸平稳。

(3)患者未发生感染或感染发生后被及时发现和处理。

(4)未发生意外损伤。

(四)护理措施

(1)体位:患者采取休克卧位,抬高头胸部 $10°\sim20°$,有利于保持呼吸道通畅,抬高下肢 $20°\sim30°$,有利于下肢静脉回流,以保证重要脏器供血。

(2)做好抢救前准备:急查血常规、凝血功能,并进行交叉配血。

(3)补充血容量,维持液体平衡:迅速建立静脉通道,合理补液,准确记录出入量。

（4）给氧：为改善缺氧情况，给予高流量给氧（3～6 L/min），必要时面罩加压给氧，以提高血红蛋白携氧能力，保证重要脏器供氧量，维持有效气体交换。

（5）保暖：休克患者微循环差，不同程度地存在四肢湿冷、畏寒、寒战等症状，保暖有助于改善末梢血供，同时避免过多翻动和暴露，防止受凉。

（6）严密观察病情：在积极抗休克治疗的同时，监测血压、脉搏、呼吸、血氧饱和度等指标；观察神志、情绪、面色、肢温、腹痛、阴道出血量、尿量等变化。

（7）预防并发症：预防感染、皮肤受损和意外受伤。

（8）心理护理：由于休克发生急剧，容易引起患者在治疗过程中紧张、焦虑、恐惧的心理，同时患者担心可能无法移植新鲜胚胎从而会产生悲观、失望的情绪。护理人员应及时与患者及其家属进行交流，帮助患者建立积极的治疗心态，提高依从性，建立良好的护患关系，取得患者的配合。

（五）护理评价

（1）患者生命体征平稳，尿量正常。

（2）未发生感染，或感染发生后被及时发现和控制。

四、内脏牵拉反射

取卵术中患者出现心动过缓、心律不齐、血压下降、面色苍白、头晕、大汗，甚至昏厥和抽搐等。多数人在手术停止后逐渐恢复。其原因可能与患者精神紧张、宫颈和宫体受机械性刺激（尤其是取卵时穿刺针需穿过宫颈或宫体时）导致迷走神经兴奋、冠状动脉痉挛、心脏传导障碍等有关。

（一）护理评估

1. 病史

评估患者有无心脏疾病、低血压等病史，有无精神过度紧张等诱因。

2. 身体情况

血压、心率、面色情况，有无昏厥、抽搐等表现。

3. 辅助检查

心电监护，监测生命体征及血氧饱和度。

4. 心理状况

评估患者的心理紧张程度。

（二）护理诊断/问题

（1）潜在并发症：休克。

（2）紧张、焦虑与缺乏取卵知识有关。

（三）预期目标

（1）患者各项生命体征平稳，未出现休克的征象。

（2）紧张情绪明显缓解。

（四）护理措施

（1）心理护理：①术前解释取卵术的过程，帮助其缓解紧张焦虑情绪；②术中可通过手握患者的手传递温暖和支持，及时给患者擦汗以示关怀等措施，安抚患者，给予鼓励。

（2）当患者出现面色苍白、大汗淋漓、血压下降甚至手指抽搐时，及时报告医生，暂停手术操作。可以配合按压人中穴位,让患者歇息片刻,症状缓解后再进行手术,操作时注意轻柔,密切监测脉搏、血压及血氧饱和度。必要时遵医嘱使用阿托品处理。

(3)术后平卧休息,密切观察血压、脉搏,可予饮温开水,不适可逐渐缓解。

(五)护理评价

(1)患者生命体征正常。

(2)紧张情绪明显缓解。

五、膀胱损伤

膀胱位于耻骨后盆腔内,在穿刺取卵术中一般不容易损伤,但当患者有盆腔粘连、膀胱充盈或卵巢位于膀胱的后方时则可能造成膀胱损伤。

(一)临床表现

患者可出现腹痛、排尿困难、血尿等临床表现,严重者可致休克。

(二)护理评估

1.病史

评估有无盆腔粘连或膀胱充盈等引起膀胱损伤的诱因,损伤后是否发生腹痛,腹痛的特点、程度和持续时间,有无血尿、尿痛或排尿不畅。

2.身体状况

血压、脉搏变化情况,有无休克的临床表现。

3.辅助检查

血、尿常规检查结果,判断有无其他合并损伤。

4.心理和社会支持状况

评估患者对病情的了解程度,恐惧、焦虑程度,患者和家属的心理承受能力。

(三)护理诊断/问题

(1)恐惧、焦虑与担心血尿、排尿困难造成预后不良有关。

(2)组织灌流量改变与膀胱损伤、出血、尿液外渗有关。

(3)潜在并发症:感染、休克与脏器损伤、出血有关。

(4)排尿异常与膀胱受损影响贮尿有关。

(四)预期目标

(1)患者焦虑与恐惧减轻。

(2)能维持足够的循环血量。

(3)未发生感染或感染已控制。

(4)未出现休克的征象。

(5)患者排尿功能恢复。

(五)护理措施

1.严密观察生命体征

应严密观察血压、脉搏、呼吸,建立静脉通道,记录 24 h 出入量;观察体温变化,定期做血、尿常规检查。

遵医嘱补充血容量及维持水、电解质平衡,预防休克。发现有活动性出血征象,应立即报告医生,同时做好各项抢救的准备及术前准备工作。

2.严密观察排尿的情况

观察能否自主排尿,否则给予留置导尿,导尿时严格无菌操作,持续引流,观察尿液量、色、质的变化。鼓励患者多饮水,增加尿量,以达到内冲洗的目的。

3.保持导尿管通畅

一般留置导尿管至尿液清亮,无肉眼血尿。每日擦洗尿道口 2 次,并用无菌纱布包裹,定期更换尿袋。观察引流液性质、颜色,保持导尿管通畅,如发现血凝块堵塞尿管,遵医嘱行膀胱冲洗。

4.休息

卧床休息可防止病情加重,有利于膀胱损伤的修复。留置导尿管患者卧床休息可防止导尿管脱落,保持引流通畅。卧床期间,护士应加强患者口腔、皮肤等生活护理,预防并发症发生。妥善固定引流管,防止引流管移动而引起疼痛。

5.心理护理

取卵术并发膀胱损伤,患者易产生恐惧焦虑,担心无法正常行胚胎移植,护士应耐心向患者做好解释工作,减轻其紧张和恐惧的心理,使患者主动配合治疗和护理。

对于留置导尿持续引流的患者,要让其了解留置导尿管的意义,消除患者的顾虑。

6.健康教育

(1)指导患者术前排空膀胱,避免穿刺取卵引起膀胱损伤。

(2)留置尿管患者保持引流袋位置低于膀胱以下,防止尿液逆流;翻身活动时,避免引流管扭曲受压、滑脱;告知患者不可自行拔除尿管。

(3)避免进食刺激性食物,多食水果、蔬菜,防止便秘;多饮水,每日饮水量不少于2 500 mL。

(4)留置尿管时尽量卧床休息,避免剧烈活动。

(六)护理评价

(1)患者焦虑与恐惧是否明显减轻。

(2)患者组织灌流量是否正常,生命体征是否平稳。

(3)是否发生感染或感染已控制。

(4)患者排尿异常状态是否得以纠正,恢复正常排尿。

六、感染

患者生殖器官或盆腔可能存在慢性炎症,取卵引起原有盆腔慢性感染被重新激活导致病原菌的繁殖或将阴道的病原菌带入卵巢或盆腔,可引起术后感染,部分感染可能是由于手术过程未严格执行无菌操作。感染是取卵手术的并发症之一,发生率为 $0.3\%\sim0.6\%$,包括穿刺局部感染、盆腔炎、腹膜炎等。常见隐匿性、亚临床型的细菌感染,这种感染在一定程度上可能会影响辅助生殖技术的成功率。故在进行辅助生殖技术前应排除感染性疾病,取卵术前生理盐水冲洗阴道至回流液清澈为止,必要时使用消毒剂以预防感染。

(一)临床表现

取卵后发生感染的患者常见有腹痛、发热、血白细胞升高,血沉和 C 反应蛋白升高。

(二)处理原则

对盆腔感染征象明显的患者宜迅速选用广谱抗生素静脉给药,以控制感染预防妊娠失败,若感染发生于胚胎移植前,可考虑将进行全胚冷冻保存。严重感染可形成盆腔脓肿,必要时需要进行脓肿引流。

(三)护理评估

1. 病史评估

患者是否有生殖器官或盆腔存在慢性炎症的病史。

2. 身体状况

腹痛、发热情况。

3. 辅助检查

血常规、C反应蛋白检查结果,判断感染情况。

4. 心理和社会支持状况

评估患者对病情的了解程度,恐惧、焦虑程度,患者和家属的心理承受能力。

(四)护理诊断/问题

(1)体温过高与感染有关。

(2)紧张、焦虑与感染引起的身体不适有关。

(3)知识缺乏:缺乏预防感染的知识。

(五)预期目标

(1)生命体征平稳。

(2)感染及时被控制。

(3)患者知晓预防感染的知识。

(4)患者情绪放松。

(六)护理措施

1. 监测感染征象

注意患者有无体温升高、寒战、疲乏无力、血白细胞计数增高等,定时测量体温、脉搏、呼吸、血压并做好记录,有异常及时报告医生并配合处理。体温超过39 ℃需进行物理降温,如头部冷敷,冰袋置于大血管部位,酒精擦拭等。必要时遵医嘱应用药物降温,高热患者做好床边消毒隔离。

2. 保持环境清洁

定时开窗通风换气,定期进行空气消毒,严格无菌操作。

3. 休息与卧位

嘱患者卧床休息,取半卧位,有助于脓液聚积在子宫直肠陷凹,使炎症局限。

4. 饮食护理

给予清淡、营养丰富、易消化的食物。高热患者注意补充水分,并做好口腔护理。

5. 减轻躯体不适

评估患者腹痛的部位性质、程度、持续时间以及伴随症状,观察有无腹胀、恶心呕吐、尿频、腹泻等。向患者解释引起不适的原因、临床表现及治疗措施,帮助患者保持舒适的卧位,以利症状缓解。

6. 心理护理

护理人员要耐心细致向患者介绍有关感染的知识,缓解患者紧张、焦虑情绪并取得其治疗上的配合。

7.健康教育

告知患者保持规律生活,避免劳累,坚持体育运动,增强机体免疫力,平时注意个人卫生尤其经期卫生。

(七)护理评价

(1)生命体征平稳。

(2)感染被及时控制。

(3)患者知晓预防感染的知识。

(4)患者紧张焦虑的情绪得到缓解。

(郭静芳)

第九节　中医药在辅助生殖技术中的应用

目前 IVF-ET 妊娠率仍在 $40\%\sim60\%$。未能妊娠的原因很多,其中卵巢反应功能低下而致取消促排卵周期,子宫内膜接受能力差而致着床障碍等。另外,如何防止垂体降调节后黄体功能不足(luteal phase defect,LPD),减少流产率;如何在有效地促进多卵泡发育的同时,防止卵巢过度刺激综合征(OHSS)的发生;如何在保证卵泡数量的同时,提高卵细胞的质量;如何使子宫内膜与胚胎发育同步化,改善子宫内膜容受性等生殖医学界研究的热点问题,成为中医药介入辅助生殖技术的切入点。

一、中医药在辅助生殖技术中的应用

辅助生殖技术中机体特殊状态的中医证候认识。经典的辅助生殖过程要经历垂体降调节、控制性超排卵、取卵、体外受精、胚胎培养、胚胎移植、黄体支持的过程,在这个过程中机体在外源性激素的作用下发生了特殊的生理及病理变化。根据胞宫的藏泄规律与肾阴阳消长的协调转化规律,结合现代生殖内分泌理论,许多学者对这些生理及病理变化进行了中医病机诠释。接受 IVF-ET 的不孕患者尽管初始病因各异,证候表现不同,但应用垂体降调节后,中医证候有一定的规律可循,机体表现证候为肾虚证为多。此时机体所处的特殊病理阶段,在临床症状上有其特征性表现,如可见性欲减退、五心烦热等肾阴亏虚症状,尚可见腰膝酸软、眩晕、耳鸣等肾气不足表现。中医临床证候调查,分析各证候之间的相关性,把证候逐步聚类,通过参考临床文献、借鉴有关中医理论征求专家意见,并结合临床实际情况,在适当部位截取,形成证候的分组。总结出垂体降调节后机体特殊生理状态的证候为肾虚证,以肾阴虚证为主,兼有肾阳虚证。因此,在行 IVF、ICSI 治疗前和进入周期垂体降调节的同时,以补肾滋阴助阳为治则,运用中药可改善肾虚症状,有助于卵泡的发育,可减少促性腺激素的使用量,提高卵细胞质量,同时减少早发的黄体生成素峰的出现,使得有足够的成熟卵泡以供受精。超排卵时机体以肾阴虚为主要证候。中医学认为肾藏精、主生殖,卵细胞乃精血所化;肾精不足、气血失调,从而影响冲任、胞宫、胞脉、胞络的功能。超排卵方案是现代辅助生殖技术的产物,常伴发胸闷胁胀、气滞血瘀、疼痛等症。因此,在实施辅助生殖技术前,给予补肾调周中药,以补肾为主,结合行气活血,平衡阴阳,着重补肾益阴养精,而在卵泡成熟时,加用补肾助阳,有助于创造有利的生殖内环境。

反复 IVF 失败涉及的因素多而复杂,主要受配子质量、胚胎质量欠佳、子宫内膜容受性减低以及多重因素的交互影响,同时也与患者心理因素有关。IVF、ICSI 失败后患者继发的月经失调、闭经、体重增加、体质虚弱等现象也很普遍,西医往往采取等待、观察或人工周期等被动处理;而 IVF 手术后并发的腹痛、腰酸、体重增加的心理负担等情况,则往往被忽视。中医从辨证分析,多次 IVF、ICSI 失败患者以肾虚、肝郁较多。肾为生殖之本,也为月经之源,肾气损伤,肾阴亏虚均可引起月经失调。其对肝的影响,主要因为不孕及 IVF-ET 失败给患者较大的精神压力,以致气血失和,肝主疏泄失常,或肝郁化火以致月经失调。另外,肝肾同源,两者可以相互影响,从而使肝肾失调,冲任损伤,月经失调,并出现腹痛、腰酸等临床症状。中医的辨证论治和全身辨证,可迅速调整患者的身心状况,减少等待时间,并为下一个周期做相应的准备。在中医药治疗等待下一周期的过程中,部分患者也有自然怀孕的可能性。

二、中医护理技术临床实践

中医护理技术在临床护理工作中占有很重要的地位,是护理人员为患者提供服务的基本手段之一,是以脏腑学说为基础,经络学说为核心,通过刺激特定部位,以通经脉、调气血、调整阴阳而达到防病治病目的的一系列护理措施。不孕不育症领域开展辨证施护和中医特色专科护理日益受到国内生殖医学专家的重视,穴位贴敷、耳穴贴压、针刺与艾灸、中药封包治疗与中药沐足等技术在临床护理中得到有效应用。

1. 穴位贴敷

穴位贴敷疗法是中医外治法之一,该法以中医经络学说为理论依据,将药物研成细末,用生姜、酒等汁调成糊状直接贴敷穴位,该法安全可靠、不良反应小,可通过皮肤、黏膜及腧穴等部位的直接吸收而起效,是中医学治疗疾病常用的一种无创疗法。

目前各家所用的外敷药多为经验方,适用于输卵管因炎症阻塞引发的不孕症,尤其对年龄小、病程短的患者,有较高的治愈率。

2. 耳穴贴压

耳穴贴压也是中医传统外治法之一,中医学认为,耳为宗脉之所聚,耳廓外连躯体、脏腑,脏腑经络与耳穴密切相关。脏腑经络的失调反应于耳,发病时于耳廓相应部位出现压痛点、敏感点,临床上即是通过刺激这些穴位来诊疗疾病。针对黄体功能不全性不孕,耳穴选取:子宫、卵巢、脑垂体、下丘脑、肾、内分泌,配穴脾、肝、交感、促性腺激素点、动情穴。作用机理可能与调节内分泌有关。

3. 针刺与艾灸

针灸治疗不孕症历史悠久,在西方国家,针灸疗法是中医治疗不孕症最常用的手段之一。现代研究表明,针灸可以调节月经和诱导排卵,促进子宫和卵巢的血液循环,提高人辅助生殖的成功率。

根据中医经络理论,不孕症重点选择以下穴位:肝经、脾经、肾经、膀胱经、冲脉、任脉、督脉和带脉以及下腹部穴位。在人工辅助生殖的调节阶段,由于自然月经周期被人工激素抑制,女性体内阴阳失衡,此时针刺冲脉、任脉、督脉、带脉穴位能够让体维持一个相对的平衡。在人工辅助生殖的调节阶段之后出现的阴道出血可以选择调理经脉穴位如公孙、内关和气冲穴。在激发卵泡阶段重点加用任脉穴位(如照海、中极和关元)和带脉穴位如带脉穴以促进卵泡发育。在黄体阶段重点加用督脉穴位增强黄体功能。因为卵泡的发育需要10～12个月的时间,卵泡发育的最后190 d是针灸作用的关键时间,排卵前或人工辅助生殖取卵前针刺治疗频次,一周2～3次比一周1次更好。

灸法是以艾绒为主要燃烧材料,烧灼、熏熨或刺激体表一定部位的一种医疗保健方法,灸、灼、烧的意思,是以温热性刺激为主。施灸的材料多样化,但以艾叶制成的艾绒为主,因其气味芳香,辛温味苦,容易燃烧,火力温和。

4.中药封包治疗与中药沐足

中药封包外敷特定的穴位的方法,可以刺激经络穴位,一方面可以有效改善临床症状,另一方面发挥机体内在的潜能,主动地协调阴阳趋于平衡,增加了治疗的靶向性及患者的依从性。

足部具有人体各脏腑器官相应的穴位及各种反射区,中药沐足对气血的运行具有促进作用,可促进人体对药物的吸收,增强全身血液的循环能力,通过适当的对反射区产生刺激,可以对经络发挥疏通作用,同时可调和气血及平衡脏腑,进而获得疾病治疗及预防的作用。外用足浴疗法促进血液循环,通过透皮促渗的方法,使药物直达病所,补肾益阴、活血化瘀,达到内病外治的效果,增强了疗效。

(郭静芳)

第十三章 手术室护理

第一节 手术室基本操作技术

一、无菌技术

在医疗和护理操作中,防止一切微生物侵入机体和防止无菌物品、无菌区域被污染的操作技术即为无菌技术。

二、无菌技术操作原则

(一)操作前的准备

(1)无菌操作前 30 min 通风,停止清扫地面,减少走动。以降低室内空气的尘埃。操作区域要清洁、宽敞。

(2)操作者应修剪指甲,洗手,戴好口罩、帽子,必要时穿无菌衣,戴无菌手套。

(二)操作中保持无菌

(1)工作人员应面向无菌区域,手臂须保持在腰部水平以上,不可跨越无菌区。操作时,不可面对无菌区讲话、咳嗽、打喷嚏。

(2)使用无菌持物钳取放无菌物品,无菌物品一经取出,即使未使用,也不可放回无菌容器内,一套无菌物品仅供一位患者使用,防止交叉感染。

(3)无菌操作中,无菌物品疑有污染或已被污染,不可使用,应予更换或重新灭菌。

(三)无菌物品保管

(1)无菌物品和非无菌物品必须分开放置。

(2)无菌物品必须放在无菌容器或无菌包内,无菌包要注明物品的名称、灭菌日期,物品按日期先后顺序放置。

(3)检查无菌物品保存情况,无菌包在未污染的情况下,25 ℃以下,保存期一般以 14 d 为宜,过期或受潮应重新灭菌。

(4)灭菌物品应放于离地高 20~25 cm,离天花板 50 cm,离墙大于 5 cm 处的载物架上,顺序排放,分类放置。

三、手术进行中的无菌原则

(1)参加手术的人员,工作要加强计划性,手术开始后,尽量减少出入次数。

(2)术前对好灯光,摆好体位,做好一切准备工作,术中减少大的走动。

(3)手术人员已经洗好手、穿好无菌衣、戴好无菌手套,均应加强无菌观念,不得再接触污染物,如有接触应重新更换。

(4)手术人员的乳平下、脐平上、双手臂为无菌区,肩背部、脐以下、手术台面下均为污染区,故调换位置、转身操作时,都应注意切勿污染无菌区。

（5）手术人员站立姿势要端正，不应从手臂上、背后传递无菌物品，切不可伸臂横过手术区。

（6）坐着进行手术时，注意膝盖不应抬高或肘部支撑于膝盖上。

（7）切皮、缝皮前均应用75%酒精棉球涂搽，切皮后，更换刀子、纱布，用无菌巾保护皮肤，关闭切口。

（8）手套破损或污染时，应及时更换；前臂及肘部潮湿或污染时，应加无菌袖套。

（9）尖锐器械、缝针等针尖应朝上，以免穿透无菌敷料被污染。

（10）术中污染的器械，如接触胃肠道、食管、宫颈及阴道的器械应单独放置。

（11）参观手术人员不可太靠近手术人员或站的太高，也不可经常在室内走动。

四、六步洗手法

第一步：掌心相对，手指相互揉搓。第二步：手心对手背沿指缝相互搓擦，双手交换进行。第三步：掌心相对，双手交叉沿指缝相互摩擦。第四步：弯曲各手指关节，在另一手掌心旋转搓擦（揉搓），双手交换进行。第五步：一手握另一手大拇指旋转搓擦（揉搓），双手交换进行。第六步：指尖对掌心揉搓。

五、无菌持物钳的使用

（1）检查无菌持物钳包外的3M胶带。

（2）打开无菌钳包，取出镊子罐（无菌钳罐）置于治疗台面。

（3）将3M胶带粘贴于无菌持物钳口正下方并注明开启日期及时间（有效期为4h）。

（4）取放无菌钳时，钳端闭合向下，不可触及容器口边缘，用后立即放回容器内。

（5）到远处取无菌物品需连同容器一起搬移。

（6）无菌持物钳使用注意事项：①无菌持物钳只能用于夹取无菌物品，不能触及非无菌物品；②操作范围：不可高于肩部或低于腰部，要在视野范围之内操作；③无菌持物钳应保持绝对无菌，不可与已开始手术的手术器械、器械台及物品接触，更不可持无菌持物钳越过走廊到其他房间取物，需取远处物品，应连用容器一起搬移；④干式持物钳每次用后要及时盖好容器的盖子，有效期为4h；⑤无菌持物钳不能夹取油纱类、干粉类物品。

六、开无菌包法

（1）核对无菌包日期、名称，查看3M胶带颜色改变情况。

（2）将无菌包平放在清洁干燥平坦的操作台上。

（3）解开系带卷放在包布角下边。

（4）逐层打开（先外角－左右角－内角），手不可触及包皮内面。

（5）用无菌持物钳打开内层（先外角－左右角－内角）。

（6）用无菌持物钳取物品，放在无菌区内。

（7）未用完的包按原痕包好，内层用无菌持物钳包好（先内角－左右角－外角），外层包布用手按原痕包好（先内角－左右角－外角）。

（8）用系带打"一"字将无菌包包好。

（9）注明开包日期，有效期24 h，如污染应重新灭菌。

（10）开无菌包法：①取出无菌包后，要认真查看无菌包包装有无破损，是否潮湿，无菌包的名称、灭菌日期、灭菌标志等;②打开无菌包时要严格无菌操作,避免污染;③包内用物一次未用完者,则按原折包好,并注明开包时间,24 h后仍未用,需要重新灭菌;④每台手术用一套持物钳,每次夹取物品后,及时将盖子盖好。

七、外戴手套及脱手套

(1)选择型号合适的手套,检查无菌手套的灭菌日期。

(2)提手套反折处将手套取出,看清拇指位置,先将右手五指对齐轻轻戴上。注意未戴手套的手不能触及手套外面。

(3)将已经戴好手套的右手的四指插入左手手套的翻折部,拇指翘起,将左手插入手套内。注意已戴好手套的手不能接触手套的内侧面。已戴好手套的右手指插入左手手套的翻折部,帮助左手插入手套内。

(4)分别将左、右手套的翻折部翻回,并盖住手术衣的袖口。翻盖时注意已戴手套的手只能接触手套的外面(无菌面)。

(5)脱手套:①用戴手套的一只手捏住另一只手套腕部外面翻转脱下;②已脱手套的手指伸入另一只手的手套手掌部以下,利用其他各指协助,将手套翻转脱下,注意皮肤不得接触手套外侧面;③亦可用左手插入右手手套反折部,将右手手套脱至手掌部,再以右手拇指伸入左手手套内手掌部,脱下左手手套。脱第一只手套时勿全部脱去,留住部分可以协助脱另一只手套。

八、铺无菌台

(1)严格查对手术所需的器械、敷料、手术衣及一次性手术用物的名称、灭菌时间、灭菌效果等。

(2)将器械包放于车子中央,打开外层,按开无菌包的要求打开。

(3)用无菌持物钳夹取盖布边缘打开无菌盖布。注意先开左右侧,再开对侧,最后打开近侧。

(4)取出化学指示卡,检查灭菌日期和灭菌效果。

(5)取下弯盘放置左下角,将消毒纱布钳出,检查酒精的有效期(有效期为7 d),把持酒精标签面将酒精倒入弯盘内。

(6)用无菌持物钳将无菌物品依次钳到器械台上,每件无菌物品在开包之前必须再次查对名称、有效期、包装完整性等。

(7)按要求铺盖桌布,先拉近侧端,再拉远侧端。

(8)铺无菌台的注意事项:①铺无菌台前要洗手,戴帽子、口罩,选择宽敞的地方进行操作;②打开无菌包前要检查无菌标志、包的名称和消毒效果;③铺无菌台须用无菌持物钳进行操作,注意避免跨越无菌区;④铺无菌器械车需4~6层无菌巾,防止水和血液渗湿污染;⑤无菌单应垂过车缘一尺以下,周围距离要均匀,车缘以下视为有菌;⑥必须保持车面上无菌,手术中已污染的器械物品不能再放回原处,如触及胃肠道等有腔脏器的器械,应放入弯盘内,勿与其他器械接触;⑦手术开始后,该无菌器械车仅对此手术患者无菌,而对公共无菌物品应视为污染;⑧无菌器械车铺好后,有效期为6 h。

九、刷手

（1）按要求着装，修剪指甲，并做好物品准备。

（2）按六步洗手法洗净双手及手腕，并清洗双臂，时间不少于 15 秒，再用清水冲洗一遍。

（3）用无菌毛刷蘸洗手液由指尖开始，逐渐向上直至肘上 1/3 处交替刷洗。刷洗顺序依次为指尖、指缝、手心、手背、手腕及前臂和上臂 1/3。一次刷洗完毕，手指及前臂朝上，肘部朝下呈"V"形，用清水冲洗手臂上的肥皂水。

（4）用消毒纱布叠成三角形，搭在指尖上，由下向上擦干手臂，同法擦干另一只手臂（每只手分别用一块纱布）。

（5）按六步洗手法涂抹丹尼尔消毒液至肘上，不得超过刷手范围，时间 2 min。同法再涂抹双手及手腕时间 1 min。

（6）消毒完毕，双手放于胸前，呈拱手状态，双手不得超过肩关节以上和腰以下。

（7）连台手术手臂消毒法。连台施行手术时，在前台手术为无菌手术的前提下，如手套未破损，衣袖未潮湿或破损，且前一台手术不是特殊感染手术时可采取以下步骤。①脱去手术衣：由助手解开手术衣腰带，将手术衣自背部向前反折脱下，手套的腕部反折于掌心；②脱去手套：按要求脱去手套，注意双手臂不能触及手套外部；③手臂消毒法：先用清水冲洗手臂上的肥皂水，用两块纱布擦干双手臂，按要求涂抹丹尼尔消毒液两遍，即可穿手术衣、戴无菌手套。

（8）急诊手术手臂消毒法：有些急诊手术患者生命垂危，必须争分夺秒。不容许常规手臂消毒法，可采取以下方法：丹尼尔消毒液涂抹双手臂两遍，先戴一双无菌手套，然后穿手术衣，注意手术衣袖口须遮住手套腕部，接着再戴另一双无菌手套。

十、穿手术衣

（1）检查无菌包内 3M 指示卡的灭菌日期和灭菌效果。

（2）取手术衣一件，双手持衣领两端将手术衣展开，并检查手术衣有无破洞，随后将手术衣向前上方轻抛，双手顺势插入衣袖，双手向前平伸，手勿露出衣袖外，采取内戴手套法。

（3）戴好手套后，将身前腰带递给巡回护士，巡回护士协助医师系好腰带。

（4）穿好手术衣戴好无菌手套的无菌范围：肩以下、腰以上，两侧腋前线以前，包括双手臂。

（5）脱手术衣：巡回护士解开身后衣带，术者携手术衣领下拉脱下，使衣袖外翻，注意，保护手臂及刷手衣不被手套、手术衣外面所污染。

十一、无接触式戴手套

（1）穿好手术衣后手不要露出衣袖外。检查手套的型号，选择适合的型号隔着衣袖取出左手手套。

（2）退后一步，将手套掌心对着手掌心，两者指尖方向相反放置。

（3）左手拇指隔着衣袖插入手套反折面，右手隔着衣袖轻拽外侧手套边向上翻转，包裹衣袖。左手顺势套入，同法戴右手手套。

十二、铺巾

（一）目的

铺盖无菌巾的目的是除显露手术切口所需区域以外，遮盖住其他部位，以减免手术中的污染。

(二)原则

除手术部位以外,至少必须有两层无菌巾遮盖。方法:一般先铺手术巾,再铺中单,后铺腹单。顺序:先用四块手术巾(每块巾的一边折叠 1/4)分别铺在切口下方、上方、对侧、同侧,用巾钳夹住交角处,再于胸、腹、腿部各加铺一块中单,最后铺剖腹单。

(三)注意事项

(1)布单一旦铺下后,不许移动,用巾钳夹住交叉的敷料角。如位置确需调整,只能由内向外移,而不能由外向内移。

(2)腹单应盖过麻醉架,两侧和尾端应下垂超过手术床台边 30 cm 以上。

(3)若布单一旦被浸湿,则失去消毒隔离作用,应加盖消毒无菌巾。

(4)无菌巾、单不可与周围的人与物品接触。一旦污染应立即更换。

十三、导尿术

(一)女患者导尿术

(1)取仰卧位,护士站在患者右侧,脱去对侧裤腿,盖在近侧腿上,对侧腿用棉被遮盖,两腿屈曲分开,露出外阴。

(2)将治疗巾铺于患者臀下,弯盘置于患者外阴处,打开无菌包,用碘伏浸泡棉球后将治疗碗放于患者两腿之间,左手戴手套,右手持血管钳夹消毒液浸泡的棉球消毒外阴,擦洗一次。顺序为:阴阜、大阴唇、小阴唇、尿道口、尿道口至肛门。由外向内、自上而下,先对侧后近侧,每个棉球只用一次。

(3)将导尿包置于患者两腿之间,打开导尿包。将尿管打开,戴无菌手套,铺洞巾,使洞巾与导尿包形成无菌区。

(4)检查尿管并连接好尿袋,以左手垫纱布分开并固定小阴唇,右手持血管钳夹棉球自上而下,由内向外,分别消毒尿道口、两侧小阴唇、尿道口。

(5)消毒完毕,用另一血管钳持尿管,轻轻插入尿道 4～6 cm,见尿液流出后,再插入 3～5 cm 左右,向水囊注水。轻轻向外抽拉尿管,遇有阻力再向内送 1～2 cm。

(6)固定尿袋,撤治疗巾,整理衣物及床单位。

(二)男患者导尿术

(1)患者取平卧位,脱裤至膝下。

(2)打开一次性导尿包双层包装,取出棉球,左手戴手套,右手用镊子夹消毒棉球依次消毒阴阜、阴囊、阴茎,用无菌纱布裹住阴茎,将包皮后推,暴露尿道口,消毒尿道口、龟头、冠状沟,每个棉球只用一次。

(3)将导尿包置于患者两腿之间,打开导尿包。将尿管打开,戴无菌手套,铺洞巾,使洞巾与导尿包形成无菌区。

(4)检查尿管并连接好尿袋,左手用无菌纱布裹住阴茎,将包皮后推,暴露尿道口,再次消毒尿道口、龟头、冠状沟、尿道口。右手用镊子夹持尿管轻轻插入尿道,至耻骨前弯时提起阴茎使之与腹壁成 60°角,徐徐插入 20～22 cm,见尿后继续插入 3～5 cm,气囊注水。轻轻向外抽拉尿管,遇有阻力再向内送 1～2 cm。

(5)固定尿袋,撤治疗巾,整理衣物及床单位。

(三)留置尿管的注意事项

(1)严格按无菌技术操作原则进行,防止泌尿系逆行感染,导尿管一经污染不得重复使用。

(2)术前给患者做好解释工作,以免患者术后因尿管刺激而烦躁。

(3)根据患者情况选择粗细适宜光滑的尿管,老年患者应注意有无前列腺肥大。

(4)给女性患者导尿时,仔细辨认尿道口,防止误入阴道。一旦误入阴道需更换导尿管。男性患者应掌握尿道的解剖特点,即两个弯曲,三个狭窄。男性患者导尿后应将包皮回位,避免因包皮嵌顿造成龟头坏死。

(5)插入导尿管时手法应轻柔、稳准,切勿粗暴避免损伤尿道黏膜。

(6)尿管插入后必须证实尿管进入膀胱方能向气囊内注水,证实尿管在膀胱内的方法:①尿管内有尿液流出;②可用手轻轻按压患者膀胱区以助尿液流出;③若无尿液流出,可从尿管注入生理盐水,注水顺利,且回抽注入的盐水内混有尿液。

(7)气囊充盈后,顺尿道向外牵拉尿管有阻力时,再将尿管送入少许,以免气囊嵌在尿道内口处,压迫后尿道引起黏膜坏死。

(8)妥善固定尿管,将尿袋固定在床边,术中摆放体位及搬动患者时,应先将尿袋固定好,防止牵拉尿管。

(9)术中严密观察尿量,如果术中无尿,应立即查找原因,检查尿管是否受压或尿管是否脱出。

(10)若膀胱高度膨胀而患者又极度衰弱的情况下,第一次放尿不应超过 1 000 mL。因大量放尿膀胱压力突然降低,可导致腹腔内压突然下降,大量血液滞留于腹腔血管内致血压下降引起虚脱。另外,因膀胱突然减压可引起膀胱黏膜急剧充血发生血尿。

(甘蕾蕾)

第二节　手术体位安置

一、手术体位安置标准

(一)基本手术体位的安置标准

1.合理选择

手术体位的选择要根据手术患者的病情、患者的自身条件以及手术的性质来决定。

2.体位舒适

保持床单的平整、干燥、柔软。

3.保持功能

手术体位的安置应考虑对机体的呼吸、循环生理功能及皮肤的影响,保持肢体的功能体位。

4.患者安全

合理安置患者的体位并妥善固定,约束带不可过紧,患者体表不可接触金属物品,以免术中电灼伤。

5.便于操作

要使医生得到最佳的手术视野显露,也要便于麻醉师在术中观察患者。

6.协调一致

手术体位安置应在手术医生、手术护士与麻醉医生三方共同参与并互相协调下,合理地完成体位安置。

7.隐私保护

在不影响体位安置的前提下尽可能地减少私密部位的暴露,以保护患者隐私。

8.规范管理

体位用物应做到一用一清洁,并能定点放置,定时维护,专人管理。

(二)牵引床手术体位的安置标准

(1)手术护士必须熟悉手术牵引床的设计架构,熟练掌握其性能特点及操作方法,并通过严格的培训及考核。

(2)手术牵引装置在手术过程中始终保持良好的复位效果。

(3)手术前应检查牵引床的功能是否正常,配件是否齐全,并根据手术部位将牵引床调至所需正确位置。

(4)牵引床使用中,应断开电源,避免误操作的危险。

(5)术中牵引时,应加强对患者的巡视管理,防止组织及功能的损伤。

(6)手术结束后,应及时检查,按操作要求恢复原位,牵引床配件整理后按规定放置。

(7)牵引床应由专人负责,定期充电,定期检查,定期维护并进行登记。

(三)翻身床体位安置标准

(1)手术护士熟练掌握翻身床的性能、设计特点及使用方法,并通过严格的培训及考核。使用时正确操作,确保患者的安全。

(2)手术翻身床在手术过程中始终保持良好的复位效果。

(3)术前检查翻身床各个配件是否齐全,各项功能运转是否正常,并将翻身床调整到所需的正确位置。

(4)手术翻身床翻转前,应检查所有体位垫及安全带是否固定牢固。

(5)手术翻身床翻转中,应加强监视,确保患者安全,并确保呼吸、循环、神经、血管功能正常。

(6)手术翻身床翻转后,应及时检查患者,按手术要求放置体位。

(7)手术结束后,应即刻检查手术翻身床是否正常,并恢复原位。翻身床配件整理后放置于固定位置。

(8)手术翻身床应由专人负责,定期检查,定期维护并进行登记。

二、仰卧手术体位安置

(一)水平仰卧手术体位

1.适应证

主要适用于口腔颌面部、胸腹部、四肢等手术。

2.摆放用物

头圈、臀垫、腘窝垫、足踝垫、约束单、束腿带。

3.摆放方法

(1)床单位平整,头部垫头圈,臀部垫臀垫。

(2)将患者平卧于手术床上。

(3)双上肢自然平放于身体两侧,并置于约束单内固定。

(4)腘窝处置腘窝垫,双侧足跟处垫足踝垫。

(5)膝部用束腿带固定。

4.护理问题及措施

(1)双上肢置于手部约束单内前,确保外周静脉及桡动脉妥善固定防止脱出,并需注意保护三通连接管,防止三通管与皮肤接触压力过大而引起压疮。

(2)上肢手术如需外展,应不超过 90°为宜,以免引起臂丛神经损伤。

(3)手术时间过长时,保护后枕部、骶尾部及其他骨隆突部位,适时减压。

(4)束腿带过紧会造成肢体血液循环受阻,固定时应增加约束带的接触面积,松紧适宜。

(5)患者皮肤应避免接触金属物品,以防电灼伤。

(6)体位摆放时应保持头、颈、胸成水平功能位。

(二)仰头仰卧

1.适应证

主要适用于甲状腺、气管切开、咽喉、颈椎前路等手术。

2.摆放用物

头圈、肩垫、臀垫、腘窝垫、足踝垫、约束单、束腿带。

3.摆放方法

(1)床单位平整,头部垫头圈,臀部垫臀垫。

(2)将患者平卧于手术床上。

(3)肩部垫肩垫。

(4)双上肢自然平放于身体两侧,并置于约束单内固定。

(5)腘窝处置腘窝垫,双侧足跟处垫足踝垫。

(6)膝部用束腿带固定。

4.护理问题及措施

(1)肩垫要安置妥当,避免颈部过度拉伸,颈后适当加垫小软垫,避免颈部悬空。

(2)双上肢置于手部约束单内前,确保外周静脉及桡动脉妥善固定,防止脱出,并注意保护三通连接管,防止与皮肤接触压力过大引起压疮。

(3)保护气管导管人工鼻,防止压迫额面部引起压疮。

(4)手术时间过长时,保护后枕部、骶尾部及其他骨隆突部位,适时减压。

(5)束腿带过紧会造成肢体血液循环受阻,固定时应增加束带的接触面积,松紧适宜。

(6)患者皮肤应避免接触金属物品,以防灼伤。

(7)眼膜保护双眼。

(8)体位摆放时应保持头、颈、胸成水平功能位。

(三)侧头仰卧手术体位

1.适应证

主要适用于乳突、颌下腺、腮腺、颅脑等头颈部手术。

2.摆放用物

头圈、肩垫、臀垫、腘窝垫、足踝垫、约束单、束腿带。

3.摆放方法

(1)床单位平整,头部垫头圈,臀部垫臀垫。

(2)将患者平卧于手术床上。

(3)麻醉后头偏向健侧,患侧肩下垫肩垫,患侧在上,充分显露手术视野。

(4)双上肢自然平放于身体两侧,并置于约束单内固定。

(5)腘窝处置腘窝垫,双侧足跟处垫足踝垫。

(6)膝部用束腿带固定。

(7)覆盖棉被,注意保暖。

4.护理问题及措施

(1)将健侧耳朵置于头圈内,防止压伤耳部,必要时可用脱脂棉包裹健侧耳部。

(2)非耳内手术在患侧耳内塞脱脂棉球,防止消毒液流入耳内。

(3)双上肢置于手部约束单内前,确保外周静脉及桡动脉妥善固定,防止脱出,并注意保护三通连接管,防止与皮肤接触压力过大引起压疮。

(4)保护气管导管人工鼻,防止压迫颜面部引起压疮。

(5)保护骶尾部及其他骨隆突部位,适时减压。

(6)束腿带过紧会造成肢体血液循环受阻,固定时应增加束带的接触面积,松紧适宜。

(7)患者皮肤应避免接触金属物品,以防灼伤。

(8)眼膜保护双眼。

(9)体位摆放时应保持头、颈、胸成水平功能位。

(四)人字仰卧手术体位

1.适应证

主要适用于腔镜甲状腺、腔镜胃、腔镜肝等手术。

2.摆放用物

头圈、臀垫、足踝垫、约束单、束腿带。

3.摆放方法

(1)床单位平整,头部垫头圈,臀部垫臀垫。

(2)将患者平卧于手术床上,打开腿板成45°夹角固定,将双脚分别置于腿板上,双侧膝部分别用束腿带固定。

(3)双上肢自然平放于身体两侧,并置于约束单内固定。

(4)腘窝处置腘窝垫,双侧足跟处垫足踝垫。

(5)覆盖棉被,注意保暖。

4.护理问题及措施

(1)双上肢置于手部约束单内前,确保外周静脉及桡动脉妥善固定,防止脱出,并注意保护三通连接管,防止与皮肤接触压力过大引起压疮。

(2)保护骶尾部及其他骨隆突部位,适时减压。

(3)脚板打开角度勿过大,防止拉伤及损伤神经。

(4)束腿带过紧会造成肢体血液循环受阻,固定时应增加束带的接触面积,松紧适宜。

(5)患者皮肤应避免接触金属物品,以防灼伤。

(6)体位摆放时应保持头、颈、胸成水平功能位。

三、侧卧手术体位

（一)标准侧卧位手术体位

1.适应证

主要适用于肺、食道、肾脏等手术。

2.摆放用物

头圈、臀垫、侧部支撑垫、腋垫、薄软垫、搁臂架、搁手板、束腿带。

3.摆放方法

(1)床单位平整,头部垫头圈,臀部垫臀垫。

(2)将患者平卧于手术床上,正确固定好搁手板及搁臂架。

(3)麻醉后患者取健侧卧位,患侧朝上。

(4)腋下垫腋垫,根据患者体型及手术需求调整腋垫位置。

(5)两臂自然前伸,分别置于搁手板及搁臂架上,调整搁臂架高度使上侧肩部伸展,胸廓不受压,并妥善固定。

(6)将侧部支撑垫置于患者胸腹部、背部,并用床单包裹固定。

(7)下肢膝关节、踝关节处加垫薄软垫。

(8)束带一根固定膝部,另一根固定骨盆处。

(9)覆盖棉被,注意保暖。

4.护理问题及措施

(1)将健侧耳朵置于头圈内,防止压伤耳部,必要时可用脱脂棉包裹健侧耳部。

(2)保持床单及衣物平整,避免压疮。

(3)双上肢与身体垂直,患侧手臂与肩高度一致,防止损伤臂丛神经,约束带松紧适宜,以免损伤尺桡神经。

(4)双上肢远端关节应稍高于近端关节。

(5)注意保持侧部支撑垫对身体的支撑固定。

(6)束腿带过紧会造成肢体血液循环受阻,固定时应增加束带的接触面积,松紧适宜。

(7)患者皮肤应避免接触金属物品,以防灼伤。

(8)眼膜保护双眼。

(9)肾脏输尿管手术时,健侧下肢应自然弯曲,患侧肢体伸直功能位。其余手术则健侧伸直,患侧自然弯曲。保持头、颈、胸在水平功能位。

（二)骨科体位架式侧卧位

1.适应证

主要适用于骨科人工髋关节置换手术。

2.摆放用物

头圈、臀垫、侧部支撑架、腋垫、薄软垫、搁臂架、搁手板、束腿带。

3.摆放方法

(1)床单位平整,头部垫头圈,臀部垫臀垫。

(2)将患者平卧于手术床上,正确固定好搁手板及搁臂架。

(3)麻醉后患者侧卧,患侧朝上。

(4)腋下垫腋垫,根据患者体型及手术需求调整腋垫位置。

(5)两臂自然前伸,置于搁手板及搁臂架上,调整搁臂架高度使上侧肩部伸展,胸廓不受压,并妥善固定。

(6)耻骨联合及骶髂部位,用侧部支撑架固定妥当。

(7)健侧膝部上方置薄软垫并用束腿带固定。

(8)覆盖棉被,注意保暖。

4.护理问题及措施

(1)将健侧耳朵置于头圈内,防止压伤耳部,必要时可用脱脂棉包裹健侧耳部。

(2)保持床单及衣物平整,避免压疮。

(3)双上肢与身体垂直,患侧手臂与肩高度一致,防止损伤臂丛神经,约束带松紧适宜,以免损伤尺桡神经。

(4)双上肢远端关节应稍高于近端关节。

(5)检查并调整侧部支撑架至最佳位置,松紧适宜,防止会阴部受压。

(6)束腿带过紧会造成肢体血液循环受阻,固定时应增加束带的接触面积,松紧适宜。

(7)患者皮肤应避免接触金属物品,以防灼伤。

(8)眼膜保护双眼。

(9)健侧肢体自然弯曲,保持患者身体在同一水平位。

四、截石位手术体位

1.适应证

主要适用于直肠、膀胱、前列腺、尿道、阴道等手术。

2.摆放用物

头圈、臀垫、截石位搁腿架、束腿带。

3.摆放方法

(1)床单位平整,头部垫头圈,臀部垫臀垫。

(2)将患者平卧于手术床上。

(3)双上肢自然平放于身体两侧,并置于约束单内固定。

(4)取下腿板,固定搁腿架,将双腿置于腿托上,调整位置用束腿带固定。

(5)覆盖棉被,注意保暖。

4.护理问题及措施

(1)双上肢置于手部约束单内前,确保外周静脉及桡动脉妥善固定防止脱出,并注意保护三通连接管防止与皮肤接触压力过大引起压疮。

(2)上肢手术如需外展,应不超过90°为宜,以免引起臂丛神经损伤。

(3)双下肢外展不应超过90°,防止大腿内收肌肉拉伤。

(4)患者皮肤应避免接触金属物品,以防灼伤。

(5)术中确保搁腿架固定牢固,防止滑脱。

(6)术中提醒手术医生勿压迫患者膝部防止出现意外。

(7)妇科、直肠等手术时应放置肩托,防止头低脚高位时患者下滑。

五、俯卧手术体位

(一)标准俯卧位手术体位

1.适应证

主要适用于脊柱后路等腰背部手术。

2.摆放用物

头圈、搁手板、胸垫、腰垫、膝垫、足踝垫、束腿带。

3.摆放方法

(1)床单位平整,将头圈、胸垫、腰垫、膝垫、足踝垫放置在手术床适当的位置。

(2)患者在转运床上麻醉后俯卧于手术床上。

(3)双上肢自然旋转前伸置于搁手板上并妥善固定。

(4)调整各体位垫至最佳位置。

(5)覆盖棉被,注意保暖。

4.护理问题及措施

(1)双上肢置前伸时注意保持功能位,防止关节脱位及神经损伤。

(2)安置体位前应除去患者衣物并保持床单位平整。

(3)转动患者身体时应保持头、颈、胸、腰在同一轴线转动。

(4)男性患者应防止会阴部受压,女性患者防止乳房受压。

(5)患者各部位皮肤应避免有异物受压,避免接触金属物品。

(6)注意保护患者双眼,时间过长时各受压部位适时减压。

(7)术中保持脚趾悬空,防止受压。保持胸腹部悬空,以免影响呼吸。

(8)使用消毒液时应避免消毒液流入会阴部引起灼伤。

(二)头架式前冲俯卧位手术体位

1.适应证

主要适用于脊柱颈椎后路、后颅等手术。

2.摆放用物

马蹄形头架(点式头架)、胸垫、腰垫、膝垫、足踝垫、束腿带。

3.摆放方法

(1)将胸垫、腰垫、膝垫、足踝垫放置在手术床适当的位置,床单位平整。将头架妥善固定在手术床上。

(2)患者俯卧于手术床上。

(3)患者头部置于马蹄形头架 U 型圈内,调整位置妥善固定。双上肢置于手部约束单内固定。

(4)调整各体位垫至最佳位置,束腿带固定双腿。

(5)覆盖棉被,注意保暖。

4.护理问题及措施

(1)注意头面部骨隆突部位与 U 型架接触面的压疮防护。可事先用褥疮贴保护妥当。

(2)转动患者身体时应保持头、颈、胸、腰在同一轴线转动。

(3)双上肢置于手部约束单内前,确保外周静脉及桡动脉妥善固定防止脱出,并注意保护三通连接管防止与皮肤接触压力过大引起压疮。

(4)男性患者应防止会阴部受压,女性患者防止乳房受压。

(5)患者各部位皮肤应避免有异物受压,避免接触金属物品。

(6)术中保持脚趾悬空,防止受压。保持胸腹部悬空,以免影响呼吸。

(7)安置妥当后再次检查患者双眼是否受压,气管导管是否通畅。

六、坐位手术体位

(一)沙滩椅位手术体位

1.适应证
主要适用于肩关节镜等肩部手术。

2.摆放用物
专用沙滩椅手术床、头架、侧挡板、沙滩椅背、上臂支臂架、小软枕、大软垫、束腿带。

3.摆放方法
(1)将沙滩椅背安装到手术床上,床单位平整。

(2)将患者平卧于手术床上,患侧肩膀平床沿。

(3)麻醉后用头托束带,将头部初步固定。

(4)依次将背板抬高 60°,头低脚高 30°,双下肢下垂 30°,患者上半身 90°坐位。

(5)在患侧安装支臂架和挡板,患侧前臂自然屈于胸前。健侧前臂垫一软枕并用约束单固定于手术床旁。

(6)腘窝处垫软垫,用束腿带固定。

(7)覆盖棉被,注意保暖。

4.护理问题及措施
(1)在转换患者体位时特别注意保护患者头部及颈椎。消毒铺巾前再次确认各部件固定牢固。

(2)变化体位的过程中应密切注意患者生命体征的变化,操作宜缓慢进行。

(3)安置体位前应除去患者衣物并保持床单位平整。

(4)健侧上肢置于手部约束单内前,确保外周静脉及桡动脉妥善固定,防止脱出,并注意保护三通连接管,防止与皮肤接触压力过大引起压疮。

(5)患者各部位皮肤应避免有异物受压,避免接触金属物品。

七、牵引床手术体位

1.适应证
主要适用于股骨颈、股骨粗隆、股骨干骨折复位固定等手术。

2.摆放用物
头圈、搁手板、专用牵引床、牵引床配件。

3.摆放方法
(1)安装好牵引床主配件,床单位平整。

(2)患者在转运床上麻醉后平行搬运至牵引床上,头部垫头圈。

（3）健侧上肢外展置于搁手板上,患侧上肢用包布或者薄软垫包裹固定于麻醉头架上。

（4）双下肢悬空,臀部齐床下缘,会阴部放置会阴阻挡柱。

（5）足部用棉纸或棉垫包裹加以保护套入牵引足靴,松紧适宜,固定于牵引架上。

（6）调整牵引杆长度及牵引脚架高度至适当位置。

（7）在透视下牵拉骨折端,调整牵引装置直至骨折复位,锁紧各关节。

（8）覆盖棉被注意保暖。

4.护理问题及措施

（1）使用前确保牵引床配件齐全,功能完好。

（2）患侧上肢置于麻醉头架时应用棉纸或包布包裹,避免裸露皮肤直接接触金属头架,头架高度应与患者上臂长度相适宜。

（3）搬运患者时需多人配合搬运,平稳过床,上脚架前需专人支撑双下肢。

（4）会阴阻挡柱应用软垫保护,以减轻牵拉后对会阴部的挤压,特别注意对男性患者阴囊的保护。

（5）足部须妥善固定于牵引足靴内,防止牵拉过程中脱出足靴引起损伤。

（6）术中 C 臂机透视过程中,要注意保持手术区域的无菌状态。

（7）术中操作牵引床需使用微调。

（甘蕾蕾）

第三节　手术室安全管理

一、手术室查对管理

（一）目的

规范手术室核查制度的执行,确保患者手术安全,防范不良事件发生。

（二）范围

手术室护士所有的查对操作。

（三）权责

（1）术前准备室护士接手术患者时实施手术患者查对。

（2）手术室护士进行所有的查对操作时均需遵照。

（3）护士长对科内查对制度的执行进行监控,监督落实情况并持续改进。

（四）作业内容

（1）术前准备及接患者时,应查对科室、姓名、住院号、床号、性别、诊断、拟施手术名称、手术部位(左、右)与标识、配血报告、术前用药、药物过敏试验结果、术前备皮、所带的术中用药与影像学资料等。当家属面取下假牙和贵重物品(戒指、项链、耳环等),并交由家属保管。

（2）麻醉前、手术开始前和患者离开手术室前严格执行《手术安全核查制度》。

（3）取用各种无菌物品以及体内植入物之前,巡回护士与刷手护士共同查对其标识内容、灭菌日期、包装等内容。

（4）遵循手术物品清点制度，根据不同手术类型的要求实施清点，在术前、关闭体腔前后与缝合皮肤后清点所有敷料、器械的数量和完整性。

（5）手术取下的标本，应由巡回护士与刷手护士、手术者核对后送检。

（6）医嘱查对：手术室护士执行术前医嘱，根据医嘱查对患者身份、药物皮试结果、药名、剂量、用法等。术中口头医嘱执行时需复述医嘱内容，与医生确认无误后方可执行。

（7）用药查对制度：①严格执行三查七对。三查：操作前查、操作中查、操作后查；七对：对住院号、姓名、药名、剂量、浓度、时间和用法。②查药液有无沉淀、变质、混浊；安瓿有无破损，瓶口有无松动，针剂有无裂痕、失效。如不符合要求或标签不清者，不得使用。③操作中严格按照操作程序执行，配药时应注意配伍禁忌。④凡需做过敏试验的药物，查对药物过敏试验结果，用药后的反应。

（8）输血查对制度：①查对血型检验报告单上的患者床号、姓名、住院号、血型；②查对供血者与受血者的交叉配血结果；③查对血袋上的采血日期、有效期，血液有无凝血块或溶血，封口是否严密，有无破损；④查对输血单与血袋标签上的受、供血者的姓名、血型、血袋号及血量是否相符；⑤输血前必须经两人核对无误后方可输入，并由两人在交叉配血报告单上签全名。

二、手术安全核查制度

（一）目的

为规范安全核查制度的执行，提高安全核查依从性，确保安全医疗，防范不良事件发生。

（二）范围

适用于各级各类手术，其他有创操作参照执行。

（三）权责

（1）麻醉医生主持手术安全核查，根据核查表由手术医生、麻醉医生、手术室护士三方共同核对并逐项填写。

（2）手术科室、麻醉科与手术室的负责人是本科室实施手术安全核查制度的管理责任人。

（3）医院管理部门加强对手术安全核查制度实施情况的监督与管理，提出持续改进措施并落实。

（四）作业内容

（1）手术室安全核查的参与人员有手术医生、麻醉医生、巡回护士，以上三人必须是有执照且已注册的人员。

（2）手术安全核查的时机：麻醉实施前、手术开始前、患者离开手术室前。

（3）手术室安全核查程序。①第一阶段（麻醉实施前）：三方按《手术安全核查表》依次核对患者身份（姓名、性别、年龄、病案号）、手术方式、知情同意情况、手术部位与标识、麻醉安全检查、皮肤是否完整、术野皮肤准备、静脉通道建立情况、患者过敏史、抗菌药物皮试结果、术前备血情况、假体、体内植入物、影像学资料等内容，若因特殊原因手术医师不能及时到位的，先由麻醉医师和手术室护士实施双方核对；②第二阶段（手术开始前）：三方共同核查患者身份（姓名、性别、年龄）、手术方式、手术部位与标识，并确认风险预警等内容，手术物品准备情况的核查由手术室护士执行并向手术医师和麻醉医师报告；③第三阶段（患者离开手术室前）：三方共同核查患者身份（姓名、性别、年龄）、实际手术方式，术中用药、输血的核查，清点手术用物，确认手术标本，检查皮肤完整性、动静脉通路、引流管，确认患者去向等内容；④三方确认后分别在《手术安全核查表》上签名。

(五)手术室安全核查原则

(1)手术患者均应佩戴标示有患者身份识别信息的标识以便核查。

(2)手术安全核查必须按照三阶段,依次进行,逐项核对,逐项打钩,不得提前填写表格。

(3)核对患者身份信息看病历时,以术前谈话记录单为依据。

(4)神志清醒患者鼓励患者参与核对:采用开放式方法询问患者。

(5)术中用药、输血的核查:由麻醉医师或手术医师根据情况需要下达医嘱并做好相应记录,由手术室护士与麻醉医师共同核查。

(6)再次确认并核对手术部位。

(7)手术安全核查巡回护士交接班情况:接班者核对患者相关信息后,及时在核对表上进行签名并注明接班时间。

(8)住院患者《手术安全核查表》应归入病历中保管,非住院患者《手术安全核查表》由手术室负责保存一年。

三、手术风险评估制度

(一)目的

客观科学地评价手术效果,降低手术并发症发生的风险,保障手术患者安全。

(二)范围

适用于所有手术治疗的患者。

(三)权责

(1)手术医生、麻醉医生、巡回护士共同按照手术风险评估表对手术患者逐项评估,并逐项填写。

(2)手术科室、麻醉科与手术室的负责人是本科室实施手术风险评估制度的管理责任人。

(3)医院管理部门监管手术风险评估制度实施情况,并进行持续改进。

(四)作业内容

1.风险评估制度执行的基本原则

(1)手术患者都应进行手术风险评估。

(2)手术医生、麻醉医生对患者进行手术风险评估时要严格根据病史、体格检查、影像与实验室资料、临床诊断、拟施手术风险与利弊进行综合评估。

(3)术前手术医生、麻醉医生、巡回护士应对患者按照手术风险评估表内容逐项评估,根据评估的结果与术前讨论制定出安全、合理、有效的手术计划和麻醉方式。

2.手术风险评估填写的内容

(1)手术切口清洁程度。

(2)麻醉分级(ASA分级)。

(3)手术持续时间。

(4)是否急诊手术。

3.手术风险评估填写的流程

(1)术前手术医生、麻醉医生、巡回护士按照手术风险评估表相应内容对患者进行评估,做出评估后分别在签名栏内签名。

（2）由麻醉医生根据评估内容计算手术风险分级。具体计算方法：将手术切口清洁程度、麻醉分级和手术持续时间的分值相加，总分 0 分为 NNIS-0 级，1 分为 NNIS-1 级，2 分为 NNIS-2 级，3 分为 NNIS-3 级。

（3）随访：切口愈合与感染情况在患者出院后由主管医生填写。

四、手术物品清点制度

（一）目的

为手术医务人员提供手术物品清点的相关知识和操作规范，以杜绝手术物品遗留的发生，保障患者健康权益。

（二）范围

适用于各种不同的医疗环境，包括住院部手术室、门诊手术室、日间手术室等实施创伤性诊疗的区域。

（三）权责

（1）刷手护士和巡回护士共同完成清点，两人责任等同。

（2）有刷手护士带教的护生、进修护士、新护士洗手时，带教老师负清点责任。

（3）凡是护生、进修护士、新护士做刷手护士时，巡回护士主负责清点责任，并指导台上手术配合。

（4）无刷手护士的手术由手术医生与巡回护士负责清点物品。手术医生必须是具备执照的本院医生。进修医生、临床实习生、研究生不得参与物品清点。

（四）名词术语

（1）手术物品遗留：手术结束后手术物品意外地遗留在患者身体内，包括手术敷料、锐器、手术器械及杂项物品。

（2）手术敷料：用于吸收液体、保护组织、压迫止血或牵引组织的毛纺织物品，包括纱布、纱垫、腔镜纱条、宫纱、消毒垫等。

（3）手术器械：用于执行切割、剥离、抓取、牵拉、缝合等特定功能的手术工具或器械，如血管钳、组织剪、牵开器、持针器等。

（4）锐器：能够切割或刺破其他物件，有尖或锐利边缘的物件，包括缝针、手术刀片、注射针头、电外科针头和刀片、带尖或锐缘的器械等。

（5）杂项物品：无菌区域内所需要清点的各种小物品，包括一切有可能遗留在手术切口内的物品。

（6）体腔：人体内容纳组织及脏器的腔隙，通常包括颅腔（含鼻腔）、胸腔、腹腔（含盆腔）及关节腔。

（7）手术切口：为暴露和治疗病变而切割形成，或为实施外科手术造成的切口。

（五）清点范围

（1）体腔或深部组织手术手术台上所有物品包括器械、缝针、纱布以及特殊物品，必须进行清点。

（2）浅表组织手术必须俩人共同清点纱布、缝针、刀片、针头、棉球等细小物品，其余手术器械由巡回护士负责清点。

（3）神经外科手术刷手护士、巡回护士共同清点缝针、纱布、棉条、棉片、头皮夹及特殊物品。

(4)腔镜手术需清点腔镜器械、缝针。

(5)杂项物品的清点:注射器包括针筒、针头、针帽、密封帽,静脉留置针一套物品,电刀头上保护套,刀片,大鱼纱条,小鱼纱条,棉球,排气针头,橡胶、硅胶保护帽,引流皮管等。

(六)清点时机

(1)手术开始前、关闭空腔脏器前、关闭体腔或深部切口前、关闭体腔或深部切口后、缝合皮肤后,手术物品离开手术间前。

(2)交接班时。

(七)清点原则

1.双人逐项清点原则

实施有护士资质的刷手护士、巡回护士两人至少四次清点。清点物品时应遵循一定的规律,共同按顺序逐项清点。没有刷手护士时由巡回护士与手术医生负责清点。

2.同步唱点原则

刷手护士与巡回护士应同时清晰说出清点物品的名称、数目及完整性。

3.逐项即刻记录原则

刷手护士边清点边排序,每清点一项物品,巡回护士应即刻将物品的名称和数目准确记录于物品清点记录单上。

4.原位清点原则

第一次清点及术中追加需清点的无菌物品时,刷手护士应与巡回护士即刻清点,无误后方可使用。

5.清点顺序

先敷料再器械,根据器械清单顺序进行缝针、器械等清点。

(八)清点程序

1.手术开始前清点

(1)手术开始前,巡回护士检查手术间环境,不得遗留上一台手术患者的任何物品。刷手护士提前 15~30 min 洗手,整理无菌器械台,与巡回护士共同清点纱布、纱垫、缝针、器械等物品。

(2)清点完毕,巡回护士出示护理记录单,与刷手护士确认记录准确无误,巡回护士及时签名。

2.体腔或深部组织关闭前清点

(1)关闭体腔前,待手术医生取出体腔内所有物品,再行清点。

(2)清点前刷手护士提前整理好所有的物品,分类定位放置。

(3)关闭体腔前刷手护士、巡回护士按清点原则清点所有物品,清点正确无误后告知主刀医生,方可关闭体腔。

(4)清点完毕,巡回护士出示护理记录单,与洗手护士确认记录签名。

(5)清点数目不符或物品完整性欠缺时,不得关闭体腔。立即进行查找,查找无效按规定流程处理。

3.体腔或深部组织完全闭合后的清点

(1)体腔完全闭合后,刷手护士、巡回护士第三次清点物品。要求物品型号和数目与关闭体腔前一致,物品完整无缺。

(2)皮肤缝合完毕,注意缝针、纱布、棉条、棉片、头皮夹,数目与关闭体腔前后一致,物品完整无缺。

(3)如物品清点数量不符或物品完整性欠缺时,经查找无效,按规定流程处理。

(4)术毕刷手护士及时签名。

4.特殊手术须二次清点

(1)食管手术:关膈肌时清点缝针、纱布、纱垫,关胸前清点全部物品。

(2)多切口手术:手术完成后常规清点,做另一切口手术时同样需要清点,但前一手术用的物品不可拿出手术间。

(3)直肠癌根治:肛门部器械单独清点登记。

(九)清点注意事项

(1)手术室应规定器械台上物品摆放的位置,保持器械台整洁有序。

(2)凡手术台上掉下的纱布、纱布垫、器械、缝针等,巡回护士应及时捡起放在固定的位置,并告诉刷手护士。任何人未经许可不能将物品拿出手术间。

(3)手术台上已清点的纱布、纱布垫不得剪开使用,特殊情况必须剪开时及时准确记录;引流管剪侧孔时避开手术野,剪下的残端放置于收集袋中,丢弃时需与巡回护士确认。

(4)凡术中添加的物品,必须由刷手护士、巡回护士共同清点,巡回护士登记后由刷手护士确认添加的数字,防止笔误。实习护生、进修护士、新护士不得单独向手术台上添加任何物品。

(5)术中送快速病理切片检查时,应将标本放在专用的标本袋内,不能将纱布带出手术间。

(6)麻醉医生或其他人员不可向刷手护士要纱布、纱布垫,麻醉包内的纱布区别于术中用的纱布。

(7)凡创口内填塞的纱布垫详细记录在手术护理记录单内"其他"栏内,并请主刀医生签名,术后由手术医生取出并核对数目,记录在病历中。

(8)外来手术器械清点由刷手护士负责,外来器械商禁止参与物品的清点。

(9)使用手持的电子工具记录:严格遵守"即刻记录原则"。

(十)清点意外情况的处理

(1)物品数目及完整性清点有误时,必须找到缺失的部分或物品,确保不遗留于患者体内。

(2)一旦出现意外情况,刷手护士应立即告知手术医生、巡回护士,并按照一定顺序寻找,必要时根据物品的性质采用寻针器、X线等辅助手段查找。

(3)若找到缺失的部分和物品时,刷手护士与巡回护士应确认其完整性,并放于指定位置,妥善保存,以备清点时核查。

(4)如采取各种手段仍未找到,应立即报告主刀医生,并按清点意外处理流程报告,填写清点意外报告表,手术医生、巡回护士和洗手护士签全名存档。

(5)缝针缺失的处理:①科内备有寻针器,以备发生断针时协助寻找;②根据当时发生的具体情况进行处理,按缝针缺失处理流程进行寻找;③缝针寻找顺序:手术野→手术野周围→升降台→器械台→垃圾桶→手术台四周→手术台外周;④若断针在手术台上找到,刷手护士将断针对合,放在固定位置并让巡回护士确认其完整性,以备术后清点核查;⑤若断针在手术台下找到,巡回护士将缝针对合与刷手护士共同核对检查确认其完整性后,放于指定位置保存以备清点;⑥X线片定位下未发现缝针,填写清点意外报告表。杜绝一切隐瞒行为。

五、交接班制度

(一)目的

规范手术室交接班管理,确保手术安全。

(二)范围

手术室护士交接时使用。

(三)权责

(1)手术室护士严格执行交接班制度。

(2)护士长对交接班制度落实情况进行监控。

(四)作业内容

1.交接班要求

(1)交班者在交班前应完成本班的各项工作,按护理文书书写规范做好护理记录。

(2)交班者整理及补充常规使用的物品,为下一班做好必需用品的准备。

(3)接班者必须按时进手术间,完成各种物品清点与交接。

(4)交接班必须做到书面写清、口头讲清、床前交清。接班者如发现病情、治疗、器械、物品交代不清,应立即询问。接班时发现问题应由交班者负责,接班后发现问题应由接班者负责。

(5)大手术原则上不交接。特殊情况如需交接,必须两人现场核对无误方可交班。

2.交班内容

(1)交接患者的一般信息:患者姓名、科室、术前诊断、手术名称等。

(2)交接手术进展情况,共同清点手术台上的物品。

(3)交接手术护理情况:①静脉穿刺部位、输液、输血情况,注意有无动脉穿刺并观察肢端末梢循环情况;②查看手术体位及受压部位;③电刀使用情况及负极板放置位置;④止血带的使用时间;⑤术中用药情况,局麻药浓度、用量及注射时间等;⑥患者携带的物品(药品、影像学资料等);⑦查看护理记录单,交接人员双方签名,记录交接时间。

六、手术室药品管理制度

(一)目的

规范手术室药品管理,确保药物安全使用。

(二)范围

手术室使用的所有药品。

(三)权责

(1)手术室护士能正确使用药品,确保用药安全。

(2)手术室总务护士负责药品领用、存放及管理。

(3)护士长负责手术室药品的规范管理,全面监控药品的领取、使用、存储情况。

(四)作业内容

1.手术室药品管理细则

(1)设立药品室、药品柜、手术间麻醉药品车。应根据手术室手术种类和需要保持一定数量。定期检查,计划统领。①药品管理由总务护士专人负责,每周对所有库房药品包括药品冰箱内的药物按照《手术室库房药品清点单》进行盘点,清点后做好预算统一领取并记录;②领入的药品由总务护士负责核对、检查品名、浓度、剂量、有效日期、数量,指导工友根据药品标签放置在固定位置,发现有质量问题及时报告护士长,并与药库联系;③未经科室允许不得私自外借药品。

(2)药物放置。①药品放置按有效期先后排列,由近期至远期顺序使用。②总务护士定期督促工友做好药品柜的清洁工作;药品冰箱每月要除霜,冰箱内放置温度计,保持 $2\,^{\circ}C\sim 8\,^{\circ}C$,总务护士做好检查和登记。③每月底由总务护士整理药品间一次,检查药品的有效期,发现有过期或变质的药品需及时更换,防止发生不良反应。

(3)手术间药物存放及管理方法。①护士长按照手术间的专科属性,制定每个手术间备用药物名称和基数。②麻醉药品管理由麻醉护士统一管理,依照手术间备用药品清单,负责每个手术间的麻醉药品、抢救药品、大输液和冲洗用生理盐水的检查和补充。③高危药物用红色标签标识;相似药品应分开储存,并作醒目标识。④麻醉护士长督管手术间内的药物使用制度落实与实施。

(4)抢救药品柜内抢救药品管理符合要求。

(5)根据药剂科定期检查药品质量的结果,及时处理和改进存在的问题。

2.手术室药品使用制度

(1)严格执行三查七对。

(2)严格遵守给药原则:①静脉注射麻醉药、强心药、血管活性药及具有协同作用的药品时,要密切观察患者血压、心率等生命体征变化;②静脉输液瓶内加入药品时,要标明加入药品的名称和剂量;③血液和输血装置内不能加钙,以防凝血;④禁止将氯化钾直接推入静脉,必须稀释后使用;⑤静脉药物推注完毕,及时去除注射器;⑥术前抗生素应在规定的用药时间内进行;⑦加强巡视,防止发生栓塞;⑧严格掌握消毒药液的浓度、使用方法、使用部位。

3.手术台上用药制度

(1)手术台上用药,由手术医师或麻醉医师下达口头医嘱后,巡回护士和刷手护士复述核对后执行。

(2)必须注明药物名称:用写好药物名称的标签贴在容器上或用记号笔将药物名称写在容器上。

(3)刷手护士传递药物时口述药名、浓度、剂量,经手术医生确认后才能使用。

(4)用药后巡回护士应保留空安瓿,待手术结束后方可弃去,以备查对。

(5)术后由手术医师及时补开医嘱,巡回护士补签名或麻醉医师在麻醉记录单上记录。

4.高危药品管理制度

(1)手术室高危药品包括高浓度电解质制剂、肌肉松弛剂及细胞毒化学药品等,结合医院临床使用具体情况确定具体品种目录。

(2)确保调剂流程顺畅,高危险药品存放仍按药理作用放置,相对集中,所放的架位上应有醒目的标识(红底黑字),设置红色提示框标签提醒医护人员注意。

(3)高危药品调剂发放、输液混配要实行双人复核,确保发放、配制剂量准确,交代给药途径应准确无误。

(4)手术室根据需要备用高危药品,保持最低备用量。

5.手术室药品存储制度

(1)手术室贮备药必须是按规定确实立即要用的药,而且是治疗面较宽、不良反应较小的药品,由部门负责人书面申请,药房、科主任共同决定,报药事管理委员会批准。

(2)药品贮存在光线好且易取的地方;需避光保存的药品,应放在避光包装容器内保存。

(3)药品摆放应整齐、有序;需冷藏的药品,用冰箱或冷柜单独贮存。

(4)精、麻、毒、放射药品按国家药品法规定用特殊标签区别。

(5)对存在下列情况的药品应隔离存放,及时退回药房,并作书面记录:①过期;②变质;③被污染;④标签丢失或模糊不清;⑤破损。

(6)备用药品包括抢救车、抢救柜、麻醉药及冰箱内,定点定位定量放置,用药后及时补充。指定专人每天一次检查并记录,检查内容包括:①药品的贮存条件是否合格,必要时给予指导;②是否过期、变质、标签脱落或模糊不清;③数量是否与药物清单上所列的相符。

(7)做到近效期药先用,并将离失效期近的药物做好标识或及时更换。

(8)检查及变更均须有书面记录。

(9)麻醉药物专人专柜保管,班班清点,交班清楚,准确及时清点并记录;使用后及时在使用记录本上签字并登记剩余量,补充备用量。

6.手术室化学危险品的管理制度

(1)专人管理危险化学品,建立"收支库存账目",保管人员需每周核对账目,实行双人管理账目,双人收发危险化学品。

(2)危险化学品需存于手术室库房专用柜内,配置双人钥匙;易燃易爆物品贮存防爆箱内,标识清楚并上锁。

(3)科内备有危险化学物品溢出包,使用危险化学物品时按要求做好个人防护。

(4)当有不明液体喷溅时,马上启用危险化学物品溢出包;溅到皮肤上时,第一时间用大量流动水冲洗,然后用清水冲洗。

(5)及时向上级汇报,协助了解事情经过,制定相应措施,防止类似事件发生。

(6)医院保卫科需每月对手术室危险化学品的账目登记进行审查,遇到节假日需进行集中大审查。

(7)危险化学品如遇失火、失窃、爆炸等紧急情况,医院保卫科需立即赶赴现场进行扑救,保护现场,并及时报告公安及消防部门。

七、手术室安全用血管理制度

(一)目的
规范手术室血液与血制品管理,确保安全使用。

(二)范围
手术室护士使用的血液与血制品。

(三)权责
(1)手术室护士能正确使用血液与血制品,手术室输血或血交叉由巡回护士与麻醉医师共同核对并执行。

(2)护士长负责手术室安全用血的管理。

(四)作业内容
1.血定型与(或)血交叉的细则

(1)血定型、血交叉与输血均实行双人查对双执行双签名的原则。

（2）查对者必须是有执照的护士或医师,手术室输血或血交叉由巡回护士与麻醉医师共同核对。

（3）采血后,由执行者 2 人再次核对,无误后打印患者信息的血定型条码并粘贴在试管上。

（4）在执行者 2 人的监督下,将患者右手食指印(特殊情况除外)分别按在血定型单与(或)血交叉单的"患者和采血者签名"水平的空白处与相应的采血试管的信息条码上。

（5）执行者 2 人均在血定型单与(或)血交叉单上签名。

2.输血核对的内容与程序

（1）输血前(是指马上输血前)2 人共同查对以下内容:血型检验报告单上的患者床号、姓名、住院号、血型;查对供血者与受血者的交叉配血结果。

（2）查血袋上的采血日期、有效期。血液有无凝血块或溶血,封口是否严密,有无破损。

（3）查对输血单与血袋标签上的受、供血者的姓名、血型、血袋号及血量是否相符。

（4）输血时 2 人同时共同核对以上内容及受血者即患者姓名、血型、患者身份识别带、住院号。两人核对无误后方可输入,并在交叉配血报告单上签全名。

（5）输血后 2 人再次将血袋标签上的血型、血单上的血型与患者姓名、血型、患者身份识别带、住院号核对。

3.输血的注意事项

（1）不同患者的血制品不得混放,同时切忌过度振荡。

（2）送入手术间的血液制品不能拿出手术间。

（3）输血过程严格执行无菌技术,不可随意输入药物如高渗、低渗、酸性、碱性药品,以防血液凝集或溶解。

（4）输注 2 个以上供血者的血时,应间隔输入少量生理盐水。

（5）输血期间应加强巡视,密切观察患者病情,关注输血反应。一旦出现反应及时通知医生,减慢血液输注速度或停止输血;与输血科联系,保留余血以备检查分析原因,对症治疗和护理,并在麻醉记录单上记录。

（6）静脉加压输血时,尽量在便于观察的粗静脉输注,严密观察,防止液体外渗。

（7）输血后的血袋应集中放置,24 h 后由工勤人员签收,送回血库集中处理。

（8）手术室配备专职取血员。

（9）记录从血库拿到血的时间,必须在 4 h 内输入。

4.手术室取血管理制度

（1）专职取血护士负责取血,每次只取 1 名患者的血液。

（2）取血前,取血护士需严格查对制度,认真核对患者姓名、科室、床号、住院号、血型、血袋号。

（3）取血护士在运送血袋过程中不可剧烈震荡、挤压血袋。

（4）取血护士取血后,需尽快将血袋运送至手术间,以保证手术及抢救的需要。

（5）手术间巡回护士接收血袋时,需与取血护士再次核对后签字确认。

八、手术标本管理制度

(一)目的

规范手术标本管理,为手术方式选择及其术后治疗提供重要病理依据,确保医疗安全。

（二）范围

所有手术中留取、送检的标本。

（三）权责

(1)手术室护士能正确核对、留取、送检手术标本。

(2)护士长负责手术标本的管理,不断优化手术标本送检流程与管理制度。

（四）作业内容

1.手术室标本送检制度

(1)刷手护士应将所取下的标本放于盛有生理盐水的弯盘(小杯)内,妥善放在器械台上。可放于收集袋内,防止干燥。

(2)多个标本(两个以上包括两个)做标记,若为较大的标本则将标本置于专用的标本容器盒内。

(3)冰冻切片的标本,巡回护士应立即将标本放入写明患者姓名、性别、年龄、住院号、科室、标本名称及手术间电话的标本袋内,交专人立即送病理科,面交该科负责人员。

(4)一般病理检查标本,术毕由刷手护士交给手术医师。后者将标本放入由巡回护士写明患者姓名、性别、年龄、住院号、科室和标本名称的标本袋内,装入固定液,并予以核对后,连同写好的病理标本检查单放在指定位置。

(5)术毕巡回护士在标本上注明该患者的标本情况(有无以及个数),如为急诊患者,还需在当日手术阅览表注明该患者姓名、性别、年龄、病区、科别、床号、住院号、临床诊断等,以便负责标本送检者再次核对。

(6)手术室指定专人负责标本送检,送检前再次核对标本袋上标签与病理检查单、当日手术阅览表登记内容是否相符,并在标本送检登记本中的内容逐项填写清楚,无误后三者放置一处送检。

(7)病理科接到标本后,逐项检查各标本的登记情况,无误后在标本送检登记本上签名。

(8)所有病理送检单、病理结果报告单、标本袋标签以及标本送检登记本,都必须字迹清晰、工整、项目齐全。病理诊断报告以正式文字报告为准。

2.手术室课题标本管理制度

(1)课题需要取用手术标本,应填写申请表,申请表需经科教科、医务科、病理科审批。

(2)标本取用者凭审批单到手术室登记:取用者姓名、标本取用范围、取用期限。

(3)取用标本需在术前一天征得主刀医生同意,并在手术通知单上注明允许取用标本。

(4)手术收发室管理人员对取标本者进行登记并核对审批记录及手术通知单上的信息,符合者方可进入手术室取标本。

(5)巡回护士凭胸牌核对取标本者身份,在取标本前征得主刀医生同意。

九、危急值制度

（一）目的

对危急值信息的报告进行有效控制和管理,保证将危急值信息及时报告给临床,以便采取及时、有效的处置和病情观察,保证患者的医疗安全。

（二）范围

适用于所有手术患者的危急值信息。

（三）权责

(1)医务部、质管办确定检查/检验危急值项目和范围,并根据实际使用情况进行必要的修订。

(2)实验诊断中心、影像中心各专业科室、心电图室的报告审核人负责危急值信息的进一步确认,并及时告知给相关手术人员。

(3)手术室护士知晓本科室的常见"危急值"的报告项目及其内容,并正确报告危急值。

(4)麻醉科主任和手术室科护士长定期对"危急值"报告制度的有效性进行评估。

（四）作业内容

1.危急值报告程序

检查科室一经确定为危急值,须立即电话通知给手术室或麻醉恢复室(PACU)护士,在科内专用的本子内记录:报告的日期、时间、患者姓名、病历号、检查项目及结果、接电话的医生/护士的姓名和员工号、待接收方确认信息后再挂电话,同时输入结果入联网电脑。

2.危急值接获管理

(1)手术室、复苏室内备有专用的危急值记录本,接听电话者按危急值报告程序进行。

(2)接到报告电话的护士负责报告的登记并根据工作程序向医生报告。接获"危急值"后,在麻醉记录单或手术/复苏室护理记录内有处理情况的记录。

(3)接到报告的医师负责患者的处置和(或)病情观察。

(4)科内保存对所有"危急值"的记录,有反馈和改进机制,并有记录。

3.手术区域

配有电脑系统,已设置有检查科室电脑输入结果,手术室人员自动接收电脑查询或打印结果,核实患者信息和时间后,供医生使用。可不作电话报告要求(如病理冰冻、临床血液检验等可在手术间内电脑查询或打印)。

十、手术患者体温管理

（一）目的

规范手术患者体温管理,有效预防体温过低与恶性高热,确保手术患者安全。

（二）范围

适用于所有手术患者的体温管理。

（三）权责

(1)手术室护士能正确实施手术患者体温管理,落实低体温与恶性高热的预防措施。

(2)护士长定期(每年至少一次)对手术患者体温管理的有效性进行评估,并持续改进。

（四）作业内容

1.预防低体温的护理措施

(1)心理护理:由于术前患者情绪的波动在术中容易发生低体温,术前的心理疏导有助于预防低体温的发生。手术室护士参与术前讨论及术前访视,了解患者的病情,综合评估患者制定个性化的术中护理方案。同时,通过访视时面对面交流,可消除患者对手术室护理人员的陌生感,缓解患者的焦虑情绪,减轻患者因为精神因素导致对冷刺激的阈值下降。

(2)注意覆盖,尽可能减少皮肤暴露。接送患者时注意患者保温,冬天加盖毛毯、棉被,不要过多暴露患者。由于躯体暴露热量容易散失,而且体表温度比中心温度下降速度更快,因此实施麻醉及手术时应尽可能减少身体暴露面积,注意肢体保暖,尤其对于小儿、老年人及危重患者。试验表明,单层覆盖物即能有效降低散热的30%,不施手术部位用保暖性能好的被服或手术巾遮盖,使之与周围的冷空气隔离,尽量避免弄湿被服,保持手术床的干燥。对于手术部位皮肤,采用含碘的手术粘贴巾粘贴在切口周裸露的部位,保护皮肤,减少皮肤散热,减少手术中无菌单对皮肤的冷刺激。

(3)调节室温:手术室内温度控制在21 ℃～25 ℃。湿度在30%～60%,根据手术不同时段及时调节温度。高危患者(婴儿、新生儿、严重创伤、大面积烧伤患者等)除采取上述保湿保温措施外还需要额外预防措施防止计划外低体温,如可在手术开始前适当调高室温,设定个性化的室温。

(4)加强体核温度监测:体表各部位温度相差很大,室温23 ℃时,足温为27 ℃,手温为30 ℃,躯干温度为32 ℃,头部温度为33 ℃,核心温度则比较均衡。核心温度可在肺动脉、鼓膜、食管远端、鼻咽部、口腔、直肠等处测出。口温测量适用于清醒合作患者;鼻咽部温度测量在人为降温时反映体温的变化较为迅速;而直肠温度不易受外界因素影响,是比较理想的测量部位。手术患者应常规监测体核温度,做到早发现、早处理,防止低温并发症发生。

(5)使用加温设备,可采用充气式加温仪等加温设备。充气保温疗法加温稳定有效,是目前认为最有效且可行的方法。优点:采用高对流加温装置,接触面积上半身可达35%,下半身可达36%,升温效果好。充气式保温毯操作方便,重量轻,复温快。可分为4个不同温度档,可根据不同程度的体温,给予低体温手术患者最佳的保暖措施。充气式保温毯因设定合理,能持续维持所设定的温度,不会造成烫伤或温度不够影响效果等不良反应。需注意安全使用的加温设备,并按照生产商的书面说明书进行操作,尽量减少对患者造成可能的损伤。使用加温毯时,软管末端空气温度极高,容易造成患者热损伤。不能在没有加温毯的情况下直接加温或使用中软管与加温毯分离。

(6)减少因消毒液蒸发带走的热量:乙醇在皮肤上能迅速蒸发、吸收和带走大量的热量,可使体温在短时间内降低。因此,在手术消毒过程中不采用挥发性的消毒液。

(7)液体的加温:用于静脉输注及体腔冲洗的液体宜给予加温至37 ℃。此措施是保持中心体温的有效措施,尤其是大量输液输血时此方法更合适。恒温箱加热静脉输液便是方便快捷、行之有效的方法,但在使用过程中要确保恒温箱性能稳定。恒温箱内液体应按入箱时间先后使用,一次放入箱内液体不要太多,以免在高温下存放时间太长,加温后的静脉输液袋或灌洗瓶的保存时间应遵循静脉输液原则及产品使用说明。体腔冲洗液可带走大量热量,冲洗体腔的液体以37 ℃为宜。注意使用加温冲洗液前需再次确认温度;装有加温后液体的静脉输液袋或灌洗瓶不应用于患者皮肤取暖。

(8)预防低体温需采用以上综合保温措施,同时加强护士培训,掌握预防低体温及加温设备使用的相关知识,使用加温设备需做好病情观察及交接班工作。

2.预防手术患者恶性高热的措施

(1)详细询问病史,特别注意有无肌肉病、麻醉后高热等个人及家族史。

(2)对可疑患者,应尽可能地通过术前肌肉活检进行咖啡因氟烷收缩试验明确诊断,指导麻醉用药。

(3)对可疑患者,应避免使用诱发恶性高热的药物。

(4)麻醉手术过程中除了脉搏、血压、心电图等常规监测外,还应监测呼气末CO_2及体温,密切观察患者病情变化。

3.手术室恶性高热的抢救方法

(1)一旦考虑为恶性高热时,应立即终止吸入麻醉药,并用高流量氧气进行过度通气,用纯氧过度通气来纠正高二氧化碳血症;尽快完成手术;尽早降温,可使用冰袋、冰水、湿敷、灌肠、输入冰冷的乳酸钠林格氏液等措施;必要时可进行体外循环血液降温。

(2)尽早静脉注射骨骼肌松弛剂丹曲洛林等,通过抑制肌浆网的钙释放,抑制骨骼肌的兴奋收缩耦联。其剂量安全范围较大,静脉 $1\sim2$ mg/kg 给药,每隔 $5\sim10$ min 可重复,总量可达 10 mg/kg。一般用药 $2\sim3$ min 就能起效,迅速缓解危象,缓解能量消耗,降低体温,减轻肌肉强直。常用剂量下无不良反应,如用量过大也可发生眩晕、嗜睡、肌软弱无力、呕吐、腹泻等。但如果应用时间过迟,周围循环已遭损害或已发生了不可逆性的细胞坏死,则疗效将大受影响。近年来逐渐广泛应用持续床边血液净化治疗(CRRT)作为抢救技术,其在恶性高热患者救治中的应用前景较为光明。在我国恶性高热低发病率的特点限制了对其进行"大规模"研究的可能性。

(3)立即开始降温包括物理降温、静脉输注冷盐水、胃内冰盐水灌洗、体外循环降温等措施。

(4)尽早建立有创动脉压及中心静脉压监测。

(5)监测动脉血气:纠正酸中毒及高血钾。

(6)治疗心律失常。

(7)根据液体出入平衡情况输液,适当应用升压药、利尿药等,以稳定血流动力学,保护肾功能。

(8)肾上腺皮质激素的应用。

(9)手术后应加强监护和治疗,以确保患者安全度过围手术期。

十一、压力性损伤防范管理

(一)目的

通过制定压力性损伤/手术高危压力性损伤患者的压力性损伤护理流程,实施措施及客观量化地评估压力性损伤发生的危险因素,监控压力性损伤防治措施的落实,达到科学管理,有效监控,提高压力性损伤的护理质量,降低手术室内压力性损伤的发生。

(二)范围

全院手术患者。

(三)权责

(1)术前准备室护士及时评估带入压力性损伤/高危压力性损伤患者皮肤的完整性,发现问题,及时与病房护士交班。

(2)巡回护士评估手术患者压力性损伤危险因素,发现带入压力性损伤/手术高危压力性损伤患者,落实措施,做好健康宣教。

(3)科内伤口(压力性损伤)专科小组成员进行科内伤口(压力性损伤)知识的培训及指导,对带入压力性损伤/手术高危压力性损伤患者制定护理措施,根据院内压力性损伤专职专科护士反馈的建议改进护理措施。

(4)护士长对科内压力性损伤/手术高危压力性损伤患者进行监控,监督措施落实情况。

（四）作业内容

1. 压力性损伤

压力性损伤指皮肤或皮下组织由于压力，或复合有剪切力或/和摩擦力作用而发生在骨隆突处的局限性损伤。手术高危压力性损伤风险患者，手术患者压疮危险因素评估表评分≥12分为危险；分值越高，危险系数越高。

2. 患者评估

（1）患者送至术前准备室，术前准备室护士对带入压力性损伤/高危压力性损伤患者进行压力性损伤评估（如骨科截瘫、半截瘫患者等）。

（2）巡回护士术前对手术患者进行手术患者压疮危险因素评估表评分，术毕对手术患者皮肤情况进行评估。

3. 手术高危压力性损伤风险患者的处理

（1）手术医生在术前谈话时，与手术患者及（或）家属解释发生手术压力性损伤的风险，并签署手术知情同意书。

（2）巡回护士评估发现手术高危压力性损伤风险患者，做好健康教育，积极落实压力性损伤防护护理措施，并填写《手术室压力性损伤/高危压力性损伤护理规范》。

（3）摆放手术体位时，选择合适的体位垫和其他辅助物的支撑，特殊体位重点保护受压部位的皮肤，骨隆突部位使用乳胶软垫。功能位放置肢体，避免神经肌肉损伤。

（4）摆放手术体位后，消毒铺巾前，仔细检查床单有无皱褶，有无针头针筒等杂物；管道及心电图连接片有无压迫皮肤。

（5）关注受压点消毒液及冲洗液浸渍皮肤问题，避免潮湿。

（6）术中落实保暖措施。

（7）术中变换可调整体位垫，间歇（至少每2h）减压措施的落实。

（8）抬患者时动作轻柔，防止托、拉、拽。

4. 压力性损伤患者的护理

（1）带入压力性损伤患者：①术前准备室护士或巡回护士评估后发现有带入压力性损伤，及时与病房护士交接班；②术前准备室护士及巡回护士落实压力性损伤护理措施，并填写《手术室压力性损伤/高危压力性损伤护理规范》。

（2）手术室新发生压力性损伤的患者：①汇报护士长及科内伤口（压力性损伤）专科小组成员，并与复苏室、ICU及病房护士交接班；②与护理相关的新发皮肤压力性损伤，事件发生者及科内伤口（压力性损伤）专科小组成员3d内在护理管理信息系统填写《院内压力性损伤发生报告表》进行网络申报；③器械相关性皮肤损伤，事件发生者及科内伤口（压力性损伤）专科小组成员3d内在医院"不良事件上报系统"进行网络申报；④请院内压疮专职专科对科内新发生的压力性损伤共同进行审核，探讨分析压力性损伤发生的原因，并进行跟踪随访，直至压力性损伤愈合或患者离院。

十二、术中静脉血栓栓塞症的预防管理

静脉血栓栓塞症（venous thromboembolism，VTE）指血液在静脉内不正常地凝结，使血管完全或不完全阻塞，属静脉回流障碍性疾病。包括两种类型：深静脉血栓形成（deep venous thrombosis，DVT）和肺动脉血栓栓塞症（pulmonary thromboembolism，PE），即静脉血栓栓塞

症在不同部位和不同阶段的两种临床表现形式。DVT 是血液在深静脉内不正常凝结引起的静脉回流障碍性疾病,多发生于下肢。PE 指来自静脉系统或右心的血栓阻塞肺动脉或其分支导致的肺循环和呼吸功能障碍疾病。VTE 危险因素:任何引起静脉损伤、静脉血流停滞及血液高凝状态的原因均是 VTE 的危险因素。危险因素越多,发生静脉血栓栓塞症的风险就越大。使用 Caprini 评分表进行 VTE 风险评估,低危:0～1 分;中危:2 分;高危:3～4 分;极高危:5～7 分。

(一)目的

通过制定术中静脉血栓栓塞症的预防管理,加强医护人员对 VTE 的认识,充分了解其危险因素,实施预防措施降低 VTE 的发生率,达到科学管理有效监控。

(二)范围

适用于所有手术患者。

(三)权责

(1)术前准备室护士了解患者术前病史,确定患者是否具有 DVT 发生的风险。发现问题,及时与病房护士交班。

(2)巡回护士评估患者 VTE 的危险因素,发现高危患者,落实预防措施,做好健康宣教。并在手术过程中准确观察,随时评估患者的危险因素并加以解决。

(3)护士长对科内 VTE 高危患者进行监控,监督措施落实情况。

(四)作业内容

(1)遵照《住院患者 VTE 预防管理制度》。

(2)成立 VTE 防治小组,提高全科人员对 VTE 的认识和学习。

(3)患者评估:①患者送入手术接待室,接待室护士了解术前病史,初步评估患者是否具有 DVT 发生的风险;②巡回护士术前对手术患者进行"VTE 危险因素评估表"评分,术中准确观察,在手术过程中随时评估患者的危险因素并加以解决,术毕对手术患者进行评估,术后及时回访及评估。

(4)手术高危 VTE 患者的预防措施:手术医生在术前谈话时,与手术患者及(或)家属解释发生 VTE 的风险,并签署手术知情同意书。护士评估发现手术高危 VTE 风险患者,积极落实 VTE 预防护理措施,做好健康教育。根据具体情况安置手术体位,需注意有利于静脉回流,如病情允许,摆放体位时建议抬高下肢 20°～30°;避免神经、血管受压,特别是对下腔静脉及髂静脉的压迫;有条件者使用检测术中患者下肢外周静脉压的装置,用于指导术中及时调整患者体位。

防止静脉内膜损伤:A. 减少和避免下肢静脉的穿刺,下肢血栓发生率是上肢的 3 倍,应该尽量选择上肢静脉穿刺;B. 提高静脉穿刺技能,避免反复穿刺,由于手术室应用的留置针较粗,穿刺造成的血管创伤较大,穿刺时尽量缩短扎止血带的时间,减轻对局部和远端血管的损害;C. 输液过程中严格执行无菌操作,避免感染,减少微粒进入静脉形成微血栓的概率;D. 术中输注血液制品及对血管有刺激性的药物时应使用中心静脉导管(CVC),避免使用外周静脉。

避免长时间血液淤积:若条件许可,术中可联合使用弹力袜、间歇充气压力装置增加循环血量;术中尽量减少使用止血带,避免止血带使用时间过长、压力过高,松止血带时强调分次减压,避免使静脉内压骤然增高,或静脉血流突然增多的一切操作。

低体温控制:手术室的温度保持在 21 ℃～25 ℃,相对湿度在 30％～60％;注意患者保暖,减少暴露;术中采用不挥发的消毒液代替挥发性的消毒液、暖风机、输入的液体加温至 37 ℃、膀胱冲洗液以 40 ℃为宜等措施以降低 VTE 发生率。

麻醉完毕配合医生尽快手术,手术中的操作要做到熟练、轻巧,避免引起大出血,防止损伤静脉内膜;刷手护士熟练配合手术,缩短手术时间,避免静脉内膜再损伤加速 DVT 形成。

(5)VTE 患者的护理:已发生 VTE 的患者,术前准备室护士或巡回护士评估后发现有 DVT 患者,按 DVT 护理常规给予护理,并注意与病房护士交班;并按要求落实 DVT 患者护理措施,警惕 PE 的发生。手术室新发生 VTE 的患者:①注意生命体征的观察,尤其注意 PE 的症状观察:手术过程中出现突发咳嗽、气促出汗、剧烈胸痛、呼吸困难、发绀甚至休克;麻醉过程中患者血压、心率骤变,SaO_2 下降,呼吸末 CO_2 下降,气道压增加等,应立即配合麻醉医生抢救处理;②汇报护士长及科内 VTE 防治小组成员,并与复苏室、ICU 及病房护士交班;③科室 VTE 防治小组成员 3 d 内填写《不良事件报告》进行网络申报;④请院内压疮专职专科对科内新发生的压力性损伤共同进行审核,探讨分析压力性损伤发生的原因,并进行跟踪随访,直至压力性损伤愈合或患者离院。

十三、手术患者交接与转运管理

(一)目的
规范手术患者安全交接与转运,确保患者安全。

(二)范围
适用于所有手术患者交接与转运。

(三)权责
(1)手术室护士正确实施手术患者的交接与转运,确保患者安全。

(2)护士长对科内手术患者交接与转运的情况进行监控。

(四)作业内容

1.手术室护士接患者入手术室

(1)手术室应提前约 30 min 通知病房送手术患者到手术室,病情危重的由经治医师护送。手术科室应在手术室接患者前完成各项术前准备和相关检查,尤其是术前定位拍片、撒牵引支架等。患者仅穿手术病号服,随身物品如金首饰、手表、现金等贵重物品、假牙等一律不得带到手术室。

(2)按手术安排表上信息,病房护士核查患者信息和术前准备情况,手术室工友将患者接至术前准备室,护士完成书面和床边交接。

(3)术前准备室护士亲切问候迎接患者,介绍环境。核对患者身份(姓名、年龄、出生年月、住院号、手术名称、手术部位、部位标记),确认患者手腕带身份信息与手术总安排表,病历资料相一致。并逐项核查术前准备项目完善情况及随身携带物品、药品,签名记录。有条件的医院可配备掌上无线电脑进行手腕带身份识别,确保正确的患者、正确的手术名称和手术部位。

(4)巡回护士与麻醉医生至术前准备室接收手术患者,核对无误后将患者接入手术间,接送途中要使用有护栏的推车等运输工具,固定好患者安全带和护栏,防止患者摔伤。重危患者运送途中要注意患者的病情变化,保护各种管道的通畅,确保患者温暖、舒适、安全。

（5）搬运患者至手术床：在搬运前要先锁好推车的锁，未使用镇静剂的患者可以自己上手术台，要有一人扶稳推车或担架，另一人站在手术床另一侧接患者，预防发生意外。一旦搬上手术床后，要系好约束带，陪伴患者身旁，不能让患者单独留在手术间。

2.手术室护士送患者出手术室

（1）手术结束后，由麻醉医生和手术医生/巡回护士护送患者至麻醉恢复室，途中注意患者的转运安全，防止躁动发生，保持输液管道和引流管通畅。随时观察病情变化，做好与麻醉恢复室护士的交接工作。

（2）病房交接：出科前电话通知病区护士患者返回时间及物品准备。由恢复室护士和工友送至病区，注意路途转运安全，确保静脉通路及各种管道的妥善固定，防止脱出。有呕吐可能者应将其头偏向一侧，防误吸及窒息。平车转运途中注意避免急转弯和车速太快，可以减少患者晕车呕吐现象。到达后与病区护士做好床边和书面交接。

3.术后管道安全管理

（1）手术患者出室前，巡回护士检查静脉穿刺部位有无红肿渗漏，穿刺针妥善固定，避免搬运过程中脱出。

（2）检查三通侧孔是否封闭。术前可预留三通帽子，并将其阴阳极相接放于原三通包装内，以保持其无菌状态备用，另外手术室预先将三通帽子经低温等离子消毒后分置于各手术间特殊用物盒备用。

（3）检查各连接口有无松动，给予拧紧。

（4）检查茂菲氏滴管液平面。保证运送途中有足够的液体量，避免在途中更换液体，运送途中不得加压输液。

十四、护理不良事件报告制度

（一）目的

规范手术室不良事件的管理，增强风险防范意识，提高风险防范能力，预防和减少不良事件对手术患者造成伤害，保障患者安全。

（二）范围

手术室全体工作人员。

（三）权责

（1）手术室所有工作人员都有权利和义务报告医疗不良事件并成为报告人。报告人可以是当事人或事件的发现者。报告遵从自愿性、保密性、非惩罚性、真实性和公开性的原则。

（2）护士长负责护理不良事件管理制度的实施。

（3）不良事件报告系统上报的事件及相关数据仅作为内部管理使用，科室应做好相关保密工作。

（4）不良事件报告系统的权限管理由医院职能科室负责，后台数据维护由医院信息处负责。

（四）作业内容

（1）通过鼓励报告不良事件，鼓励全体员工参与患者安全管理，实现最大限度地收集、分析、交流、共享安全信息，建立"安全文化"理念，建立以不惩罚为手段的"不良事件"自愿报告机制，不断提升手术室护理质量和安全管理水平。

（2）收集不良事件的信息，进行趋势分析和个案分析，发布警示信息，提出整改建议，促进手术室护理质量与安全管理的持续改进。

（3）发生不良事件后，积极采取补救措施，将医疗服务过程中可能引起的患者伤害降至最低。

（4）不良事件的呈报采用网络呈报，填报途径：医院不良事件报告系统。

（5）护理不良事件的呈报由发生或发现人按事件的类别正确填报并上传，尤其是事件经过、发生该事件的根本原因、原因分析、整改措施等。

（6）发生重大不良事件时，按医院规定及时报告。当事人或发现人应立即向护士长报告，护士长立即报告护理部及科主任，护理部立即报告分管院长、医务部。并做好保密工作，不得向任何无关人员透露，所有对患者及其家属的谈话均应由患者的主管医生或医院指定人员来完成。

（7）发生重大护理不良事件后的各种相关记录、检验报告以及造成事故的药品、器械等均应妥善保管，不得擅自涂改、销毁，以备鉴定。

（8）科室发生护理不良事件应在 3 d 内进行讨论、整改并按要求填报网络报表；发生重大不良事件应在 24 h 内组织该事件的相关部门和人员做根因分析并记录。

（9）护士长核实本科室护理安全事件的经过、发生该事件的根本原因、原因分析、整改措施等并按要求及时上传护理安全委员会。

（10）发生护理不良事件的部门或个人，如不按规定报告，有意隐瞒，事后经他人发现，须按情节轻重给予处理。

（11）护理部定期组织安全委员会成员及事件相关人员分析不良事件的原因，并提出防范措施。

（甘蕾蕾）

第四节　手术室常用无菌技术

一、外科手消毒

（一）目标

清除及杀灭手部暂居菌，减少常居菌，创造无菌条件，防止手部细菌进入手术切口所致手术部位感染。

（二）目的

清除或杀灭双手前臂的暂居菌，尽可能将常居菌减少到最低程度，抑制微生物的再生。

（三）用物

手术专用鞋、洗手衣裤、口罩、手术帽、指甲剪、洗手池、感应水龙头、手清洁液、外科手消毒液、无菌擦手巾。

（四）操作者准备

操作者洗手，戴手术帽、口罩，着装整洁、规范，指甲平短、清洁。不涂指甲油，不戴耳环、戒指、手镯、手链等饰物。

(五)操作程序及方法

1.洗手方法

(1)在流动水下充分淋湿双手掌→前臂→上臂下1/3段。

(2)取适量清洁液,均匀涂抹至双手掌、手背、手指、指缝及前臂和上臂下1/3处,彻底去除油脂及污垢。

(3)认真揉搓双手至少15 s,应注意清洗双手所有皮肤,包括指背指尖和指缝,具体揉搓步骤为:①掌心相对,手指并拢,相互揉搓;②手心对手背沿指缝相互揉搓,交换进行;③掌心相对,双手交叉指缝相互揉搓;④弯曲手指关节使关节在另一掌心旋转揉搓,交换进行;⑤右手握住左手大拇指旋转揉搓,交换进行;⑥将五个手指尖并拢放在另一手掌心旋转揉搓,交换进行;⑦环行揉搓双手腕部、前臂至上臂下1/3。

(4)流水冲洗双手→前臂→上臂下1/3。

(5)使用擦手巾擦干双手、前臂和上臂下1/3:取无菌擦手巾→擦干双手掌、手背→将三角巾放左侧前臂＋右手握两角向上擦干前臂和上臂下1/3＋将三角巾翻转放右侧前臂＋左手握住两角向上擦干前臂和上臂下1/3。

2.外科手消毒方法

取适量手消毒剂涂抹至双手的每个部位、前臂和上臂下1/3,并认真揉搓2～6 min。

(1)取适量外科手消毒液于左掌心。

(2)右手指尖于左手掌内揉擦。

(3)左手掌将外科手消毒液均匀涂抹于右手背＋手腕→前臂→上臂下1/3。

(4)取适量外科手消毒液于右掌心。

(5)左手指尖于右手掌内揉擦。

(6)右手掌将外科手消毒液均匀涂抹于左手的手背→手腕→前臂→上臂下1/3。

(7)取外科手消毒液,掌心相对,手指并拢,相互揉搓;手心对手背沿指缝相互揉搓,交换进行。掌心相对,双手交叉指缝相互揉搓;弯曲手指关节使关节在另一掌心旋转揉搓,交换进行;右手握住左手大拇指旋转揉搓,交换进行;将五个手指尖并拢放在另一手掌心旋转揉搓,交换进行;环行揉搓双手腕部至消毒液干燥。

(六)终末处理

(1)无菌擦手巾使用后,无论有无污渍,都应清洁后再灭菌使用。

(2)洗手池、水龙头每日自来水清洗处理。

(七)注意事项

(1)按七步洗手法搓洗双手、前臂至上臂下1/3处,尤其注意甲沟、指尖、腕部搓洗时,双手稍抬高,每次应低于前次洗手平面。

(2)流水冲洗手臂时,水从指尖、手掌、前臂至肘部淋下、手掌处于较高位,以避免臂部的水返流到手掌,造成污染。

(3)用清洁液清洗双手并擦干才能取消毒液。

(4)用擦手巾擦干双手时,先擦干手掌,依次擦干前臂及上臂1/3处,擦手巾用后灭菌。

(5)使用消毒液要均匀地揉搓至消毒液干燥方能戴无菌手套。

(6)消毒手及前臂时不能触碰它物,如触及其他部位或怀疑污染应重新消毒。

（八）结果标准

①护士知晓手卫生概念，熟悉外科手消毒步骤；②护士操作过程规范、准确；③严格执行外科手消毒可以减少手术部位感染的发生。

二、穿脱封闭式无菌手术衣

（一）目标

穿封闭式手术衣，建立无菌屏障，创造无菌条件，树立手术人员无菌观念，明确无菌区域及活动范围。

（二）目的

手术人员穿封闭式无菌手术衣，形成无菌区域以实施手术，避免手术部位感染。

（三）用物

无菌器械台、手术衣、持物钳、手套。

（四）操作者准备

操作者洗手，戴手术帽及口罩，着装整洁、规范，指甲平短、清洁，进行外科手消毒。

（五）操作程序及方法

1.穿封闭式无菌手术衣

（1）检查无菌手术衣外包装有无破损、潮湿、包外灭菌指示胶带是否已灭菌。

（2）打开无菌手术衣外包布，观察包内指示卡变色达到灭菌要求。

（3）操作者实施外科手消毒后，单手取无菌手术衣；提衣领反面，面向无菌区退后一步抖开手术衣，沿衣领顺序展开找到左右袖口。

（4）将手术衣整体向上轻抛，双手快速插入衣袖内，两臂向前平行伸直，手不可伸出袖口外，不可高举过肩，也不可向左右侧外展，不可下垂过腰。

（5）采用无触摸式方法戴无菌手套，手套将袖口边缘压紧。

（6）巡回护士在其身后协助向后拉衣，系颈部、背部系带，轻推操作者示意系带完毕。

（7）操作者解开前胸系带，右侧系带末端递巡回护士，巡回护士用无菌持物钳夹持腰带，操作者原地逆时针旋转，于腰前系结。

（8）未执行操作时，双手放置于胸前。

2.脱手术衣

（1）他人协助脱手术衣：手术人员抱肘，巡回护士将手术衣肩部向肘部翻转，再向手掌方向脱下手术衣，如此将手套腕部翻转于手心丢弃于医疗垃圾袋内。

（2）个人脱手术衣：右手翻转手套，缩回袖口内，右手脱出解开后背及衣领系带，左手抓住手术衣右肩拉下，同法脱下左侧袖口，使手术衣外翻，污染面对污染面，保护部位不被污染。

（六）终末处理

（1）手术衣脱下后，无论有无污渍，布类衣物应清洗、消毒、灭菌后再使用。

（2）布类手术衣应放入蓝色污衣袋内集中处理。

（3）感染性手术应使用一次性手术衣，用后按医疗垃圾处理。

（七）注意事项

（1）手术衣必须清洁干燥、完整无破损。

（2）穿无菌手术衣必须在手术间内进行,有足够的操作空间,不得触及周围的人或物,巡回护士向后拉衣领时,双手不可伸出衣袖外。

（3）穿好手术衣、戴好手套,双手不得下垂至腰以下,高举不得超过锁骨连线,左右不得超过腋前线。

（八）结果标准

（1）知晓穿脱无菌手术衣的方法,熟悉操作步骤。

（2）穿脱无菌手术衣过程规范、准确。

（3）严格穿脱无菌手术衣可以减少医院感染概率。

三、戴无菌手术手套

（一）目标

防止医护人员手部细菌进入手术切口,防止污染医护人员,从而保护患者及医护人员避免受到感染。

（二）目的

在进行严格的无菌操作时确保无菌效果。

（三）用物

无菌手术台、手术衣、手套。

（四）操作者准备

操作者外科手消毒,穿无菌手术衣。

（五）操作程序及方法

1.无触摸式戴无菌手套

（1）洗手、戴手术帽及口罩。

（2）选择合适的手套型号,检查灭菌有效期、包装有无潮湿、破损。

（3）打开手套外包装,用持物钳取无菌手套置于无菌手术台上。

（4）操作者经外科手消毒,穿无菌手术衣后戴无菌手套。

（5）双手在衣袖内打开手套的内层包装纸,右手隔衣袖取左手手套,将手套指端朝向手臂,拇指相对,放在左手衣袖上,两手拇指隔衣袖插入手套反折部并将之翻转包裹于袖口,同法戴右手手套,平整手套。

2.开放式戴无菌手套

（1）双手在衣袖外打开手套内层包装,不可触及手套的外层。

（2）左手捏住两只手套的反折部,右手先伸入手套内,再用戴好手套的手伸入左手手套翻折内,帮助左手伸入手套内。

3.脱手套

（1）操作完毕,洗净手套上的污迹。

（2）脱手套:一手捏住另一手套腕部外面,翻转脱下,再以脱下手套的手插入另一手套内,将其翻转脱下。

（六）终末处理

一次性无菌手套使用后,无论有免污渍,均应按医疗废物处理。

（七）注意事项

（1）未戴手套的手不可触及手套的外面，戴手套的手则不可触及未戴手套的手或另一手套的内面。

（2）发现手套破损，应立即更换。

（八）结果标准

（1）护士知晓戴脱无菌手套方法及操作步骤，护士操作过程规范、准确。

（2）严格执行戴脱无菌手套可减少医院感染概率。

四、无菌台的建立与整理

（一）目标

建立无菌区域，创造无菌条件，树立手术人员无菌观念，明确无菌物品与非无菌物品、无菌区域和非无菌区域的概念。

（二）目的

建立无菌区域，规范放置无菌器械及物品，供手术治疗使用；建立无菌区的时间与开始手术的时间越接近越好。

（三）用物

器械车、无菌器械包、持物钳、洗手盆、托盘。

（四）操作者准备

操作者经外科手消毒，戴手术帽、口罩，着装整洁、规范。不戴耳环、戒指、手镯、手链等饰物，指甲平短、清洁，不涂指甲油。

（五）操作程序及方法

1.铺无菌器械台

（1）将器械车摆放在宽敞、明亮的手术间，踩下刹车制动，检查器械车清洁干净、无尘。

（2）检查敷料包灭菌有效，斜放器械车左上角，按对角、左角、右角和内侧角的顺序依次打开外包布，使左右下垂部分相等，使之平行覆盖器械车台面。

（3）用双手抓住敷料包内层包布的两端，提起放置在器械车的左上角，放下手中包布，避免跨越无菌区。将无菌包的上层桌布扇形折叠，开口向外，检查包内指示卡符合灭菌要求，建立无菌区。

（4）将无菌洗手盆或器械、敷料包托举开包，按对角、左角、右角和内侧角的顺序依次打开外包布，右手抓住外包布的四角，将包内物品放入无菌区。

（5）分区放置手术用物：在无菌区的右下角放置无菌器械及敷料，左下角放无菌洗手盆。弯盘、洗手盆与器械间添加各类无菌物品：弯盘内放入手术刀片、缝针、缝线、无纺小纱布、小纱布等小件物品；洗手盆与器械间放置电刀笔、灯柄、纱布垫。手套、吸引管等，便于取用。

（6）三步法关闭敷料包：第一步，向内拉下扇形折叠的桌布左侧齐无菌桌内侧缘，开口向外；第二步，同法拉下右侧；第三步，双手同时拉住扇形折叠的外侧面，将桌布完全展开并下垂至器械车平面以下。

2.整理无菌器械台

（1）洗手护士外科手消毒后，由巡回护士打开无菌台。

(2)洗手护士穿手术衣,戴无菌手套后将纱布垫放于无菌器械车右下角。

(3)整理治疗巾,依次将治疗巾放在器械车右上角:①放备用治疗巾 2 张;②叠切口保护巾 2 张,若使用手术贴膜则将此治疗巾改为备用治疗巾;③叠 4 张切口巾,第一张折边向内,其余 3 张折边向外,传递给医生时,第一张治疗巾的折边面向自己,其余三张的折边面向医生;④将一张治疗巾打开对折,将吸引管、电刀笔、灯柄放入打包备用;⑤展开洗手盆内的治疗巾横向对折,铺在器械车左侧。洗手盆置于治疗巾下方,洞巾、中单、手术衣竖放此治疗巾上方,手套放洗手盆旁。

(4)打开器械包,检查包内指示卡是否达到灭菌要求。

(5)将包内治疗巾打开对折后,裹成条状,用来摆放备用器械。

(6)整理手术器械,将消毒钳放在洗手盆内。

(7)常用器械放在器械车的左下角。

(8)各类拉钩、特殊器械竖放器械台中间的正上方。

(9)刀柄装好手术刀片,并将刀柄放在弯盘下。

(10)将多余的包布叠好放在右上角治疗巾下。包裹器械的中单折叠好放在拉钩上面备用。

(11)整理、折叠、检查纱布垫,放在器械车右下角。

(12)小纱布用巾钳夹好放在治疗巾与纱布垫之间。

(六)终末处理

①无菌器械台使用后,器械、敷料、一次性用物分类处理;②手术器械每台使用后密闭送供应室清洗、消毒、灭菌;③布类敷料投入蓝色污衣袋密闭送洗衣房清洗、消毒再送供应室包装、灭菌;④一次性手术衣及其他用物按医疗垃圾分类处理。

(七)注意事项

(1)铺无菌台应在手术间进行,避开回风口、出入通道处,停止卫生清扫工作,操作轻。

(2)检查器械车桌面清洁、干燥;查无菌包名称、灭菌日期、有效期。

(3)开启无菌包,检查包内指示卡的灭菌效果。

(4)用双手开启和关闭敷料包时,应在器械车的两侧进行,目测无菌包的开口,分清包布的内外面,双手只能触及无菌包的外层,不可触及内层。

(5)整理无菌台时,无菌平面应在器械车平面上,器械、敷料超出无菌台视为污染,不得使用。

(6)铺好的无菌台超过 4 h 不能再用。

(八)结果标准

①护士知晓建立无菌器械台的方法及无菌操作概念;②护士建立和整理无菌器械台操作过程规范、准确;③建立无菌器械台,形成无菌区域,可供存放无菌手术器械和无菌用物。

五、传递无菌手术用物

(一)目标

准确快速提供手术用物,确保手术顺利进行,防止职业伤害,保护医护人员避免受到感染。

(二)目的

采用无菌技术传递手术用物,为手术提供方便,确保手术顺利开展。

（三）用物

无菌器械托盘、手术器械传递盘、一次性用物。

（四）操作者准备

操作者外科手消毒、穿手术衣、戴无菌手套，戴手术帽及口罩，着装整洁、规范。

（五）操作程序及方法

（1）传递手术刀片：手持刀柄背，刀刃面向下，柄尾向术者水平传递或用弯盘传递。

（2）止血钳、手术剪传递方法：右手拇指握器械凸侧上1/3处，示指、中指、无名指握器械凹侧中部，器械的尖端向上，通过前臂带动腕部将器械柄环部拍打在术者掌心上。

（3）手术镊传递方法：右手握镊子尖端，闭合开口，尖端向下，通过腕力垂直传递。

（4）持针钳传递方法：缝针的针孔朝向医生的虎口，缝线搭在手背上或用左手夹持缝线传递。

（5）拉钩传递方法：传递拉钩前用生理盐水浸湿，达到减少摩擦的目的，右手握住拉钩的前端，将柄平行传递给术者。

（6）纱布垫的传递方法：纱布垫浸湿后打开，用镊子夹其一角传递。

（7）脑棉片的传递方法：脑棉片浸湿，分开放在治疗碗内，一手用无齿尖镊夹持非带线端，一手牵住带线端，术者用镊子夹持棉片的非带线端使用。

（六）终末处理

①复用手术器械术后清点正确，密闭送供应室清洗、消毒、灭菌；②手术刀片、缝针等锐器物品放锐器盒集中处理；③纱布垫、脑棉片等一次性手术用物按医疗废弃物处理。

（七）注意事项

（1）传递速度快、方法准、器材正确，术者无须调整方向即可使用。

（2）传递力度适当，达到提醒术者的注意力为度。

（3）根据手术进展，及时调整手术器械。

（4）传递手术器械时应快递快收，及时整理切口周围的器械，擦净血迹，防止落地。

（5）传递器械时，有弧度的弯侧向上；有手柄的朝向术者；单面器械垂直传递；锐利器械刃口向下水平传递或用弯盘传递。

（6）污染的器械应放入指定容器，不宜再用。

（八）结果标准

①护士知晓各种手术器械及用物的传递方法；②护士传递器械物品过程规范、准确、迅速；③正确传递器械用物可减少或杜绝医护人员职业伤害。

六、取无菌溶液

（一）目标

保持无菌溶液的无菌状态，防止细菌进入手术切口，保护患者避免受到感染。

（二）目的

为手术提供无菌溶液。

（三）用物

无菌溶液、取瓶器、无菌持物钳、无菌棉杆、消毒液、笔、时钟。

(四)操作者准备

操作者洗手,戴帽子、口罩,着装整洁、规范。不戴耳环、戒指、手镯、手链等饰物,指甲平短、清洁,不涂指甲油。

(五)操作程序及方法

①洗手、戴口罩;②核对无菌溶液及药名、浓度、剂量,有效期;③检查瓶口铝盖有无松动,瓶体有无裂隙,对光检查无菌溶液有无沉淀、混浊、变色及絮状物等;④开启铝盖;⑤消毒瓶塞,右手使用无菌持物钳夹持瓶塞,翻起并取出瓶塞;⑥另一手握溶液瓶,瓶签向掌心,顺时针倒出少量溶液冲洗瓶口,再由原处倒出所需溶液至无菌治疗碗内;⑦无菌持物钳放回瓶塞,消毒瓶口盖上瓶塞;⑧再次核对药名、浓度、剂量、有效期;⑨记录开瓶日期、时间并签名;⑩将开启的无菌溶液放置在操作台上。

(六)终末处理

①无菌溶液使用后,倒入污水桶内集中处理;②无菌溶液瓶集中存放回收处理;③一次性包装按医疗废物处理。

(七)注意事项

①严格执行查对制度和无菌技术操作原则;②无菌液倒出后,不可再倒回瓶中;③不可将无菌敷料堵塞瓶口倾倒无菌溶液,也不可直接伸入无菌溶液内蘸取无菌液;④已开启的溶液,可保存 24 h。

(八)结果标准

①护士知晓无菌溶液的倾倒方法,熟悉操作步骤;②护士操作过程规范、准确;③严格无菌操作,可减少或杜绝无菌溶液受污染,从而杜绝医院感染的发生。

七、干式无菌持物钳的使用

(一)目标

使用无菌持物钳取用和传递无菌物品,以维持无菌物品及无菌区域的无菌状态。

(二)目的

保持无菌持物钳的无菌状态,防止细菌进入无菌区域。

(三)用物

无菌持物钳和持物钳容器。

(四)操作者准备

操作者洗手,戴帽子、口罩,着装整洁、规范。不戴耳环、戒指、手镯、手链等饰物,指甲平短、清洁、未涂指甲油。

(五)操作程序及方法

(1)操作者洗手、戴口罩。

(2)检查无菌罐外包装及指示带符合要求。

(3)打开外包装,检查包内指示卡达到灭菌要求,打开容器盖,检查容器内干燥、无冷凝水、无杂物,方可使用。

(4)取无菌持物钳方法:拇指、中指提持物钳双环,示指固定钳柄根部,闭合钳端,将钳移到容器中间,垂直提取,不可触碰容器口边缘及内壁,直线取出。

（5）使用无菌持物钳时,始终保持钳端向下,在胸、腹水平操作,不可过高或过低,到远处取物品,应将持物钳放容器内一同搬移。

（6）放持物钳的方法:持物钳使用后,应闭合钳端,垂直放入容器内,关闭容器盖子。

（六）终末处理

①使用后的无菌容器和持物钳,无论有无污渍,都应清洁后再灭菌使用;②无菌容器和持物钳送供应室清洗、灭菌。

（七）注意事项

①容器盖处于关闭状态时,不可直接从盖孔取放无菌钳,手不可触及容器口及无菌持物钳的下 2/3 部分,以免污染;②使用无菌持物钳,钳端不可高举,避免污染;③无菌持物钳只能夹取无菌物品,不能触碰未经消毒的物品,也不能用于换药、消毒皮肤或作他用;④不可从无菌持物钳上直接用手拿取物品,不能夹取油纱;⑤保持无菌持物钳的无菌状态,一个容器只能放一把无菌持物钳,使用 4 h 更换一次。

（八）结果标准

（1）护士知晓无菌持物钳的使用方法,熟悉使用步骤和使用范围。

（2）护士操作过程规范、准确。

（3）使用无菌持物钳,可以传递和添加无菌器械和物品,保持手术用物的无菌性,避免意外污染。

八、无菌容器的使用

（一）目标

保持无菌容器的无菌性,以便储存或转运无菌器械及用物,保持手术用物不被污染。

（二）目的

经灭菌处理的盛放无菌物品的器具。如无菌储槽、无菌罐、无菌盒等,用于储存与运送灭菌器械和手术用物。

（三）用物

无菌容器。

（四）操作者准备

操作者洗手,戴帽子、口罩,着装整洁、规范。不戴耳环、戒指、手镯、手链等饰物,指甲平短清洁、未涂指甲油。

（五）操作程序及方法

①操作者洗手、戴口罩;②检查无菌容器外包装是否达到灭菌条件,外包布是否符合无菌包要求,是否在有效期内,检查无菌容器标识;③打开外包装,检查包内灭菌指示卡符合灭菌要求,打开容器盖,检查容器内干燥、无冷凝水、无杂物,方可使用;④盛装无菌物品或器械时应在容器底部垫无菌的棉布,并保持干燥;⑤从无菌容器内取物时,先拿取容器盖平移离开容器,内面向上置于清洁的桌面,或内面向下拿在手中;⑥取物完毕,立即将容器盖反转,使内面向下,移至容器口,小心盖严;⑦手持无菌容器时,应托住底部,推车运送时,手扶容器一并推移。

（六）终末处理

①无菌容器使用后,无论有无污渍,都应清洁后再灭菌使用;②集中清洗、包装、灭菌。

(七)注意事项

(1)防止容器盖口污染或灰尘落入容器内。

(2)防止盖内面触及任何非无菌区域。

(3)手拿盖时,勿触及盖的内面及边缘。

(4)避免容器内无菌物品在空气中暴露过久。

(5)手指不可触及容器边缘及内面。

(八)结果标准

(1)护士知晓无菌容器的使用,熟悉方法。

(2)护士使用无菌容器过程规范。

(甘蕾蕾)

第五节　麻醉后留置导尿

一、留置导尿的目的

(1)盆腔器官手术前,为患者导尿,以排空膀胱,避免手术中误伤膀胱。

(2)泌尿系统手术后常规留置导尿,以便了解术后病灶恢复情况及便于引流和冲洗,并可减轻手术切口的张力,有利于愈合。

(3)尿道、会阴术后定时引流尿液,可保护创面及切口清洁不受污染。

(4)用于某些大手术后或大面积烧伤,以及危重患者的抢救,正确记录尿量、比重,以观察肾功能。

(5)手术前留置导尿管利于术中及时观察每小时尿量,为正确判断患者病情提供依据。

(6)预防术后尿潴留。

二、操作步骤

1.女患者导尿

(1)麻醉前为患者做解释工作,麻醉后脱对侧腿裤盖于近侧腿上。臀下垫治疗巾。

(2)操作者站于患者右侧,双腿屈膝外展,显露外阴。

(3)打开导尿包,添加尿管、消毒液、灭菌注射用水和润滑软膏。

(4)戴无菌手套后按顺序整理用物,乳膏润滑导尿管,检查尿管气囊和有无破损。

(5)消毒会阴部:右手持无菌镊夹消毒棉球消毒会阴→对侧大阴唇+近侧大阴唇+左手分开大阴唇+消毒对侧小阴唇+近侧小阴唇+换无菌镊消毒尿道口→消毒尿道口至肛门。

消毒顺序由外向内,自上而下消毒。

(6)再消毒:铺无菌孔巾,消毒尿道口→消毒对侧小阴唇+近侧小阴唇+换无菌镊→再次消毒尿道口。持无菌镊夹尿管轻柔插入,见尿后再插入1~2 cm,注适量液体使气囊充盈,轻拉尿管稍有阻力即可。

(7)连接尿管与尿袋,使尿袋低于膀胱水平面。

（8）整理用物。

2.男患者导尿

（1）麻醉前做好解释工作,麻醉后脱对侧腿裤盖于近侧腿上,臀下垫一治疗巾。

（2）操作者站在患者右侧,打开棉被双腿屈膝外展,显露外阴。

（3）打开导尿包,添加尿管,倾倒消毒液、灭菌注射用水和润滑软膏。

（4）戴无菌手套后按顺序整理用物,乳膏润滑导尿管,检查尿管气囊有无破损。

（5）消毒会阴部:手持无菌镊夹消毒棉球消毒阴茎前端→换无菌镊→左手持消毒液纱布包裹阴茎后推包皮,充分显露冠状沟→右手持消毒液棉球由内向外呈螺旋形向下消毒尿道口→龟头至冠状沟＋最后消毒阴茎背面及阴囊＋在阴茎和阴囊之间垫一张小纱布。

（6）再消毒:铺无菌孔巾,左手取纱布提阴茎使之与腹壁成60°角→将包皮后推露出尿道口,向外旋转擦拭消毒＋换无菌镊→右手持镊夹尿管轻柔插入,见尿后再插入1～2 cm,注适量液体使气囊充盈,轻拉尿管稍有阻力即可。

（7）连接尿管与尿袋,使其低于膀胱水平面。

（8）整理用物。

三、注意事项

（1）防止消毒液浸湿床单,麻醉前用一治疗巾或橡皮单垫于患者臀部,导尿完毕后取出。

（2）根据患者性别、年龄、体型选择适宜的尿管型号,幼儿选择6、8、10号导尿管,青少年选择12、14号导尿管,成年人选择14、16、18号尿管。导尿前检查导尿包及尿管有效期和气囊是否完好,检查时根据不同型号注入不同容量的注射用水,以确保气囊完好,同时冲洗尿管,检查尿管是否畅通。

（3）正确选择消毒液,通常使用0.05％醋酸氯己定溶液,消毒时,检查患者尿道口有无红、肿等感染征象,如有异常,报告手术医师。

（4）为防止尿液四处流散,可先将引流袋接好,插入尿管前,需再次消毒尿道口。

（5）女性患者导尿时,认真识别尿道口与阴道口,若误将尿管插入阴道,需立即拔出并更换尿管,重新消毒。男患者导尿时,为顺利插入尿管,提起阴茎与腹壁成60°角。消毒时,翻开包皮,彻底清洁包皮内污垢,导尿结束后复原包皮,防止包皮压迫阴茎,影响血液循环。

（6）尿管插入深度:女性患者尿道长3～5 cm,男性尿道长18～20 cm。通常尿管插入稍深于尿道,再将注射用水缓慢均匀注入气囊,然后将尿管往外拔,直到感觉有阻力为止。

（7）术前患者已排空膀胱,导尿时若无尿液流出,检查尿管是否在膀胱内,判断方法为:①压迫膀胱;②尿袋放置低于躯体;③用注射器注入适量生理盐水再抽出,观察有无尿液颜色。

（8）尿袋应置于较膀胱低的位置,尿袋与尿管连接后置于患者腿下,固定于手术床头,便于术中观察尿量,应特别注意防止尿管与尿袋连接处压伤患者,在提高尿袋或搬运过程中,应关闭尿管或使用抗反流尿袋,防止尿液倒流引起逆行感染,到病房后,认真做好交接班工作。

（9）为防止患者痛苦、尴尬,应在麻醉后导尿。导尿时严格无菌操作,消毒彻底,动作轻柔。

（甘蕾蕾）

第六节 手术患者急救护理

一、手术患者呼吸、心搏骤停的急救护理技术

心搏骤停是由于各种原因导致心脏突然停止正常收缩和供血功能，使全身血液循环中断，各组织器官严重缺氧和代谢障碍的一系列表现。心搏骤停有原发性和继发性两种。而手术患者出现呼吸、心搏骤停见于多种情况，如冠心病、心肌梗死、风湿性心脏病、心肌病、先天性心脏病、脑血管意外、严重外伤、中毒、水电解质和酸碱平衡失调、麻醉或手术意外、低温、休克等。手术患者一旦发生呼吸、心搏骤停应立即组织抢救，积极挽救患者的生命。

(一)心搏骤停的临床表现

①意识消失；②大动脉无搏动，颈动脉、股动脉搏动消失；③无自主呼吸；④心搏停止，心音消失；⑤瞳孔散大、对光反射消失；⑥手术切口不出血，手术野血色暗红；⑦心、脑电图呈一直线。

(二)急救措施

1. 一般措施

(1)患者进入手术室，在手术开始前发生呼吸心搏骤停时，应立即行胸外心脏按压、人工呼吸、气管插管，快速建立静脉通道，根据医嘱应用抢救药物。同时呼叫其他医护人员协助抢救。必要时准备开胸器械，行胸内心脏按压术，在抢救过程中注意心、肺、脑复苏，必要时开放两条静脉通道。

(2)术中患者出现呼吸心搏骤停时，先行胸外心脏按压术，未行气管插管的患者，应立即行气管插管辅助呼吸，必要时再建立一条静脉通道。巡回护士应协助麻醉医师进行相关处理，准确有效执行医嘱，以各种途径向护士长汇报，请求支援。洗手护士应坚守岗位，准确配合手术医师进行抢救工作。

(3)参加抢救人员应注意互相密切配合，有条不紊，严格查对，及时做好记录，由现场职位或职称最高麻醉医师负责指挥，其余人员听从安排，按要求分工协作，一线麻醉医师负责抢救记录，术后整理呈交上级医师审查，保留各种药物安瓿及药瓶，做到据实准确记录抢救过程。

(4)护理值班人员严格遵守科室各项规章制度，坚守岗位，术中密切观察病情，及时发现病情变化，尽快采取抢救措施。

(5)急救物品做到"四固定"，班班清点交接，使完好率达100%，保证应急使用。

(6)及时、留取送检各种标本。

(7)为患者保暖或降温。

(8)护理人员熟练掌握心肺复苏流程及各种急救仪器的使用方法和注意事项。

(9)术后患者由二线麻醉医师、巡回护士送返病房，与病房医师和护士做好交接班。进行术后随访并做好记录。

2. 心肺复苏

(1)胸外心脏按压，具体操作如下所示。

体位：患者仰卧于硬板床上或按压板上。

成年人：用推额提颌法或双下颌上提法开放气道，头后仰90°，保持呼吸道通畅；胸外心脏

按压:术者左手掌根置于胸骨中下段 1/3 处,剑突上方 2 横指或两乳头连线中点,双手掌根重叠,双臂垂直按压胸骨,按压深度 4~5 cm,按压频率 100 次/分钟。

儿童:开放气道,头部后仰呈 60°。胸外心脏按压:按压部位是胸骨下 1/2 段;按压方式为以单手掌根不单臂垂直按压;按压深度 2.5~4.0 cm,按压频率 100 次/分钟。

婴儿:开放气道,头部后仰呈 30°。胸外心脏按压:按压部位是胸骨下 1/2 段,或两乳头连线正中下一横指处;按压方式为示指、中指、无名指并拢横置于胸骨上,将示指抬起,以中指、无名指的指腹同时用力垂直向下按压;按压深度 1.5~2.5 cm;按压频率 110~120 次/分钟。

胸外心脏按压的同时,给予人工呼吸,比例为 30:2,在进行人工呼吸时,应暂停按压。

(2)控制呼吸:畅通气道,吸痰,保持呼吸道通畅。

进一步维持有效换气和循环。持续纯氧吸入并加强通气,注意吸出气道中的痰液,防止胃内容物反流入肺。固定好气管插管,给予人工球囊挤压或用人工呼吸机进行机械通气辅助呼吸。保持管道通畅,防止扭曲或呼吸道梗阻。抬高下肢以增加回心血量,提高复苏成功率。

3.胸外电除颤术

心电监护和抗心律失常治疗。建立人工呼吸和循环后监测心电图,明确心搏骤停性质,并连续监测,针对不同心律失常及时选用抗心律失常药物或电复律治疗。

室颤,有细颤时静脉注射肾上腺素使之变为粗颤,用非同步除颤,能量 200 J、300 J、360 J,若不成功,首选利多卡因 1.0~1.5 mg/kg 静脉注射,每 3~5 min 重复,然后再除颤。

4.常用抢救药物

拟肾上腺素药:盐酸肾上腺素、多巴胺、异丙肾上腺素。强心药:西地兰(毛花苷丙)。血管扩张剂:硝酸甘油、硝普钠。抗心律失常药:利多卡因。利尿剂:呋塞米。

激素类:地塞米松、甲基泼尼松龙、氢化可的松。抗胆碱药:阿托品。其他药物:氯化钙、10%氯化钾、5%碳酸氢钠等。如心电图示反复室颤发生于缓慢心律失常或房室传导阻滞基础上,宜用阿托品、肾上腺素或异丙基肾上腺素,有起搏条件时可试行人工心脏起搏治疗。

(三)心肺复苏的有效指证

①心电图恢复;②触及大动脉搏动,如肱动脉有搏动,收缩压>80 mmHg(10.7 kPa);③瞳孔由大变小,对光反射及吞咽反射恢复;④自主呼吸恢复;⑤口唇及甲床转红润。

二、手术患者休克的急救护理技术

(一)休克的定义

休克是由于组织有效循环血量灌注不足引起的代谢障碍和细胞受损。休克可分为低血容量性休克、感染性休克、心源性休克和神经源性休克四类,外科休克主要是前两种,术中发生的休克多为低血容量性休克。

(二)临床表现

早期精神紧张或烦躁,面色苍白,手足湿冷,心搏加快,血压稍高,晚期血压下降,收缩压<80 mmHg(10.7 kPa),脉压<20 mmHg(2.7 kPa),心率增快,脉搏细速,皮肤湿冷,全身无力,尿量减少,反应迟钝,意识模糊,昏迷。

(三)低血容量性休克的处理

1.积极处理原发病

在补充血容量的同时尽快止血,或先采取姑息性止血措施,待休克初步纠正后再进行根本止血。

配合要点:患者送入手术室后,仰卧于手术床并给氧;迅速建立静脉通道,保持输液速度;四肢外伤患者应及时用止血带结扎止血,同时记录止血带时间;开放性出血者,给予弯血管钳将活动性出血点先行钳夹止血。

2.补充血容量

低血容量性休克的失液量常难准确估算,需要依靠临床症状、中心静脉压、尿量等判断,大量输血以鲜血或近期血为宜,也可用代血浆用品。补液应以平衡液及生理盐水为主,在休克的治疗中,中心静脉压的观察是极有价值的,动脉压较低,中心静脉压低提示血容量不足;动脉压较低,而中心静脉压偏高提示补液量过多或心功能不全。

配合要点:及时发现休克的早期症状,协助麻醉医生置管,由于快速输液,因此应密切观察患者心肺情况,以防发生急性心力衰竭。常规留置导尿管,记录每小时尿量。在大量输用库存血时,每输完 1 000 mL 后静脉缓慢推注 10%葡萄糖酸钙 10 mL,中和枸橼酸。库存血在输入前应适当加温,防止患者体温过低,病情加重。密切观察患者的生命体征、中心静脉压、尿量及输液速度等情况。

3.纠正酸碱平衡失调

创伤性休克早期常出现代谢性碱中毒,是由于贮钠排钾作用,若由于剧痛造成严重组织缺氧,产生大量酸性代谢产物则形成代谢性酸中毒。

配合要点:及时抽取血液标本送血气分析,根据实验室报告,执行医嘱用药。常用药物:5%碳酸氢钠溶液、三羟甲基氨基甲烷等。

4.血管活性药物的应用

目的在于防止肾衰竭和 DIC 的发生,常用药物有多巴胺、山莨菪碱(654-2)、酚妥拉明等。

配合要点:在应用血管活性药物时必须注意单位时间内用药的剂量并做好记录,一边随时调整。在应用某些药物时不能让药液外渗,以免引起组织坏死。若出现血尿,皮肤黏膜出血,注射部位大片瘀斑出现并发 DIC,应及时报告医生给予处理。

三、手术中大出血的急救护理技术

手术中经常会出现一些紧急情况,危及患者的生命安全,包括术中大出血、心搏呼吸骤停等意外情况。

(一)大出血的定义

①成年人输血需求超过 150 mL/min;②3 h 内,血液替换超过 50%;③24 h 内,替换一个血容量,或者输红细胞≥10 单位。

(二)术中大出血的常见原因

①创伤患者(骨盆骨折后腹膜出血、胸腔内出血、颅脑开放性损伤等);②产科大出血(前置胎盘剥落、子宫破裂、急性宫外孕、产后子宫收缩不良等)。

(三)巡回护士配合

(1)密切观察病情,一旦出现大出血应立即协助麻醉医生进行相关处理,准确有效地执行医嘱,迅速向护士长汇报,请求支援。

(2)建立 2 条以上的静脉输液通道,如周围血管萎陷或肥胖患者静脉穿刺困难时,立即行中心静脉插管,同时检测 CVP。患者为腹腔内出血,不宜采用下肢静脉补液,因为液体从破裂血管进入腹腔,加重患者病情。

(3)改善组织灌注,取平卧位或休克体位(头、躯干抬高20°～30°,下肢抬高15°～20°),防止膈肌及腹腔脏器上移影响心肺功能。

(4)根据医嘱,迅速补充血容量,如快速输注平衡液、贺斯、血定安(琥珀酰明胶)、红细胞及其他成分血,预防心搏骤停。一旦心搏骤停必须立即进行心肺复苏,时间延误将影响抢救治疗效果。护士主动迅速协助麻醉医师进行心脏按压及人工呼吸,备好呼吸机、除颤仪、开胸包、急救药品等,随时执行医嘱,并准确记录。

(5)准确评估出血量:评估手术野出血量并及时与手术医生、麻醉医生沟通,使用定量法测量失血量(如吸引器和纱布),为输血补液提供依据。

(6)根据医嘱,合血、取血,若无禁忌证,使用血液回输装置。

(7)及时保障手术台上止血用器械、物品等。血压下降时心搏加快,及时补充血容量,可先输入血浆代用品,迅速准备升压药品,加压输血器等,及时采取措施,预防血压下降,准备急救药物,根据医嘱使用血管收缩药,如多巴胺、间羟胺、去甲肾上腺素等。必要时,在近心端建立静脉通道,对危重或估计术中大出血的患者,术前应使用大号留置针或颈内静脉穿刺。

(8)安全输血:①正常成年人血液容量约为标准体重的7%,儿童是8%～9%,体重70 kg成年人血容量约5 000 mL;②大量输入库血时,应加温后输入,以保持体内温度的恒定;并注意输血后电解质、酸碱平衡紊乱和凝血功能变化乃至枸橼酸中毒(抽搐或惊厥、手术野渗血增多、血压下降、心率失常等)发生;③尽量在出血被控制的情况下输血。由于休克时患者外周循环差或供血者血液黏稠度高,抗凝剂用量不足等原因,使输血进行一半左右时仍遇到输血不畅,千万不能用挤压输液管的方法加压输血,因为经过挤压的血液已经发生了质变,特别是红细胞、血小板遭到大量破坏,所以虽输血却起不到应有的疗效,应该立即使用加压输血器或重新穿刺大血管或作静脉切开等方法进行。

(四)洗手护士配合

(1)洗手护士应熟悉手术配合过程和步骤,做到动作迅速敏捷传递手术器械,密切配合手术医生操作,严格执行无菌操作和查对制度。打开体腔前、关体腔前后与巡回护士认真清点器械物品,杜绝异物遗留体腔。

(2)评估手术野出血量,与麻醉医生沟通,共同评估大量微血管出血(即凝血障碍),并使用定量法测量失血量(如吸引器和纱布)。

(3)洗手护士应密切观察手术野,对不能立即明确出血部位者,最常用的方法是以纱布压迫,暂时中止出血,以稳定病情和术者的情绪,提供充分时间对严重出血部位及其解剖情况进行思考,包括如何更好地进行显露、如何定位出血部位,以及如何对其实现牢靠的止血。及时准备止血或抢救器械及物品,准备配合医师进行止血工作。

(4)协助手术医师采取各种止血措施:①结扎、缝扎法;②血管吻合补片加固法;③按压后修复法;④不锈钢图钉钉合法(盆壁静脉丛出血);⑤球囊阻断后止血修复法;⑥动脉切断后修复静脉(如髂静脉大出血时)再重建动脉法;⑦脏器离体修复重建法(如严重肾损伤)。

(5)配合抢救时应动作迅速、反应灵活,及时提供一切用物。密切注意手术台上一切动向,做到"眼观六路,耳听八方"。

(五)配合要点

术前充分评估患者,做到心中有数,特殊物品的准备(加压输血器),术中准确评估出入量,输液输血史。严格执行查对制度,准确及时输注各种血液制品,填写患者输血过程检测表,执行医嘱后及时签字。

大出血患者应在术前评估出血量,同时加强术中血流动力学检测,迅速恢复有效血容量,注意保温。

治疗应以胶体为主的容量补充,同时应用自体血液回输,积极纠正电解质紊乱和酸碱失衡,注意凝血制品应用时机,以取得良好预后。

四、新生儿的急救技术

(一)新生儿抢救指导

1. 有呼吸时

(1)认真清理呼吸道,解除阻塞:托起下颌分开上下唇,用纱布清理口腔,用婴儿吸痰管吸出呼吸道阻塞物,必要时直接喉镜下吸出分泌物或气管内胎粪。

(2)面罩给氧,必要时加压呼吸。

(3)心率<100 次/分钟时,行气管插管作间歇正压呼吸。

(4)心率<60 次/分钟时,行胸外心脏按压间歇正压呼吸。

2. 无呼吸时

(1)清理呼吸道。

(2)面罩加压呼吸或气管插管。

(3)如因产妇使用镇痛药所致,可用纳洛酮 200 μg,肌内注射。

(4)紧急施行间歇正压呼吸,胸外心脏按压及脐静脉注射液氯化钙 2 mL 和 5% 碳酸氢钠 3~5 mL。

(二)新生儿急救技术

1. 呼吸复苏法(手法开放气道)

(1)仰面抬颈法:患儿去枕平卧,操作者位于患儿一侧,一手置患儿前额向后加压,另一手托住颈部向上抬颈。

(2)仰面举颏法:操作者位于患儿一侧,一手置患儿前额向后加压使头向后仰,另一手置于下颌骨上,将颏部上举。注意勿压迫颌下软组织,以免压迫气道。

(3)托下颌法:操作者位于患儿头侧,两肘置于患者背部同一水平面上,用双手抓住患儿两侧下颌角向上牵拉,使下颌向前、头后仰,同时两拇指可将下唇下拉,使口腔通畅。

2. 人工呼吸法

(1)口对口人工呼吸:操作者于患儿前额处手的拇指、示指轻轻捏住患儿的鼻孔,深吸一口气,将嘴张大,用口唇包住患儿口部,用力将气体吹入,每次吹起后立即放松捏鼻的手指,同时将头转向患儿胸部观察患儿胸廓起伏情况。吹气频率为 30~40 次/分钟。

(2)口对鼻人工呼吸:适用于口部外伤或张口困难的患儿。操作者一手将患儿前额向后推,另一手将颏部上抬,使上下唇闭拢,深吸一口气将口唇包住患儿鼻孔,用力吹气。吹气后放开患儿口唇使气呼出,其余操作同口对口人工呼吸,但吹气阻力稍大。

3. 运用呼吸气囊正压通气

(1)应用指征:①清理呼吸道及触觉刺激等初始复苏处理仍无自主呼吸;②有呼吸暂停或喘息样呼吸,心率仍低于 100 次/分钟者。

（2）保持气道通畅。①体位：新生儿仰卧，肩下垫折叠毛巾抬高 2～3 cm；②吸净气道分泌物：用吸引球或婴儿吸痰管吸净口及鼻腔内羊水和分泌物，然后将面罩或气管导管连接呼吸气囊进行通气。

（3）呼吸气囊面罩正压通气：①操作者于新生儿头侧或左侧（右手握气囊，左手持面罩；反之则立于右侧）。②选择合适的面罩：放置时先把下颏尖扣上，然后罩上口鼻；用拇指、示指和（或）中指持面罩稍向下按压，以无名指将面罩下缘固定于下颏。切勿用力过度，以免导致面部青肿或头颅变形。不可压迫颈部阻碍气道。③通气频率 40～60 次/分钟，有效的正压通气应显示心率迅速增快，以心率、胸廓起伏、呼吸音及氧饱和度来评价。④经 30 s 正压通气后，有自主呼吸且心率＞100 次/分钟，可逐步减少并停止正压通气，如自主呼吸不充分，或心率＜100 次/分钟，须继续用呼吸气囊面罩或气管导管施行正压通气。如心率＜60 次/分钟，给予气管插管正压通气并开始胸外心脏按压。

4.新生儿气管插管术

（1）气管插管指征：①羊水胎粪污染致新生儿无活力，需吸引胎粪者；②需要延长正压通气时间：重度窒息需要正压通气时间较长，气管插管更易于有效地进行通气；③呼吸气囊和面罩通气效果不佳；④需要气管内给药；⑤其他。

（2）准备物品：新生儿喉镜、气管导管、导管芯、吸引管吸引器、呼吸气囊、面罩、胶布、注射器、听诊器、肩垫、氧气等。

5.口咽通气道

对于有鼻道梗阻或舌后坠的患儿需放置口咽通气道。首先选择合适的口咽通气道，口咽通气道曲度应适合舌面，前端达后咽部，但不可触到咽后壁而阻碍通气，管柄托留置唇外。轻按下颌张口，再轻柔地沿舌面插入口咽通气道，插管时不可用力向后压舌。

6.喉罩气道

（1）指征：①新生儿窒息复苏时如呼吸囊-面罩通气无效，气管插管失败或不可行时，喉罩气道能提供有效的通气；②小下颌或舌相对较大的患儿。

（2）方法：喉罩气道由一个可扩张的软椭圆形边圈与弯曲的气道导管连接而成。弯曲的喉罩越过舌得到比氧气面罩更有效的双肺通气。采用"盲插"法，用示指将喉罩顶部向硬腭侧插入新生儿口腔，并沿其硬腭将喉罩安放在声门上方，经向喉罩边圈注入空气 2～3 mL 后，扩张的喉罩覆盖喉口使边圈与咽下区的轮廓一致。该气道导管有一个 15 mm 接管口可连接呼吸囊或呼吸机进行正压通气。

7.胸外心脏按压

（1）指征：充分正压通气 30 s 后，心率仍低于 60 次/分钟，需在正压通气的同时进行胸外心脏按压。

（2）操作方法。①体位：新生儿仰卧，肩下垫高 2～3 cm。②按压方法：a.按压部位，胸外心脏按压的位置为胸骨的下三分之一，为确定按压区，可沿双侧乳头作一水平线，按压区即在此线下边；b.双指按压法：用一手的中指和示指两个指尖按压胸骨，此方法比拇指按压法易于疲劳但不受患儿体型大小及操作者手大小的限制；c.拇指按压法：双手环抱患儿胸部，用双拇指按压胸骨，其他手指支撑其脊柱，此法不易疲劳，能较好地控制按压深度并有较好的增强心脏收缩和冠状动脉灌流的效果；d.压力：按压深度约为胸廓前后径的三分之一，按压放松的比例为按压的时间稍短于放松时间，放松时拇指或其余手指不应离开胸壁；e.频率：按压的频率应该接近正常新生儿心率,即每分钟约 120 次。胸外心脏按压和人工呼吸的比例为 3∶1。

(三)新生儿急救用药

1.用药指征

(1)用 100%氧气进行正压通气和心脏按压 30 s 以上无反应或患儿心率仍<60 次/分钟。

(2)心率为零。

2.给药途径

(1)静脉给药:分脐静脉和末梢静脉给药。

(2)气管内给药。

五、手术患者突发恶性高热的急救护理技术

恶性高热(MH)是一种家族遗传性骨骼肌疾病,当与诱发因素作用时发生骨骼肌异常,且以高代谢为主要特征的一种急性综合征。主要是全麻时麻醉药物,以氟烷和琥珀胆碱多见诱发的骨骼肌暴发性高代谢状态,伴有呼吸性或代谢性酸中毒以及细胞通透性增强,导致高热和肌强直。全麻用琥珀胆碱发生率为 1∶60 000,不用琥珀胆碱为 1∶20 000。近年来恶性高热病死率已由 80%下降至 10%。

(一)临床表现

恶性高热症状并不固定,早期以心动过速、皮肤潮红、出汗较多见。典型症状是经硫喷妥钠及琥珀胆碱诱导,但下颌肌紧张而不松弛,气管插管困难,以后在吸入氟烷、安氟醚过程中逐渐发生全身肌强直,随即突发高热(全麻后 20~40 min),体温升高速度很快,每 15 min 增高 0.5 ℃,平均每 2 h 升高 1.3 ℃,体温很快升至 45 ℃~46 ℃。

(二)预防和急救措施

1.预防恶性高热

重在预防,在全麻期间监测体温有助于早期发现高热。监测中心温度,因恶性高热时皮肤血管收缩,皮肤温度下降。

2.恶性高热紧急治疗方案

(1)立即停用所有促发恶性高热的药物。

(2)纯氧过度通气,更换新的麻醉机和钠石灰。

(3)立即应用丹曲洛林(坦屈洛林)2.5 mg/kg 静脉注射,继续应用直至征象恢复正常(总剂量可达到 10~20 mg/kg),用坦屈洛林 1 mg/kg 静脉注射,维持 9.6 h。

(4)立即用碳酸氢钠 2 mmol/kg 静脉滴注纠正代谢性酸中毒,滴完后做血气分析。

(5)高钾血症用碳酸氢钠或葡萄糖 0.5 g/kg 加胰岛素 0.15 U/kg。

(6)用冰生理盐水,降温毯、体腔灌洗、体外循环降温。

(7)如持续存在心律失常,用普鲁卡因胺 3 mg/kg 静脉注射,最大剂量为 15 mg/kg。

(8)监测动脉血气、静脉血气(中心静脉或肺动脉)、尿量、中心体温、呼气末二氧化碳分压(PETCO$_2$),血钾、钙、乳酸盐、肌酸激酶(CK)、尿肌红蛋白、凝血酶原时间、部分凝血酶原时间。

(9)维持尿量每小时>1 mL/kg,用甘露醇、呋塞米扩容。

(10)病情稳定后转至 ICU。

(11)ICU 观察稳定 24~48 h,监测恶性高热的复发和晚期并发症。

(12)拔管及病情稳定后,改用坦屈洛林 1 mL/kg 口服。

(三)配合要点

①恶性高热发生后立即向麻醉科主任及护士长汇报,组织抢救;②准备急救车、变温毯、除颤仪等抢救仪器及物品;③抢救工作有条不紊,护士长组织手术室护理人员抢救,各位人员分工合作,及时执行抢救医嘱,并由专人负责记录;④严密观察患者病情变化,发现异常情况,及时与麻醉医师及手术医师沟通;⑤书写案例及分析,记录发生及抢救过程,为临床工作积累经验,也可做为宝贵的科研资料。

六、批量伤员的急救护理技术

正确而有效的救治创伤患者是外科医生和手术室护士的一项基本任务。现代战争、地震、车祸、空难、火灾等意外灾害频发,成批的伤病员需要手术救治,不仅伤情急、重、复杂,且伤员数量多,场面混乱。成批伤病员的抢救由院领导指挥,手术室组织人力物力积极配合抢救。

(一)组织抢救

院总值班室接到电话时立即按以下环节电话通知:应急小组→医疗护理值班人员＋保卫医务值班人员→值班部门领导→值班院领导→医教部或护理部→手术室值班人员→科主任或护士长。

科主任和护士长首先了解受伤人员的总数、受伤性质、有无心搏骤停或大失血患者等具体情况,并立即通知麻醉医生和护理人员快速到达现场,依次做好手术间的安排、人员的分工和抢救物资及仪器设备准备等工作。

(二)护理抢救分组

护士接到通知后做好各项准备。一般情况下,可将急救护士分为 4 组。

1.伤员分类组

负责了解伤员的数量、受伤程度、伤员全身情况,填写接诊卡,为护士长提供一线信息,按轻、中、重 3 种情况迅速安置伤员并给予处置。中、轻伤员也可安排到外科、急诊小手术室进行清创治疗。

2.物品准备组

了解手术物品的储备,根据情况筹备手术物品,如请领消毒液、配药等,置于手术间备用。

3.仪器检查组

检查手术所需仪器的功能状态,推入手术间待用。

4.手术配合组

按专科小组及个人掌握的业务水平分工安排工作。

(三)配合要点

(1)手术室必须做好成批创伤患者的抢救准备工作,加强忧患意识教育,建立、健全应急组织及急救制度,规定明确的抢救呼号,工作人员应随时保持通讯畅通,确保批量伤员来临时能立即奔赴手术室参加抢救。

(2)备齐各种急救物品、药品、器械、仪器,定位放置,由无菌室责任护士保管,定时检查,保持备用状态。

(3)合理利用人力、物力资源,科学安排,周密分工,确保各项工作的顺利开展。

(4)严格执行各项制度及操作规程,严格执行查对制度。护士在执行口头医嘱时,必须复述一遍,避免医疗差错或事故的发生,确保医疗质量。

(5)紧急情况下,在医生未到达之前,护士应果断地进行心脏按压、人工呼吸、给氧、吸痰、紧急止血,快速输液等急救处理。

(6)急救工作争分夺秒,熟练的技术操作能力十分重要,每个手术室护士都必须具有配合麻醉医生或手术医生处理各类型创伤的基本知识和技能,在不具备专科医生协同处理的条件下,能单独执行抢救任务。因此,必须在平时加强急救知识和技能的训练。

（甘蕾蕾）

第七节　胃大部切除术毕Ⅱ式吻合的手术配合

毕Ⅱ式将远端胃大部切除后,将十二指肠残端闭合,将胃的残端与空肠上段吻合,是胃癌外科治疗的经典术式。该术式的优点是:即使胃切除较多,胃空肠吻合也不致张力过大,术后溃疡复发率低,因此临床上应用较广,适用于各种情况的胃十二指肠溃疡,特别用于十二指肠溃疡。缺点是:手术操作比较复杂,胃空肠吻合后解剖生理的改变较多,引起并发症的可能性较多。

一、胃的应用解剖

胃位于左上腹部的左膈肌下,呈囊袋状,约有 1 500 mL 的容量。胃分为四个区域:贲门(胃的入口)、胃底、胃体和幽门部。幽门是胃的出口收缩时即关闭胃与小肠间的通道。

胃的血管:胃的血液供应非常丰富,胃的动脉组成了两条动脉弧,沿着胃小弯、胃大弯行走。胃动脉及其分支之间形成一个十分广泛而又互相沟通的供血网,因此做胃大部分切除时,尽管结扎了部分主要动脉,仍不至于引起胃缺血性坏死。胃的静脉和同名动脉伴行,最后汇集于门静脉。

胃的淋巴道:对胃癌转移有重要临床意义。胃淋巴毛细血管在黏膜、黏膜下层和肌层广泛分布成网,再经浆膜引流到周围淋巴结。

二、术前准备

1.患者准备

手术前一日,做好上腹部皮肤的准备;要求沐浴,禁食、禁饮,禁戴首饰等贵重物品,女患者不化妆;手术医生与患者及其家属现场核对手术部位并用防褪色记号笔标记。

2.用物准备

(1)常规物品:剖腹器械包、常规手术布包、电刀、电刀清洁片、吸引皮管、薄膜、敷贴、收集袋、慕丝线、碘伏小棉球、纱布、纱布垫、无菌手套、切口保护器等。

(2)特殊仪器:高频电刀、超声刀(备用)。

(3)特殊物品:一次性切割闭合器、荷包钳、一次性管腔吻合器、进口缝线等。

(4)备用物品:腹部撑开器、大弯止血钳(简称大弯)加包、深部拉钩。

三、麻醉方式

气管插管全身麻醉。

四、手术体位

仰卧位。

五、手术切口

上腹正中切口：于剑突向下绕脐达脐下 2 cm 作一纵形切口，切开腹白线，分离腹膜外脂肪，剪开腹膜，进入腹腔。上腹正中自剑突向下绕脐达脐下 2 cm 切开皮肤、皮下组织。

六、手术步骤及配合

1. 整理无菌器械台、清点物品

刷手护士与巡回护士共同清点物品。

2. 消毒皮肤

递卵圆钳夹持 5% PVP-Ⅰ 棉球消毒皮肤。

3. 术野贴手术薄膜

递无菌巾，递 30 cm×45 cm 手术切口保护膜，递电刀，吸引皮管，组织钳固定。

4. 沿腹正中线切开皮肤及皮下组织

递 22♯ 刀切开皮肤，纱布垫拭血，电凝止血，递皮肤拉钩牵开显露术野。

5. 切开腹白线及腹膜

递中弯血管钳两把提起腹膜，递电刀切开一小口，再扩大打开腹膜。

6. 探查腹腔

递生理盐水，手术医生洗手后探查腹腔，检查内脏器官及胃部病变位置及大小，探查顺序遵循无瘤原则，使用切口保护器隔离切口，腹部撑开器或 S 形拉钩暴露手术野。

7. 游离胃大弯

沿胃大弯分离胃结肠韧带，并切断、结扎胃网膜右动、静脉及胃网膜左动、静脉，直到保留最后二支胃短血管。游离结扎一般按两把中弯血管钳钳夹→组织剪剪开→2-0 丝线带线结扎或缝扎的顺序进行。

8. 游离胃小弯

离断肝胃韧带，离断胃右动、静脉和胃左动、静脉，离断血管后用 2-0 丝线结扎或中号圆针 2-0 丝线缝扎，分离幽门及胃窦后壁和胰腺间的疏松组织，直至超过十二指肠球部。

9. 断胃

在胃小弯侧上、中 1/3 交界处用 2-0 号线缝一针牵引，胃大弯侧（保留 2 支胃短血管）以下置另一牵引线，上述两点的连线即为胃切断处，在固定线以上，用胃钳夹住胃体，四周用盐水纱布垫保护，递弯盘内置尖刀、碘伏小棉球，自胃小弯侧开始边用刀切边用中号圆针穿 2-0 丝线间断全层缝合胃体。或用一次性切割闭合器 100 mm。留下大弯侧 3 cm 不作关闭，用肠钳夹住，备作吻合用。

10. 离断十二指肠

游离十二指肠第一段后，2 把大直钳钳夹十二指肠，尖刀切断，递碘伏小棉球擦拭断端，残端用 2 号针线全层连续缝合加作半荷包包埋(或用一次性切割闭合器),近端用小纱布包裹并用布巾钳固定,避免污染,将胃牵至左方。

11. 残胃与空肠吻合(手工缝合)

在距屈氏韧带 10～15 cm 处,将空肠拉至横结肠前方,肠钳在切线的方向钳夹其小部分,递尖刀对系膜缘肠壁切开约 3 cm,将空肠近端对胃大弯,远端对胃小弯,用 2 把小直血管钳固定肠钳,用碘伏小棉球擦拭吻合口处,递中长镊子及小圆针 3-0 号线作残胃和肠壁间断缝合,胃肠壁外层浆肌层间断缝合,用小圆针穿 3-0 丝线缝合结肠系膜间隙。

12. 残胃与空肠吻合(吻合器吻合)

在胃残端置荷包钳缝合,置入钉座(蘑菇头状)并收紧荷包,空肠远端用 2 把软艾利斯钳提起并纵向切开,置入吻合器机身,确定吻合位置穿出吻合器中心穿刺器,与近端吻合器钉座中心杆衔接,依据肠壁厚度调整距离,打开保险,用力捏紧拢吻合扳手,闻听"咔嚓"声即表示切割吻合完毕(传递钉座时检查垫圈是否在位,传递吻合器时再次检查吻合钉仓是否完整。)。退出吻合器后检查远近端切缘是否完整并妥善保管标本。空肠远端切口用小圆针穿 3-0 丝线缝合,间断缝合。

13. 止血关腹

清理腹腔,检查十二指肠残端及吻合口有无出血。用温热盐水冲洗腹腔,如肿瘤患者用温蒸馏水冲洗腹腔,放置引流管,清点用物。更换干净器械及纱布,逐层关闭腹腔,缝合腹膜。

(甘蕾蕾)

第八节 左半肝切除术的手术配合

左半肝切除术较常应用于左叶肝癌和肝内结石。为了不损伤行经在正中裂中、汇流中间两个肝叶回血的肝中静脉,左半肝切除界限通常位于肝正中裂左侧 0.5 cm 左右。

一、肝脏的应用解剖

肝脏的解剖位置:肝脏是人体最大的实质性器官,重约 1 200～1 500 g。肝脏大部分位于右上腹部的膈下和季肋深面,仅小部分超越前正中线达左季肋部。成人肝重量相当于体重的 2%。

肝分为左半肝和右半肝。根据外形可分为左叶、右叶、方叶和尾状叶。临床根据 Glisson 系统(肝门静脉、肝固有动脉和肝管)的分布情况,将肝分成五叶八段。肝的血液供应丰富,肝脏的血容量相当于人体总量的 14%,肝脏血液的 25%～30% 来自肝动脉,70%～75% 来自门静脉。

二、术前准备

1. 术前访视

术前一天,巡回护士根据手术通知单到病区对患者进行访视,了解患者的一般情况,各种化验单、知情同意书的完善情况,向患者介绍手术室环境、本次手术的麻醉方法及手术相关的注意事项,评估其术中潜在护理风险,拟定相应的护理干预措施,做好术前心理护理,取得患者及其家属的信任和理解。

2.患者准备

手术前一日做好上腹部皮肤的准备,要求患者沐浴,禁食、禁饮,禁戴首饰等贵重物品。女患者不化妆。

3.用物准备

(1)常规物品:电刀、电刀清洁片、吸引皮管、薄膜、敷贴、慕丝线等。

(2)特殊仪器:高频电刀、超声刀、射频消融、氩气刀、超声吸引刀(超吸刀)等备用一种即可。

(3)特殊物品:血管缝线、大小肝针、止血纱布等。

(4)备用物品:肝脏拉钩、血管缝合特殊器械。

三、麻醉方式

气管插管全身麻醉。

四、体位

仰卧位,用45°斜枕或沙袋将右肝区稍垫高(左半肝切除不需要将右侧垫高)。

五、手术切口

左肋缘下斜切口。

六、手术步骤及配合

1.整理无菌器械台、清点物品

刷手护士与巡回护士共同清点物品。

2.消毒皮肤

递卵圆钳夹持酒精棉球脱脂,碘伏棉球消毒皮肤。

3.协助医生铺巾,术野贴手术薄膜

递 30 cm×40 cm 手术薄膜,递电刀,吸引器皮管,组织钳固定。

4.沿左肋缘下斜切口切开皮肤及皮下组织

递 22♯刀切开皮肤,纱布垫拭血,电凝止血,递皮肤拉钩牵开显露术野。

5.探查腹腔

递生理盐水,手术医生洗手后探查腹腔,检查内脏器官,肝脏病变位置及大小,探查顺序(遵循无瘤原则),使用肝脏拉钩、S形拉钩暴露手术野。

6.处理第一肝门

分离出肝动脉、门静脉分支及肝管、肝门的管道,分别结扎胆囊管和肝左动脉。递组织剪刀、血管钳分离、钳夹、切断,中圆针、2-0 慕丝线缝扎。

7.游离左半肝,将肝圆韧带、镰状韧带及左冠状韧带、左三角韧带离断

递组织剪刀、血管钳、1-0 慕丝线结扎。

8.处理第二肝门

在肝外解剖肝左静脉,递 2-0 慕丝线结扎。若肿瘤已侵犯肝中静脉,可用 1-0 慕丝线缝扎肝左或肝中静脉的共干。

9.根据肝癌射频消融适应证配合医生进行射频消融

递单束针或集束针。

10.阻断肝门,时间不超过 20 min

递红色导尿管、血管钳。

11.切除肝脏

(1)沿预切线切开肝包膜、肝实质:递电刀、血管钳。

(2)切断左门静脉主干:递血管钳分离、钳夹,递组织剪剪断,递 2-0 慕丝线双重结扎。

(3)切断肝左静脉:递血管钳分离、钳夹,递组织剪剪断,递 2-0 慕丝线双重结扎。

(4)完全切除左半肝:递血管钳钳夹其余肝组织,递组织剪剪断,递 2-0 慕丝线结扎。递弯盘放置标本。

12.肝创面止血

递电刀或氩气刀、纱布,递肝针缝合肝创面。必要时使用止血纱布。

13.关腹清理腹腔

用温热盐水冲洗腹腔,如肿瘤患者用蒸馏水冲洗腹腔,清点用物。更换干净器械及纱布,逐层关闭腹腔,缝合腹膜。

(甘蕾蕾)

第九节　食管癌手术的手术配合

一、应用解剖

食管于第 6 颈椎环状软骨水平接咽部,经过上纵隔、后纵隔,穿过膈肌的食管裂孔,在 11 胸椎水平连接于贲门。食管长度与身高有关,随年龄、性别、个体差异不同。一般认为成人食管的长度约为 25 cm,门齿至起始部 15 cm,至气管分叉 24～26 cm,至贲门的距离约 40 cm。食管的 3 个狭窄:咽食管狭窄由环状软骨和环咽构成,支气管主动脉狭窄因主动脉弓和左主支气管造成,膈狭窄因膈脚形成裂孔所致。

二、术前准备

1.术前访视

术前常规访视患者,详细了解病情及手术方案,了解患者皮肤、体重、身高、静脉等情况,以便准备体位用物及次日手术时静脉通道的建立;评估患者压疮风险系数拟定相应的护理干预措施;患者往往对手术的预后感到不安,出现恐惧、紧张等心理反应,应向患者耐心解释手术的方式、过程。通过交流,消除或减轻患者的不良反应,解除患者的心理压力,使患者以最佳状态配合手术治疗和护理。

2.患者准备

术前纠正贫血、低蛋白血症、水电解质紊乱,改善全身营养状况,手术前一日进行皮肤准备、配血检查,手术前晚 10 时禁饮食。麻醉后行动脉穿刺、深静脉穿刺、留置导尿,易压疮部位贴上压疮溃疡贴。

3.用物准备

(1)手术敷料:大腹包、脸盆、手术衣。

(2)手术器械:切肺器械、胃特殊、荷包钳。

(3)常规用物:留置导尿管、引流袋、电刀、吸引器皮管、23♯刀片、洁净袋、细纱布、保护膜、2♯丝线、3♯丝线、胸腔引流管、敷贴。

(4)特殊用物:切割器、吻合器、荷包线。

三、麻醉方式

双腔气管插管静吸复合麻醉。

四、手术体位

三个狭窄是食管癌好发部位,依据食管分段,手术方式分为3种,体位也分为3种。

1.经颈胸腹三切口食管癌切除术

食管上段癌,采取三切口,先左侧卧位分离食管胸腔段,再仰卧位,头偏右侧,分别进腹分离胃贲门部,离断胃,建立管状胃。再行颈部切口,断食管,并做食管与管状胃的吻合。

2.经胸腹联合切口食管癌根治术

食管中下段癌,采取两切口,先仰卧位开腹,分离胃贲门部,断胃,建立管状胃。再左侧卧位右进胸游离食管胸腔段,断食管上切缘,并做食管与管状胃的吻合。

3.经左胸食管癌切除胸内食管吻合术

食管中下段癌,单切口,右侧卧位左进胸(目前较少做)。

五、手术配合

1.经左胸食管癌切除胸内食管吻合术手术步骤与配合

(1)常规消毒铺巾,左后外侧切口进胸,递刀片切皮、电刀切割止血、吸引器吸引,准备三角纱布进胸时推开肺组织。切皮前"time out",遇到血管时,分别用丝线结扎。

(2)探查肿瘤:递细纱布保护,胸撑撑开,递生理盐水洗手探查,探查后更换手套。检查胸主动脉旁有无淋巴结转移及粘连,如肿瘤已侵入肺门气管或主动脉,或有较广泛的淋巴结转移,已不宜切除。

(3)沿食管床打开纵隔胸膜,游离食管,将食管各营养动静脉分别予以结扎切断,清扫隆突下和食管旁淋巴结。递小弯血管钳游离食管,用一根纱带,将其用生理盐水打湿后穿过食管做牵引,组织钳固定,递心内镊电刀分离,必要时钳夹血管、离断血管并丝线结扎。

(4)打开膈肌:递两把长血管钳提起膈肌,电刀切开,大弯止血钳夹起出血点,结扎或缝扎止血,丝线缝扎膈动脉。递血管钳,剪断韧带,丝线结扎,沿胃大弯游离,结扎后切断胃短动静脉,保留胃网膜右动脉血管,打开胃小网膜,分离胃网膜及脾胃韧带、肝胃韧带,血管钳夹胃左动脉,递剪刀剪断,切断胃左动脉,近端2-0丝线结扎加6×17圆针2号线缝扎,远端结扎。对于血管表面的结缔组织,要分束结扎,以免术后形成淋巴囊肿。

(5)游离贲门周围,手指扩张食管裂孔达4指,递直线切割器离断胃,切除胃小弯制成管状胃。消毒棉球消毒断端,递6×17圆针2-0丝线全层缝合胃体断端。递纱布包裹保护并固定近端切缘。

(6)将管状胃经食道裂孔拉入胸腔,递短荷包钳,2-0荷包线,在胸腔顶部食管置荷包钳,

23♯刀片切断食道,碘伏棉球消毒断端,递25♯吻合器蘑菇头件置入食道断段,结扎荷包缝荷包,在结扎线之下0.5 cm离断食道,切除肿瘤。肿瘤切下及时送病理科快速冰冻,以检查切缘肿瘤侵犯与否。

(7)递整形镊子,电刀切开胃窦,碘伏棉球消毒切口。做一胃窦切口,置入吻合器在胃最高点贯通胃壁,行食道-胃吻合后,4-0 Prolene线连续缝合胃窦切口,注意吻合器及附件的完整性及数量,吻合后在主刀辅助下置入鼻胃管。

(8)检查胃左动脉结扎处及食管床,丝线结扎或电凝止血。递关腹线关闭膈肌,间断数针固定胃体于食管床内。缝合膈肌前清点物品。

(9)冲洗检查有无出血,吸痰鼓肺检查有无漏气,1‰碘伏盐水冲洗,递纱布、引流管,准备止血材料。放置胸腔引流管一根,清点手术用物,9×28三角针0♯丝线固定胸腔引流管。关胸前清点用物,做三方核查。递0♯关胸线关胸,关腹线逐层缝合皮下,5-0 Maxon皮内线皮内缝合,逐层缝合切口。

(10)递消毒棉球,消毒皮肤,伤口贴敷贴,清点手术用物。

2.经胸腹联合切口食管癌切除术手术步骤与配合

(1)常规消毒铺巾,递刀片切皮、电刀电凝切割止血、吸引器吸引,上腹部正中切口,切开皮肤、皮下组织,经腹白线进腹。

(2)递细纱布保护,腹腔自动牵开器撑开腹腔,递生理盐水洗手探查肿瘤。

(3)打开膈肌、游离胃:递两把长血管钳提起膈肌,电刀切开,大弯夹起出血点,结扎或缝扎止血,丝线缝扎膈动脉。递血管钳,剪断胃膈韧带,丝线结扎,沿胃底大弯侧,分离处理脾胃韧带及胃短动静脉,保留胃网膜右动脉血管,打开胃小网膜,分离胃网膜及脾胃韧带、肝胃韧带,血管钳夹胃左动脉,递剪刀剪断,切断胃左动脉,近端2-0丝线结扎加6×17圆针2♯线缝扎,远端结扎。对于血管表面的结缔组织,要分束结扎,以免术后形成淋巴囊肿。

(4)游离贲门周围,手指扩张食管裂孔达4指,递直线切割器离断胃,切除胃小弯制成管状胃。消毒棉球消毒断端,递6×17圆针2-0丝线全层缝合胃体断端。递纱布包裹保护并固定近端切缘。

(5)找到空肠及屈氏韧带,递电刀、整形镊子,碘伏棉球消毒。在空肠中置入营养管一根,用6×17圆针2♯线双重荷包固定。

(6)从腹部拉出营养管,固定,严密止血,冲洗,清点物品,逐层关腹,敷贴覆盖切口。

(7)更换左侧卧位,重新消毒铺巾,右后外侧切口进胸,刀片切皮、电刀切割止血、吸引器吸引,准备三角纱布进胸时推开肺组织。

(8)探查肿瘤:沿食管床打开纵隔胸膜,递细纱布保护,胸撑撑开,递生理盐水洗手探查,探查后更换手套。递小弯游离食管,纱带穿过食管做牵引,组织钳固定,递心内镊电刀分离,必要时大弯,长组织剪钳夹血管离断血管2♯线,3♯线结扎。将食道各营养动静脉分别予以结扎切断,清扫隆突下和食管旁淋巴结。

(9)将管状胃经食道裂孔拉入胸腔,递短荷包钳,2-0荷包线,在胸腔顶部食管置荷包钳,23♯刀片切断食道,碘伏棉球消毒断端,递25♯吻合器蘑菇头件置入食道断段,结扎荷包缝荷包,在结扎线之下0.5 cm离断食道,切除肿瘤。肿瘤切下及时送病理科快速冰冻,以检查切缘肿瘤侵犯与否。

(10)递整形镊子,电刀切开胃窦,碘伏棉球消毒切口。做一胃窦切口,置入吻合器在胃最高点贯通胃壁,行食道-胃吻合后,4-0 Prolene 线连续缝合胃窦切口,注意吻合器及附件的完整性及数量,吻合后在主刀辅助下置入鼻胃管。

(11)检查胃左动脉结扎处及食管床,丝线结扎或电凝止血。递关腹线关闭膈肌,间断数针固定胃体于食管床内。缝合膈肌前清点物品。

(12)冲洗检查有无出血,吸痰鼓肺检查有无漏气,1%碘伏盐水冲洗,递纱布、引流管,准备止血材料。放置胸腔引流管一根,清点手术用物,9×28 三角针 0♯丝线固定胸腔引流管。关胸前清点用物,做三方核查。递 0♯关胸线关胸,关腹线逐层缝合皮下,5-0 Maxon 皮内线皮内缝合,逐层缝合切口。

(13)递消毒棉球,消毒皮肤,伤口贴敷贴,清点手术用物。

3.经颈胸腹三切口食管癌切除术手术步骤与配合

(1)常规消毒铺巾,右后外侧切口进胸。

(2)递细纱布保护,胸撑撑开,递生理盐水洗手探查肿瘤。探查后更换手套。检查胸主动脉旁有无淋巴结转移及粘连,如肿瘤已侵入肺门气管或主动脉,或有较广泛的淋巴结转移,已不宜切除。

(3)沿食管床打开纵隔胸膜,递小弯游离食管,用一根纱带,将其用生理盐水打湿后穿过食管做牵引,组织钳固定,递心内镊电刀分离,必要时钳夹血管、离断血管并丝线结扎。游离食管将食管各营养动静脉分别予以结扎切断,清扫隆突下和食管旁淋巴结。

(4)冲洗检查有无出血,吸痰鼓肺检查有无漏气,1%碘伏盐水冲洗,递纱布、引流管,准备止血材料。放置胸腔引流管一根,清点手术用物,9×28 三角针 0♯丝线固定胸腔引流管。关胸前清点用物,做三方核查。

(5)递 0♯关胸线关胸,关腹线逐层缝合皮下,5-0 Maxon 皮内线皮内缝合,逐层缝合切口。

(6)消毒皮肤,伤口贴敷贴。

(7)改平卧位,头偏向右侧暴露左侧颈部,分别消毒上腹部和左颈部,铺巾。上腹部正中切口,切开皮肤,皮下组织,经腹白线进腹。

(8)递两把长血管钳提起膈肌,电刀切开,大弯夹起出血点,结扎或缝扎止血,丝线缝扎膈动脉。沿胃大弯游离,结扎后切断胃短动静脉,保留胃网膜右动脉血管。对于血管表面的结缔组织,要分束结扎,以免术后形成淋巴囊肿。

(9)打开胃小网膜,分离胃网膜及胃脾韧带、肝胃韧带,递中弯钳夹持,组织剪剪断韧带,丝线结扎,2 把血管钳夹住胃左动脉,递组织剪剪断,切断胃左动脉,丝线结扎两端,近端 2♯线双道结扎加 6×17 圆针 2♯线缝扎,远端结扎一道。

(10)游离贲门周围,手指扩张食管裂孔达 4 指,递直线切割器离断胃,切除胃小弯制成管状胃。消毒棉球消毒断端,递 6×17 圆针 2-0 丝线全层缝合胃体断端。递纱布包裹保护并固定近端切缘。用 0♯丝线将管状胃与食管近端缝合固定。

(11)找到空肠及屈氏韧带,递电刀、整形镊子,碘伏棉球消毒。在空肠中置入营养管一根,用 6×17 圆针 2♯线双重荷包固定。

(12)左侧颈部做长约 5 cm 切口,递刀片、电刀、细纱布、血管钳、结扎线,切开皮肤、皮下组织、颈阔肌,沿左胸锁乳突肌内侧缘游离食道上段。

(13)食管上切缘端放置荷包钳,递短荷包钳,2-0 荷包线,在荷包线之下 0.5 cm 离断食道,23♯刀片切断食道,碘伏棉球消毒断端,将食管和管状胃经胸腔拉至颈部,切除肿瘤。食管残端置入 25♯吻合器蘑菇头,递 25♯吻合器头,置入食道断段,结扎荷包缝荷包。

(14)递整形镊子,电刀切开胃窦,碘伏棉球消毒切口。做一胃窦切口,置入吻合器在胃最高点贯通胃壁,行食道-胃吻合后,4-0 Prolene 线连续缝合胃窦切口,注意吻合器及附件的完整性及数量,吻合后在主刀辅助下置入鼻胃管。颈部吻合也可采用管状胃与食管残端的手工丝线间断吻合。

(15)检查止血。放置负压引流球一个,逐层缝合切口,固定引流管。

(甘蕾蕾)

第十节　先天性心脏病手术的手术配合

一、动脉导管结扎术

(一)手术适应证

由于患有动脉导管未闭的儿童或成人远期自然预后不佳,且有并发感染性心内膜炎的危险,除症状不明显的幼儿可延期手术外,一般情况下,一经确诊即应手术治疗。根据我国目前医疗现状,较理想的手术年龄是 3～5 岁。

(二)手术禁忌证

(1)合并严重肺动脉高压。

(2)合并其他复杂先天性心脏病。

(3)主动脉弓离断。

(三)麻醉方式、手术体位与切口

(1)麻醉方式:采用气管内插管、静脉复合麻醉的全麻方式。

(2)手术体位:取右侧卧位,右腋下放软垫垫高,左手臂摆于前方,可使术侧肋间隙增宽,同时肩胛骨向前上牵拉,利于手术野显露。

(3)手术切口:较大儿童或成人多选用左胸后外切口、皮肤和胸壁肌肉切开应从肩胛骨下角下方 1 横指处绕过,以免术后肩胛骨活动时摩擦而引起疼痛。婴幼儿因胸廓小,术野浅,导管韧性较好,可选用左腋窝小的 S 形切口或直切口,第 4 肋间进胸。

(四)器械、敷料与物品准备

(1)器械:除常规器械外,另需准备 S 拉钩、肩胛拉钩及动脉导管钳。

(2)敷料:体循包、体循外加、体循衣、体循单。

(五)手术步骤及配合要点

(1)右侧卧位开胸后,递一块打开的湿纱布包裹肺,用 S 拉钩将左肺上叶尖向前下牵拉,在主动脉峡部多数可见一膨出部并向肺动脉侧延伸,即动脉导管之部位。

(2)递剥离剪,沿降主动脉纵轴中线剪开纵隔胸膜,上至左锁骨下动脉根部,下至肺门。用小圆针、4 号丝线在纵隔胸膜边缘缝牵引线 4～5 针,牵拉并固定于消毒巾上,将肺组织和手术野隔开。

(3)导管的游离是手术的关键,分离多采用先前壁,再下缘、上缘,最后分离后壁的顺序。

根据导管的长度,适当扩大后壁用直角钳分离间隙,以便套过结扎线。

(4)结扎线采用不可吸收的双 10 号丝线。准备结扎时,请麻醉师通过药物将主动脉压降至 70～80 mmHg,先结扎动脉导管的主动脉端,然后再结扎肺动脉端。

(5)导管顺利结扎后,彻底止血并冲洗胸腔,纵隔胸膜间断用小圆针、4 号线缝合 4～5 针,安放闭式引流,请麻醉师膨肺后,递大圆针双 10 号线关闭胸腔,10 号线、胖圆针缝合肌肉层,中圆针、4 号线缝合皮下组织,最后 4-0 可吸收线进行皮内缝合。

(六)手术护理重点

(1)摆好体位,注意舒适,勿使受压,手臂固定时,不宜过度外展,防止损伤臂丛神经。

(2)保持输血、输液管道通畅。保证血库可随时供应配好的血。

(3)结扎线应预先浸泡于抗生素溶液之中,既可减少污染机会,又可保持引套过程中滑润不涩。

(4)关胸前清点器械、敷料等,避免遗留在伤口内。

(5)送回病房前将引流管连接于引流瓶,注意勿折,勿污染。

二、法洛四联症根治术

法洛四联症是一种常见的先天性心脏病。根据四联症的病理特征,一般多选择四联症根治术,实行手术时较安全,效果颇为理想。

(一)器械、敷料与物品准备

1. 器械

除准备常规器械外,还应准备下列心血管手术器械。

(1)胸骨劈开刀:用于前胸正中切口,现偶尔应用于再次手术病例。用作分段劈开胸骨,以避免引起心脏和大血管的损伤。

(2)高速电动胸骨锯:通过软轴引起带细齿的刀片上下振动,锯开胸骨。如果锯刀的振动为左右摆动,称作振动胸骨锯,用于二次切开胸骨。

(3)胸骨剪:适用于横断胸骨及婴幼儿胸骨切开。

(4)胸骨撑开器:由支架连接两个半弧形撑开翼组成,其宽度及深度适用于前胸壁的胸骨撑开。

(5)无损伤组织镊:镊的钳夹面为凹凸齿,夹持组织时不引起损伤,适用于心内手术操作。

(6)镶片持针器:在持针器的头部,持针侧嵌有硬质合金镶片,夹针牢且寿命长,持针器的手把部位涂有金色的金属镀层,尤其适用于缝瓣与心内及血管直视手术操作用。

(7)心房拉钩:用于显露心房切口,暴露病变,进行手术操作。

(8)心室拉钩:可分为直角和凹面半圆式两种,都有不同号码和宽度,适用于牵开心室、心房和室间隔缺损边缘等。

(9)大血管游离钳:用于游离上下腔静脉、主动脉及大、中等血管后壁组织置放束带用。常用的有蒂钳、直角钳。

(10)无损伤血管钳:具有各种形状,常用的无损伤血管钳有升主动脉阻断钳(凹凸齿)、心耳钳(凹凸齿)、动脉导管阻断钳以及各种动脉钳。

(11)心内吸引头:头部为硬塑料管,后部为软塑料管和接头,连接吸引泵,可按需要放入心脏内空腔,在任何部位抽吸积血、积液都不会妨碍心内操作,使用时注意吸引头可能堵塞而引起不畅通。

2.敷料

体循包,体循外加体循衣,体循单。

3.物品

手套,各型号无损伤涤纶线,各型号缝线,丝带,针头,套针,贴膜,敷贴,吸引器皮条,刀片,电刀头,胸骨锯,骨蜡,阻断管。

(二)手术步骤及配合要点

(1)建立体外循环。递胸骨锯正中劈开胸骨后,预留足够心包补片,展平后用0.75%的戊二醛固定备用。递1-0涤纶线大半针在主动脉上缝荷包,剥离剪剪开主动脉外膜,尖刀划开主动脉壁插入主动脉插管,心耳钳夹住右心耳并剪下,插入上腔静脉插管开始体外转流并降温;用1-0涤纶线大半针在下腔静脉上缝荷包,插入下腔静脉插管并入体外循环;分别用蒂钳和直角钳分离下腔静脉和上腔静脉,套入阻断带。经右上肺静脉根部插入左心房减压管。在主动脉插管下方用3-0涤纶线缝荷包,插入冷灌针;阻闭上、下腔静脉,递阻闭钳给一助阻闭升主动脉,冷灌开始。

(2)解除右心室流出道阻塞:右心室流出道行纵切口或横切口,递剥离剪剪除肥厚壁束及隔束,达到解除右心室流出道阻塞的目的。合并肺动脉瓣狭窄者,应沿交界用半圆刀切开,有瓣环和肺动脉干狭窄者应跨过瓣切开至狭窄上方。

(3)室间隔缺损的修补:根据室缺大小剪下合适的涤纶补片,用3-0带垫片的涤纶线做间断褥式缝合,缝合10~14针。缝线分别穿过补片相应部分,将补片送下后结扎。现多采用国产涤纶补片或聚四氟乙烯补片修补室间隔缺损。

(4)施行右心室流出道修补加宽:右心室内修复完毕后,递四联症探子测量右心室流出道。根据梗阻解除情况,决定是否用心包补片对流出道加宽,如需加宽,切开右心室流出道,用4-0或5-0聚丙烯线将固定好的心包补片连续缝合在右心室切口上。

(5)房间隔缺损修补:有房间隔缺损时,则经右心房另做一切口进行修补。对左上腔静脉引流到左心房者,视情况矫正。对合并动脉导管未闭者,可在转流开始前分离出导管并结扎。

(6)拔出心脏插管:停体循环转流后,拔出心脏插管并予缝合。

(7)引流与缝合:手术结束后进行彻底止血,并放置纵隔及心包引流管,然后逐层缝合。

(三)手术护理重点

(1)用心包补片加宽右室流出道时,应用无菌生理盐水反复冲洗,防止补片上残留有戊二醛。加宽时用连续缝合法。

(2)重症患者,术终应严密止血,防止再次开胸止血。

(3)注意清点并记录纱布、敷料、手术器械数量,术毕清点核对,避免遗留在伤口内。

(4)术前及术中,称干、湿纱布重量,计算好输血量,并保持输血、输液通畅。

(5)按时记录血压、脉搏、呼吸。

(6)随时记录术中各项用药。

(7)送患者回病室时,注意各种引流管及导管等的通畅,勿使扭曲、受压、污染。

(8)注意观察并记录尿排出量。

(9)输大量胶体应以血浆为主。

(于　娟)

第十一节 冠心病手术的手术配合

一、非体外循环下冠状动脉旁路移植术

(一)应用解剖

正常冠状动脉分左、右两主支。分别起自左、右主动脉冠状窦内,其主干及主要分支均在冠状沟和前、后室间沟中的心包脏层下行走,并在行径中分出许多支,以后的细小分支则进入心肌中。

心脏静脉根据其静脉特点可分成 3 个系统。①冠状静脉窦及其属支:冠状静脉窦位于右房室沟,主要引流左心室的血液。分支前室间沟静脉与左冠状动脉前降支伴行、汇入冠状静脉窦。邻近左冠状动脉主干分叉处,前室间沟静脉弯向左房行走在左房室沟内,称心大静脉。②右室前静脉:跨过右心室浅面与右房室沟处直接引流入右心房。③心脏表浅静脉:主要与右心房和右心室相通。

(二)手术适应证

(1)无症状或轻微心绞痛。

(2)稳定型心绞痛。

(3)不稳定型心绞痛。

(4)急性心肌梗死。

(5)经皮冠状动脉腔内成形术并发症。

(6)再次手术。

(三)麻醉方式、手术体位与切口

采用气管内插管,静脉复合麻醉的全麻方式。患者仰卧位,肩下垫一方枕。行胸骨正中切口。

(四)器械、敷料与物品准备

(1)器械:常规心脏外科器械,架桥外加,大阻闭钳、侧壁钳,不停跳牵开器。

(2)敷料:体循包、体循外加、体循衣、体循单。

(3)特殊物品:头灯,除颤器,Medronic 真空吸盘式心脏固定系统,气雾喷射装置,冠状动脉血管分流器,4.7 mm 打孔器。

(五)手术步骤及配合要点

(1)准备血管。消毒胸前区及左右下肢,常规铺单,将预备取血管桥的下肢露出。胸骨正中切口,递乳内牵开器牵开左半侧胸骨、显露左侧乳内动脉,将电凝调至 30 W,游离乳内动脉、细小分支用电刀烧灼,较大分支应用银夹夹闭,测量血管桥长度后断离乳内动脉,并用小血管夹夹住断端,将断端用浸有罂粟碱的湿纱布包裹备用;同时取大隐静脉,将取好的血管桥浸入肝素氯化钠溶液中。

(2)吻合冠状动脉。在需要搭桥的冠状动脉旁安装 Medronie 心脏固定器,用 7-0 Prolene线先行左乳内动脉与前降支吻合,恢复部分冠脉血流。用主动脉侧壁钳夹住部分主动脉,根据所需吻合冠状动脉的支数,递打孔器在主动脉壁上打相应数量的孔,然后用 6-0 Prolene 线做近端吻合。吻合完近端,用血管夹夹住血管并松开侧壁钳;搬动心脏显露靶血管,用 7-0 Prolene 线行血管桥与靶血管吻合,打结前进行排气。

(六)手术护理重点

(1)应熟悉手术步骤,严格执行无菌技术,掌握各种冠脉器械的性能及用途。

(2)巡回护士应密切关注手术进展,并备齐应急物品,随时建立体外循环。

(3)大隐静脉取出后应做好标记,防止方向置反造成血流阻塞,并防钳夹造成内膜损伤。

(4)准备好罂粟碱、肝素生理盐水、温生理盐水等,以便手术顺利进行,并记录其用量。

(5)血管吻合时应随时调整灯光保证手术操作顺利进行。

(6)固定器上的负压保持恒定状态,切忌在进行冠状动脉远端吻合时压力骤减导致吸盘脱落,使冠状动脉撕裂。

(7)调整手术间温度、湿度,减少机体散热,在秋冬及初春季节,气温偏低,术前、术中保持体温很重要。

因此,在患者进入手术室前,宜提前将室温提高至 25℃ 左右,麻醉前要给患者盖好被子,提醒医师尽量缩短皮肤消毒时间。

二、体外循环下冠状动脉旁路移植术

(一)应用解剖、手术适应证

同"非体外循环下冠状动脉旁路移植术"。

(二)麻醉方式、手术体位与切口

采用气管内插管,静脉复合麻醉的全麻方式。患者仰卧位,肩下垫一方枕。行胸骨正中切口。

(三)手术步骤及配合要点

(1)剥大隐静脉,乳内动脉同"非体外循环下冠状动脉旁路移植术"。

(2)常规建立体外循环,插入冷灌针头,先选好靶血管,待温度降至 30℃ 左右,递阻闭钳阻闭升主动脉。先行乳内动脉与前降支的吻合,再将修剪好的血管桥用 7-0♯ Prolene 线依次与靶血管吻合。吻合完后用血管夹夹住血管桥,开放升主动脉,用侧闭钳夹住部分主动脉,打孔器打相应数量的孔,用 6-0♯ Prolene 线吻合血管桥近端,吻合完毕后用 4、5 号针头排气。

(3)停体外循环转流后拔除插管,常规止血关胸。

(四)手术护理重点

(1)应熟悉手术步骤,严格按无菌技术操作,掌握各种器械的性能及用途。

(2)大隐静脉取出后应做好标记,防止方向置反造成血流阻塞,并防钳夹造成内膜损伤。

(3)准备好罂粟碱、肝素生理盐水、冰袋等,以利手术顺利进行,并记录其用量。

(4)血管吻合时应随时调整灯光,便于手术操作。

(5)注意清点并记录纱布、敷料、手术器械数量,术毕清点核对,避免遗留在伤口内。

(6)术前及术中,称干、湿纱布重量,计算好输血量,并保持输血、输液通畅。

(7)送患者回病室时,注意各种引流管及导管等的通畅。

(于　娟)

第十二节　胫骨骨折切复内固定术的手术配合

一、概述

胫腓骨是长管状骨中最常发生骨折的部位,约占全身骨折的 13.7%。10 岁以下儿童尤为多见,其中以胫腓骨双骨折最多,胫骨骨折次之,单纯腓骨骨折最少。

胫腓骨由于部位的关系,遭受直接暴力打击、压轧的机会较多。又因胫骨前内侧紧贴皮肤,所以开放性骨折较多见。

严重外伤、创口面积大、骨折粉碎、污染严重、组织遭受挫灭伤为本症的特点。胫骨骨折可分为 3 种类型。

1.单纯骨折

单纯骨折包括斜行骨折、横行骨折及螺旋骨折。

2.蝶形骨折

蝶形骨折块的大小和形状有所不同,因扭转应力致成的蝶形骨折块较长,直接打击的蝶形骨折块上可再有骨折线。

3.粉碎骨折

一处骨折粉碎、还有多段骨折。

二、术前准备

1.患者准备

手术前一日巡回护士对患者进行访视,了解患者的一般情况,化验单、知情同意书的齐备情况,做好禁饮、禁食、禁戴各类金属物品的宣教;评估患者潜在护理风险系数,拟定相应的护理干预措施;同时向患者介绍手术室环境、工作流程,询问患者术前需求并根据具体情况予以不同程度的满足。

适当的心理护理,对患者的手术起到一定的积极作用,促进术后恢复。核查手术医生与患者及其家属是否已共同做好手术部位标记。核查患者是否有骨牵引及骨牵引处皮肤状况,利于术中对患者受压部位皮肤连续性整体护理。

2.用物准备

(1)常规物品:布类台子包、中单包、四肢包、持骨钳、骨科内植物及内植物器械包、电刀头、吸引器皮管、22♯刀片、11♯刀片、含碘薄膜巾、盐水巾敷料、敷贴等。

(2)仪器设备:高频电刀、C 臂机、电动止血仪、电钻。

(3)特殊物品:进口可吸收线、皮钉、大纱布、大棉垫等。

三、麻醉方式

气管插管全身麻醉或硬膜外麻醉。

四、手术体位

平卧位。

五、手术入路

胫骨前侧入路。

六、手术步骤及配合

1. 整理无菌器械台、清点物品

刷手护士与巡回护士共同清点物品,关注器械及物品的数量、性能、完整性。

2. 消毒皮肤

协助医生铺巾:刷手护士准备持棉钳及 6 颗安尔碘棉球,协助手术医生行手术部位皮肤消毒,铺巾顺序:三块中单,一块小方巾,一把布巾钳,一块中单,一块小方巾包脚,绑带包扎。

3. 术者穿手术衣、密闭式戴手套

刷手护士递袜套、洞单并协助铺巾,插桌移至手术床尾,插桌上覆盖一块中单,与手术床形成一个连续的无菌区域。

4. 术野贴手术薄膜

递 45 cm×45 cm 含碘手术膜,递电刀,吸引器皮管,爱丽斯钳固定,巡回护士连接电刀、吸引器皮管等。

5. 手术三方核对

严格执行手术安全核查。

6. 驱血,气囊止血带充气

刷手护士准备驱血带,协助手术医生给患肢驱血,巡回护士予止血仪充气,观察气囊止血带充气是否正常,并记录充气时间。

7. 暴露切口

刷手护士递 22♯刀片、盐水巾,手术医生切开伤口。切口线以骨折线为中心距胫骨崤外约 1 cm 的纵行切线,长度与钢板相似。切开皮肤后,递电刀止血,以爪拉钩或皮肤拉钩作牵开暴露。

8. 暴露骨折端

更换 22♯刀片,切开深筋膜,用手术刀行深筋膜下剥离。切开骨膜,用骨膜剥离器做骨膜下剥离。显露骨折端,用刮匙将伤口内血块及肉芽组织刮净。

9. 复位内固定

整复后,将钢板置于胫骨外侧,用两把骨固定钳或柯克钳分别将上下骨折片及钢板作固定。先以 2.5 mm 钻头在近端中央钻孔,以 3.5 mm 丝线,起子拧入皮质骨螺丝钉,再在远端中央钻孔拧入加压螺钉,然后相继拧入其他螺丝,固定稳定后,松开骨固定钳。

10. 冲洗缝合伤口

用水节冲洗伤口,放置负压引流管,然后用 1♯可吸收线、2-0 可吸收线,皮钉逐层缝合骨膜、皮下组织及皮肤,敷贴覆盖,放松止血带,大棉垫或大纱布加压包扎。

(甘蕾蕾)

第十三节 全髋关节置换术的手术配合

人工全髋关节置换术是一种替代人体关节的手术,而人工全髋是由股骨假体和髋臼假体两部分组成,两者具有较好的组织相容性。人工全髋关节置换术适用于治疗老年患者的骨性关节炎、类风湿性髋关节强直、股骨头无菌性坏死、长期骨质疏松、股骨颈供血较差而引起的行动不便、长期卧床、保守治疗效果不佳的患者。运用此类手术治疗,使髋部疼痛得到缓解,提高关节稳定度,使髋关节功能得到有效改善和恢复,促进患者生活质量提高。目前全髋置换术有4种基本的入路。前侧入路虽然在全髋关节置换时应用较少,但在显露髋关节的同时可以很好地显露骨盆。前外侧入路是全髋关节置换最常用的入路,根据假体的不同设计可有几种变化。后侧入路可以广泛用于半髋关节置换和全髋关节置换。内侧入路较少应用,主要用于小转子和周围骨组织的病变治疗手术。

一、髋关节的应用解剖

髋关节由股骨头与髋臼相对构成,属于杵臼关节。髋臼内仅月状面被覆关节软骨,髋臼窝内充满脂肪,又称为 Haversian 腺,可随关节内压的增减而被挤出或吸入,以维持关节内压的平衡。在髋臼的边缘有关节盂缘附着,加深了关节窝的深度。在髋臼切迹上横架有髋臼横韧带,并与切迹围成一孔,有神经、血管等通过。关节囊厚而坚韧,上端附于髋臼的周缘和髋臼横韧带,下端前面附于转子间线,后面附于转子间崤的内侧(距转子间崤约 1 cm 处),因此,股骨颈的后面有一部分处于关节囊外,而颈的前面则完全包在囊内。所以股骨颈骨折时,根据其骨折部位而有囊内、囊外或混合性骨折之分。髋关节周围有韧带加强,主要是前面的髂股韧带,长而坚韧,上方附于髂前下棘的下方,呈人字形,向下附于股骨的转子间线。髂股韧带可限制大腿过度后伸,对维持直立姿势具有重要意义。此外,关节囊下部有耻骨囊韧带增强,可限制大腿过度外展及旋外。关节囊后部有坐骨囊韧带增强,有限制大腿旋内的作用。关节囊的纤维层呈环形增厚,环绕股骨颈的中部,称为轮匝带,能约束股骨头向外脱出,此韧带的纤维多与耻骨囊韧带及坐骨囊韧带相编织,而不直接附在骨面上。股骨头韧带为关节腔内的扁纤维束,主要起于髋臼横韧带,止于股骨头凹。韧带有滑膜被覆,内有血管通过。一般认为,此韧带对髋关节的运动并无限制作用。髋关节为多轴性关节,能作屈伸、收展、旋转及环转运动。但由于股骨头深嵌在髋臼中,髋臼又有关节盂缘加深,包绕股骨头近 2/3,所以关节头与关节窝二者的面积差甚小,故运动范围较小。加之关节囊厚,限制关节运动幅度的韧带坚韧有力,因此,与肩关节相比,该关节的稳固性大,而灵活性则甚差。这种结构特征是人类直立步行,重力通过髋关节传递等功能的反映。当髋关节屈曲、内收、内旋时,股骨头大部分脱离髋臼抵向关节囊的后下部,此时若外力从前方作用于膝关节,再沿股骨传到股骨头,易于发生髋关节后脱位。

二、术前准备

1.患者准备

患者普遍对手术存在焦虑、恐惧心理,对手术效果、手术疼痛存在过多担忧。因此,手术室护士术前 1 d 访视患者,通过术前访视,了解一般情况,如药物过敏史。询问患者是否患有感染性疾病等,对患者的生理、心理进行评估,针对患者的具体问题进行细致周到的心理疏导。介绍手术室环境,向患者说明手术的目的、方法、安全性及患者需配合的要点,通过沟通促进患者对手术室护士的信任及对手术过程的了解,从而使患者积极配合手术和护理,为手术后的健康恢复打下良好的基础。

2.用物准备

(1)常规物品:大台子,手术特殊碗,四肢包,全髋特殊,深爪拉钩,中单三包,全髋置换的特殊工具全套,吸引器皮管,手术膜,22♯刀片,单极电刀,盐水巾若干,灭菌灯罩。

(2)特殊仪器:高频电刀。

(3)特殊用品:1♯可吸收线,2-0可吸收线,3-0角针可吸收线,各种型号髋关节置换假体,骨蜡,明胶海绵,负压引流瓶。

(4)备用物品:克式钳、钢丝、钢丝内固定器械。

三、麻醉方式

气管插管全身麻醉或硬膜外麻醉。

四、手术体位

侧卧位。

五、手术切口

沿股骨大转子后面中线作10~15 cm的弧形切口。

六、手术步骤及配合

1.刷手护士自身准备

戴好全封闭手术帽,规范洗手,穿手术衣。

2.协助消毒铺巾,划皮前准备

准备安尔碘棉球6颗消毒皮肤,准备两颗PVP-Ⅰ棉球消毒会阴部,配合医生常规下肢消毒铺巾。术野贴无菌含碘手术膜,正确连接电刀和吸引装置。

3.三方核对

严格执行手术安全核查。

4.切开皮肤、阔筋膜,分离臀大肌和臀中肌

准备碗盘,有齿镊,刀片,盐水巾,注意锐器的传递方式。

5.暴露关节囊,充分显露其前方、上下方

提供髋臼拉钩,电刀切除关节囊及滑膜。

6.将髋关节外旋、内收,使股骨头脱位,摆锯摆断股骨颈处,取出股骨头

提供摆锯,将股骨头放于无菌盘中,以备自体骨移植。

7.清理髋臼,切除关节盂唇、软组织及软骨面,切除髋臼缘过多骨赘

准备两根斯氏针和榔头牵开组织,递咬骨钳清理骨赘。将所有的废弃组织集中放于弯盘中,保持台面的整洁。

8.用髋臼锉加深髋臼,安装合适的髋臼杯

花篮锉型号由小及大递给以加深髋臼,然后冲洗髋臼,提供纱布球擦拭髋臼。

9.安装人工髋臼

根据髋臼锉型号选择合适髋臼杯型号,提供髋臼挤压器,榔头安放入工髋臼,必要时用螺

钉固定,再放入内衬,安装前保持假体的清洁。

10.股骨的显露和处理

清除股骨颈后外侧的残留软组织,修整股骨颈,股骨端用开口器开口,递髓腔锉扩大髓腔(提供从小到大的髓腔锉和榔头),冲洗。

11.选择合适型号股骨柄插入

注意冲洗后需要小纱布条塞入髓腔擦拭,置入骨水泥前必须清点小纱布条,并用生理盐水冲洗。

12.安装股骨头及复位

选择合适型号股骨头接于人工股骨柄上,冲洗干净、清点完毕后复位,检查关节活动度,每次冲洗完后需要干净盐水巾擦拭。

13.放置引流管,依次逐层缝合

巡回护士和刷手护士共同清点器械、缝针、辅料等杂项后无误,逐层缝合,1号可吸收线缝合肌肉,2-0可吸收线皮下缝合,3-0三角针可吸收线皮下缝合,4号丝线固定引流管,提供敷贴,大纱布覆盖切口。

（甘蕾蕾）

第十四节　截肢术的手术配合

一、概述

骨肉瘤是最常见的原发性恶性骨肿瘤,恶性程度高,以10~20岁发病者居多,多见于长管状骨干骺端,约70％发生在股骨下端和胫骨上端。骨肉瘤的处理原则一般采用综合治疗。一般采用术前大剂量化疗8周,然后作瘤段切除后假体植入或异体半关节移植等保肢手术,无条件者行截肢手术,术后再继续化疗。

随着骨肉瘤综合疗法的发展,治愈率不断提高,5年生存率已达50％以上。下面就骨肉瘤手术治疗做介绍。

1.肿瘤段切除加关节融合手术

关节融合术是一种导致关节骨性僵硬的手术,可减轻疼痛并提供关节稳定,但因其会造成关节功能丧失,目前临床上已经较少应用。

2.肿瘤段切除骨移植术

骨移植术一般可以分为两类,分别是自体骨移植术、同种异体骨移植术。其最大的优点是可精准提供与患者骨缺损形态相匹配的骨组织,从而恢复骨的体积与连续性,提供软组织附着部位,重建关节结构。

3.肿瘤段切除瘤段骨灭活与再利用技术

瘤段骨重建术价格低廉,手术操作简单,无需考虑骨匹配问题,较适合我国国情,且灭活的肿瘤细胞可发挥免疫作用。国内在此方面的研究较多,大体可以分为体外灭活再植术和体内原位灭活术两种。

4.肿瘤段切除假体置换术

此类手术与其他重建方法相比,假体置换术具有早期稳定性、可早期活动和早期承重,术后并发症少,能即刻恢复患肢功能等优点,对髋和膝关节的功能恢复尤为明显,且假体置换术后早期无需担心骨折和不愈合。

目前常用的有常规假体、组合式假体和可延长假体。近些年,随着 3D 技术的不断发展,3D 打印定制假体也逐步走进临床,给患者带来福音。

5.肿瘤段截肢术

截肢术是将肿瘤所在的一段骨干及软组织整段切除的一种外科手段。截肢手术是早期治疗骨肉瘤的不得已的临床手段,尤其适合辅助治疗效果不佳的恶性骨肿瘤,截肢手术的截骨平面需要考虑无瘤边界,多数外科医生认为肿瘤平面外 5 cm 是截骨的安全平面。术前必须结合明确的诊断资料作为参考标准,术前磁共振成像能为截肢手术提供有效的参考。本节以此术式进行详细介绍。

二、术前准备

1.患者准备

术前一日,做好患者下肢的皮肤准备;术前做好禁饮、禁食、禁戴各类金属物品;手术医生与患者及家属在谈话签字后共同做好手术部位标记。同时做好该类患者的心理护理,向家属了解患者对疾病的认知度,向患者讲解手术相关知识时做好病情保护。

2.物品准备

(1)常规物品:四肢包,截肢特殊,线锯或电锯,布类包,中单 4 块,电刀头,吸引器皮管,22♯刀片,盐水巾,含碘 3M 薄膜巾,无影灯罩,引流管。

(2)特殊仪器:高频电刀,止血仪。

(3)特殊物品:骨蜡,可吸收线。

(4)备用物品:止血材料。

三、麻醉方式

气管插管全身麻醉或硬膜外麻醉。

四、手术体位

仰卧位。

五、手术切口

切口取前长后短或前后等长弧度皮瓣。

六、手术步骤及护理配合

(1)麻醉成功后导尿、包扎气囊止血带。核对患者手术患肢,包扎气囊止血带尽量捆绑至大腿根部,以保证远离消毒无菌区域,远离切口。

(2)整理无菌器械台,清点物品。刷手护士和巡回护士共同唱点记录手术物品、敷料、杂项等。

(3)消毒皮肤,协助铺巾。准备 6 颗含安尔碘消毒棉球和无菌持棉钳,消毒范围上至切口上方至少 15 cm,下至膝关节以下,铺巾顺序:三块中单,一块小方巾,一把布巾钳,一块中单,两把布巾钳,一块中单对折包脚,绑带包扎。

术者穿手术衣,密闭式戴手套。刷手护士递洞单并协助铺巾,插桌移至手术床尾,插桌上覆盖一块中单与手术床形成一个连续的无菌区域。连接电刀、吸引器,贴手术膜,上无菌灯罩。

(4)由主刀医生发起,手术护士、麻醉医生等所有手术团队成员共同参与,进行"time out"。确认无误后,刷手护士递22♯刀片,手术开始。

(5)充气囊止血带。抬高患肢,高于心脏水平面,至少5 min,上气囊止血带。

(6)切开。切口取前长后短或前后等长弧度皮瓣,以前者为例,切开起始于大腿内外侧中轴线截骨平面以上2~3 cm处,由此分别向大腿前后侧作凸向远侧的弧形皮瓣,其前侧皮瓣的长度为截肢横断面前后径的2/3,后侧皮瓣长度则为其1/3,而两皮瓣总长度之和,以能覆盖残端创面。

(7)分离血管神经后离断。切开皮肤、皮下组织及深筋膜后,在股前沟内于长收肌和股内侧肌之间,解剖出股动脉、静脉和隐神经。先双重结扎股动脉,然后再分别双重结扎股深静脉和股静脉以及大隐静脉。分离出坐骨神经,以利多卡因作鞘内封截骨闭,用刀片切断,使其回缩。

(8)离断肌肉。沿切口平面向深部切断部分股四头肌,切断方向斜向截骨平面,然后将其余肌肉在距截骨平面2 cm处横断,使其回缩至截骨平面。在截骨平面下2 cm处横断其大腿后侧肌群,使肌肉断端缩回至截骨平面。

(9)离断股骨。在截骨平面环形切开骨膜,作骨膜下剥离,用线锯将股骨环形横断,并用骨锉锉平骨端锐利边缘,骨髓腔内出血可用骨蜡止血。

(10)放松止血带,彻底止血。电刀止血,盐水巾擦拭。

(11)冲洗缝合切口。用1♯、2-0可吸收线,皮钉逐层缝合。

(12)包扎伤口。大纱布、棉垫覆盖,绷带加压包扎伤口。

七、围手术期手术室护士应该注意的问题

1.术中关注问题

(1)严格执行手术安全核查制度:手术医生、麻醉医生、手术室护士在麻醉前、手术切皮前、患者离开手术室前根据手术核查表上的内容逐项仔细共同核对并签名。严格执行"time out"制度。

(2)严格无菌无瘤操作:恶性肿瘤患者手术时,使用2套手术器械,术中严格划分有瘤区域和无瘤区域,严格注意无瘤技术。

(3)关注气囊止血带使用时间:下肢手术使用80 min后及85 min时及时提醒主刀医生。90 min时间内松气囊止血带。松止血带15 min后可再次充气。

(4)关注手术过程中出血情况,关注患者生命体征变化:尤其是在松止血带后的第一次量血压期间及松开止血带后的创面出血情况。关注手术进程,术中出血较多时及时加快输液速度,补充血容量。

2.术后关注问题

(1)注意伤口渗血渗液情况:手术结束后,注意伤口渗血渗液情况,关注伤口引流情况,密切观察切口残端有无肿胀、发红、水疱、渗液、皮肤坏死等情况。

(2)关注患者的心理情绪变化:由于截肢手术对于患者是一个极大的打击,容易发生幻肢

痛,可指导患者对肢体残端进行热敷或者轻拍叩击。通过触觉让患者自己体会并接受肢体残缺的现实。

（于　娟）

第十五节　椎管内肿瘤切除术的手术配合

一、概述

椎管肿瘤根据发生部位可分为髓内肿瘤、髓外硬膜内肿瘤、硬膜外肿瘤。髓内肿瘤常见有星型细胞瘤、室管膜瘤。髓外硬膜内肿瘤常见有神经纤维瘤、神经鞘瘤、脊膜瘤等。硬膜外肿瘤多数是转移瘤、淋巴瘤。

二、术前准备

1.患者准备

术前完善检查,备近期 CT 或 MRI 影像资料。手术前一日,做好手术视野皮肤的准备;要求沐浴;禁食、禁饮、禁戴首饰等贵重物品;手术医生、责任护士与患者(或家属)现场核对手术部位并用防褪色记号笔标记定位。

2.用物准备

(1)常规用物:布类台子、手术衣、前颅包、脑用显微器械、脑用咬钳、脑科气动开颅系统、后颅特殊、45 cm×45 cm 薄膜巾、洁净袋、单极电刀、双极电凝、水节、22＃刀片、11＃刀片等。

(2)特殊仪器:高频电刀、气动开颅系统。

(3)特殊用物:颈牵、单齿牵开器、半椎板牵开器(根据需要选择)。

三、麻醉方式

气管插管全身麻醉。

四、手术体位

俯卧位、前冲俯卧位。

五、手术切口

相应脊柱节段后正中直线切口。

六、手术步骤及配合

(1)整理无菌器械台、清点物品。刷手护士与巡回护士共同清点棉片、缝针及纱布等物品。

(2)术野贴手术薄膜。递 45 cm×45 cm 含碘手术薄膜 1 张,主刀医生侧切口处贴洁净袋,递电刀、双极电凝及吸引器皮管,爱丽斯钳固定并妥善连接处于备用状态。

(3)"Time out"。递 2 块纱布、22＃刀切开皮肤、皮下及筋膜,纱布拭血,双极电凝止血,选择合适的牵开器显露棘突。

(4)移除椎板。用气动开颅系统、脑用咬钳去除棘突,显露椎管,暴露硬脊膜。用神经剥离子、骨蜡止血,递水节将术野冲洗干净,用大棉片覆盖保护切口。

(5)切开硬脊膜。尖刀片挑开硬脊膜,缝针悬吊硬脊膜,暴露肿瘤。

(6)切除肿瘤。肿瘤显露后如系良性肿瘤,从肿瘤上极或下极开始剥离。如系硬脊膜瘤,肿瘤附着的硬脊膜应一并切除,缺损处用筋膜修复。如系神经纤维瘤,附着的神经根如确定不能保留者予切断。如突向椎间孔,应探查是否突向椎间孔外成为哑铃形肿瘤。恶性肿瘤与硬脊膜粘连大多广泛而紧密,切除时渗血多,完全切除多有困难,可大部切除以达减压目的。如有必要可取一块作冰冻切片检查。决定切除后,从肿瘤边缘开始,交替用显微剪、刮匙、取瘤钳等沿硬脊膜把肿瘤切除,渗血用双极电凝、棉片压迫止血。如肿瘤已蔓延至硬脊膜腹侧时,可轻轻推开硬脊膜,用取瘤钳或刮匙尽量清除。转移癌大部切除后,加上椎板减压,术后可作放射治疗或化学治疗。

(7)止血缝合。清点棉片、缝针等用物,严密止血后逐层缝合切口。

七、围手术期护士应该关注的问题

1.术前关注的问题

术前护理访视,适时做好术前宣教工作。访视护士需了解患者的基本情况,并对患者情况做好心理护理,耐心向患者介绍次日早晨进入手术室的流程,手术基本情况和术后饮食护理,以减轻患者的恐惧心理,树立对手术的正确认识。

2.术中关注的问题

(1)麻醉诱导完成后:巡回护士应妥善安置各种管道后再行翻身。俯卧位时应注意保护患者颌面部及身体各处的骨隆突处,防止皮肤压力性损伤。时间较长时,术中需对不影响手术的部位进行减压。

(2)严格执行核对制度:手术医生、麻醉医生、手术室护士应在麻醉开始前、手术切皮前、手术结束离室时根据手术安全核查表的各项内容认真核对并签名。

(3)严格无菌操作:该手术有内植入物,且手术术野较长,操作跨度大,要注意防止术后发生感染。手术过程中要严格无菌操作,切皮刀片及时更换,缝皮前后用聚维酮碘棉球消毒。缝合完毕,切口垫以聚维酮碘纱布保护。

3.术后关注的问题

(1)手术结束后,巡回护士检查患者的输液管道的各个衔接处是否紧密,静脉三通盖子是否已盖好。同时给手术患者穿上手术衣及整理身上的各种管道后,手术医生、麻醉医生、手术护士、工友要将患者从手术床转移到推车上。转运后再次确认患者身上各种管道维持在正常位置,避免发生液体反流及管道脱落。

(2)术后送复苏室,严密监测生命体征,持续心电监护,观察血氧饱和度。注意查看切口敷料有无渗液。复苏期间,做好安全管理,防止患者坠床等意外事件。

(3)加强患者途中转运的管理。转运途中固定担架的护栏及做好患者肢体的约束,防坠床及管道脱落;同时做好肢体保暖工作。

(于　娟)

第十六节 后腹腔镜肾部分切除术的手术配合

后腹腔镜肾部分切除手术路径近似于传统经腰开放手术,在腹后壁和肾后之间操作,可直接暴露、分离肾门。腹后壁的腰大肌是腹腔镜下的重要解剖标志。后腹腔手术工作空间建立后,向前推开肾脏,可见前面的肾周筋膜和脂肪囊及后面的腹后壁结构。

一、肾的应用解剖

左右肾脏附着的腹后壁分别由相同的 3 块肌肉和 3 组韧带构成;3 块肌肉是位于上部的膈肌腰部,位于下外侧的腰方肌和位于下内侧的腰大肌;膈肌腰部和两块腰部肌肉移行连接构成 3 组韧带,由外向内分别为外侧弓状韧带,内侧弓状韧带和膈肌角。肾脏位于腰部脊柱两侧,左右各一,紧贴腹后壁的上部,位于腹膜后间隙内,周围有肾周筋膜和脂肪囊包裹。左肾上极平第 11 胸椎,后方有第 11、12 肋斜行跨过,下极与第二腰椎齐平。右肾上方与肝相邻,位置比左肾低半个到一个椎体,右肾上极平第 12 胸椎,下极平第 3 腰椎,第 12 肋斜形跨过其后方。膈肌的腰部对应肾脏上部,韧带区对应肾门区,腰大肌对应肾下部。

二、术前准备

1.患者准备

手术前一日,做好腹部皮肤准备,要求沐浴,根据医嘱术前禁食 6 h,禁水 2 h,术前 2 h 可以口服糖类(糖尿病除外)250 mL,具体根据医嘱要求,禁戴首饰等贵重物品,女性患者不化妆;手术医生与患者及其家属现场核对手术部位并用防褪色记号笔标记。

2.用物准备

(1)常规物品:腔镜泌尿包、15♯刀片、吸引器皮管、腔镜护套×3、12 mm Trocar、10 mm Hem-o-lok 钳及夹、超声刀头、显影纱布、电刀、腹腔引流管、3-0、2-0、1-0 免打结线及可吸收线、取物袋、导尿包。

(2)特殊仪器:腔镜显示系统、气腹装置、超声刀、高频电刀、吸引装置。

(3)特殊物品:腔镜用无损伤血管阻断钳。

三、麻醉方式

气管内插管全身静脉复合麻醉。

四、手术体位

健侧卧位(侧卧位时第 11、12 肋对手术床腰桥处并成折刀位)。

五、手术入路

腋中线髂嵴上置 10 mm Trocar 为观察孔,腋前线肋缘下、腋后线第十二肋缘下设为操作孔。

六、手术步骤及配合

1.整理无菌器械台、清点物品

刷手护士与巡回护士共同清点物品。

2.消毒皮肤,协助医生铺巾

递卵圆钳夹持 5%PVP-Ⅰ棉球消毒皮肤。

3.固定手术用物

巡回护士、刷手护士配合完成摄像头、冷光源及超声刀无菌护套保护,固定吸引器皮管及电刀头。

4.制备气腹并放置 Trocar

递刀片切开腋后线第 12 肋缘下,递上自制扩张球囊,后递气腹针穿刺、11♯刀片划皮,根据部位分别递上 5 mm、10 mm Trocar、12 mm Trocar。

5.腹膜反折内侧切开肾周筋膜和脂肪囊

递上分离钳及处于功能状态的超声刀,沿肾实质表面钝性或锐性结合分离肾实质与肾周脂肪之间的间隙,同时分离粘连,充分显露肿瘤和周围肾实质。分离过程中直径超过 3 mm 的血管采用 Hem-o-lok 钳闭。

6.阻断肾动脉

在腰大肌和肾脏背侧的脂肪囊之间,锐性分离肾门处脂肪组织,循肾动脉搏动打开血管鞘,充分游离暴露肾动脉,血管夹阻断肾动脉后,巡回护士记录肾脏缺血时间。

7.切除肿瘤

分离钳、剪刀或者处于功能状态的超声刀从肿瘤周边的正常肾实质切割,由浅入深将肿瘤完整切除。

8.缝合创面

腔镜针持及 1-0 可吸收线(带倒刺或者微乔)连续缝合创面基底,2-0 可吸收线缝合肾包膜及肾皮质全层。

9.恢复肾脏血供

移除肾动脉阻断血管夹并记录阻断时间,检查肾脏创面有无出血。

10.取出标本、关闭穿刺孔

用标本袋取出切除组织,腹膜后留置引流管,逐层关闭穿刺孔,敷贴覆盖切口。

(甘蕾蕾)

第十七节　后腹腔镜根治性肾切除术的手术配合

一、概述

对于肾脏恶性肿瘤治疗方法的选择,多中心大样本显示,腹腔镜下根治性肾切除治疗效果同开放手术相当,并具有开放手术无法比拟的微创优势。

二、术前准备

1.患者准备

手术前一日,腹部皮肤准备;要求沐浴,术前禁食 6 h,禁水 2 h,术前 2 h 可以口服糖类(糖尿病除外)250 mL,禁戴首饰等贵重物品,女性患者不化妆;手术医生与患者及其家属现场核对手术部位并用防褪色记号笔标记。

2.用物准备

(1)常规物品:腔镜泌尿包、11♯刀片、吸皮、腔镜护套×3、12 mm Trocar、10 mm Hem-olok钳及夹、超声刀头、显影纱布、电刀、腹腔引流管、4-0、3-0、2-0、0♯可吸收线、导尿包。

(2)特殊仪器:腔镜显示系统、气腹装置、超声刀、高频电刀、吸引装置。

(3)特殊物品:血管直线切割缝合器。

三、麻醉方式

气管内插管全身静脉复合麻醉。

四、手术体位

健侧卧位(侧卧位时第11、12肋对手术床腰桥,摇成折刀位)。

五、手术入路

腋中线髂嵴上置10 mm Trocar为观察孔,腋前线肋缘下,腋后线第十二肋缘下设置操作孔。

六、手术步骤及配合(右侧肾癌为例)

(1)整理无菌器械台、清点物品。刷手护士与巡回护士共同清点物品。

(2)消毒皮肤,协助医生铺巾递卵圆钳夹持5%PVP-I棉球消毒皮肤。

(3)固定手术用物。巡回护士、洗手护士配合完成摄像头、冷光源及超声刀无菌护套保护,组织钳固定,同时固定吸引器皮管及电刀头。

(4)制备气腹并放置Trocar。递刀片切开腋后线第十二肋缘下,递上自制扩张球囊,后递气腹针穿刺、11♯刀片划皮,根据部位分别递上5 mm Trocar、10 mm Trocar、12 mm Trocar。

(5)暴露肾旁前间隙。清理腹膜后脂肪,在腹膜后反折的背侧纵形切开侧锥筋膜,显露肾前筋膜。在肾前筋膜外与腹膜之间向腹侧深面分离,暴露出肾脏中部的肾旁前间隙。

(6)夹闭右肾动、静脉。在肾后筋膜与腰肌筋膜之间钝性分离,沿腰大肌向深面分离,显露下腔静脉。充分游离肾脏背面,上至膈下,下至髂窝,将肾脏推向腹侧,约平肾脏中部即肾门水平见肾动脉,切开肾动脉鞘,游离出肾动脉,以Hem-o-lok夹闭(近心端2个、远心端1个)后离断。分离肾动脉和肾静脉之间的血管鞘,显露右肾静脉及其与下腔静脉夹角,以Hem-o-lok夹夹闭(近心端2个、远心端1个)后离断。继续游离扩大先前游离出腹侧的肾旁前间隙,往腹侧和下极游离,并于背侧会合。

(7)离断输尿管。近髂血管水平将肾下极连接组织和输尿管切断,后提起离断的输尿管近端,将肾下极到肾门之间的组织完全游离。

(8)肾脏离体。肾上腺外缘离断肾上极,完全保留肾上腺,游离肾上极和肾门之间的组织,完整切除肾脏。

(9)移除标本、关闭。穿刺孔延长腹侧切口,取出标本。检查创面无活动性出血,放置引流管,逐层关闭各切口,覆盖切口。

七、围手术期巡回护士应该关注的问题

(1)严格执行核对制度。手术医生、麻醉医生、巡回护士在麻醉前、手术切皮前、手术结束

时根据手术安全核查表的各项内容认真核对并签名。

（2）肾脏手术大多选择腰侧卧位,通过手术床的调节来拉伸腰部的肌肉,显露手术野,注意保护患者的安全。

（3）肾脏手术患者术中输液或用药,选择对肾功能损伤小的药物。

（4）肾癌术中癌栓脱落可能造成肺梗死的严重并发症,也有损伤肾动静脉或下腔静脉发生大出血的危险,应提高警惕,注意病情变化,做好抢救准备。

（5）结核和脓肿手术,术中应注意无菌操作原则与感染控制。

（于　娟）

第十八节　腹腔镜下宫颈癌根治术的手术配合

一、妇科盆腔淋巴结的应用解剖

腹腔镜下宫颈癌手术需要进行盆腔淋巴结清扫术（以下简称盆清）。女性内外生殖器官和盆腔组织具有丰富的淋巴系统。盆腔淋巴引流伴随盆腔动、静脉走行,围绕宫颈的淋巴管随子宫动脉走行,即由宫颈及下方的阴道上段及上方宫体之引流,经主韧带-闭孔-髂内-髂外-髂总-腹主动脉旁淋巴结,甚至向上达锁骨上淋巴结,或逆行至腹股沟深淋巴结（Cloquet 淋巴结）。淋巴结转移发生率随宫颈癌临床分期的增高而上升,因此盆清根据临床分期进行。一般而言,盆清需按顺序剔除左右各 5 组淋巴结（髂总、髂外、股深、髂内、闭孔）＋腹主动脉旁淋巴结。

二、术前准备

1.术前访视

术前一天,巡回护士根据手术通知单到病区对患者进行访视,了解患者的病情及诊断、手术方式、各种化验单、知情同意书签署等术前相关病历资料准备情况,向患者介绍手术室环境、本次手术的麻醉方法及手术相关的注意事项,评估其术中潜在护理风险,拟定相应的护理干预措施,做好术前心理护理,取得患者及其家属的信任和理解。

2.患者准备

手术前一日做好腹部皮肤的准备,肠道准备,要求患者沐浴,禁食、禁饮、禁戴首饰等贵重物品,不得穿戴病号服和弹力袜以外的其他衣物。

3.用物准备

（1）常用仪器:腹腔镜系统、高频电刀系统、超声刀系统、吸引装置、冲洗加压设备。

（2）常用物品:布类、衣服包、取物袋、1-0 可吸收线、4-0 皮肤缝合线。

（3）常用器械:腹腔镜普通器械包、刮宫包、腔镜器械、举宫器。

三、麻醉方式

全身麻醉。

四、手术体位

手术开始前安置患者于改良截石位:固定两侧手臂于躯体旁,移去两侧搁手架,使用肩托、截石位腿架,保持患者仰卧,臀部移出床缘约 8～10 cm,托腿架支托小腿肌肉丰厚处,并托在小腿处与小腿平行,且使膝关节以上与腹部接近于水平位,大腿间夹角呈 90～110°。关注患者的舒适度、肢体皮肤有无接触金属床缘、腿部腘窝处大血管有无受压等。

五、手术切口

腹部四孔(脐上 10 mm 大孔,主刀侧两个 5 mm 小孔,一助侧一个 5 mm 小孔)。

六、手术步骤及配合

(1)仪器设备准备。巡回护士提前确保手术相关仪器设备齐全,并处于备用状态。

(2)执行"time out"核对制度。

(3)整理无菌器械台、清点物品。刷手护士与巡回护士共同清点物品,检查器械完整性及处于可使用状态。

(4)消毒皮肤、协助医生铺巾。递卵圆钳夹持 PVP 棉球消毒铺巾,先消毒腹部区域,再消毒会阴部区域。

(5)协助镜子连接摄像头、光源线,并进行微调与对白(white balance),用一次性无菌塑料护套外套至摄像头和光源线对其进行无菌隔离。

(6)协助举宫。医生消毒阴道及宫颈,放置举宫器。

(7)建立气腹。取脐轮上 1～2 cm 切一 1.0 cm 小口,插入气腹针(Veress 针)进行 CO_2 气腹,递 11♯刀片、气腹针、连接进气管,气腹速度不易过高,常规为 2～3 L/min。拔出气腹针检查其完整性。放置 10 mm 曲罗卡,连接 CO_2 充气管,放入腹腔镜并确认进腹腔后连接进气管进行充气,设置腹腔内压力为 12～15 mmHg,CO_2 流速为 10～15 L/min,将患者逐渐转成头低臀高位与水平成 20～30°角。

(8)选择麦氏点,反麦氏点及脐左旁开 5.0 cm 为第二、第三、第四穿刺点分别切 5 mm 皮肤切口,分别递 11♯刀片及相应曲罗卡。

(9)探查盆腹腔,离断子宫圆韧带、卵巢悬韧带。递血管钳、双极电凝钳、超声刀。

(10)打开子宫两侧腹膜,分离出输尿管及盆腔大血管,盆清。递血管钳、超声刀、双极电凝钳、输尿管钳,按顺序剔除两侧共 5 组(髂外、髂内、股深、髂内、闭孔)淋巴结。

(11)打开输尿管隧道,切断子宫血管。递超声刀、血管钳。

(12)切开膀胱反折腹膜,上推膀胱,处理宫旁组织、主骶韧带,部分阴道壁至宫颈下方 3 cm 左右。递超声刀、血管钳、双极分离钳。

(13)自阴道前壁切开,环形切下子宫。递单极电钩或超声刀。

(14)从阴道取出子宫标本、双附件及盆腔淋巴结。递组织钳、卵圆钳。

(15)冲洗盆腔及阴道。用 PVP 稀释液进行盆腔及阴道的冲洗,此时患者应采用头高臀低位与水平成 15～30°角。

(16)缝合阴道残端。递 PVP 棉球消毒,消毒阴道及宫颈,用专用阴道纱布栓堵住阴道口,防止漏气,将手术床调整至原来的头低臀高位;递持针器、血管钳、1-0 可吸收缝线。

(17)温盐水冲洗腹腔,查看盆腔有无出血,并止血。递吸引器、双极电凝钳。

(18)放置引流管,退出曲罗卡,固定引流管,缝皮。递引流管、血管钳、持针器、皮肤缝合线。

七、围手术期巡回护士应该关注的问题

1.术中关注的问题

(1)严格执行核对制度:手术医生、麻醉医生、巡回护士在麻醉前、手术切皮前、手术结束时根据手术安全核查表的各项内容认真核对并签名。

(2)预防高二氧化碳血症和呼吸性酸中毒:术中除生命体征外,还需实时观测患者呼吸末 CO_2(PetCO$_2$)指标,如有肺部疾病患者则建议进行动脉血气分析,如 PetCO$_2$ 异常增高或血气分析提示酸中毒明显,必要时暂停手术,停止充气并将腹腔内 CO_2 排出,同时实施过度通气,并延长术后机械通气时间。

(3)预防术中低体温:由于手术时间长、麻醉药及大量液体的输入等因素,容易导致患者体温下降,因此需加强各项保暖措施。设定手术间温度在 21℃~25℃,有条件的可使用保温毯,也可用小棉被及科室自制垫肩覆盖患者下肢及肩部,输入的液体及冲洗液要预先加温。

(4)预防压疮:受压部位的皮肤使用水垫和棉垫,如患者臀部垫水垫,肩托处放海绵,在不影响医生操作的情况下,每隔 2 h 帮患者按摩小腿和肩膀等受压部皮肤,以防术中压疮。

(5)中转开腹准备:腹腔镜手术可能存在盆腔粘连、穿刺及盆清时损伤盆腔大血管等情况,需要准备好可能随时中转开腹。

2.术后关注的问题

(1)手术结束后,巡回护士应及时调高室温,为患者盖上棉被,并为其整理衣物,妥善固定好各种管道。检查患者的输液管道衔接处是否紧密,三通盖子是否已盖好,并将引流管标识贴在相应的引流管上。如心肺功能较差的患者在放平双腿时可先放平其中一侧,过 2~3 min 后再放平另一侧,以免回心血量骤升给患者带来的危害。患者移至转运床后,巡回护士需再次确认患者身上各种管道维持在正常位置,避免发生液体反流及管道脱落。

(2)术中 CO_2 较高的患者手术结束后不要急于苏醒,应适当延长术后机械通气时间,尽可能排除留在体内的 CO_2,过快苏醒的此类患者易发生烦躁、恶心、呕吐等症状。

(3)严密观察患者生命体征,持续心电监护,观察患者的尿量,尤其重视心肺功能的变化。转运途中固定推车的护栏及做好患者肢体的约束,防坠床及管道脱落,同时做好肢体保暖工作。

(于 娟)

第十九节 甲状腺癌根治术的手术配合

甲状腺癌根治术适用于甲状腺乳头状癌、滤泡状癌和髓样癌的手术治疗。但全身情况极差或患有其他重要系统或器官的严重疾患,难以承受较大手术者,已有远处转移、未分化癌者则不宜采用该类术式。

一、甲状腺的应用解剖

甲状腺由左右两个侧叶及连接两叶间的峡部组成,内侧面与后方有气管、食管、喉返神经、喉上神经外支、甲状旁腺相邻。甲状腺的血液供应很丰富,每侧有两条动脉和 3 条静脉近邻。

二、术前准备

1.术前访视

术前一天,巡回护士到病区对患者进行访视,了解患者的心理需求,向其介绍手术室环境、工作流程。详细了解患者的基本病情,评估其术中潜在护理风险,并做好护理预案。

2.患者准备要求

患者沐浴,禁食、禁饮、禁戴首饰等贵重物品。女患者不化妆。

3.用物准备

(1)常规物品:纱布、电刀、电刀清洁片、吸引皮管、慕丝线等。

(2)特殊仪器:高频电刀、超声刀、喉返神经监护仪。

(3)特殊物品:进口缝线和纳米碳等。

三、麻醉方式

全身麻醉(经口气管内插管)。

四、体位

头(颈)后仰卧位,使头后仰,保持头颈中立位,充分显露手术部位。

五、手术切口

颈部切口。

六、手术步骤及配合

(1)整理无菌器械台、清点物品。刷手护士与巡回护士共同清点物品。

(2)消毒皮肤,协助医生铺巾,留置尿管。递卵圆钳夹持酒精棉球脱脂,碘伏棉球消毒皮肤。

(3)切开皮肤。传递10♯刀片及干纱布于锁骨切迹上方1～2 cm沿皮纹方向做衣领状与皮纹平行的弧形切口。

(4)游离皮瓣。艾丽斯提夹皮下组织,电刀游离上下皮瓣,向上解剖至甲状软骨切迹,向下解剖至胸骨上凹,递直角拉钩暴露手术切口。

(5)切开颈白线。小弯血管钳提夹颈白线两侧,电刀切开颈白线,沿颈白线切开颈深筋膜浅层及两侧舌骨下肌群之间较为疏松的筋膜和甲状腺峡部的外科被膜直达甲状腺峡部。

(6)沿胸锁乳突肌前缘切开筋膜浅层。递血管钳、无创镊提夹,电刀沿此间隙向外游离胸锁乳突肌下疏松结缔组织,向内游离甲状腺被膜与舌骨下肌群间疏松组织,切除甲状腺及清扫淋巴结。

(7)确定手术方案。递超声刀或血管钳、直角小弯、扁桃体剪刀分离甲状腺上下极及峡部,1♯线、4♯线带线结扎,组织剪剪线,切除甲状腺,甲状腺癌根治时清扫中央区淋巴结,扩大根治术在甲状腺癌根治基础上清扫患侧颈部Ⅱ～Ⅴ区淋巴结,术中使用的均为无创镊、防止神经损伤。

(8)冲洗,止血,放置引流及清点。递水节用生理盐水和温蒸馏水冲洗切口,麻醉医生鼓肺,检查有无出血,递干净纱布擦干切口,递引流管及线剪,引流管取合适长度后进行放置,三角针4♯线固定引流管,关闭手术切口前清点缝针与纱布,防止遗漏体腔。

(9)缝合切口。无创镊、小圆针1♯线或4-0可吸收线依次缝合颈白线及皮下层,避免无效腔形成。

(10)清点,缝皮,正确处理伤口。再次清点纱布及缝针,消毒切口皮肤,根据医生要求选择皮肤缝线做皮内缝合,皮肤缝合后,清洁切口,皮肤贴敷贴,根据医嘱使用颈部加压小棉垫及加压用胶布,打开负压引流管,检查引流是否通畅,准确做好引流管标识。

七、围手术期巡回护士应该关注的问题

1.术中关注的问题

(1)巡回护士应协助医生摆好颈仰卧位,颈部后仰处垫沙袋或软枕,切忌悬空以免颈椎受伤。术毕切口缝合前,护士应配合手术医生及时将肩部三角形斜枕移除,保证手术切口缝合的美观度。

(2)术中因手术暴露需要患者取骨盆高位时,头部不可过低,避免长时间脑部循环过度灌注而造成并发症。

(3)注意观察患者的生命体征,尤其是患者呼吸及血压的变化,如出现紧急情况应及时提醒主刀医生。

(4)对于术中留取的快速冰冻标本,巡回护士需与刷手护士及手术医生进行三方核对后方可送检;留取的快速冰冻标本必须在规定时间内快速送至病理科,并做好标本登记。

2.术后关注的问题

(1)手术结束后,巡回护士应及时为患者穿好衣裤,盖好棉被,注意保暖及保护患者隐私。

(2)术后送复苏室,严密观察生命体征,持续心电监护,观察血氧饱和度。注意查看切口敷料有无渗液及负压引流管的引流情况。若有异常,护士应在第一时间告知主刀医生,以免意外发生。

(于　娟)

第二十节　舌癌根治术的手术配合

舌癌是口腔颌面部常见的恶性肿瘤,男性多于女性,多数为鳞状细胞癌,特别是在舌前2/3部位,腺癌比较少见,多位于舌根部;舌根部有时亦可发生淋巴上皮癌及未分化癌。常为溃疡型或浸润型,生长快,疼痛明显,浸润性强。可有舌运动受限、进食及吞咽困难,早期常发生颈淋巴结转移。

一、术前准备

1.术前访视

术前一天负责本台手术的巡回护士根据手术信息到病区对患者进行访视。向患者介绍手术室环境、手术麻醉相关的注意事项,了解患者的心理状况及基本病情和家庭社会的支持情况;介绍个别典型的手术成功案例,增强患者的自信心,减轻患者和家属的恐惧及不安心理。

2.患者准备

手术前一日做好颈部皮肤的准备,要求患者沐浴,刷牙或漱口,禁食、禁饮,禁戴首饰等贵

重物品。女患者不化妆。

3.用物准备

(1)常规物品:甲状腺包、皮瓣包、下颌骨加包、布包、电刀、清洁片、吸引器皮管、20 mL 注射器、一字形留置针、刀片、慕丝线、负压球、胃管、10♯红色导尿管、凡士林纱布等。

(2)特殊仪器:摆动锯、口腔科电钻、双极电凝、口腔科显微器械。必要时备显微镜。

(3)特殊物品:进口缝线、骨蜡、亚甲蓝、金霉素眼膏、7♯或者8♯气切套管、牙垫等。

(4)备用物品:气切包。

二、麻醉方式

气管内插管全身麻醉(鼻插管,术前固定)。

三、手术体位

仰卧位,头下垫头圈,头偏向健侧,伸颈后仰,肩背部垫肩垫,头两侧沙袋固定,双上肢用中单包裹,自然固定于身体两侧,尾骶部垫硅胶垫。

四、手术切口

左/右颈部常规颈清处 T 形或矩形切口。

五、手术步骤及配合

(1)整理无菌器械台、清点物品。刷手护士与巡回护士共同清点物品。

(2)消毒皮肤,协助医生铺巾。递卵圆钳夹持酒精棉球脱脂,碘伏棉球消毒皮肤。

(3)设计切口线。用蚊式钳夹取一根细线,蘸取甲紫,于左/右颈部常规颈清设计 T 形/矩形切口线,每间隔2～3 cm 与切口垂直做一标记,便于在缝合时皮肤对合,逐层切开皮肤、皮下、颈阔肌,于颈阔肌深面颈深筋膜浅层浅面翻起皮肤-颈阔肌瓣,上至下颌骨下缘,下至锁骨水平,前至颈前正中,后至斜方肌前缘,用小三角针＋1♯线固定皮肤-颈阔肌瓣,游离颈外静脉后加以保护。

(4)显露颈鞘,淋巴清扫。于锁骨上缘游离胸锁乳突肌、胸骨头及锁骨头,切断后缝扎残端,显露其深面的颈鞘。切开颈鞘,游离出颈内静脉近心端,在锁骨上缘约2 cm 处结扎并切断颈内静脉,妥善保护其深面的颈总动脉及迷走神经等重要结构,自上而下清扫Ⅴ、Ⅳ、Ⅲ、Ⅱ、Ⅰ区,于二腹肌后腹深面上缘结扎并切断颈内静脉近颅端,并切断胸锁乳突肌突头,完整切除颈清扫组织。

(5)颈清区冲洗。温蒸馏水(41～45 ℃)冲洗切口,盐水纱布垫保护切口。

(6)暴露原发灶。头转正中,备碘伏消毒口腔,2♯针线在正中线两侧吊两针,用小弯钳钳夹拉开,递刀片延长颈部切口至下唇,切开皮肤、皮下肌层及口腔黏膜,向外翻开下唇组织瓣,显露患侧下颌骨颊侧骨皮质。

(7)钛板重塑。选择合适的钢板,根据原来下颌骨的形状重塑钛板,置于骨面,递电钻钻孔,注射器打水,钢板、螺钉内固定(钻2～3 个孔作标记),卸下钢板和螺钉,泡在蒸馏水中。

(8)肿瘤切除。用2♯针线把舌头悬吊作牵拉,距舌溃疡外2 cm 扩大切除肿瘤。

(9)下颌骨切除。用摆动锯或者线锯切断下颌骨或者做下颌骨方块切除,必要时拔几颗牙齿。

（10）留取手术切缘。用血管钳或有齿镊钳夹，组织剪剪断，电凝止血。

（11）创面冲洗。蒸馏水冲洗，重新消毒铺巾，更换手套。

（12）胸大肌皮瓣的制备。根据组织缺损部位和大小计算皮瓣面积，用钢尺测量其所需胸大肌的长度和面积，蚊式钳取甲紫划线标记，23#刀片切皮，电刀逐层切开皮下组织及肌层。

（13）翻起肌皮瓣。递电刀锐性分离，沿肌皮瓣设计切口切开肌层至肋骨骨膜表面，3-0丝线结扎离断的小血管。递小三角针0#线将皮瓣、皮下组织与肌肉断端近缘间断缝合数针，以防肌肉与皮瓣分离。并以此线牵引提起皮瓣进行操作。

（14）沿胸肩峰动脉、静脉血管蒂切开胸大肌。血管钳钳夹胸大肌，电刀切断，3#针线缝扎，游离翻起肌血管蒂至锁骨。

递腭裂剥离子在锁骨下分离，将皮瓣牵引穿过锁骨下调整位置。递电凝止血胸部创面，进行彻底止血。

（15）引流管放置。术野低位放置负压引流管，用小三角针3-0丝线固定。

（16）递大圆针2#线间断缝合肌层，大三角针3-0丝线连皮下组织与皮肤一起间断缝合。

（17）下颌骨重建。将之前塑性好的钛板置于骨面，递电钻钻孔，注射器打水，钢板、螺钉内固定。

（18）皮瓣转移缝合。递1#针线缝合皮瓣近端叶瓣创缘与口内黏膜创缘之肌层，然后缝合皮瓣皮肤与口腔黏膜；递1#针线缝合皮肤肌层和口腔肌层，递小三角针4-0丝线缝合皮肤。

（19）颈部放置负压引流管。递三角针及3-0丝线固定引流管。

（20）清点物品，缝合颈部创口、唇部、颏部创口。

六、围手术期巡回护士应该关注的问题

1. 术中关注的问题

（1）巡回护士备好电钻、摆锯等仪器，检查性能完好，备2台电刀、提前准备热生理盐水、蒸馏水和肝素水。

（2）巡回护士在患者尾骶部及足跟部垫乳胶垫预防压疮的发生。

（3）巡回护士与刷手护士共同清点所有器械及敷料；添加物品时应及时做好记录，避免遗漏。

（4）若为前臂皮瓣转移修复，巡回护士则应保护好患者双上肢，勿静脉输液或抽血。

（5）准备两路静脉通路，做好输血准备。

（6）及时观察尿量，保证患者血容量充足。

2. 术后关注的问题

（1）由于该手术时间较长，术中失血失液较多，术后较易出现低体温。因此，手术结束后，护士应注意加强监测患者体温变化，加强保暖工作，避免低体温的出现。

（2）术后应加强观察转移皮瓣的情况，若局部出现肿胀、剧痛等情况，护士应及时告知医生，必要时应行二次皮瓣修复术。

（3）由于该手术有多处手术切口，且手术切口较长，部分患者术后主诉创面疼痛剧烈。此时，护士应及时正确地评估患者疼痛程度，遵医嘱予以相应的镇痛措施，并积极做好心理护理，安抚患者情绪。

（于　娟）

第二十一节　喉部全切除术的手术配合

喉癌多数为鳞状上皮癌，是常见的头颈部恶性肿瘤。在我国，喉癌的发病率占全身肿瘤的 1％～2％，占耳鼻咽喉恶性肿瘤的 11％～22％。喉部全切除术是喉癌的主要治疗方法之一。

一、术前准备

1.术前访视

术前一天，巡回护士对患者进行访视，了解患者的进食、吞咽等基本情况，术中输血等各种知情同意书的齐备情况；向患者介绍手术室环境、麻醉方法及手术相关的注意事项，评估患者术中压疮及跌倒风险，拟定相应的护理干预措施，做好术前心理护理。

2.患者准备

手术前一日做好颈部皮肤的准备，要求患者沐浴，禁食、禁饮，禁戴首饰等贵重物品。女患者不化妆。

3.用物准备

(1)常规物品：电刀、电刀清洁片、吸引皮管、敷贴、慕丝线等。

(2)特殊仪器：高频电刀等。

(3)特殊物品：血管缝线、全喉套管、鼻饲管、止血纱布等。

二、麻醉方式

气管插管全身麻醉或全身麻醉加硬膜外腔麻醉。

三、体位

颈仰卧位，用斜枕将肩部稍垫高，沙袋固定头部。

四、手术切口

颈部直切口或横切口。

五、手术步骤及配合

(1)整理无菌器械台、清点物品。刷手护士与巡回护士共同清点物品。

(2)消毒皮肤，铺巾。递卵圆钳夹持碘伏棉球消毒皮肤。

(3)切皮。若为直切口，递刀，上自舌骨平面，下止于胸骨上切迹上，切开皮肤、皮下组织至颈阔肌深面；若为横切口，递刀，切口平环状软骨。

(4)暴露喉及气管。递刀在舌肌下方 1 cm 处切断胸骨舌骨肌、肩胛舌骨肌和甲状舌骨肌，于甲状软骨附着处切断胸骨甲状肌。递小弯血管钳沿气管前壁分离甲状腺峡部，切断并递针线缝合结扎。分离、切断舌骨上诸肌，切除舌骨体或整个舌骨。

(5)分离喉上动、静脉及神经。递组织剪，剪断甲状软骨上角，递刀沿甲状软骨翼板后缘切断咽下缩肌，并逐步剥离梨状窝外侧壁黏膜；递 2-0 慕丝线结扎环甲动脉；递组织剪切断甲状软骨下角。

(6)切除喉体。于环状软骨下缘切断气管，颈前皮肤造口。自下向上分离喉体，从环状软骨后进入咽腔，游离会厌并予以剪断。

(7)放置鼻饲管,缝合喉咽黏膜。递针线加固缝合黏膜下层、带状肌,加固前壁;协助医生放置鼻饲管及全喉套管。

(8)术毕清点物品。巡回护士与刷手护士共同清点缝针、纱布及手术器械,检查器械的完整性,并做好记录。

六、围手术期巡回护士应该关注的问题

1.术中关注的问题

(1)巡回护士应提前准备好暖风机用于术中保暖,防止低体温的发生。摆放体位时,巡回护士应注意眼睛及头颈部的保护。

(2)该手术复杂,需要较多的手术器械及手术物品,巡回护士应及时与刷手护士清点用物,并做好记录。

(3)手术过程中,巡回护士应及时观察术中出血量、生命体征及尿量的变化,协助麻醉医师积极做好血容量的补充。

(4)正确留取手术标本;若有术中快速冰冻标本,应在规定时间内及时送检,并做好标本送检登记。

(5)根据手术进展,提前准备热蒸馏水,用于手术创面的冲洗。

(6)巡回护士应指导洗手,树立正确的无瘤观念,分区放置夹持过肿瘤组织的器械,尽可能地降低肿瘤细胞种植及播散。

2.术后关注的问题

(1)手术结束后,巡回护士应及时调高室温,为患者盖上棉被,并为其整理衣物及各种管道,并贴好管道标识。患者移至转运床后,护士需再次确认患者身上各种管道维持在正常位置,避免发生液体反流及管道脱落。

(2)运送途中,巡回护士应严密观察喉部套管处有无被衣物或棉被覆盖,防止窒息的发生。

(3)患者进入复苏室后,护士应严密观察患者生命体征,持续心电监护,观察尿量,注意查看切口敷料有无渗液及引流管的出血情况。

(于　娟)

第十四章 医院感染护理

第一节 呼吸机相关感染预防与控制

呼吸机是抢救严重呼吸衰竭患者生命的重要措施,但由此也带来了呼吸机相关感染,其中最常见的则是呼吸机相关性肺炎。它给治疗带来了极大的困难,并增加了患者的病死率。呼吸机相关性肺炎(VAP)是机械通气过程中常见的并发症之一,一旦出现,则容易造成撤机困难,延长患者住院时间,增加住院费用,严重者还会威胁患者生命,导致机械通气失败、患者死亡,因而引起广泛的关注。

呼吸机相关性肺炎的定义采用美国 CDC-NHSN 2013 年版的《VAP 事件指南》中的 VAP 新版定义和判断标准。该版本 VAP 定义:气管插管或气管切开患者在接受机械通气 2 d 后发生的肺炎,且发生肺炎当天或之前 1 d 患者接受了机械通气,机械通气开始当天为第 1 天(天为日历日,即 00:00~24:00,不足 24 h 仍记为 1 d)。

该定义包含以下 2 层意思。

(1)机械通气未停:肺炎发生在机械通气的第 3 天及以后。

(2)机械通气已停:肺炎发生在停止机械通气当天或者第 2 天,且满足已使用机械通气>2 d。呼吸机相关肺炎即建立人工气道(气管插管或气管切开)并接受机械通气时发生的肺炎,包括发生肺炎 48 h 内曾经使用人工气道进行机械通气者。在实际应用中,如何判断呼吸机相关性肺炎,须首先满足肺炎的诊断。成人及 12 岁以上少儿肺炎诊断标准如下,同时满足以下 3 条可以判断为临床诊断的肺炎。

(1)至少行 2 次胸部 X 线片检查(对无潜在心肺基础疾病的患者,可行 1 次胸部 X 线片检查),并至少符合以下 1 项:①新出现或进行性发展且持续存在的肺部浸润阴影;②实变;③空洞形成。

(2)至少符合以下 1 项:①发热(体温>38℃),且无其他明确原因;②外周血白细胞计数>12×10^9/L 或<4×10^9/L;③年龄≥70 岁的老年人,无其他明确原因而出现神志改变。

(3)至少符合以下 2 项:①新出现的脓痰,或痰的性状发生变化,或呼吸道分泌物增多,或需要吸痰次数增多;②新出现的咳嗽、呼吸困难或呼吸频率加快,或原有的咳嗽、呼吸困难或呼吸急促加重;③肺部啰音或支气管呼吸音;④气体交换情况恶化,氧需求量增加或需要机械通气支持。在临床判断的肺炎基础上有细菌、真菌或病毒等实验室证据者,可判断为有相应实验室证据的肺炎。根据发生时间的早晚,呼吸机相关性肺炎又分为早发性 VAP(VAP 发生在 2 d≤机械通气<5 d)和迟发性 VAP(VAP 发生在机械通气≥5 d)。

一、病原学

VAP 病原谱具有地方性特点,且与基础疾病和先前抗生素治疗等因素关系密切。病原体中以细菌最为多见,占 90%以上,其中革兰阴性杆菌 50%~70%,包括铜绿假单胞菌、变形杆菌属、不动杆菌属。革兰阳性球菌 15%～30%,主要为金黄色葡萄球菌。真菌感染占 10% 左右。

在早发的 VAP 中主要是非多重耐药菌。如肺炎链球菌、流感嗜血杆菌和敏感的肠道革兰阴性杆菌(如大肠埃希菌、肺炎克雷伯杆菌、变形杆菌和黏质沙雷杆菌)。迟发 VAP 多为多重耐药菌,如产超广谱 β—内酰胺酶(ESBL)的肺炎克雷伯杆菌和鲍曼不动杆菌、耐药肠道细菌属、嗜麦芽窄食单胞菌、耐甲氧西林金黄色葡萄球菌(MRSA)等。目前国内报道的 VAP 中,居前两位的病原体分别为铜绿假单胞菌和鲍曼不动杆菌,其中铜绿假单胞菌最为多见,占 20%以上,其次是鲍曼不动杆菌,占 10%～15%。

在过去几十年间,各种病菌也发生了一定程度的变化,呼吸机相关性肺炎病原分布除与医院内肺炎有共同点外,还有其突出特点:①条件致病菌在增加,如鲍曼不动杆菌、肺炎克雷伯菌、嗜麦芽窄食单胞菌以及肺炎支原体等;②常合并有厌氧菌、真菌的感染,约 40%以上为多种病原体混合感染;③细菌耐药性增加,ICU 机械通气患者较普通患者细菌耐药更为普遍;④治疗中常出现菌群更替,一般在开始插管机械通气前,致病菌主要为肺炎链球菌、流感嗜血杆菌、甲氧西林敏感金黄色葡萄球菌(MSSA),类似于社区获得性肺炎病原菌,而插管 5 d 以后发生的肺炎,特别是先前用过抗生素的患者,其致病菌多为革兰阴性杆菌,以铜绿假单胞菌、大肠埃希菌、鲍曼不动杆菌、肺炎克雷伯菌等为主。

二、发病机制

呼吸机相关性肺炎(VAP)的发病机制与多种因素有关,主要包括呼吸道与全身防御机制受损,口咽部定植菌"误吸",胃、十二指肠定植菌逆行和易位、吸入、细菌生物被膜(BF)形成等。

(一)机体呼吸道与全身防御机制受损

在正常生理状态下,上呼吸道对吸入气体有加温、加湿和过滤的重要作用,气道上皮细胞间纤维连接蛋白和气道内 IgA 具有防止细菌黏附在气道表面的功能。在疾病状态时,气道具有保护性的纤维连接蛋白层被白细胞释放的蛋白酶所破坏,上皮细胞表面的受体暴露,细菌极易吸附到上皮细胞上。

另外,咽喉部处于正常状态时,可以有效阻止口腔分泌物流入气道。气管插管直接损伤咽喉部,且跨越了咽喉部这一重要的屏障,破坏了气道的自然防御功能。同时,气管插管削弱气道纤毛清除系统,抑制了咳嗽反射,导致进入气道的分泌物或病原体不能有效清除,这是导致下呼吸道感染的主要原因之一。

插管本身还可抑制吞咽活动,易使胃液反流,并发副鼻窦炎,增加下呼吸道吸入和感染机会。患者在疾病和创伤时全身的防御机制也会受到影响,一旦全身防御机制受损,局部气道的防御功能必将受到影响,导致 VAP 的发生。

(二)口咽部定植菌"误吸"

通常接受机械通气的患者,病情较为严重或伴有基础疾病,机体防御功能下降,极易出现口咽部细菌定植,且口咽部革兰阴性杆菌定植的概率明显增加。正常情况下,气管和肺组织内处于无菌状态,但机械通气患者,声门下区域分泌物常易积聚在导管气囊上,形成"黏液湖",病原体在此大量繁殖,虽然气管套管的气囊具有阻挡口咽部分泌物进入下呼吸道的功能,但仍有大量分泌物流入下呼吸道。口咽部定植菌的"误吸"是机械通气并发肺部感染的重要来源或途径。

(三)胃、十二指肠定植菌逆行和易位

正常胃酸的 pH 处于 1.5～2.0，呈高度酸性，能杀死随食物进入胃内的细菌，维持胃肠道正常菌群。但机械通气患者，为防止应激性溃疡的发生，治疗中常会预防性应用抑酸药物，随着药物的应用，当胃酸 pH>4 时，细菌尤其是革兰阴性杆菌(GNB)可在胃内显著生长，一旦发生胃食管反流及误吸，就极有可能发生 VAP。

(四)细菌生物被膜

由 PVC 材料制成的气管导管，细菌易在其表面黏附增殖，大量分泌胞外多糖形成生物被膜(BF)。

这些细菌大多来源于口咽部或胃肠定植和外界病原体的直接接种。机械通气患者气管导管内的气体和液体流动，吸痰时吸痰管机械碰撞均可导致细菌 BF 移动、堆积或脱落，碎片进入下呼吸道。除此之外，这些 BF 中的细菌还可间歇性向气管内释放，成为一个向气管或支气管内接种高浓度细菌的来源，是引发 VAP 反复发生和难治的重要原因之一。

(五)外源性细菌感染

不论是咽部、胃、十二指肠定植菌吸入所致的 VAP，还是细菌生物被膜形成所致的 VAP，都属于内源性感染。除了内源性感染外，也有一部分 VAP 属于外源性感染。

医院环境中致病菌多、浓度高，若无菌操作技术掌握不严、病房的空气消毒不严格、隔离措施不当、医护人员手卫生不到位、医疗器械特别是消毒不严密的呼吸设施如吸氧管道、湿化器与雾化器、呼吸活瓣与呼吸机管道均可以成为致病菌的来源及其传播途径。

细菌易在含有液体的装置如雾化器和湿化器中大量繁殖，如果直接与患者相连，可引起微生物在下呼吸道的种植。机械通气患者所连接的呼吸机管道中的冷凝水是细菌生存的主要场所，一旦反流至储水罐，易造成含菌湿化气溶胶吸入下呼吸道，或转动体位时含菌的冷凝水可直接流入下呼吸道，并发 VAP。

早发性 VAP 多与对抗生素敏感的口咽部定植菌(包括苯唑西林敏感金黄色葡萄球菌、嗜血流感杆菌、肺炎链球菌)误吸和气管插管时这些细菌被引入下呼吸道有关。迟发性 VAP 多与咽部或胃、十二指肠定植菌的吸入有关，且致病菌多为耐药菌，包括耐药金黄色葡萄球菌、铜绿假单胞菌和不动杆菌属等。

三、危险因素

多项研究显示，高龄、合并基础疾病、营养状况差、伴有意识障碍、平卧位、合并多脏器功能衰竭、使用制酸药及广谱抗生素、使用机械通气时间长等都是导致 VAP 发生的危险因素。根据其来源可以分为内源性危险因素和外源性危险因素。

(一)内源性危险因素

内源性因素是指那些患者自身的因素，医疗护理只能监测或部分干预的内在因素，如年龄、营养状况、原发病(或合并症)的严重程度等。导致 VAP 发生的内源性危险因素主要是机体免疫力低下，误吸和反流，呼吸道防御机制受损。

1.机体免疫力低下

高龄、合并基础疾病、营养状况差、合并多脏器功能衰竭等都可导致机体免疫力低下。随着年龄的增长，各种组织器官发生退行性变、功能老化、膈肌萎缩、肺泡弹性减弱、支气管纤毛

运动降低、机体防御和免疫力明显下降,若同时伴有多种基础疾病,特别是肺部疾病,可造成肺功能原发性不可逆性损伤,增加 VAP 的发生率。营养状况的判定以白蛋白低于 30 g/L 为标准,白蛋白越低,机体对病原菌的易感性越高,同时条件致病菌易于过度繁殖。

2.误吸和反流

口咽部定植菌误吸是 VAP 发生的主要因素,一般认为,50%～70%的健康人睡眠时可有咽分泌物吸入下呼吸道。意识障碍及气管插管患者一方面由于吞咽、咳嗽反射减弱,容易对口咽分泌物发生误吸,另一方面,意识障碍患者长期卧床,痰液不易排出,还容易发生对痰液的误吸。

胃、十二指肠定植菌逆行和易位也是发生 VAP 的重要原因。机械通气患者长时间留置胃管及仰卧体位,并使用镇静剂,导致食管下端括约肌功能减弱,胃内容物反流,使胃内细菌沿管壁或随反流物逆行至咽部,后进入下呼吸道引起感染。

3.呼吸道防御机制

受损气管插管破坏上呼吸道屏障、损伤气道黏膜、削弱纤毛清除能力、刺激气道分泌物产生,气管导管的放置还影响患者咳嗽反射,可造成口咽部致病菌向下呼吸道移行,致细菌定植和感染。环绕气囊处积聚的分泌物及细菌随呼吸运动、体位变化、气管管径改变等,从气囊边缘流入下呼吸道。这些均增加了肺部感染的机会。

(二)外源性危险因素

外源性因素是指那些非患者自身因素(或称体外因素),医疗护理干预能够消除或减轻的外在因素。VAP 的外源性危险因素主要包括病房环境污染、呼吸机管道污染、医务人员手污染和医疗护理操作因素。

1.病房环境污染

患者携带的各种细菌、病毒通过分泌物、排泄物大量排出,与尘埃混合,以气溶胶状态悬浮于空气中,造成空气污染,若空气及物表消毒不严格,容易造成病原体的交叉传播,引起感染。

2.呼吸机管道污染

机械通气患者吸入与呼出气体在机械通气管路中形成了一个相对密闭而潮湿的环境,是细菌移行、定植的重要部位,也是抗生素无法施加作用的一个死角。尤其是管道内生物被膜的形成,可能是 VAP 反复发生的原因之一。若呼吸机管道未及时更换,管道内冷凝水逆流引起患者误吸或冷凝水反流至储水罐,造成含菌湿化气溶胶吸入下呼吸道,均可能引发 VAP。

3.医务人员手污染

引起 VAP 的革兰阴性菌和金黄色葡萄球菌在病房中普遍存在,若医务人员手卫生依从性较差,医疗操作时致病菌可通过医务人员的手进行交叉感染。

4.医疗护理操作

平卧位、制酸药及广谱抗生素的使用等也是 VAP 发生的重要因素。患者长期处于平卧位状态时,气管内插管压迫上部食管括约肌群,使防止胃内容物逆流入食管的功能下降,加重胃食管反流。

制酸药的应用,改变了胃内 pH,有助于细菌定植繁殖,一旦发生胃食管反流,即可能因为误吸而发生 VAP。广谱抗生素的使用,将导致菌群失调,一方面,条件致病菌大量增殖,引发感染,另一方面,将导致耐药菌株的出现,使治疗不易。

四、预防与控制

(一)预防原则

针对 VAP 的发病机制,采取的预防措施应遵循以下 4 个原则。

(1)减少口咽部和上消化道的定植:如口腔护理,以防止由于病原体移行造成的感染。

(2)防止吸入口咽分泌物:使用特殊的封闭式吸痰管,能进行声门下吸引。

(3)保护胃黏膜的完整性:尽可能肠内营养,使用硫糖铝、胃黏膜保护剂能预防应激性溃疡,避免使用导致胃液 pH 升高的药物,治疗休克和低氧血症等。

(4)减少外源性污染:时刻注意手卫生,气管腔内吸引时保持远端无菌,密闭气管腔内吸引系统,使用湿热交换器替代加热的湿化器,减少回路管道的更换频率。

(二)控制措施

1. 患者管理

(1)每天评估是否可以撤机和拔管,减少插管天数。

(2)如无禁忌,将床抬高 30~45°。平卧位增加声门下口咽部分泌物聚集,半卧位及体位改变可减少反流,促进分泌物从气管经口排出或吸出,有利于咳嗽和深呼吸,从而有效地预防VAP 发生。

(3)应定时进行口腔卫生护理,至少每 6~8 h 1 次,尤其对经口气管插管的患者。宜使用含有 0.12%~2%氯己定的消毒剂漱口,口腔黏膜、牙齿擦拭或冲洗。

(4)尽早胃肠道营养,使用鼻十二指肠导管,并避免胃过度膨胀,宜采用远端超过幽门的鼻饲管,注意控制容量和输注速度,条件许可时应尽早拔除鼻饲管。

(5)尽量减少使用或尽早停用抑酸剂。抑酸剂包括质子泵抑制剂如洛赛克和 H_2 受体抑制剂如雷尼替丁。

(6)应积极预防深静脉血栓形成。

(7)隔离多重耐药菌感染者。

(8)注意手卫生、穿隔离衣。手卫生包括洗手和戴手套。保持手部卫生是最基本及最有效减低交叉感染的措施。对气管插管或切开患者,吸痰时应严格执行无菌操作。吸痰前、后,医务人员必须遵循手卫生规则。不常规推荐与患者接触时穿隔离衣、戴手套,但当患者携带对抗生素耐药的病原微生物,与患者接触或处理气道分泌物时应考虑穿隔离衣、戴手套。对于器官移植、粒细胞减少症等严重免疫功能抑制患者,应进行保护性隔离,包括安置于层流室,医务人员进入病室时须戴口罩、帽子,穿无菌隔离衣等。

(9)呼吸锻炼及胸部物理治疗,鼓励恢复阶段进行咳嗽和早期活动以减少肺部并发症。协助患者翻身、拍背、体位引流,及时清除呼吸道分泌物。VAP 的发生与下呼吸道分泌物清除受阻有关,胸部物理治疗可以促进肺内分泌物的排出,从而减少机械通气患者 VAP 的发生。

(10)疫苗接种。如季节性流感疫苗和 23 价肺炎链球菌疫苗(高危人群和老年人接种)。

(11)早期诊断 VAP 可通过支气管肺泡灌洗液及其他深部标本(如组织)进行诊断。

上述患者管理措施包括很多,但床头抬高、口腔护理、每日评估、尽早肠内营养及减少抑酸剂的使用是其中的核心措施。目前认为,不推荐口腔灌洗和消化道使用抗菌药物选择性去污染。因为口腔灌洗不仅不能降低 VAP 发病率,还可能导致细菌从导管和气管插管中落入肺中,导致氧饱和度降低;消化道使用抗菌药物选择性去污染则易导致耐药菌株的涌现。

2.气道管理

(1)严格掌握气管插管或切开指征,优先考虑无创通气。

(2)尽量选择经口气管插管。

(3)保持气管内导管套囊的适度压力。压力过低将使污染的分泌物通过套囊进入肺,压力过高将使周围黏膜血供受限,导致气道损伤。合适的压力尚未完全确定,但通常推荐 $20cmH_2O(1.96\ kPa)$ 以上,以防声门下分泌物下滑至肺部。

(4)插管时间可能超过 72 h 的患者,宜选用带声门下分泌物吸引的气管导管。插管使会厌不能关闭,口咽部分泌物在气管内导管套囊上积聚(声门下),可成为细菌良好的培养基。推荐持续声门下吸引,至少更换导管位置时或拔管前进行吸引。

(5)应定时抽吸气道分泌物。当转运患者、改变患者体位或插管位置、气道有分泌物积聚时,应及时吸引气道分泌物。吸引气道分泌物时,应遵循无菌原则,每次吸痰应更换吸痰管,先吸气管内,再吸口鼻处,每次吸引应充分。

(6)避免对气管内导管不必要的操作和触动,以免套囊上产生皱褶和缝隙,使分泌物落入肺。

(7)使用密闭吸引系统。密闭系统提供屏障,减少来自操作者和环境中的污染。

(8)患者翻身或改变体位前,应先清除呼吸机管路集水杯中的冷凝水,避免冷凝水流入气管插管和呼吸机管路上的湿化器或雾化器内。清除冷凝水时呼吸机管路应保持密闭。

3.设备管理

(1)表面:使用含氯制剂消毒呼吸机外壳,使用 75% 酒精擦拭呼吸机按钮、面板,每天 1 次;库房待用的呼吸机每周擦拭消毒 1 次。

(2)通气管路:呼吸机螺纹管每周更换 1 次,有明显分泌物污染时应及时更换;螺纹管冷凝水应及时清除,不可直接倾倒在室内地面,不可使冷凝水流向患者气道;定时更换呼吸机管道及过滤器、湿化器,每周更换管道及配件 1 次;管道积水杯应放置在最低位,以减少冷凝水倒流入气道。

(3)湿化器:需要注意的是,湿化器可能不是预防 VAP 的主要环节,但仍然是 VAP 发生的重要影响因素之一。只要无禁忌证(如气道梗阻风险),建议使用湿热交换器而非加热湿化器;湿化器不需要常规更换;湿热交换器使用 48 h 以上时应对其技术表现进行监测,特别是对于慢性阻塞性肺病(COPD)患者。

4.教育培训

制定政策、教育员工和监测依从性;制订撤机和镇静指南或方案,并积极遵守以减少 VAP;对重点科室,进行持续不断的教育培训;对重点科室新入人员建立准入制度,考试合格后上岗。

5.目标性监测

目标性监测的内容主要是 VAP 发病率和高危因素,以及病原微生物检出情况,以及时发现交叉感染或暴发。做好目标性监测首先要具备明确的病例定义,确定的监测对象,合适的监测方法,如谁来采集数据、如何采集、谁来分析等,明确各参加人员职责,设计合理的表格,数据及时反馈回被监测的科室和相关人员。

(曹　芳)

第二节 气管切开和气管插管感染预防与控制

气管切开术系切开颈段气管,放入金属气管套管,以解除喉源性呼吸困难、呼吸机能失常或下呼吸道分泌物潴留所致呼吸困难的一种常见手术,主要应用于抢救喉阻塞患者。气管插管术是解除上呼吸道阻塞,保证呼吸道通畅和进行人工呼吸的有效措施,已是临床抢救危重呼吸困难的一种很重要的方法。气管插管包括经鼻插管、经口插管和纤维内镜引导下的气管插管。

对气管切开和气管插管的患者而言,由于呼吸道屏障被破坏,气道直接向外开放,如不注意护理,易发生气管切开创口感染、溃疡性气管炎、气管-食管瘘及下呼吸道感染。肺部感染是此类患者常见的重要并发症之一。

一、病原学

气管切开和气管插管相关感染的病原体有细菌、真菌及呼吸道传播的病毒,75%~90%由革兰阴性杆菌引起,其中以铜绿假单胞菌、肺炎克雷伯菌、沙雷菌属为主,而且耐药菌株居多。根据国内大部分医院监测结果显示,气管切开和气管插管的病原体与 VAP 类似,以革兰阴性杆菌为主,此外,真菌合并细菌感染也不少见。感染的病原体可来自于自身的皮肤、咽喉部及呼吸道菌群或原发感染灶,也可来自于被污染的导管系统、湿化装置、敷料、空气及医护人员手等外环境。

二、发病机制

呼吸道的生理结构、功能受到破坏是造成医院感染的主要原因。由于气管切开和气管插管术,免去了鼻黏膜对吸入空气进行加湿、加温和过滤这一过程,气体直接进入气道,导致气道黏膜干燥、纤毛运动障碍,增加了感染概率。另外,气管切开或气管插管术后患者由于机体抵抗力降低,微生物可趁机在潮湿温暖的口腔内生长繁殖,易导致下呼吸道感染、肺部感染、口腔感染。

原发疾病不同,发生医院感染概率不同,因肺部疾病行气管插管或气管切开者感染率最高,脑外伤次之。以往有慢性阻塞性肺部疾病(COPD)及低蛋白血症病史者是发生医院感染的危险因素。60 岁以上老年患者气管切开或气管插管后感染的发生率最高,其次为 3 岁以下的婴幼儿。

1.口咽部定植下移

气管切开和气管插管患者常吞咽、咳嗽反射减弱或消失,口咽部分泌物易误吸入气道,而口咽部分泌物中常定植有病原体,一旦进入气道,可能引发下呼吸道感染。口咽部定植菌一方面来源于外界环境,另一方面,可能与胃肠道定植菌逆向移行有关。

2.气溶胶吸入

除空气污染外,雾化器储水罐易成为细菌增殖之地,在雾化时,带菌的雾粒可直接抵达终末支气管及肺泡,引起感染。

3.沿插管管壁与呼吸道的间隙移行

皮肤上定植有细菌,而且随住院时间延长及抗生素的应用不断发生交替。气管切口处皮肤及皮下组织损伤性渗出及水肿有利于细菌的黏附、定植及沿管壁下移。

4. 直接污染

气管切开后护理不当或吸痰未按严格无菌操作直接污染呼吸道黏膜。

三、危险因素

气管切开或气管插管患者免疫功能低下,普遍易感,特别是呼吸系统有原发感染病灶、粒细胞减少症、H_2 受体阻滞剂治疗的患者更容易发生。

(一)内源性因素

1. 机体抵抗力下降

高龄、合并其他基础疾病、使用激素等都可以造成机体抵抗力降低,一旦病原体侵袭,机体没有能力完全清除病原体,可能引发感染。

2. 意识障碍或长期卧床

此类患者一方面自行排痰存在困难,另一方面易引起口咽部分泌物误吸,引发肺部感染。

3. 呼吸道的生理结构功能破坏

气体直接进入气道,导致气道防御功能下降,增加了感染概率。

(二)外源性因素

1. 器械污染

患者下呼吸道直接与器械连接,一旦器械消毒灭菌不严格,病原体可直接进入下呼吸道,导致感染发生。

2. 住院时间长

住院天数、气管插管或气管切开时间时间越长,接触病原体机会越多,发生医院感染的概率越大。

3. 抗菌药物不合理应用

在取得病原学依据之前,常采取经验性用药的方式,而抗菌药物不合理应用,常造成体内正常菌群失调,条件致病菌增多,同时耐药菌株增多。

4. 长期留置鼻胃管

采用此方法提供食物和治疗药物,常导致胃括约肌受损,同时,鼻胃管刺激咽部引起恶心、呕吐,胃内容物反流引起误吸。

5. 制酸药

为预防应激性溃疡发生,常会使用制酸药抑制胃酸分泌,但往往造成胃液 pH 升高而降低了杀菌作用,导致胃内革兰阴性杆菌大量繁殖,再通过胃食管反流进入下呼吸道,引起感染。

四、预防与控制

(一)环境管理

(1)空气消毒,保持空气洁净及适当的湿度和温度。

(2)物表消毒,保持环境洁净,避免由医务人员手引起的交叉感染。

(二)人员管理

(1)患者家属管理:减少探视人员,患有呼吸道感染疾病患者不得进入病房;培训家属手卫生知识。

(2)患者管理:①如无禁忌,将床抬高 $30°\sim45°$;②定时进行口腔卫生护理,至少每 $6\sim8$ h

1 次；③尽量减少使用或尽早停用抑酸剂；④隔离多重耐药菌感染者；⑤每日评估是否可以拔管；⑥尽早肠内营养。

(3)医务人员管理：①严格掌握气管切开和气管插管指征；②严格遵守手卫生规范，在进行护理和治疗操作前、后洗手，防止将手上的污染菌传播给患者；③当患者携带对抗生素耐药的病原微生物时，与患者接触或处理气道分泌物时应考虑穿隔离衣、戴手套；④医务人员进入病室时必须戴口罩、帽子，穿无菌隔离衣等。

(三)行为管理

(1)气管切开术或气管插管时应严格遵守无菌操作原则，颈部及胸部上方的皮肤先清洁后消毒，以防止体表细菌被带入气管深部。

(2)插管时间可能超过 72 h 的患者，宜选用带声门下分泌物吸引的气管导管，尽量保持通路的密闭性，减少管道上沉积物落入肺中。

(3)气管内导管专人专用，及时更换并进行灭菌处理，若患者分泌物较多，内管每 2~3 h 更换 1 次。为防止气管导管对气管黏膜产生化学刺激，可采用一次性无菌气管导管。

(4)应根据不同年龄选择合适的导管尺码(内径)和插入深度，以防损伤气管壁，造成溃疡性气管炎和气管-食管瘘。

(5)选择合适的吸痰管。理想的吸痰管应该是柔软多孔、透明和无菌的。吸痰时，应及时彻底地吸出气管内的分泌物。吸痰管每吸 1 次更换 1 根。雾化器内储水罐中的液体一人一用，雾化器用后消毒。

(6)吸痰时，先轻轻地在无负压的情况下插入吸痰管，当达到一定程度后将导管退出 1~2 cm，避免损伤黏膜，然后一边轻轻旋转，一边慢慢退出进行吸痰。切忌采用上下多次进行吸痰，以防止损伤黏膜。

(7)气管切开护理盘应每日消毒，气管套管上纱布依据情况随时更换，切口周围用酒精消毒，保持切口清洁。

(8)加强口腔护理，尽量减少抗酸剂、H_2 受体阻滞剂使用，以减轻对胃酸 pH 的影响，防止胃内细菌定植及逆行，但须预防应激性溃疡。

(9)连续使用中的氧气湿化瓶、雾化器、呼吸机等应定期消毒，用毕须终末消毒，不能交叉使用，建议使用一次性氧气湿化瓶和管道。

（曹　芳）

第三节　导尿相关感染预防与控制

美国疾病控制中心报道，尿路感染位居美国住院患者医院感染首位，占 42%；在英国，泌尿道感染是患者住院期间获得性感染最多见的一种(约占 30%)，获得性感染患者中 41% 进行了留置导尿。国内报道，尿路感染占 20.8%~31.7%，仅次于呼吸道感染。导尿管由于损伤患者尿道黏膜，直接进入人体无菌环境，是医院感染发生的高危因素。

导尿管相关尿路感染(CAUTI)主要是指患者留置导尿期间，或者拔除导尿管 48 h 内发生的尿路感染。70% 的医院获得性尿路感染与留置尿管有关，高达 95% 的尿路感染与导尿有关。一旦发生 CAUTI,将大大延长患者住院天数,增加住院费用。然而 17%～69%的 CAU-TI 可以通过标准操作流程加以预防。

一、病原学

由于 CAUTI 主要为逆行感染,研究发现,导尿管相关尿路感染最常分离出的致病菌依次为大肠埃希菌、铜绿假单胞菌和肠球菌属,其他致病菌还有肺炎克雷伯菌、奇异变形杆菌等。分离出的致病菌中,革兰阴性杆菌占 60%～80%,其中大肠埃希菌占 30%～50%,革兰阳性球菌占 15%～20%,以葡萄球菌属、肠球菌属和 D 群链球菌多见,另外,真菌比例近年也有所增加。

二、发病机制

1.机械损伤

导尿管会破坏泌尿系统的防御机制,破坏膀胱壁上皮细胞,造成炎症反应,使深层的黏膜细胞与细菌接触,而且会阻止尿液的完全排空,导尿管外的细胞或黏膜碎屑也可以成为细菌生长的核心。

2.生物膜

导尿管长期留置,管腔内易形成生物被膜(BF),一旦 BF 发生移动、堆积或脱落,碎片进入泌尿道,将引起介入性医院感染。同时,生物膜一旦形成,存在于 BF 内的细菌可逃避抗菌药物作用,缓慢释放细菌,导致反复感染。

3.细菌本身的作用

定植在尿道口的细菌,可能由于其本身的作用,引发尿路感染。如细菌的运动性能使其逆行至输尿管;革兰阴性杆菌产生的内毒素能抑制输尿管蠕动;变形杆菌等产生的尿素酶与肾盂肾炎有关。引起尿路感染的途径大致可以分为内源性感染和外源性感染。留置导尿管时,尿道口和尿道前段的病原体可直接进入膀胱引起感染;当患者长期留置尿管时,病原体更容易沿导管内腔上行至膀胱,这时以来自集尿袋和收集系统的病原体为主;导尿管与尿道黏膜之间的空隙中,存在一层薄薄的尿道分泌物,其中的病原体也可沿导尿管外壁上行感染膀胱,以上是内源性感染。外源性感染则主要指患者和医务人员引起的交叉感染、医疗器械发生污染引起的感染等。

三、危险因素

(一)内源性因素

1.性别

女性的尿道短而宽,会阴部的病原体容易逆行进入膀胱,所以较男性容易发生泌尿道感染。

2.年龄

老年人因生理功能减退,增加了感染的可能性。同时老年女性由于停经后激素分泌减少,阴道酸碱度下降,病原体增加;老年男性由于易罹患前列腺增生,导致尿道阻塞,泌尿道感染机会大。

3.潜在性疾病

糖尿病、恶性肿瘤以及疾病严重程度高的患者,抵抗力较低,较易发生感染,而尿道结构异常、前列腺增生、长期卧床、大小便失禁等患者,也是感染易发人群。

(二)外源性因素

1.环境因素

医院是病原体聚集地,存在发生感染的高危因素,侵入性诊疗措施多,住院时间长都导致感染的风险增加。

2.抗菌药物应用

绝大多数的留置尿管患者,在留置尿管时,已经在使用抗菌药物治疗本身疾病,虽然在置管初期,抗菌药物能够有效预防泌尿道感染,但耐药菌株一旦出现,感染的治疗将是一件棘手的事情。

3.导尿管的因素

(1)导尿管的材质:传统上长期使用的乳胶材质的导尿管易引起刺激和过敏,而硅胶材质的导尿管因为活性较低,不易发生化学反应,可减少生物膜附着。

(2)导尿管留置时间:导尿管留置时间越长,越容易引起感染。因此,应及时评估导尿管留置的必要性,以减少留置时间。

(3)置管时的无菌操作:尿路感染属逆行感染,病原体可能在置管时随导尿管进入膀胱,也可能存在于消毒不严格的尿道口,沿管壁与尿道的缝隙进入膀胱引起感染,因此,置管时严格遵守无菌操作原则是减少感染发生的措施之一。

(4)置管后引流系统的维护:引流袋应低于膀胱水平并及时排空,否则引起尿液逆流;引流系统应保持密闭性,维持无菌环境。

4.操作因素

(1)导尿操作:导尿时无菌操作不到位或消毒不严格,如插管时污染了导管的末端,拔出的尿管未经消毒重新插入,插管时尿道口等部位消毒不严格,强行插管等,细菌会沿导尿管与尿道间隙上行,导致尿路感染。

(2)集尿袋护理:留置尿管后,集尿袋中的尿液作为一种培养基为细菌提供了生长繁殖的良好环境,尿管腔内的液体又为病原菌提供了良好的移行途径。导尿管与集尿袋连接处密封性不好或未连接好,放尿时不注意无菌操作,集尿袋更换时间,集尿袋的位置,都可能造成细菌的腔内逆行感染。

四、预防与控制

留置导尿虽然可能给患者带来尿路感染,但只要充分认识导尿的危险因素,严格掌握导尿和留置尿管的适应证,按照标准操作规程采取预防控制措施,就能有效预防 CAUTI。

(一)严格掌握指征

严格掌握导尿指征,尽量避免不必要的留置导尿;每天评价留置导管的必要性,尽早拔除导管。

(二)行为管理

1.医务人员行为管理

插管前彻底清洁外阴,用碘伏等刺激性小的消毒剂消毒尿道口及其周围皮肤黏膜;仔细检查无菌导尿包,如过期、外包装破损、潮湿,不得使用;根据年龄、性别、尿道情况选择合适的导尿管口径类型;严格执行手卫生和戴无菌手套的程序。

插管时严格执行无菌操作,动作轻柔,避免尿道黏膜损伤;采用密闭式引流系统,并保持其通畅和完整。

插管后严密观察留置导尿患者是否有泌尿系统感染的症状和体征,及时留取标本,尽早采取控制措施,并做好相关记录。

2.患者管理

插管后保持会阴部及尿道口清洁,大便失禁的患者清洁以后还需消毒;患者洗澡或擦身时要注意对导管的保护,不要把导管浸入水中。

3.密闭式集尿系统管理

导尿管不慎脱落或导尿管密闭系统被破坏,需要更换导尿管;疑似导尿管阻塞应更换导管,不得冲洗;不主张使用含消毒剂或抗菌药物的生理盐水进行膀胱冲洗或灌注来预防泌尿道感染;不对行导尿术的患者应用抗菌药物预防泌尿道感染;悬垂集尿袋,不可高于膀胱水平,并及时清空袋中尿液;长期留置导尿管患者,定期更换导尿管(1 次/2 周~4 周)和集尿袋(1~2 次/周)。

(曹　芳)

第四节　血管内留置导管感染预防与控制

某些情形下,留置血管内导管是必需的医疗操作,但同时,置管患者也存在极高的感染风险,如局部感染、导管相关血流感染(CRBSI)、化脓性血栓性静脉炎、心内膜炎和其他血行性播散性感染,如肺脓肿、脑脓肿、骨髓炎、眼内炎等。导管相关性血行感染是最为严重的导管感染,所以 CRBSI 也是最为理想的统计指标,它反映了最严重的感染的发生情况。

我国《医院感染诊断标准》将 CRBSI 定义为带有血管内导管或拔除血管内导管 48 h 的患者出现菌血症或真菌血症,并伴有发热(>38.0 ℃)、寒战或低血压等感染表现,除血管导管外无其他明确的感染源。实验室微生物学检查显示,外周静脉血培养细菌或真菌阳性;或者从导管段和外周血培养出相同种类、相同药敏结果的致病菌。但如果将该定义用于监测,如果导致菌血症的原发灶没有被及时发现,例如手术切口感染、腹腔内感染、院内肺炎、泌尿系感染等,这个定义可能导致 CRBSI 发生率的统计值高于实际值。所以有专家提出,依据 2013 年美国疾病控制与预防中心(CDC)颁布的中央导管相关血流感染(CLABSI)的诊断最新定义稍作修改:中央导管留置后至拔管 2 个日历日内的患者(留置或拔管当天为第 1 个日历日),首次满足以下标准之一时,诊断为 CLABSI。

标准 1:至少 1 套或 1 套以上血培养中分离出公认的病原菌,且与其他部位的感染无关。公认的病原菌:如金黄色葡萄球菌、肠球菌属、大肠埃希菌、假单胞菌属、克雷伯菌属、假丝酵母菌属等。

标准 2:以下条件必须均满足

(1)不同时段抽血的 2 套或多套血培养,所分离出的微生物为常见共生菌;常见皮肤共生菌包括类白喉杆菌(棒状杆菌属,白喉杆菌除外)、芽孢杆菌属(炭疽杆菌除外)、丙酸杆菌属、凝固酶阴性葡萄球菌(包括表皮葡萄球菌)、草绿色链球菌、气球菌属、微球菌属。

（2）患者至少有以下 1 种症状或体征：发热（＞38℃），寒战，低血压。

（3）症状和体征及阳性实验室结果与其他部位的感染无关。

标准 3：以下条件必须均满足

（1）≤1 岁的婴儿不同时段抽血的 2 套或多套血培养，所分离出的微生物为常见皮肤共生菌。

（2）至少具有下列症状或体征之一：发热（肛温＞38℃），低体温（肛温＜36℃），呼吸暂停或心动过缓。

（3）症状和体征及阳性实验室结果与其他部位的感染无关。

CRBSI 如今是最为常见的医院感染之一，有资料显示，血管内留置导管的感染占医院感染的 13％，仅次于尿路感染。90％的血管内留置导管感染发生于中心静脉置管。导管相关感染是院内感染中花费最高的项目之一。美国每年诊断的导管相关性血流感染大约有 80 000 人次，累计已达到 25 000 人次，ICU 中 CRBSI 发生率为 5.3 例次／千导管日，每年因为导管相关性血流感染死亡的人数是 28 000 人，每一例导管相关性血流感染花费大约 45 000 美元，每年总共花费 2.3 亿美元。而我国 CRBSI 发生率为（2.9～11.3）／千导管日，严重延长了患者的住院时间，提高了患者住院花费。

CRBSI 的发生与导管种类、导管置入部位、导管留置时间、患者机体状态、穿刺技术、无菌操作等因素密切相关，如能有针对性地采取预防控制措施，将大大降低患者病死率，减轻患者经济负担。

一、病原学

革兰阳性菌是最主要的病原体，常见的如凝固酶阴性葡萄球菌、金黄色葡萄球菌、肠球菌等。其中表皮葡萄球菌和金黄色葡萄球菌合计约占 67％，其他常见的病原体还有铜绿假单胞菌、嗜麦芽窄食单胞菌、鲍曼不动杆菌等。目前真菌性血流感染呈上升趋势，与患者长期使用广谱抗菌药物，导致菌群失调有关。

病原体种类与病死率关系密切。金黄色葡萄球菌引起的 CRBSI 可导致高达 8.2％的置管患者死亡；而凝固酶阴性葡萄球菌导致的病死率则较低，约 0.7％。另外，不同病原体具有各自不同的特性，其中金黄色葡萄球菌能够黏附在导管内壁宿主纤维蛋白表面；凝固酶阴性葡萄球菌较其他病原微生物更易黏附到聚合物的表面，某些凝固酶阴性葡萄球菌能够产生黏液，抵抗宿主防御机制和保护细菌不被抗生素破坏；一些真菌可能在含糖的液体存在时，也产生类似的黏液。

二、发病机制

（1）电子显微镜研究表明，即使导管定量培养病原菌阴性，几乎所有插入血管的导管都有病原菌定植，且都具有活性，还能在 24 h 内形成被膜。

（2）皮肤表面细菌在穿刺时或之后移行至导管皮内段或导管尖端引起 CRBSI。

（3）医务人员的手污染导管接头，沿导管内壁扩散，引起腔内定植及 CRBSI。

（4）来自患者体内其他部位感染灶的细菌，如患者基础疾病存在感染性病变，细菌可经血流种植在管尖形成的纤维套中而导致感染。

三、危险因素

引起导管相关感染的危险因素很多,大体上可以分为内源性因素和外源性因素两类。

(一)内源性因素

即患者机体状态,包括患者的年龄、机体免疫状态、原发疾病严重程度等,为患者对感染的易感性。

(二)外源性因素

1. 血管内导管种类

(1)按照导管插入的血管分类:①外周静脉导管(peripheral venous catheters,PVCs);②中心静脉导管(central venous catheters,CVCs);③动脉导管(arterial catheters,ACs)。

(2)按照导管留置时间分类:①临时导管;②短期导管;③长期导管。

(3)按照导管穿刺部位分类:①锁骨下静脉导管;②股静脉导管;③颈内静脉导管;④外周静脉导管(PVCs);⑤经外周中心静脉导管(peripherally inserted central venous catheters,PICC)。

2. 血管内导管的材质

能抑制生物膜形成的高分子血液导管透析材料对预防感染具有重要意义。革兰阳性菌如葡萄球菌易黏附在聚氯乙烯、聚乙烯或硅胶导管表面;聚氯乙烯、聚乙烯导管表面光滑度差,血小板易黏附,形成纤维蛋白鞘,导致细菌定植和感染,进而促使 CRBSI 发生率升高;而聚氨基甲酸乙酯导管表面相对光滑,短时间内(24~48 h)使用不易发生炎症反应。

3. 多腔导管

血管内导管管腔数越多,发生感染的概率越大,因为应用多腔导管时,管路使用频率增加,相对增加了感染机会,多腔导管的每个管腔都是 CRBSI 的潜在感染来源。

4. 置管部位

置管部位与 CRBSI 和静脉炎发生密切相关,而静脉炎也是发生导管相关血流感染的危险因素之一。

(1)周围静脉导管:下肢血管发生感染的危险高于上肢血管,手部血管发生静脉炎的危险小于腕部和前臂血管。

(2)中心静脉导管:锁骨下静脉皮肤细菌密度低于颈静脉和股静脉,因此颈内静脉和股静脉置管时,发生导管细菌定植的概率均较高。

另外,与颈内、锁骨下静脉置管相比,股静脉置管发生深部静脉血栓的危险大,发生导管相关感染的可能性也高。有研究发现,中心静脉置管感染率从低到高依次为:锁骨下静脉<颈内静脉<股静脉。

5. 导管留置时间

导管留置时间是影响感染发生的主要危险因素之一。导管留置时间越长,导管相关感染发生率越高。一方面,留置在血管中的管路,48 h 内血中的纤维蛋白就可以在其外表面沉积形成一层纤维膜,皮肤表面定植的微生物可沿导管表面向内迁移,附着在纤维膜上;另一方面,经导管输注血液制品高营养液后,其纤维蛋白可沉积在导管内表面,为进入血液的微生物提供附着物和培养基。资料显示,静脉导管留置 7 d 以上,导管相关感染的发生率明显增高,留置时间超过 2 周的感染率明显超过留置时间小于 2 周的患者。

6.穿刺部位的皮肤消毒

凝固酶阴性葡萄球菌是引起血管内留置导管感染的主要病原体之一,主要来源于皮肤,在导管穿刺过程中及置管后,由导管表面移行侵入血液,导致感染发生。因此,穿刺部位的皮肤消毒至关重要。

7.手卫生和无菌操作

血管内留置导管为侵入性操作,皮肤的屏障功能受到破坏,在医务人员触摸插管部位、插入、触碰、维护导管及更换敷料各环节,如果无菌操作不严格或医务人员手部受到污染,将直接把病原体带入血循环,导致感染发生。

8.穿刺点敷料的选择

应根据具体情况选择透明塑料敷料或无菌纱布。如出汗较多的患者、穿刺点渗血时,透明塑料敷料易蓄积水分,使局部温暖潮湿,利于微生物聚居,增加了导管表面微生物定植和菌血症的危险。但另一方面,透明塑料敷料可以保护导管,直接观察穿刺点的变化,具有一定防水功能。因此,应视具体情况加以选择。

四、预防与控制

(一)教育培训与人员配备

目的在于使医务人员明确插管指征、遵循正确的操作和维护程序、采取正确的感染控制措施。只有经过培训且证明有能力进行置管及维护的人员才能进行此项操作。

(二)导管及置管部位的选择

1.周围静脉置管

(1)应根据置管目的、留置导管时间、操作者的经验等选择导管种类。

(2)对于成年人,尽量选择上肢部位进行插管。

(3)对于儿童,可选择上肢、下肢和头皮(新生儿或婴幼儿)部位进行插管。

(4)渗透可致组织坏死的液体和药物避免使用钢针给药。

(5)如果预计血管内导管持续使用时间可能超过 6 d,应使用中导管或外周穿刺中心静脉导管(PICC),替代短期外周导管。

(6)每日通过敷料触诊插管部位,评估有无压痛,或者通过透明敷料查看有无红肿。如果患者没有临床感染体征,不应揭开纱布和不透明敷料。当患者可能有 CRBSI 的局部压痛或其他体征时,应揭开不透明敷料,肉眼检查插管部位。

(7)如果患者出现静脉炎的体征(发热、压痛、红斑或痛性索状硬条)、感染、导管功能障碍时,拔出外周静脉导管。

2.中心静脉置管

(1)选择置管部位前,须权衡降低感染并发症和增加机械损伤并发症(如气胸、锁骨下静脉狭窄、血胸、血栓形成、空气栓塞等)的风险。

(2)成年人首选锁骨下静脉,尽量避免使用颈静脉和股静脉。

(3)对于血液透析或终末期肾病患者,应避免选择锁骨下静脉,以防止锁骨下静脉狭窄。

(4)对于须接受长期透析的慢性肾衰竭患者,要使用动静脉瘘或人工血管瘘代替中心静脉置管。

(5)放置中心静脉置管要使用超声引导(如果技术可行的话),以减少试穿刺次数和机械并发症,但超声引导只能由经过充分培训的专业技术人员进行操作。

(6)使用能满足患者处理的最少数量端口或腔道的中心静脉置管。

(7)当遵守无菌技术不能得到保证的情况下(如急诊置管),应在 48 h 内尽快更换导管。

(8)每日评估留置导管的必要性,如无必要,及时拔管。

(三)手卫生和无菌操作

(1)在触摸插管部位前、后,以及插入、重置、触碰、维护导管及更换敷料前、后,均应严格执行手卫生程序。对插管部位消毒处理后,不应再触诊该部位,除非采用无菌操作。

(2)进行插管和维护导管操作时,遵循无菌操作原则。

(3)留置动脉导管、中心导管和中导管应戴无菌手套。

(4)患有疖肿、湿疹等皮肤病,患感冒等呼吸道疾病,感染或携带有耐甲氧西林金黄色葡萄球菌的医务人员,在未治愈前不应进行插管操作。

(四)最大无菌屏障措施

留置中心血管内导管、PICC 以及导丝交换时,要使用最大无菌屏障预防,置管部位铺覆盖全身的大无菌单(巾),置管人员应戴帽子、口罩、无菌手套,穿无菌手术衣。

(五)插管部位皮肤准备

采用卫生行政部门批准的皮肤消毒剂消毒穿刺部位皮肤,自穿刺点由内向外以同心圆方式消毒,消毒范围应当符合置管要求。皮肤消毒待干后,再进行置管操作。

(六)插管部位敷料应用

(1)使用无菌纱布、无菌的透明或半透明敷料覆盖插管部位。若患者易出汗或插管部位有血液渗出时,应选用无菌纱布覆盖。

(2)当敷料潮湿、松动或明显污染时立即更换。

(3)除透析导管以外,局部不要使用抗菌软膏或乳膏,因其有促进真菌感染和抗菌剂耐受性的潜在风险。

(4)不要使导管和插管部位浸入水中。如果采取的预防措施,可以减少微生物进入导管的可能性,可以允许淋浴(如淋浴时导管和接头采用防水覆盖物进行保护)。

(5)短期中心血管内导管插管部位的纱布敷料,每 2 d 更换 1 次。

(6)短期中心血管内导管插管部位的透明敷料,至少每 7 d 更换 1 次,除外脱管的风险超过敷料更换的益处的儿童患者。

(7)隧道式或植入式中心血管内导管插管部位愈合前,覆盖插管部位的透明敷料最多每周更换 1 次(除非敷料出现污染或松动)。

(8)确保插管部位的护理与导管的材质具有相容性。

(9)所有肺动脉插管均要使用无菌套管。

(七)患者清洁

使用 2%氯己定每日清洁皮肤 1 次,以减少 CRBSI。

(八)导管固定装置

尽量使用免缝合装置固定导管,以降低感染率。

(九)抗菌药/消毒剂涂层导管

对于导管预计留置超过 5 d 的患者,如果采取综合措施仍不能降低感染率,推荐使用氯己定/磺胺嘧啶银或米诺环素/利福平包裹的中心静脉导管。其中综合措施至少应包括培训插入或维护导管的工作人员、使用最大无菌屏障措施、置管时使用超过 0.5% 的含氯己定酒精皮肤消毒剂。

(十)抗菌药物使用

不要在插管前或留置导管期间,为预防导管相关血流感染而常规全身性预防性应用抗菌药物。

以往循证医学不推荐在穿刺部位局部涂含抗菌药物的药膏,但 2017 年美国 CDC/HICPAC 血管内导管相关感染预防指南中认为,透析导管插管后和每次透析结束时,插管部位使用碘伏消毒药膏或杆菌肽/短杆菌肽/多黏菌素 B 药膏,但所用药膏要与产品说明的透析导管材质没有不相容性。不推荐常规使用抗感染药物封管来预防 CRBSI。

(十一)抗凝剂

2017 年美国 CDC/HICPAC 血管内导管相关感染预防指南中推荐,一般不要常规使用抗凝剂来减少导管相关感染风险。

(十二)导管更换

导管不宜常规更换,特别是不应当为预防感染而常规更换中心静脉导管和动脉导管。

(十三)压力监测

(1)尽可能使用一次性传感器。如果没有一次性传感器可用,可重复使用的传感器要按照产品说明灭菌。

(2)每 96 h 更换 1 次一次性或重复使用的传感器。更换传感器时,同时更换传感器系统的其他部件,包括输液管、冲洗阀、冲管液。

(3)保持压力监测系统的所有部件无菌,包括校准装置和冲洗溶液。

(4)尽量减少对压力监测系统及其端口的操作次数。使用密闭冲洗系统(即持续冲洗),而不是开放冲洗系统(即使用注射器和旋塞阀),以保持压力监测系统的通畅。

(5)压力监测系统的端口要使用横隔膜,而不是旋塞阀。使用前使用合适的消毒剂用力擦洗横隔膜。

(6)不要通过压力监测系统输注含葡萄糖的溶液或肠外营养液。

(十四)输液装置的更换

(1)没有输注血液、血液制品或脂肪乳剂的患者,连续使用的输液装置,包括连接装置和附加装置,更换频率不必短于 96 h,但至少 7 d 更换 1 次。

(2)输注血液、血液制品或脂肪乳剂(包括氨基酸和葡萄糖 3:1 的混合液或分别输液)的管道要从输注开始算起 24 h 内更换。

(3)输注丙泊酚溶液的管道,每 6 h 或 12 h,或更换输液瓶时,或根据产品使用说明,更换 1 次。

(曹 芳)

第五节　内镜相关感染预防与控制

内镜,全称为"内窥镜",是一种常用的医疗器械,由可弯曲部分、光源及一组镜头组成。使用时将内镜导入需要检查的器官,可直接窥视有关部位的变化。根据诊断、治疗部位的不同,内镜可分为胃镜、肠镜、支气管镜、喉镜、鼻内镜、膀胱镜、腹腔镜等。随着内镜在上消化道、结肠、支气管、泌尿科、鼻咽喉科和心脏科等领域的广泛应用,其产生的一系列问题也逐渐引起人们重视,尤其是内镜引起的感染性因子的传播,对内镜的适当清洗和高水平消毒或灭菌以确保预防和控制感染提出了迫切要求。

一、病原学

内镜相关感染,病原体有两个来源,即内源性感染和外源性感染。

1.内源性感染

内源性感染是指操作使定植于胃肠道或呼吸道黏膜表面的微生物到达血液或人体其他正常无菌部位,由内源性微生物导致的感染发生,如阻塞性胆道手术后的胆管炎。常见的内源性感染病原菌与内镜类型密切相关,如胃肠镜导致的感染多见为革兰阴性杆菌。

2.外源性感染

微生物不是来源于自身,而是从上一个患者或污染的内镜或附件这些非生物环境转移而来。与传播有关的最常见的因素为清洗不彻底、物表暴露于消毒剂不足、冲洗和干燥不充分等。据报道,内镜引起的感染约为 0.8%,经内镜检查传播的病原微生物主要有幽门螺杆菌、结核分枝杆菌、沙门菌属、大肠埃希杆菌、铜绿假单胞菌属、隐球菌属、乙型肝炎病毒、人类免疫缺陷病毒、梅毒、孢子虫等。

二、发病机制

内镜相关感染的发生,可以是受检者的自身菌群在接受内镜诊治后发生菌株移位而发生感染,或受检者自身的正常菌群、急性感染微生物、慢性携带的致病微生物污染内镜,若内镜清洁消毒不当而使其他受检者感染,此为从受检者到受检者途径;患者携带病原体的血液、唾液和分泌物等可以通过皮肤黏膜破损处感染医务人员,此为从受检者到医务人员途径;易在水中繁殖的病原体,如铜绿假单胞菌、非结核分枝杆菌和肠杆菌属细菌等通过冲洗液或自动清洗机污染内镜,导致受检者感染,此为从环境到受检者途径。由此说来,内镜相关感染的发病机制主要为以下 4 类。

1.正常菌群移位

内镜属于侵入性操作,破坏了机体正常生理屏障,体内正常菌群可黏附在内镜表面,造成正常菌群定位改变,引起内镜相关感染。特别是腔镜手术或使用内镜治疗操作使受检部位受损,移行的正常定植菌或内镜及附件的污染病原体侵入,可导致血流感染的发生。

2.生物膜的形成

细菌生物膜(BF)是由细菌及其自身分泌的胞外多聚物基质(EPS)所组成,并不可逆地黏附于非生物或生物的表面,它保护细菌免于受环境的影响并增加细菌对杀菌剂的抵抗性。使用后的内镜,内腔中携带成群的有机体和病原体,但由于其结构复杂、材质多数不耐高温、易腐蚀,其清洗、消毒、灭菌存在极大困难,更易形成生物膜。生物膜内细菌的抵抗力较浮游细菌强

1 000倍,生物膜的形成能显著降低消毒剂的效果,是内镜相关性感染病因中的一个重要因素。

3.医务人员防护不当

医务人员在医院内发生的感染也属于医院感染范围。若内镜操作过程中,医务人员防护不当,携带病原体的血液、体液和分泌物等发生喷溅,可污染皮肤黏膜,或通过皮肤黏膜破损处感染医务人员。

4.水环境污染

非结核性分枝杆菌可天然存在并生长于自来水中,而且这种分枝杆菌比结核分枝杆菌抵抗力更强。如果水环境中存在非结核性分枝杆菌,一旦消毒不严格,将导致无免疫应答患者的感染增加。

三、危险因素

(一)内源性因素

如受检者年龄偏大,原发疾病较为严重,且合并糖尿病、贫血、恶性肿瘤、肝硬化等,使机体免疫功能下降,是发生感染的易感因素之一。

(二)外源性因素

1.器械消毒不严

(1)人工清洗不彻底:对内镜消毒前的清洗不够重视,没有使用流动水清洗内镜,没有采用清洁液浸泡、冲洗;或使用清洁液浸泡,但重复使用,未做到一镜一更换,致使镜钳孔细菌检出率高。

(2)没有选择合适的消毒剂:临床上根据消毒目的不同,通常将内镜分为以下3类。①通过外科切口进入人体无菌组织,必须经过灭菌处理,达到无菌状态才能使用的内镜,如腹腔镜、关节镜等;②通过自然孔道进入相对无菌区并与黏膜接触的内镜,必须进行高水平消毒后才能使用,如胃镜、喉镜、支气管镜等;③通过污染孔道进入人体正常菌群定植部位,应消毒后使用的内镜,如结肠镜等。因此,应根据不同诊疗目的,选择对应的消毒方式,正确选择消毒剂。

(3)物表暴露于消毒剂时间不足:不同的消毒剂,规定了不同长度的消毒时间,只有达到了相应的消毒时间,才能彻底杀灭目标菌群。在目前临床患者多,而内镜的数量有限的情况下,前后患者检查间隙时间仅为几分钟,内镜暴露于消毒剂时间严重不足,这是国内内镜污染最为主要的原因之一。

(4)自动清洗机污染:主要为清洗机设计与使用不当所致。

(5)消毒后再污染:一方面由于消毒后冲洗液污染,未按照要求使用经孔径 $0.22~\mu m$ 滤膜过滤的洁净水;另一方面,医务人员手受到污染后,未及时更换手套,也可能造成再次污染。过夜前未干燥内镜的腔道,致使细菌在潮湿的内镜里大量繁殖,也是内镜污染的原因之一。

2.手术损伤

进行内镜诊治时,操作不慎或手术本身的损伤,使受检部位受损,可致继发感染或暂时性的菌血症。

3.医务人员职业暴露风险意识薄弱

职业防护用品配备不足,忽视诊疗前、后的手卫生,个别医务人员对锐器伤重视不够,存在侥幸心理。

四、预防与控制

（一）加强人员管理

1.加强内镜中心工作人员的管理

(1)完善制度和开展教育培训。经过培训以及有经验的医务人员进行内镜操作,可以有效减少操作所致的损伤,以及使内镜的清洗消毒达到标准。

(2)做好操作准备和个人防护。严格执行手卫生和无菌技术操作,防止由污染引发的医院感染;并按手术要求做好患者的准备,避免患者自身细菌移位导致的医院感染。进行内镜操作和清洗消毒的工作人员,应穿戴必要的防护用品,包括工作服、抗湿罩袍或围裙、口罩、护目镜或防护面罩、帽子、手套等,防止带有病原体的液体发生喷溅,造成职业暴露。

2.加强患者的管理

如合理预约患者数量,检查前确定患者有无感染性疾病等。一方面可根据患者情况决定内镜冲洗及消毒时间;另一方面,可及时对被检者的血液、呕吐物及污染物做特别处置,以防止污染的扩大。有条件时阳性者可使用专用内镜。

（二）加强内镜操作环境管理

清洗消毒室与诊疗室分开设置,通风良好,不同部位内镜的清洗消毒设备与储镜柜应分开;诊疗室应设置合理,配备基本设施,不同部位内镜的诊疗工作应分室进行,不能分室进行的,应分时段进行,灭菌内镜的诊疗应在达到手术标准的区域内进行,并按照手术区域要求进行管理;内镜及附件的数量应与医院规模和接诊患者数量相适应。

（三）做好内镜的清洁消毒

严格按照《内镜清洗消毒技术操作规范》要求,规范清洗消毒程序。按照内镜的使用目的,选择相应的消毒方法对内镜进行清洗消毒,做好内镜清洗消毒登记工作。

此外,还应特别关注的是以下几点。

(1)每日做首例内镜诊疗前,必须对内镜进行重新消毒灭菌工作。

(2)在手工和自动消毒前,内镜及其所有管道必须进行精细的手工清洗。

(3)整个内镜及其所有管道的消毒必须采用高水平的消毒或灭菌。

(4)定期测定消毒液的有效浓度,以确保使用时消毒液的浓度在最低有效浓度之上。

(5)消毒后应充分冲洗内镜,以除去镜内的消毒剂。

(6)消毒后的内镜,贮藏前必须先干燥,再悬挂保存在无菌柜内。

（曹　芳）

第六节　透析相关感染预防与控制

透析是通过小分子经过半透膜扩散到水(或缓冲液)的原理,将小分子与生物大分子分开的一种分离纯化技术。透析是急、慢性肾衰竭的治疗措施之一,一般可分为腹膜透析和血液透析两种。腹膜透析是利用腹膜作为透析膜,向腹腔注入透析液,膜一侧毛细血管内血浆和另一侧腹腔内透析液借助溶质浓度梯度和渗透压梯度,进行溶质和水分的转运,并不断更换透析液,以达到清除体内毒素、脱去多余水分、纠正酸中毒和电解质紊乱的治疗目的。而血液透析是指将血液引出体外,在透析器内与透析液之间进行物质交换,排出体内废物以及过多的水分,然后再把血液回输至体内的过程。

近年来,终末期肾病和维持性透析患者的数量持续增加,截止 2008 年,全球终末期肾病平均治疗率为 340 人/百万人口,接受肾替代治疗(包括肾移植和透析治疗)的患者总人数为231 万人,并以每年 7% 的比例增加,远远超过了世界人口增长率。

20 世纪 50 年代末,我国就已开展了血液透析(hemodialysis,简称"血透")的临床研究。从 20 世纪 70 年代末,中国的血液净化事业(特别是维持性血液透析治疗)开始蓬勃发展,各大城市陆续开展了血液透析治疗。

透析患者肾功能衰竭,免疫系统受损,而接受透析治疗这一侵入性操作使他们具有比正常人更高的罹患感染性疾病的危险。腹膜透析和血液透析中,腹膜透析相对简单,最常见的感染是腹膜炎,严格的无菌操作以及足够的营养可以有效预防腹膜透析相关感染的发生。血液透析相对较为复杂,相关的医院感染严重程度更高。因此,本章主要关注血液透析相关感染的预防控制。

一、病原学

腹膜透析是利用患者的腹膜从患者血液中透析废物,最常见的感染是腹膜炎。其 55%～80% 的病原体为革兰阳性球菌,其中凝固酶阴性葡萄球菌占大多数;17%～30% 的病例由革兰阴性杆菌引起;由真菌、酵母菌、分枝杆菌和厌氧菌引起的病例不到 10%。另外,约 10% 的病例培养结果为阴性。

血液透析相关感染主要包括 3 类:细菌感染、结核感染和病毒感染。其中细菌感染包括血管通路感染和其他细菌感染。

血液透析的血管通路包括临时性血管通路(如血液透析导管)和永久性血管通路(如动静脉瘘)。

自身动静脉瘘管是循环最好、并发症最少的永久性血管通路。导管感染常见于出口感染、隧道感染、导管相关性血源性感染,主要为革兰阳性菌,常来源于患者皮肤、医务人员手、透析用水等。

此外,血液透析患者还易发生经血传播疾病,最常见的是肝炎病毒,如乙肝、丙肝等,以及获得性免疫缺陷病毒(HIV)感染。

二、发病机制

(一)腹膜透析相关感染发病机制

腹膜透析并发腹膜炎的发病机制比较复杂,是由多种因素共同作用造成的。腹腔主要的局部防御机制包括 IgG、补体和各种免疫细胞。其中 IgG 主要吞噬革兰阳性菌,补体主要调整革兰阴性菌,巨噬细胞是防御各种外来微生物的第一道防线,淋巴细胞是一种重要的效应细胞和免疫调节细胞,可控制巨噬细胞的活性,其他还有如中性粒细胞、肥大细胞、间皮细胞等,均在腹膜的局部防御中发挥各自不同的作用。长期腹膜透析的患者,在原发疾病严重的情况下,机体免疫功能,尤其是细胞介导的免疫功能发生变化,机体抵抗力下降;而腹透操作,使腹腔和外界相通,皮肤和腹膜的防御功能受到破坏;腹透液中含有酵母多糖颗粒,可抑制巨噬细胞和淋巴细胞的吞噬功能,透析液渗透压较高,对白细胞吞噬杀伤细菌有负面影响。另外,透析液pH过低,可损害腹腔防御细胞,使腹腔内白细胞功能失活;患者营养不良也可导致机体免疫功能下降,易发生各种感染。

(二)血液透析相关感染发病机制

1.血管通路感染

血液透析相关感染发病机制常见于临时性血管通路。在患者进行血液透析时,根据流体力学原理,导管管壁中心部位的血流速度较快,而靠近导管壁的血流速度相对较慢,血浆蛋白有可能滞留并吸附在导管壁上,形成一层血浆蛋白生物膜。细菌通过导管外表面向下转移,或透析时多次连接或分开导管,细菌入侵导管后,便可植入导管内壁血浆蛋白生物膜内,在进行血透时,释放细菌和毒素,导致患者出现感染表现。

2.其他细菌感染

泌尿系统感染主要是血液透析患者的尿量多发生进行性的减少,这样就不容易将尿道和膀胱中的细菌冲洗出去,细菌容易繁殖,最后导致患者尿路感染;呼吸道感染与患者存在肺水肿、透析不充分、体弱卧床、不易咯痰、尿毒症肺损害等有关;血液透析患者长期使用广谱抗生素、激素,抗生素或细胞毒性药物破坏消化道黏膜屏障,可造成肠道菌群失调,易发生消化道感染;患者长期使用激素,皮肤变薄,皮下水肿,易发生皮肤感染。

3.结核感染

血透患者发生结核菌感染的概率比一般人高,主要由于患者细胞免疫功能下降,而宿主主要通过细胞免疫抵御结核菌感染,此外,营养不良也可引起患者免疫功能下降。因此,血液透析患者对结核菌感染的易感性增加。

4.病毒感染

患者免疫功能低下、营养不良,易通过输血及血制品、血透中心的环境污染、注射器(采血或注射)、自身破损皮肤及黏膜接触感染经血传播疾病,特别是患者共用物品的污染而发生病毒感染,如乙型肝炎、丙型肝炎、HIV 感染。

三、危险因素

(一)内源性因素

患者免疫功能低下,伴发严重原发疾病、营养不良、年龄偏大或药物作用,如免疫抑制剂、肾毒性抗生素的不合理应用,都会导致机体易感性增加。

(二)外源性因素

1.血管通路引起的感染

透析属于侵入性操作,穿刺造成的穿刺点损伤、穿刺处皮肤有感染灶、穿刺时皮肤消毒不严、拔针后穿刺点污染、透析间期患者自我保护不当,细菌可经皮肤沿导管通道移行至导管尖端,并容易释放入血液而造成菌血症或脓毒血症。血管通路相关感染是最常见的血管通路相关并发症之一,采用中心静脉导管作为血管通路的患者,其脓毒血症的发病率较自体动静脉瘘高 4.3 倍。

2.透析过程引起的感染

(1)水处理系统:某些细菌在水中特别容易生存,当细菌分解后释放内毒素,特别容易引起患者发热反应,如果对水处理系统不定期冲洗和消毒,这类细菌就能形成生物被膜,保护细菌对抗消毒剂的杀灭作用。一旦细菌及内毒素进入患者血液,会引起患者致热反应,严重的会导致患者死亡。

(2)透析用水、透析液:污染可发生在透析用水生产过程中、透析液存放过程中、透析液配制过程中、透析液使用过程中及盛装透析液容器的污染。透析用水适宜于部分微生物存活,常见的是革兰阴性菌和非结核分枝杆菌,细菌可释放外毒素,同时细菌溶解后产生的内毒素可导致患者出现致热反应。除了微生物,透析用水中还可能存在理化物质,如含有过高的残余氯、无机盐、无机离子、微量元素等,通过弥散或对流作用进入血液,也会出现一系列并发症。

(3)透析机:可存在内部污染和表面污染。透析机内部污染将直接影响透析液的质量,并通过透析过程污染血液;表面污染可通过医务人员手造成交叉感染。

(4)透析器:重点在于复用透析器,肝炎病毒颗粒可通过未被机器察觉的空心纤维小破口进入透析液,通过反渗入血引起患者交叉感染。另外,复用透析器难以做到清洗完全,故透析器复用被很多学者认为是血液透析患者丙型肝炎病毒感染的危险因素。

3.透析环境污染引起的感染

透析室环境卫生学及温度、湿度等不符合要求,环境被污染不能及时进行消毒等都可能导致感染。

4.医务人员违反操作规程引起的感染

医务人员在操作过程中违反无菌操作原则,手卫生依从性低,手卫生方法不正确等,都可能导致患者在接受透析治疗过程中发生感染。

5.一次性医疗用品管理不严引起的感染

一次性医疗用品管理不严引起的感染包括一次性医疗用品购入时把关不严,无国家药品监督部门和卫生行政部门颁发的证件;存放条件不符合要求,导致包装破损、失效、霉变等;一次性医疗用品重复使用。

四、预防与控制

(一)透析室的管理

透析室应达到布局合理、标志清楚,符合功能流程合理、洁污区域分开的要求。开展透析器复用的,透析治疗区、治疗室、水处理等区域应当达到Ⅱ类环境的要求。治疗室和透析治疗区应通风良好,保持空气清新干燥;透析治疗单元的面积不小于 3.2 m²,血液透析床(椅)间距不少于 0.8 m²,水处理间使用面积不少于水处理机占地面积的 1.5 倍。应在工作区域设置手卫生设施,配备防护用品,方便取用。对治疗区墙面、地面定期清洁,发生血液、体液污染时应消毒处理;每一位患者透析结束应更换床单被套和枕套,对物表进行擦洗,有明显污染时及时消毒。

(二)患者的管理

首次透析患者必须在治疗前进行乙肝病毒(HBV)、丙肝病毒(HCV)、人免疫缺陷病毒(HIV)、梅毒螺旋体等感染标志物检查并每半年复查 1 次,保留原始记录并登记,已知阳性患者定期检查。

伴有发热的患者,应提供口罩、速干手消毒剂,条件允许时应单间隔离透析;感染标志物阳性患者应分区分机隔离透析,并配备专门的透析操作用品,护理人员相对固定;对于 HBV 易感患者,应建议其及时接种乙肝疫苗。

（三）医务人员的管理

上岗前接受消毒隔离基本知识培训；经医务人员专用通道进入工作区域；进入工作区域先洗手，正确穿戴个人防护用品；遵守医疗护理常规和诊疗规范，在诊疗过程中应当实施标准预防，并严格执行无菌操作技术规范。每名护士负责操作及观察的患者应相对集中且数量不得超过 5 名；至少有 1 名固定在本中心的技师。

（四）水处理系统的管理

水处理设备必须具备国家食品药品监督管理总局颁发的注册证和生产许可证等；每 6 个月对水处理系统进行技术参数校准；每天对水处理设备进行维护和保养；按照厂家要求或根据水质监测结果及时更换水处理设备的滤砂、活性炭、树脂、反渗膜等；做好维护保养记录。

在反渗水输水管路末端，每月采集反渗水监测细菌总数，不得高于 100 cfu/mL，超过 50 cfu/mL 应提前干预，每季度检测内毒素，应小于 0.25 EU/mL，超过 0.125 EU/mL 应提前干预；每天检测反渗水电导度，不得高于 10 μs/cm；反渗水 pH 应维持在 5～7；每年至少检测 1 次化学污染物浓度；每周至少检测 1 次软水硬度及总氯浓度，钙和镁的浓度应分别低于 2 mg/L 和 4 mg/L，总氯浓度应低于 0.1 mg/L。

（五）透析机和透析器的管理

1. 透析机管理

应具备国家食品药品监督管理总局颁发的注册证和生产许可证等；应处于良好运行状态，每台透析机具备独立的维护档案；每次透析治疗结束后应对机器内部及外表面进行清洁消毒；如果治疗中发生血液污染，应立即消毒。

2. 透析器管理

具有乙肝、丙肝、艾滋病等血源性疾病传播危险的患者透析器应一次性使用，不得复用；对可能通过血液传播的传染病患者不能复用；对复用过程中使用的消毒剂过敏的患者不能复用；每一个复用透析器只能用于同一透析患者。

从事复用操作的必须是经过专业培训的护士或技术人员；操作时做好标准预防，穿抗湿罩袍，戴防护手套、面罩或护目镜，穿防护鞋。复用透析器下机后应立即处置；已消毒的透析器应在贮存区内存放，不得与待处理的透析器混放；透析器的消毒剂残余量应低于最高允许限度。

（曹　芳）

第七节　职业暴露概述

职业暴露是指由于职业关系而暴露在危险因素中，从而有可能损害健康或危及生命的一种情况，称之为职业暴露。而医务人员职业暴露是指医务人员在从事诊疗、护理活动过程中接触有毒、有害物质或传染病病原体，从而损害健康或危及生命的一类职业暴露。血源性职业暴露是指由锐器引起的皮肤损伤暴露或黏膜接触暴露于人体血液或体液，且这一事件的发生是因医护人员履行其职责而导致的。

由于医疗工作的特点，医务人员职业暴露感染血源性传播疾病的风险日益突出。我国 1～59 岁人群乙肝病毒表面抗原（HBV surface antigen，HBsAg）携带率为 7.18％。丙型肝炎的报告例数逐年上升,且多地出现丙型肝炎的暴发疫情。艾滋病流行已进入快速增长期,1985 年我国出现第一例艾滋病患者,至 2011 年底艾滋病病毒感染者和艾滋病患者达 78 万人。我国医务人员面临着严峻的血源性职业暴露感染的危险。

一、职业暴露流行病学

1.暴露后血源性疾病发生率

文献报道,医疗机构工作人员感染乙型肝炎病毒(HBV)的概率比普通人群高 2~3 倍。

健康的医务人员患血源性传染病 80%~90% 是由针刺伤所致,被刺伤的医务人员中护士占 80%。乙型肝炎病毒(HBV)、丙型肝炎病毒(HCV)、艾滋病病毒(HIV)由于污染的针头或锐器传染给被刺伤者。有研究表明,空心、充血的针头刺伤比实心针头或锐器刺伤受感染的危险大,被已感染的患者用后的空心针头刺伤,其发生 HBV、HCV 和 HIV 感染的危险分别是 6%~30%、1.8%~10% 和 0.3%~0.4%。根据美国疾病控制中心(CDC)的报告,美国每年有 8 700 多医务人员因针刺伤而导致职业性感染 HBV;有成千上万的医务人员感染 HCV,其中 85% 转为 HCV 长期携带者;截至 2004 年底,经美国疾病预防和控制中心确认的职业性 HIV 感染有 59 例,感染者中护士 24 人、技术人员 20 人、医生 8 人、其他医务人员 7 人,其中 48 人是由于针刺伤导致的 HIV 感染。有研究表明,临床一线护士 HBV 和 HCV 的感染率达到 18.2%。

2.血源性病原体的传播途径

目前医务人员血源性病原体传播途径主要为针头和锐器伤,其次是血液和体液暴露。医务人员职业暴露带来的最危险的病原体是获得性免疫缺陷病毒(HIV)、乙型肝炎病毒(HBV)、丙型肝炎病毒(HCV)和梅毒等。给医务人员带来危险的病原体的数量和种类远远超出通常认识的病原体的数量和种类,并且在将来还可能增加。20 世纪 80 年代初期人们才认识到 HIV 和 HCV 对医务人员健康和安全带来的严重危险。1984 年首例针刺伤传播 HIV 报道后,人们认识到 HIV 感染的职业危险性。1987 年,美国 CDC 组织发布了"医疗机构中预防 HIV 传播的建议",随后在 1988 年发布了"全球防止 HIV,HBV 型肝炎病毒和其他血源性病原体在医疗机构传播的预防措施"。2004 年我国卫生部颁发了医务人员艾滋病病毒职业暴露防护工作指导原则。实行标准预防措施结合乙肝疫苗接种。

3.职业暴露人群

医务人员发生锐器伤的风险,据美国 CDC 调查显示,每年至少发生 38.5 万次意外针刺伤;我国卫生部 2011 年调查显示,平均锐器伤发生率为 145.7 例/(百床·年),远高于美国 2003 年报告的 30 例/(百床·年)。护理人员及低年资外科医生是锐器伤的主体人群。美国研究显示,皮肤刺伤率最高的人群是外科医生和手术室护士,分别为 9.6% 和 11%,护士皮肤刺伤的危险比外科医生高 2.5 倍。我国的调查显示,护士是发生医疗锐器伤及感染血源性疾病的高危职业群体,针刺伤的发生比例占 57.97%~80%。有报道我国医务人员锐器伤发生率为 6.18%,其中护士的发生率达 8.08%,占暴露人群的 57.97%~60%。在手术室,医生职业暴露占比高达 78.05%。中华护理学会的一项调查显示,护士针刺伤发生率为 80.6%~88.9%,年人均 2.8~3.5,有 36.0%~62.7% 的针刺伤发生在操作后整理用物时。2010 年上海市 69 所医院锐器伤调查,每 100 床年发生锐器伤 59.60 次,锐器伤的平均上报率仅为 3.6%,回套针帽、输液配制、手术缝合、医疗废物处置占 67%。发生锐器伤的主要工作场所是普通病房,其次是手术室。被空心针刺伤占 92.5％,发生锐器伤职业暴露者主要为工龄较短的工作人员,目前我国尚无因职业暴露而发生血源性感染 HIV 的报道。

二、医务人员血源性病原体职业暴露的危险因素

(1)护士短缺,各级综合医院护理人力均明显不足,2003 年我国大陆医护比例为 1∶0.68,护士床位比为 0.4∶1。护理工作量的大小与护理人员被针刺伤的频率多少呈正相关。工作中发生锐器伤职业暴露者主要为工龄较短的工作人员,由于工作经验少、操作不熟练、状态不稳定而发生职业暴露的机会相对较多。

(2)医务人员缺乏自我防护知识与技能。医院职业防护基础设施、设备缺乏,职业防护条件得不到保障,工作中对标准预防措施执行不力,对血液传染性认知不足,自我防护意识普遍较弱。

接触患者血液、体液的操作中戴手套的频率低,55.0％的锐器伤人员未戴手套,仅有6.3％的人戴双层手套。戴手套至少可减少 50％的血量传递。在一项调查中,黏膜的暴露主要是眼睛暴露,调查发生的 38 例血液喷溅眼部,仅有一例使用护目镜。

(3)安全操作规程不规范:不安全的操作导致医疗锐器伤的发生概率高,60.0％的锐器伤发生在锐器使用后处理前和器械使用中。在污染程度较重的情况下,如护士针刺伤多发生在分离注射器、双手回套针帽、处置用过的针头、拔针时误扎到自己及侵入性操作不熟练时。重复套帽导致的锐器伤占 5.8％。手术医生的锐器伤主要发生于手术中,致伤锐器最常见于缝合针,其次为注射针头、手术刀和穿刺针。目前我国从国家层面对锐器伤虽然已经引起了重视,但很多省市尚未建立有效的报告系统。

国内有专家认为,医务人员认识不足,医院管理部门对锐器伤处置不完善,社会制度和相关法律的缺陷,导致了目前报告率普遍较低,医务人员锐器伤后主动报告率仅 8.3％～13.79％。报告率远低于美国 50％的报告率。

三、职业暴露(锐器伤)的危害性

1.身体危害

被污染的针头刺伤后可能使医务人员感染 HIV、HBV、HCV、梅毒等。

2.心理危害

医务人员在受到针刺伤后承受着不同程度的恐惧、焦虑和心理压力,有时还会带来工作行为的改变,尤其是被带 HIV 的针头刺伤。

3.经济危害

根据美国医院管理机构报道,1 例医务人员感染血源性传播疾病后终身约需 100 万美元用于检查、治疗、弥补因病不能工作的损失和作为丧失工作能力的赔偿,即使没有感染,每例针刺伤后相关检查及治疗花费也需 51 ～3 766 美元。

4.社会危害

血源性传播疾病存在着从患者到工作人员和工作人员到患者的双向传播途径。由于HBV 传染力强,目前很多国家已达成共识,限制患有 HBV 的医务人员为患者从事有创性操作。

(曹　芳)

第八节　血源性传播疾病的防护原则

一、防护原则及措施

(一)遵循普遍性防护原则

"标准预防"是预防医护人员经血液传播疾病的最基本和最重要的防护措施。在诊疗操作中应认定所有患者的血液、体液均具有传染性,不论是否有明显的血污,是否接触非完整的皮肤与黏膜,接触这些物质时都应进行隔离。实施双向防护,防止疾病的双向传播,即强调预防疾病从患者向医务人员传播,也防止从医务人员向患者传播。充分利用防护用具和设备,操作时必须戴手套,操作完毕后脱去手套立即洗手,必要时进行手消毒,以减少职业暴露感染的危害性,最大限度地保护医务人员和患者的安全。

(二)标准预防的基本措施

1. 戴手套

接触患者血液、体液/分泌物、排泄物等物质以及被其污染的物品时应当戴手套;医务人员皮肤发生破损,在进行有可能接触患者血液、体液的诊疗、护理操作时必须戴双层手套;操作中如手套破损要立即更换,脱手套前后都要洗手。戴手套至少可减少50%的血量传递。

2. 洗手或快速手消毒剂擦手

手被患者的血液、体液、分泌物、排泄物污染或脱手套或脱隔离衣后,应立即用肥皂和流动水清洗,必要时进行手消毒。手部没有明显的血污时可用快速手消毒剂擦手代替洗手。

3. 预防锐器刺伤

处理所有尖锐物品时,注意安全操作,防止锐器刺伤。手持针头和锐器时,不要让针头和锐器面对自己或他人;在为不合作患者穿刺和注射时,应取得他人的协助;不回套针帽,当必须套回针帽时要采取单手操作;禁止用手直接接触使用后的针头、刀片等锐器。医院提供符合标准的锐器收集容器。

4. 戴口罩

有可能发生血液、体液飞溅污染时,医务人员应当戴具有防渗透性能的口罩、防护眼镜、隔离衣或者围裙等,减少通过破损皮肤和黏膜感染的危险性。

5. 预防针刺伤

标准预防措施中最主要的措施之一是防止针刺伤。

2000年11月6日,时任美国总统的克林顿在白宫签署了世界上首部关于医务人员针刺伤职业暴露防护的国家级法案《针刺安全预防法》。标志着从强调以行为防护到强调以器械防护的防护理念的转变。强制在医疗场所使用安全医疗设备以降低医务人员出现锐器伤和血液接触的国家级法规,医院应选用安全器械以防止或减少医务人员发生锐器伤害。让第一线医务人员参与安全器具的评估和选择,医院应记录安全器具的评价和应用情况。医院坚持记录锐器伤发生情况,记录引起伤害的设备类型以及对每一起事件的情况进行解释。

(三)加强医疗安全教育,提供安全防护用品

研究显示,具有很强安全文化的医疗机构相对于安全文化较弱的医院其伤害报告较少。不仅是因为安全文化强的医院工作环境良好、安全计划有效,更因为管理层通过这些安全计划

向员工表示出了医院对安全的重视态度。因此,应建立医护人员血源性暴露预防委员会,修订针刺伤的有关制度和流程,对医护人员进行岗前教育及血源性疾病的宣教等,特别是护士等特殊人群的防护教育和岗前培训,增强他们对职业暴露危害的认知与重视。

培训教育是一项有效的措施,对医务人员开展多种形式的继续教育,弥补相关理论、知识和技能的欠缺。提高职业安全意识及防范能力。在加强对患者护理安全的同时,护理人员也应该加强自身的安全保障。

(四)应用安全产品和技术

加强对医务人员职业安全的保护,提供必要的防护物品,针对感染的危险因素进行防范,正确实施安全防护措施,预防职业性的健康损害。在临床上推广应用安全产品和技术,如自毁式注射器和安全静脉留置针等;使用无针系统、安全密闭式留针系统,可避免针刺伤害。锐器使用后,保护装置启动。因此在做好职业安全教育的同时,应该注意使用具有安全装置的器械、无针注射等。目前国外使用无针系统及具有安全保护装置的产品,减少针头的使用,使之与针刺伤相关的操作减少了 43%。

提供安全的工作环境及充足的医、护患人员比例,加大资金投入,为医务人员购置和更新手套、眼镜、利器收集盒等防护用品和设备,提供免费疫苗接种;正确使用锐器收集器,个人防护设备。

(五)去除伤害,减少不必要的注射操作

最有效的预防针刺伤的方法是去除伤害,减少不必要的注射操作,能口服的药尽量不要静脉注射,减少伤害。建议应小心仔细地处理锐器,不要对锐器进行毁形;禁止将使用后的一次性针头双手重新盖帽,如需盖帽则只能用单手盖帽,或使用安全的固定回套装置。手术中传递锐器时建议使用传递容器,以免损伤手术相关人员,禁止用手直接接触污染的针头、刀片等锐器。加强医疗废物管理,禁止损伤性废物混入其他医疗废物中,及时清理锐器盒。

职业性暴露血源性病原体感染的危险性与暴露的频率,医院中感染患者的患病率,暴露人员的易感性及个体传播的危险性有关。传播的危险性取决于暴露的方式、接触血量的大小及患者的传染性。

广泛地执行预防策略,如标准预防措施、职业安全教育、较好的锐器处理方法、个体防护装置和使用安全设计的锐器有助于减少锐器伤的危险。

二、经血源性传播疾病暴露后的应急处理流程

做好职业暴露后的紧急处理是预防医务人员职业暴露后血源性病原体感染的关键措施。

(一)局部紧急处理措施

医务人员发生锐器伤后保持镇静,若戴手套应迅速敏捷地按常规脱去手套,立即用流动水冲洗伤口,并在伤口旁端轻轻挤压,尽可能挤出损伤处的血液,同时用肥皂液和流动水不断地进行冲洗;禁止进行伤口的局部按压止血;受伤部位冲洗后,用 75% 酒精或者 0.5% 碘伏进行消毒伤口;被暴露的黏膜,应当反复用生理盐水冲洗干净,避免揉搓眼睛。

(二)主动报告

医务人员发生职业暴露后,应及时报告医院感染管理部门,并登记职业暴露发生的时间、地点及经过;暴露方式;暴露的具体部位及损伤程度;暴露源种类和病毒载量的情况;处理方法及处理经过,并进行暴露后的评估,根据情况实施预防性用药及疫苗接种等。

(三)血清学检测

HBV暴露:应立即检测HBV-DNA、HBsAg、抗-HBs、HBeAg、抗-HBc、ALT和天门冬氨酸氨基转移酶(AST),并在3个月和6个月内复查。HCV暴露:应立即检测抗-HCV,阴性者暴露后12周再次检测抗-HCV。HIV暴露:立即检测HIV抗体及相关检查。

(四)预防用药

若被乙肝、丙肝、HIV阳性等患者血液、分泌物污染的利器损伤,医务人员进行预防性治疗及定期随访。

1. HBV暴露(HBsAg+)

医务人员未接种过乙肝疫苗或接种后无反应,抗-HBs<10 U/L,立即于24 h内注射高效免疫球蛋白1支(400 U),4周再加强注射1支(400 U);完成乙肝疫苗接种(0月、1月、6月),首针最好于伤后24 h内接种。接种乙型肝炎疫苗后有抗体应答者的保护效果一般至少可持续12年。

2. HCV暴露

立即检测抗-HCV,抗-HCV阳性可注射干扰素1个疗程预防,并定期随访。

3. 梅毒螺旋体阳性暴露

梅毒螺旋体阳性者,暴露后及时预防用苄星青霉素240万U,单次肌内注射,青霉素过敏者可选用大环内酯类抗菌药物,定期(暴露后3个月、6个月)进行血清梅毒抗体检查。

(曹　芳)

第九节　HBV职业暴露危险和预防措施

一、HBV流行病学

乙型肝炎病毒(HBV)是一种呈世界性分布、危害严重的传染病。全球约20亿人曾感染HBV,其中3.5亿至4亿人为慢性HBV感染,约占全球人口的6%,每年约有100万人死于HBV感染所致的肝衰竭、肝硬化和原发性肝细胞癌(HCC)。HBV感染呈世界性流行,但不同地区HBV感染的流行强度差异很大。2006年全国乙型肝炎流行病学调查结果表明,我国1～59岁人群乙肝病毒表面抗原(HBVsurface antigen,HBsAg)携带率为7.18%,5岁以下儿童的HBsAg携带率仅为0.96%。据此推算,我国现有的慢性HBV感染者约9 300万人,其中慢性乙型肝炎患者约2 000万例。HBV的抵抗力较强,65℃10 h、煮沸10 min或高压蒸气均可灭活HBV。环氧乙烷、戊二醛、过氧乙酸和碘伏对HBV也有较好的灭活效果。

二、HBV传播途径

HBV是血源传播性疾病,主要经血(如不安全注射等)、母婴及性接触传播。由于对献血员实施严格的HBsAg筛查,经输血或血液制品引起的HBV感染已较少发生;经破损的皮肤黏膜传播主要是由于使用未经严格消毒的医疗器械、侵入性诊疗操作和手术,不安全注射特别是注射毒品等及医务人员工作中的意外暴露。医疗锐器伤是医护人员职业暴露的主要原因。

医务人员被 HBsAg 阳性患者用过的针刺伤皮肤后,在暴露后缺乏预防措施的情况下,HBV 感染的危险性为 30%,并且发展成急性乙型肝炎的危险为 5%。如果暴露源 HBsAg、HBeAg 均为阳性,那么危险就分别增加到 60% 和 30%。HBV 有很高的传染性,乙型肝炎表面抗原(HBsAg)阴性而核心抗体(HBcAb)阳性的患者,无论有无表面抗体(抗-HBs),仍然有较低的传染性。能够传播 HBV 的机体物质包括血液和血液制品,唾液,脑脊髓、腹膜、胸膜、心包和羊膜的液体,精液和阴道分泌物,软组织和器官,以及其他含血的体液。

国外研究表明,内科医生和牙医中每年 HBV 发生率是普通人的 5～10 倍,而外科医生、血液透析和实验室人员要超过 10 倍。标准预防措施结合接种乙型肝炎疫苗的预防性干预措施的实施,使得医务人员中 HBV 感染的发生率在 20 世纪 80 年代和 90 年代显著下降,1983 年医务人员的发生率是一般人群的 3 倍,而 1995 年却比一般人群低 5 倍。

三、职业暴露后 HBV 感染预防措施

医务人员如已接种过乙型肝炎疫苗,且已知抗-HBs≥10 U/L 者,可不进行特殊处理。

HBsAg、HBsAb、HBcAb 阴性的医务人员容易受到乙型肝炎感染。对其易感的医务人员发生 HBsAg 阳性患者的血液、体液暴露后的处理包括主动的预防措施和被动的预防措施。主动/被动的预防措施能提供 85%～97% 的保护。在意外接触 HBV 感染者的血液和体液后,首先紧急处理局部伤口,然后即可按以下方法处理。

1. 血清学检测

应立即检测 HBV-DNA、HBsAg、抗-HBs、HBeAg、抗-HBc、ALT 和天门冬氨酸氨基转移酶(AST),并在 3 个月和 6 个月内复查。

2. 主动预防措施

接种乙型肝炎疫苗是预防 HBV 感染的最有效方法。主动预防措施即全程接种乙肝疫苗,接种三针,三角肌肌内注射,分别在第 0 个月、第 1 个月、第 6 个月完成,成人保护率估计为 88%～95%。最后一针注射一个月以后 HBsAb10～20 mIU/mL 具有保护使用。接种乙型肝炎疫苗后有抗体应答者的保护效果一般至少可持续 12 年。

3. 被动的预防措施

医务人员未接种乙肝疫苗、抗-HBs<10 U/L 或抗 HBs 水平不详者,于暴露后 24 h 内肌内注射 400 U 或 0.06 mL/kg 的特异性免疫球蛋白(HBIG),4 周再加强注射 1 支(400 U),并完成乙肝疫苗接种(0 个月、1 个月、6 个月),首针最好于伤后 24 h 内接种。主动/被动预防措施可提供 85%～97% 的保护。

(曹 芳)

第十节 HCV 职业暴露危险和预防措施

一、丙型肝炎流行病学

丙型肝炎是一种对患者健康及生命危害较大的疾病,50%～80% 的 HCV 感染者发展成为慢性状态,其中 20%～30% 的患者将发展为肝硬化,1.0%～3.0% 的患者在感染 30 年后发

展为肝癌,丙型肝炎是欧美及日本等国家终末期肝病的最主要原因之一。我国丙型肝炎的新发患者数逐年上升,且多地出现暴发疫情。由于 HCV 患者症状隐匿,我国 HCV 感染诊断率及治疗率均低,在人群中存在较多的隐匿传染源。

人群对 HCV 普遍易感,根据 WHO 的报告,全球有 1.7 亿至 2.0 亿的 HCV 感染者。据估计,全球 HCV 感染率为 3.0%,大多数欧洲国家报告普通人群中 HCV 的流行率在 0.5%～2.0%。HCV 的垂直传播更常出现在 HIV/HCV 联合感染的母亲所生的孩子中。在 HCV/HIV 联合感染的患者中,HCV 病毒载量更高,因此携带 HIV 的患者可能有较高的 HCV 病毒载量,增加了职业传播的可能性。

二、丙型肝炎传播途径

HCV 主要是经血液传播,输血或血制品、静脉吸毒、医源性感染和职业暴露等,使用未经规范消毒的内镜、牙科器械、共用注射器针头、血液透析以及医务人员在诊疗护理操作中的职业暴露均为 HCV 医源性传播最重要的途径。15% 的急性 HCV 感染是由于医疗操作导致,13% 是因针刺伤引起。医务人员是 HCV 感染的高危人群,针刺损伤后,感染 HCV 的概率为 0.3%～2.8%。我国针对 5 所医院共 310 个科室进行的调查表明,医务人员 HCV 总感染率为 2.5%,以外科及妇产科为主体,其中 51～60 岁年龄组感染率最高,为 3.2%,远高于普通人群 0.43% 的感染率。

研究发现,HCV 传播的危险性高于 HIV 但是低于 HBV,1987 年以前输入血液或血制品者和静脉吸毒者中 HCV 抗体的流行率高达 70%～90%。1995 年前发表的一些研究表明,职业性血液暴露后 HCV 的平均感染率介于 HIV 和 HBV 之间,所有抗-HCV 阳性的患者都应该被认为是有潜在的传染性。因此,暴露于抗-HCV 阳性患者之后,对暴露的医务人员应及时进行抗-HCV 检测并定期跟踪。

三、职业暴露后的处理措施

1. 局部紧急处理

医务人员职业暴露于抗-HCV 阳性患者后缺乏有效的预防和治疗药物,暴露后感染的危险也不容忽视,因此对于暴露后对局部的及时处理显得非常重要。

2. 抗-HCV 检测

暴露于抗-HCV 阳性患者之后,对暴露的医务人员应及时进行抗-HCV 检测,留取抗-HCV 本底资料。抗-HCV 阳性者进一步检测 HCV-RNA,HCV-RNA 阳性者建议进行干扰素＋利巴韦林标准抗病毒治疗。

抗-HCV 检测阴性,于暴露后 12 周再次进行抗-HCV 检测,并根据检测结果确定是否需要后期跟踪监测。若此时检测抗-HCV 阳性,则需进一步检测 HCV-RNA,HCV-RNA 检测阳性则进行抗病毒治疗;HCV-RNA 阴性者于暴露后 24 周再次检测抗-HCV 和 ALT,并跟踪管理。因目前尚无 HCV 疫苗,对发生职业暴露者应进行密切的跟踪随访。

3. 必要时抗病毒治疗

职业暴露后确认为 HCV 感染者,进行抗病毒治疗,同时应暂时避免进行与有创操作相关的临床工作,直至 HCV-RNA 转阴后恢复其岗位。

4. 报告与隐私保护

医务人员发生职业暴露后及时报告医院感染管理部门,并进行相关信息登记,对于暴露后确定为抗-HCV阳性的医务人员,当事医务人员(检验人员)及相关人员有责任和义务做好当事人的个人隐私保护,勿将其检验结果告知非相关人员。

在医务人员的职业伤害中,血源性暴露是主要的风险之一。由于丙型肝炎的隐匿性,医务人员发生职业暴露后感染HCV的危险性显著增加。为了避免患者及医务人员发生HCV医源性感染,对医务人员进行血源性暴露的培训教育尤其重要。目前,还没有对医务人员有效预防HCV的措施。在美国一所医院的研究中,用定性的反转录酶聚合酶链反应(PCR)检测HCV-RNA被纳入医务人员暴露于HCV的预防措施草案中。

(曹　芳)

第十一节　人类免疫缺陷病毒(HIV)职业暴露预防措施

一、职业暴露后HIV感染的危险性

1984年首例针刺伤传播HIV报道后,人们认识到HIV感染的职业危险性。1997年在世界范围内,有94例医务人员已证实为职业感染HIV,170例可能为职业感染HIV,在职业性HIV感染报道中护士所占的比例最大(52%)。美国CDC报道,截至2010年美国有57名医务人员因职业暴露感染HIV,另有143人可能因职业暴露感染HIV。据估计,全球可能有1 000名医务人员因职业暴露感染HIV。

医务人员被感染的主要方式是血液直接污染破损的皮肤、黏膜或者锐器伤而导致感染的危险性。多数病例与AIDS患者血污染了的空心针头刺伤皮肤有关,仅因HIV污染针头刺伤,HIV平均感染率估计为0.3%。但是,倘若含有较多血液的空心针头,危险性就较高。空心、充血的针头刺伤比实心针头或锐器刺伤受感染的危险大,但血液或体液溅到完整的皮肤上基本没有危险,而溅到破损的皮肤之后HIV感染的危险性为0.3%~0.5%,黏膜表面暴露感染HIV的概率为0.1%。

职业暴露后,HIV传播的危险可能受多种因素影响,职业性HIV感染的危险性除接触血量的多少外,还受患者血液中病毒浓度及所暴露人员的免疫功能影响。AIDS患者血液中HIV的传染性水平明显地高于无症状的HIV患者,晚期AIDS患者的血液中含有较高病毒滴度载量,暴露AIDS晚期患者血液可增加HIV感染的危险性。

目前我国虽无职业暴露感染艾滋病的报道,但暴露事件屡有发生。由于从HIV抗体检测到报告需要一定的时间,所以在诊断明确前,医务人员可能已经与患者的血液、体液分泌物等接触。若医务人员不重视标准预防措施和自我的防护,执行不规范的医疗操作行为和不良个人习惯是造成职业暴露感染HIV的危险行为。目前还没有预防HIV的疫苗。

二、艾滋病流行趋势

从1981年6月13日,美国发现世界首例艾滋病病例,至2011年全球经历了人类免疫缺陷病毒(HIV)30年的流行,美国每年有8万~12万人感染HIV,占美国人口的0.4%;每年的新病例估计为4万人。WHO估计,至2010年底全球HIV携带者有3 400万。中国从1985年出现第一例艾滋病患者,截至2011年底,估计中国存活艾滋病病毒感染者和艾滋病患者达

78万人左右,女性占28.6%;艾滋病(AIDS)患者15.4万人左右,当年新发艾滋病病毒(HIV)感染者4.8万人左右,艾滋病相关死亡2.8万人左右。在78万艾滋病病毒感染者和艾滋病患者中,经异性传播占46.5%,经同性传播占17.4%;经注射吸毒传播占28.4%,其中云南、新疆、广西、广东、四川和贵州6个省(自治区)注射吸毒传播HIV约占全国该人群估计数的87.2%。

经母婴传播占1.1%;经既往有偿采供血、输血或使用血制品传播占6.6%,其中,河南、安徽、湖北和山西4省的估计数之和,占全国该人群估计数的92.7%。异性传播多分布在艾滋病流行较严重的省份,同性传播多分布在大、中城市及流动人口集中的地区。

中国的艾滋病感染率呈上升趋势,医院的医务人员接诊的HIV感染者和艾滋病患者也逐渐增多,普及医务工作者的HIV知识,尤其是职业暴露相关知识尤为重要,医务人员尤其是护理人员已成为因职业感染HIV的一个高危人群。

三、艾滋病职业暴露特点

艾滋病职业暴露是指医务人员从事诊疗、护理等工作过程中意外被艾滋病病毒感染者或者艾滋病患者的血液、体液溅污皮肤黏膜,或者被含有艾滋病病毒的血液、体液污染的针头及其他锐器刺破皮肤,有可能被艾滋病病毒感染的情况。

(1)艾滋病病毒潜伏期很长,HIV感染者从外表无法辨别,却具有传染性。

(2)艾滋病没有特异的临床表现,患者常到各科就医,就诊时不易及时做出正确诊断。

(3)因受歧视,我国艾滋病感染者隐瞒病情就医的情况较普遍,医务人员面对更多的是潜在的传染源,且多发生在普通科室。

因此,医务人员艾滋病职业暴露的风险更大。

四、艾滋病职业暴露防护原则

我国艾滋病患者常常隐瞒病情就医,造成医务人员职业暴露的危险性增加。因此,在日常的医疗护理操作中,应遵循普遍防护原则,将每一位患者均视为可能的传染源,对患者的血液、体液及被血液、体液污染的物品均视为具有传染性的病源物质,防止暴露于其血液或体液。防止暴露于血液或体液最有效的方法是使用安全防护用品、培训教育,执行规范操作、减少针头的使用等。在一些预计发生血液或体液喷溅的情况下,最好使用防水外衣、手套、眼镜或面罩。医务人员手部皮肤破损的情况下,接触患者血液、体液的诊疗和护理操作时必须戴双层手套。

医疗工作中必须注意以下几点。

(1)无论什么情况下,不要把用过的器具传递给别人。

(2)千万不要向用过的一次性注射器针头上盖针头套。不要用手毁坏用过的注射器。

(3)在创口缝合时,要特别注意减少意外刺伤。

(4)把用过的注射器放到专门的锐器收集容器中,统一处理。

(5)勿将锐利废弃物同其他废弃物混在一起。

(6)勿将锐利废弃物放在儿童可以接触到的地方。加强对艾滋病传播途径及自我防护的宣传教育以及相关知识技能的培训,提高预防艾滋病的知识水平及自我防护能力,并持有正确态度,既不能过度恐惧,也不能无所谓。

五、艾滋病病毒职业暴露后的处理措施

（一）局部处理

职业暴露后进行紧急局部处理是预防 HIV 感染的关键措施。

1.血液污染皮肤黏膜

用肥皂液和流动水反复清洗污染的皮肤，用生理盐水反复冲洗黏膜。

2.锐器伤

立即在伤口旁端轻轻挤压，尽可能多地挤出损伤处的血液，同时用肥皂液和流动水进行冲洗，禁止对伤口局部进行按压止血。受伤部位的伤口冲洗后，用 75％酒精或者 0.5％碘伏进行消毒，视伤口大小进行包扎伤口；被暴露的黏膜，应当反复用生理盐水冲洗干净。

（二）暴露级别的评估

发生艾滋病病毒职业暴露后立即组织有关专家对其暴露级别和暴露源病毒载量水平进行评估，根据评估结果确定预防用药方案。暴露后立即使用抗反转录病毒制剂（ARV）能预防或改善感染 HIV 的可能性，暴露后超过 24 h 后，预防效果显著下降。

1.HIV 职业暴露级别分为三级

Ⅰ级暴露：暴露源为体液、血液或者含有体液、血液的医疗器械、物品；暴露类型为暴露源污染了有损伤的皮肤或者黏膜，暴露量小且暴露时间较短。

Ⅱ级暴露：暴露源为体液、血液或者含有体液、血液的医疗器械、物品；暴露类型为暴露源污染了有破损的皮肤或者黏膜，暴露量大且暴露时间较长；或者暴露类型为暴露源刺伤或者割伤皮肤，但损伤程度较轻，为表皮擦伤或者针刺伤。

Ⅲ级暴露：暴露源为体液、血液或者含有体液、血液的医疗器械、物品；暴露类型为暴露源刺伤或者割伤皮肤，但损伤程度较重，为深部伤口或者割伤物有明显可见的血液。

2.暴露源的病毒载量水平

轻度：暴露源为艾滋病病毒阳性，但滴度低、艾滋病病毒感染者无临床症状，CD_4 计数正常者。

重度：暴露源为艾滋病病毒阳性，但滴度高、艾滋病病毒感染者有临床症状，CD_4 计数低者，为重度类型。不能确定暴露源是否为艾滋病病毒阳性者，为暴露源不明型。

（三）实施预防性用药原则

根据暴露级别和暴露源病毒载量水平对发生艾滋病病毒职业暴露的医务人员实施预防性用药方案。

（1）发生一级暴露且暴露源的病毒载量水平为轻度时，可以不使用预防性用药；发生一级暴露，但暴露源的病毒载量水平为重度或者发生二级暴露且暴露源的病毒载量水平为轻度时，使用基本用药程序。

（2）发生二级暴露且暴露源的病毒载量水平为重度或者发生三级暴露且暴露源的病毒载量水平为轻度或者重度时，使用强化用药程序。

（3）预防性用药方案分为基本用药程序和强化用药程序。基本用药程序为两种逆转录酶制剂，使用常规治疗剂量，连续使用 28 d。强化用药程序是在基本用药程序的基础上，同时增加一种蛋白酶抑制剂，使用常规治疗剂量，连续使用 28 d。

预防性用药应当在发生艾滋病病毒职业暴露后尽早开始，最好在 4 h 内实施，最迟不得超

过 24 h;即使超过 24 h,也应当实施预防性用药。

(四)定期血清学检查

艾滋病病毒职业暴露后的第 4 周、第 8 周、第 12 周及 6 个月时对艾滋病病毒抗体进行检测,对服用药物的毒性进行监控和处理,并观察和记录艾滋病病毒感染的早期症状等。

针对当前艾滋病流行的严峻形势和医务人员职业防护现状,应加强医务人员安全培训教育,改变其行为模式,改变观念,自觉执行标准预防措施。同时加强对落实标准预防措施的监督检查;就诊的患者应详细询问病史,对流动人口、吸毒人员等高危人群进行 HIV 快速检测。诊疗护理工作中把标准预防措施贯穿始终。降低医务人员职业危险,最有效的防护措施依赖于风险意识的提高,不断强化安全防护意识,严格按规定处理医疗废物,正确使用安全的个人防护用品,认真执行损伤常规和消毒隔离制度,积极主动地防止职业暴露的发生。

(曹　芳)

第十二节　安全注射

一、安全注射的定义

安全注射是指对接受注射者无害、实施注射操作的医护人员不暴露于可避免的危险、注射的废弃物不对他人造成危害的注射。

二、常见不安全注射现象

使用未经消毒或消毒不合格的注射或穿刺器具,重复使用一次性注射器,连续注射时共用针头或只换针头不换针筒,没有严格执行无菌操作的规定,操作技术不正确,注射的废弃物处理不当。

三、不安全注射现象的危害

不安全注射现象十分普遍。注射是治疗和预防疾病的重要手段,发展中国家及转型国家每年至少进行 160 亿次注射操作。绝大多数(大约 95%)的注射用于医疗,其中 70% 以上为不必要的注射或者可以用口服药物。免疫接种约占全部注射的 3%,其余的则用于其他指征,包括输血和血液制品等。高达 40% 的感染是由不经消毒而重复使用的注射器和针头引起的。

其他不安全的做法,诸如对污染的注射设备的收集和处理不当,都可能使医务人员受到针头刺伤的危险。每年因不安全注射造成的死亡估计为 130 万例,直接医疗费用为年度负担 5.35 亿美元。

不安全的注射是传播血源性病原体的重要途径,这些病原体包括乙型肝炎病毒、丙型肝炎病毒感染和人类免疫缺陷病毒(艾滋病毒),不安全的注射多年后导致发生疾病、残疾和死亡。不安全的注射是发展中国家及转型国家中感染丙型肝炎病毒的最常见原因,每年新发感染病例 200 万,占病例总数的 42%。在全球范围内,几乎 2% 的艾滋病毒感染新发病例是因不安全的注射而造成的。在南亚,以这一方式造成的新发病例可能高达 9%。不经消毒重复使用注射器或针头,还会导致非结核分枝杆菌的感染,注射部位因细菌感染而溃烂,治疗难度比较大。

另外,不安全注射不仅会危害患者,也危害医护人员本身。据世界卫生组织估计,有4.4%的艾滋病病毒感染和39%的乙肝和丙肝感染是医护人员被针刺伤后造成的。因此,不安全注射是经血液传播传染病的主要途径。

四、践行安全注射措施

提高认识,改变医务人员和患者行为。应面向社会宣传安全注射的知识,普及安全注射的政策法规,引导公众树立安全注射的理念。强调不安全注射可能给人们的生命健康带来严重危害,通过宣传让大家知道,减少不必要的注射治疗是防止不安全注射的最好方法。

安全注射关乎生命健康,践行安全注射医务人员责任重大。随着对丙肝病毒,乙肝病毒和艾滋病病毒的认识日益加深,推动了对安全注射设备的需求和安全注射做法。医务人员操作前强化安全意识,熟悉安全操作建议,评估新的安全产品,了解操作选择,遵守操作规范,减少不必要的注射操作。使用自毁式注射器,实施国家有关医疗废弃物管理规定,实施安全注射。

五、针刺伤的预防原则

(1)减少不必要的注射,调整处方和给药途径,能口服的尽量口服,不要肌内注射或静脉注射。

(2)使用安全器具,如通过器具内再设计降低职业暴露风险。如使用后可以用滑帽来屏蔽针头的注射器、使用后针头可以回缩进针筒的注射器等。使用无针注射,无针注射器的原理是超声波原理或高速气流原理,完全杜绝了针刺伤的发生。无针输液系统可以完全避免导管连接所致的针刺伤,如分隔膜无针密闭式输液接头、无针螺口输液器、无针螺口注射器等。

(3)规范使用锐器盒,根据需要选择大小合适的锐器盒,并评估其功能是否良好;锐器盒放置在触手可及的位置,高度以能够看到锐器盒的开口为宜。

(4)使用后的针头禁止毁形、折断、弯曲或手工拔除针头,使用持物钳或固定装置去除针头,锐器盒3/4满时密闭更换。

(5)采取被动安全措施。安全措施分为主动安全措施(防止事故发生)和被动安全措施(意外发生后减小事故后果)。发生针刺伤后启动职业暴露处理程序,紧急伤口处理,报告感染管理部门,进行风险评估,确定感染的危险性、暴露级别及病毒载量水平,确定暴露后预防用药方案。

(曹 芳)

第十三节 呼吸系统感染的预防控制

医院获得性呼吸系统感染是指患者在住院期间由各种病原微生物引起的感染性肺疾病。医院下呼吸道感染在医院感染各部位构成比中占23.4%~42.0%。医院获得性肺炎在院内感染发病率中居第一或第二位,感染病死率居首位。在危重病机械通气患者中,医院内肺炎的发病率最高。

一、病原微生物

医院内下呼吸道感染病原微生物包括细菌、真菌、支原体、衣原体、病毒和寄生虫等,临床上最常见的病原体仍然是细菌,其次为真菌和病毒。70%为革兰阴性杆菌,包括绿脓杆菌、肺炎克雷伯杆菌、不动杆菌和大肠埃希菌;革兰阳性菌如金葡菌特别是耐甲氧西林金葡菌;真菌中以假丝酵母菌多见;厌氧菌、病毒等亦占有一定比例。

近年来军团菌、病毒和真菌感染有增多的趋势,多重耐药菌引起的医院内肺炎在住院患者特别是 ICU 和器官移植患者中的比例逐年上升。不同起病时间及肺炎的不同时期病原菌有明显的差异。

二、危险因素

下呼吸道感染的发生与机体的状况(内源性危险因素)及医院环境(外源性危险因素)直接相关。凡促使病原微生物吸入、损害呼吸道防御功能以及机体免疫功能的因素均属危险因素。

1. 内源性危险因素

高龄(>60 岁)、慢性消耗性疾病、慢性肺部疾病、免疫功能受损、营养不良、意识障碍、原发感染、休克、吸烟者、使用激素、免疫抑制剂、化疗、放疗、不合理应用抗菌药物等。

2. 外源性危险因素

外科手术、气管插管、气管切开或使用呼吸机、使用治疗性仪器,如雾化装置、鼻胃管等,使用抗酸剂及 H_2 受体拮抗剂,长时间住院,住 ICU 病房,环境空气污染(如中央空调长期不清理),医源性交叉感染等。

三、预防控制措施

1. 减少或消除口咽部、胃肠道病原菌的入侵防止内源性感染的发生

(1)营养支持疗法:尽可能采用胃肠营养,肠道营养可最大限度减少细菌通过肠黏膜向肝脏和血液移行,并可维持正常肠道菌群平衡。为了减少反流和误吸,可采用小口径鼻饲管少量持续给予,并定期检查鼻饲管的位置是否合适,调节鼻饲的速度和量,也可将导管直接插入空肠,以避免对胃液的碱化作用。

(2)对患者采取半卧位:对重危和机械通气患者尤其是有吸入危险者,应采取半卧位,控制胃内容物反流。

(3)防治消化道应激性溃疡:提倡应用硫糖铝代替 H_2 受体阻抗剂,以减少下呼吸道感染的发病率。

(4)长时间气管插管的患者应及时清除呼吸道分泌物,对患者行声门下分泌物持续或间断抽吸引流,可显著降低原发内源性菌群所致呼吸机相关性肺炎的发病率,并推迟肺炎发生时间。

(5)重视患者的口、鼻、皮肤和饮食的清洁卫生,保持有定植抵抗力的呼吸道和消化道常居菌群。

(6)对外伤、高危手术患者可采用选择性消化道脱污染,通过应用胃肠道不吸收的抗菌药物杀灭胃肠道条件致病性需氧菌,防止革兰阴性菌和假丝酵母菌在口咽部和胃肠道的定植,避免其移行和易位可阻断内源性感染途径,降低医院内下呼吸道感染的发病率。

(7)应用大环内酯类抗菌药物:可破坏和减少导管表面生物被膜,增加其他抗菌药物的通

透性,减少细菌在生物被膜内定植,从而降低下呼吸道感染的发病率。

(8)合理应用抗菌药物:在药敏结果指导下有针对性地进行选择。

2.切断外源性感染传播途径

(1)严格执行手卫生制度:接触和护理患者前、后,接触气管插管、气管切开及正在使用呼吸治疗设施前、后,或接触同一患者污染的身体部位后均要严格洗手。

(2)接触患者黏膜和呼吸道分泌物时戴手套。

(3)加强对呼吸治疗器械的消毒管理:各种呼吸装置使用后应彻底清洗、高水平消毒或灭菌,干燥保存,避免再次污染。氧气湿化瓶、雾化器、呼吸机湿化器每天消毒并更换无菌水;呼吸机管道每48~72 h更换消毒一次。

(4)严格遵守无菌操作技术:做各项呼吸道操作时认真执行无菌技术操作规程;各种呼吸道治疗器具做到一人一用一消毒或灭菌。

(5)加强病房管理,保持病房空气清洁、新鲜。

3.改善宿主条件、提高免疫力

(1)术前采用各种方法去除患者呼吸道分泌物,术后指导和协助患者多咳嗽、深呼吸和及早下床活动,控制影响患者术后咳嗽、深呼吸的疼痛。

(2)尽早去除呼吸机及拔除气管内插管,或使用无创正压通气。

(3)对呼吸道合胞病毒和耐万古霉素肠球菌感染者或携带者进行隔离,有条件时亦应对耐甲氧西林金黄色葡萄球菌(MRSA)和铜绿假单胞菌携带者进行隔离。

(4)对粒细胞缺陷者和器官移植者可采用保护性隔离。

(5)对特殊人群可试用免疫球蛋白、集落刺激因子、干扰素、抗内毒素抗体、促炎细胞因子拮抗剂等提高机体免疫功能。

四、侵入性操作相关感染及预防

(一)呼吸机相关肺炎

呼吸机相关肺炎(VAP)是指应用机械通气(MV)治疗48 h后或停用机械通气拔除人工气道48 h内发生的肺实质的感染性炎症。

1.病因

机械通气中,患者机体抵抗力低下,常见的感染因素主要包括以下几点。

(1)呼吸道纤毛运动减弱易发生感染。

(2)鼻腔插管容易引起黏膜损伤、局部继发感染。

(3)气管插管患者的声门下与气管导管气囊之间常有严重污染积液,该积液若被误吸可能是感染的重要因素。

(4)环境、物品、呼吸机、湿化液及医务人员的手等外源性因素也是导致呼吸机相关性肺炎的重要原因。

2.临床表现

机械通气患者出现以下的临床表现应考虑发生呼吸机相关性肺炎。

(1)呼吸道分泌物增多并出现脓性改变。

(2)新出现的肺部浸润、动脉氧分压下降及热型改变。

(3)无其他原因解释的临床变化,如左心衰竭、肺栓塞。

3.预防

VAP 的发病率为 $9\% \sim 68\%$，病死率为 $24\% \sim 76\%$，加之 VAP 患者医疗费用较高，因此，采取有效途径预防 VAP 的发生，较治疗更为重要，它具有降低机械通气患者病死率，减少住院时间，减少医疗费用的重大意义。其主要预防措施主要包括以下几点。

(1)严格无菌操作、有效防止致病菌的入侵：①医护人员严格规范无菌操作是最有效的预防措施之一；②保持室内良好通风，对室内空气、所有可再利用物品和医疗器械定时消毒；③加强病房内感染源监测、通报，为用药提供依据；④减少患者外出检查、治疗次数、适时隔离某些特殊感染，减少交叉感染的发生。

(2)积极使用无创通气：急性呼吸衰竭的患者无创通气可用来替代人工气道通气避免感染并发症和气管损伤。有研究显示，经口腔插管呼吸机相关性肺炎发病率低于经鼻腔插管，故应尽量选择口腔插管。

(3)减少误吸：①取半坐位（$30° \sim 45°$）可将胃肠内容物误吸降到最低限度，虽然在一些非常不稳定的患者操作中有些困难，但其确实是一个简单有效的措施；②连续或间断地进行口咽部分泌物吸引，可避免插管患者的分泌物通过气囊造成慢性误吸；③胃肠动力药物的应用可以加速患者胃内容物排空，防止误吸；④注意纠正鼻胃管和胃肠营养所带来的误吸；⑤震荡和转动床的使用可最大限度地降低肺不张发病率，同时促进分泌物的引流及痰液排出。

(4)呼吸环路的正确管理：①呼吸环路是细菌寄居的一个重要部位，目前主张更换时间不要短于 48 h 的间隔，不同患者之间使用时，则要经过严格消毒；②冷凝水是高污染物，应避免倒流入肺，呼吸机的过滤膜要定期更换；③呼吸环路串联雾化器每 24 h 更换，每次治疗后均应消毒冲洗，防止发生交叉感染。

(5)其他预防措施：①合理使用抗菌药物；②保持口咽部洁净；③增强机体免疫力。

(二)气管切开和气管插管相关感染

1.病因

呼吸道的生理结构、功能受到破坏是造成医院感染的主要原因。由于气管插管、气管切开术，患者失去鼻黏膜对吸入空气进行加湿、加温和过滤功能，导致气道黏膜干燥、纤毛运动障碍，感染概率增加。另外，气管插管、气管切开术后患者由于机体抵抗力降低，微生物可趁机在潮湿温暖的口腔内生长繁殖，易导致下呼吸道、肺部感染、口腔感染。

2.临床表现

(1)当患者出现神志改变、发热、咳嗽加剧、痰液增多且黏稠，呼吸频率增快，常提示有感染症状。

(2)白细胞增多或减少，$>10 \times 10^9 / L$ 或 $<4 \times 10^9 / L$，伴或不伴核左移。

(3)肺实变体征或闻及湿啰音。

(4)胸部 X 线片提示新近出现的肺部浸润病灶或间质性病变，伴或不伴胸腔积液。

(5)实验室检查，如细菌培养、血清学检查和抗原检测可作为诊断依据。

3.预防

(1)加强病房环境管理：①开窗通风和空气消毒，保持空气新鲜、洁净及适当的湿度和温度；②严格探视陪伴制度，减少探视人员，患有呼吸道感染疾患者不得进入病房。

(2)注意无菌操作：①气管切开术或气管插管时注意无菌操作，手术器械及用物严格灭菌，并进行常规皮肤消毒，以防止将体表细菌带入气管深部；②在进行护理和治疗操作前后洗手，防止将手上的污染菌传播给患者；③气管内导管应每日更换并进行煮沸消毒，吸痰导管每吸1次更换1根；④雾化器内储水罐中的液体一人一用，雾化器用后消毒。

（3）减少气管黏膜的损伤：气管插管患者的咽、喉、气管黏膜损伤发病率高，损伤部位多位于气管的气囊处、气管后壁及声门下部位，采用一次性无菌气管导管，以确保材料不对气管黏膜产生化学刺激。

（4）正确掌握吸痰技术：①保持呼吸道通畅，及时、彻底地吸出气管内的分泌物。②将患者的头转向操作者的一侧，检查口、鼻腔情况，昏迷患者可用压舌板或张口器帮着张口。一手将导管末端折叠（连接玻璃管接管处），以免负压吸附黏膜，引起损伤；另一手用无菌止血钳夹持吸痰管插入口咽部，然后放松折叠处，先吸口咽部的分泌物，再吸深部的分泌物，吸痰时动作要轻柔、迅速，从深部向上提拉，左右旋转、吸尽痰液。每次吸痰时间不超过 15 s，以免缺氧。③导管退出后，应用生理盐水抽吸冲洗，以防导管被痰液堵塞。

（5）减少口腔细菌的定植：①注意患者周围环境物品及空气等的洁净度；②保持口腔清洁；③尽量选用硫糖铝替代抗酸剂、H_2 受体阻滞剂以减轻对胃酸 pH 的影响，防止胃内细菌定植及逆行，但须预防应激性溃疡。

（曹　芳）

第十四节　泌尿系统感染的预防控制

泌尿系统感染又称尿路感染，是指各种病原体所致泌尿系统的急、慢性炎症。根据感染的部位分为上尿路感染和下尿路感染。泌尿系统感染的发病率高，彻底治愈率低。在我国医院感染中泌尿系统感染占 20.8%～31.7%，仅次于呼吸道感染。而在美国占医院感染的 35%～45%，居医院感染的第一位。

一、病原微生物

医院内尿路感染的病原菌 80% 为革兰阴性杆菌，其中又以大肠埃希菌、克雷伯杆菌以及假单胞菌属为主，其次为革兰阳性球菌，以葡萄球菌和肠链球菌多见。

二、危险因素

1.尿路的器械检查

导尿管和留置导尿管是医院内尿路感染的主要危险因素之一。导尿管菌尿症主要与插管方法、留置导尿时间、密闭导尿系统是否完整及流行因素等有关。无尿道插管史者发生尿路感染者仅为 1.4%～2.9%，暂时使用一次性导尿管后感染率为 1%～5%，而开放留置导尿 4 d以上则为 100%。

2.泌尿系统疾病因素

如泌尿系先天畸形、尿路梗阻、输尿管逆流、尿路结石等皆可引起泌尿系统感染。另外，许多代谢性疾病的肾盂肾炎发病率明显增高。

三、预防控制措施

（1）严格掌握尿路的器械检查及插导尿管的适应证，能通过其他途径达到排尿的患者一般情况下尽量避免使用导尿管。

（2）对有导尿适应证的患者导尿前应根据患者个体情况选择粗细合适的导尿管；导尿时应严格遵守无菌操作规程，插管时动作应轻柔，防损伤尿道黏膜使用一次性的导尿管和集尿系统。

（3）尽量减少导尿管留置时间，每天评估持续性导尿管的必要性，尽可能缩短导尿管与集尿袋的留置时间。

（4）留置导尿管期间需要采集尿标本时，先消毒取样部位，然后再用无菌针穿刺取样。不宜频繁进行尿细菌检测。

（5）留置导尿患者应加强会阴部护理，保持外阴和尿道口的清洁，可用 0.1%新洁尔灭从尿道口开始向外进行擦洗。不提倡冲洗导尿管和更换导尿管，尿管若有阻塞应立即更换，不能采用膀胱冲洗的方法进行疏通。

（6）严格导尿管管理，保持集尿系统密闭性。多饮水，勤排尿，以冲洗尿路，避免细菌繁殖。

四、导尿相关感染及预防

在医院尿路感染中，与导尿有关的菌尿症可占 37.3%～56%，是医院感染的主要危险因素。

1.病因

导尿或留置导尿管的患者中，20%～60%的患者有尿路感染，其中 80%与导尿相关。尿管菌尿症细菌的入侵途径主要有 3 个方面。

（1）导尿时，无菌操作不严格而污染导尿管或将尿道外口周围细菌种植于膀胱。

（2）细菌可沿导管内腔上行而感染膀胱，细菌主要来自集尿袋及收集系统，尤其见于开放式留置导尿管患者。

（3）导尿管与尿道黏膜之间存在空隙，在此间隙之间有一层较薄的尿道分泌物，细菌在黏液中生长繁殖，并上行感染膀胱。

2.临床表现

患者出现尿频、尿急、尿痛等尿路刺激症状，或有下腹触痛、肾区叩痛、伴或不伴发热，或者排尿困难、血尿、尿液浑浊。但是，尿路感染的诊断，常不能依靠临床症状和体征，而要依靠实验室检查，特别是细菌学检查。

3.预防

导尿是医院内感染的重要因素之一，应严格掌握导尿和留置导尿管的适应证，并采取措施预防导尿管所产生的尿路感染。防止导尿和留置导尿管所致的医院内尿路感染，如下所示。

（1）严格掌握导尿和留置导尿管的适应证，尽量避免插导尿管。

（2）严格无菌操作，防止尿路感染。

（3）选择适合于尿道腔内径的导尿管，注意插管动作要轻柔、准确、以免损伤尿道黏膜。应限制导尿的持续时间，尽量避免长期留置导尿管。应保持尿道口清洁、干燥，减少细菌侵入尿道，每日用消毒液棉球消毒尿道口和外阴 1～2 次。如果分泌物过多，可用 0.02%高锰酸钾溶液清洗，然后用消毒液棉球消毒；每日更换引流管及集尿袋，每周更换导尿管一次，及时放出集尿袋内尿液并记录，倾倒尿液时不可将引流管末端抬高，（需低于耻骨联合）以免造成逆行感染。

（4）导尿管应保持引流通畅，防止受压、扭曲和堵塞。

（5）自导尿管引流至储尿袋，应使用一次性密封式集尿系统，除因梗阻需要冲洗外，任何时候均不宜任意将引流管道与导尿管脱离，若需冲洗，可采取密封式装置，切勿使用开放式装置。

（6）引流管道不宜太长，以患者翻身不致拉扯太紧或接头脱落为宜。

（7）导尿管和引流管及集尿袋均为一次性使用，不宜重复使用。

（曹　芳）

第十五节　消化系统感染的预防控制

消化系统感染为常见的院内感染，主要包括感染性腹泻、胃肠道（食管、胃、小肠、结肠、直肠）感染、经消化道感染的病毒性肝炎。消化系统感染可散发亦可流行，主要与饮用食物被污染有关。

一、感染性腹泻

医院获得性感染性腹泻是指住院患者在医院发生的急性感染性胃肠炎。感染性腹泻属散发性发病，细菌性食物中毒发病集中，常以暴发和集体发作形式出现，但其临床表现与感染性腹泻相同，可视它为感染性腹泻的一种类型。

1. 病原微生物

引起医院感染性腹泻的病原菌有细菌、病毒、真菌、原虫等。较常见的有沙门菌、志贺菌、大肠埃希菌、耶尔森菌、艰难梭菌、空肠弯曲菌、轮状病毒、白色念珠菌、隐孢子虫等。总体上发病率居首位的是细菌性痢疾和轮状病毒感染，第二位是大肠埃希菌感染，第三位是空肠弯曲菌及沙门菌属感染。感染源主要来自患者、陪住者以及带菌者。医护人员不严格洗手、医疗器械消毒灭菌不严以及医院内食物污染也是重要感染来源。此病为接触传播，主要靠粪—口传播。

2. 危险因素

（1）内在因素：①免疫防御功能损伤，如骨髓移植患者有 40％发生消化系统感染；②胃酸浓度降低或缺乏，如应用抗酸药或胃切除术后感染危险性显著增加；③胃肠动力降低和正常肠道菌群改变。

（2）外在因素：凡能改变和导致病原体避开宿主防御功能或增加细菌定植的外界因素，均可使其获得感染的危险性显著增高，如接受放射治疗可使免疫功能降低，接受气管插管、内窥镜等侵入性诊疗措施，可直接将外界的微生物带入体内，并不同程度地损伤胃肠道的防御屏障。

3. 感染诊断

（1）临床诊断：符合下述三条之一即可诊断。①急性腹泻，粪便常规镜检白细胞≥10 个/高倍视野；②急性腹泻，或伴发热、恶心、呕吐、腹痛等；③急性腹泻每天 3 次以上，连续 2 d，或 1 d 水样腹泻 5 次以上。

（2）病原学诊断：临床诊断基础上，有下列情况之一即可诊断。①粪便或肛拭子标本培养出肠道病原体；②常规镜检或电镜直接检出肠道病原体；③从血液或粪便中检出病原体的抗原或抗体,达到诊断标准;④从组织培养的细胞病理变化(如毒素测定)判定系肠道病原体所致。

4.预防控制措施

(1)加强对住院患者、家属、陪护、医院工作人员进行饮食卫生及预防肠道传染病的宣传教育工作,有效的洗手是控制感染性腹泻最有效、最简单的措施。

(2)加强消化道诊疗器械的消毒管理,做各项侵入性操作时严格无菌操作规程。

(3)加强对感染性腹泻患者的隔离,并要对其排泄物及其容器等严密消毒,同时要做好随时消毒和终末消毒。

(4)医务人员、食堂工作人员、配膳员等一旦出现急性腹泻,应立即暂时调离与食物和直接与患者接触的岗位,直至临床症状消失,两次大便培养阴性(间隔 24 h 以上)方可恢复工作。

(5)一旦发生感染性腹泻的暴发流行,应立即进行流行病学调查及管理。对患者及可疑者进行隔离和医学观察,积极治疗患者,对污染环境和可疑传播途径进行消毒处理,特别要做好手的清洁与消毒,采取保护易感人群等综合性防治措施。

二、急性病毒性肝炎

急性病毒性肝炎是多种肝炎病毒引起的传染性疾病,以肝脏炎症和坏死为基本病理特征。病情严重程度从无症状到重症肝炎个体差异很大。少数演变成慢性肝炎、肝硬化,尚可转变为原发性肝癌。

医院内急性病毒性肝炎主要源于亚临床感染及病毒携带者(包括患者和医务人员)造成的污染和传播。

目前发现 7 种肝炎病毒,其中己型和庚型病毒分别于 1994 年和 1995 年发现,对其了解尚少。

乙型、丙型、丁型和庚型肝炎的传播途径主要为血液与体液。

(一)流行病学

1.传染源

甲型肝炎的传染源为急性期及亚临床感染者,以粪便传染性最大,而发病前 2 周和起病后 1 周内传染性最强。其病毒血症仅出现于黄疸前 2～3 周,黄疸出现后血液通常无传染性。戊型肝炎的传染源主要是患者和亚临床感染者,于潜伏期末和发病初期传染性较强。

2.传播途径

甲型和戊型肝炎的传播途径均为粪—口传播。粪便中病毒污染食物是引起暴发流行的主要传播方式,日常的接触性传播可引起散发性发病。

(二)危险因素

(1)易感者甲型肝炎患病后产生保护性抗体可终生免疫,并由母体经胎盘传给胎儿,但出生后 6 个月抗体逐渐消失而成为易感者。非流行区患者对甲型肝炎病毒普遍易感。戊型肝炎感染后获得性免疫仅 1 年左右,故普遍易感。

(2)食用或接触被肝炎病毒污染的食品或用品。

(3)接受内窥镜检查。

(三)感染诊断

1.临床诊断

有输血或应用血制品史、不洁食物史、肝炎接触史,出现下述表现:发热,厌食,恶心、呕吐,肝区疼痛,黄疸。

2.病原学诊断

在临床诊断基础上,血清甲、乙、丙、丁、戊、庚等任何一种肝炎病毒活动性标志物阳性。

(四)预防控制措施

1.加强传染源管理和清除

(1)对患者进行隔离,甲型、戊型肝炎患者自发病之日起隔离3周。对集体机构密切接触者应予医学观察,甲型、戊型肝炎接触者观察45 d。

(2)对无症状的病毒携带者加强管理,不允许其从事饮食和托幼工作,同时注意诊疗器械和日常用品分开使用,并做好使用后的灭菌消毒。

(3)若发生医院内急性肝炎暴发流行,应全力找出传染源,加以清除和阻断。

(4)积极治疗患者也是控制传染源的重要步骤。

2.切断传播途径

(1)建立健全卫生措施,养成良好卫生习惯,饭前便后洗手;提倡分食制和公筷制。公用餐具要严格消毒。

(2)做好水源保护、粪便无害化处理。加强饮水卫生的监督与检查,重点加强对营养室的食品采购、烹调、供应等卫生管理制度的落实,炊事员和配餐员必须定期体检包括各类肝炎标志物检测。

(3)加强消化道诊疗器械的消毒管理。

3.保护易感人群

甲型肝炎流行期间接触者早期(不超过接触7~14 d)注射丙种球蛋白0.02~0.05 mL/kg,可防止其发病,尤其是儿童。易感人群注射甲型肝炎病毒灭活疫苗或减毒活疫苗,具有一定保护作用。

三、内镜相关感染及预防

内镜作为一种侵入人体腔内的诊疗器械,在疑难疾病的诊断甚至在重症患者的抢救等方面,均发挥了重大作用。由于内镜的构造精细、复杂,材料特殊,不能耐受高温高压消毒等原因,不易达到消毒灭菌要求。因内镜消毒灭菌不严、操作不当引起的相关感染亦逐渐成为被关注的问题。常见的内镜相关性感染有肺部感染、胆道感染、切口感染、尿路感染、腹腔感染、盆腔感染、菌血症、败血症、肝炎等。

1.病因

从国内外报道看,内镜相关感染的感染率比较低,但应注意的是,因监测不全、无症状感染、感染潜伏期长及难以追踪等因素的影响,内镜相关感染的实际感染率将更高。

(1)清洗消毒不规范:对内镜消毒前的清洗不够重视,没有使用流动水清洗内镜,没有采用酶液浸泡、冲洗,致使镜钳孔细菌检出率高。

(2)消毒剂选用不当:临床上根据消毒目的不同,通常将内镜分为几类:①经外科切口进入正常无菌组织的内镜,如腹腔镜、关节镜等,必须经过灭菌处理确实达到无菌后才能使用;②经自然孔道进入相对无菌区并与黏膜接触的内镜,如胃镜、喉镜、支气管镜等,必须进行高效消毒剂消毒后才能使用;③经污染孔道进入人体正常菌群定植部位的内镜,如结肠镜等,应消毒后使用。

（3）清洗消毒时间过短：由于临床患者多，而内镜的数量有限，致使前后患者检查间隙时间仅为几分钟，这是国内内镜污染最为主要的原因之一。

（4）自动清洗机污染：主要为清洗机设计与使用不当所致。

（5）消毒后再污染：因消毒后冲洗液污染或过夜前未干燥内镜的腔道，致使细菌在潮湿的内镜大量繁殖。

（6）手术损伤：在进行内镜诊治时，操作不慎或手术本身的损伤，使受检部位受损，可致继发感染或暂时性的菌血症。

（7）宿主存在易感因素：如受检者合并糖尿病、贫血、恶性肿瘤、肝硬化等，使机体免疫功能下降，易发生感染。

2.感染诊断

接受内镜诊疗的患者，在诊疗前未有感染也不处于感染的潜伏期，而在内镜诊疗48h后或是自接受内镜诊疗时起超过平均潜伏期后发生的相应内镜诊疗部位、器官或系统的感染。

3.预防

（1）内镜检查前确定有无感染性疾病。

（2）每日清洁消毒桌面、地面及可能被污染的物体表面，并保持良好的空气质量。

（3）做好内镜的清洁消毒，严格按照卫计委下发的《内镜清洗消毒技术操作规范（2004年版）》进行内镜的清洗消毒，保证消毒质量及活检钳和进入人体无菌组织或器官的内镜的灭菌质量。

在内镜的清洁消毒时应特别注意并做到以下几点。

1）每日做首例内镜诊疗前，必须对内镜进行重新消毒灭菌工作。

2）在手工和自动消毒前，内镜及其所有管道必须进行精细的手工清洗。

3）整个内镜及其所有管道的消毒必须采用高效的消毒或灭菌。

4）定期测定消毒液的有效浓度，以确保使用时消毒液的浓度在最低有效浓度之上。

5）消毒后应充分冲洗内镜，以除去镜内的消毒剂。

6）消毒后的内镜，贮藏前必须先干燥，再悬挂保存在无菌柜内。

（4）做内镜治疗或手术的工作人员必须按手术室要求着装、洗手，严格执行无菌技术操作，避免污染导致的医源性感染；按手术要求做好患者的准备，避免患者自身细菌移位导致的医院感染。

（曹　芳）

第十六节　中枢神经系统感染的预防控制

中枢神经系统感染包括各种病原体所致的脑膜炎、脑炎、脑脓肿、脊髓炎、椎管内感染以及各种颅脑手术部位的感染。医院内发生的中枢神经系统感染以细菌性脑膜炎最常见。

发病率虽然低，但病情严重，若未能早期诊断及治疗则预后严重，病死率高，且其存活者中35%～50%有不同程度后遗症。

一、病原微生物

医院中枢神经系统感染的病原体多来自自身正常寄生菌的移位、病灶扩散及潜在感染活化，也可来自外环境。医院中枢神经系统感染的病原体，3/4 以上为革兰阴性杆菌和葡萄球菌属，其不同部位及不同人群的感染优势不同。婴幼儿在肺炎的基础上发生者多为肺炎球菌；介入性操作所致者半数以上为革兰阴性杆菌；新生儿脑膜炎中，以大肠埃希菌和表皮葡萄球菌多见；在脑室—腹腔引流术后，金黄色葡萄球菌引起的局部浅表感染最常见；长期应用广谱抗生素、营养状况差、糖尿病及输注性感染者可发生真菌感染。

二、危险因素

1. 中枢神经系统的感染途径

(1)菌血症或远处部位感染的血行扩散：这是新生儿、婴幼儿、老年人、糖尿病患者、心内膜炎患者常见的感染途径。

(2)邻近感染病灶迁延：常见为耳源性感染，中耳炎的细菌可通过炎症破坏的骨板岩鳞缝和脑膜相通的血管侵入，也可通过淋巴管扩展到脑膜；筛窦炎时细菌可通过神经鞘感染脑膜。

(3)颅脑外伤和脊髓损伤：脑脊膜屏障被破坏后，外界和受损部位的细菌可直接进入中枢神经系统。

(4)侵袭性操作和手术：包括手术、脑室穿刺、脑室引流、鞘内注射等可通过器械、医务人员的手等直接带入。

(5)潜在性感染的病原体被激活：如单纯疱疹病毒、水痘-带状疱疹病毒等病原体具有造成宿主持续性感染且有能被激活的特点。造成潜在性病原体活化的因素很多，其中主要与宿主免疫调控有关。血清学试验和原位杂交技术研究发现，人类免疫抑制能使潜在性单纯疱疹病毒序列复制。

2. 危险因素

(1)神经外科患者：特别是头部外伤患者，是高危人群。患者有意识障碍、多次手术、术前存在感染、急诊手术、外伤后清创不彻底、手术时间＞4 h、留置导管、脑脊液漏等均为中枢神经系统感染的危险因素。

(2)接受神经系统侵入性诊疗操作：医院内中枢神经系统感染中 3/4 的病例是由于侵入性诊断治疗累及了中枢神经系统，直接破坏脑膜屏障所致。

(3)新生儿及老年人：免疫功能不健全或受损，慢性病如糖尿病等。

三、感染诊断

中枢神经系统感染的诊断依感染的类型和部位不同而有不同的标准。

(一)细菌性脑膜炎、脑室炎

1. 临床诊断

患者出现下列情况之一即可做出临床诊断。

(1)发热、颅内高压症状(头痛、呕吐、婴儿前囟张力高、意识障碍)之一、脑膜刺激征(颈抵抗，布，克氏征阳性，角弓反张)之一，脑脊液炎性改变。

(2)发热、颅内高压症状、脑膜刺激征及脑脊液白细胞轻至中度升高，或经抗菌药物治疗后症状体征消失，脑脊液恢复正常。

（3）在应用抗生素过程中，出现发热、不典型颅内高压症状体征、脑脊液白细胞轻度增多，并具有以下情况中的一种。

1）脑脊液中抗特异性病原体的 IgM 达诊断标准，或 IgG 呈 4 倍升高，或脑脊液涂片找到细菌。

2）有颅脑侵袭性操作（如颅脑手术、颅内穿刺、颅内植入术）史，颅脑外伤或腰椎穿刺史。

3）脑膜附近有感染灶（如头皮切口感染、颅骨骨髓炎等）或有脑脊液漏。

4）新生儿血培养阳性。

2.病原学诊断

临床诊断基础上，符合下述三条之一即可诊断。

（1）脑脊液中培养出病原菌。

（2）脑脊液病原微生物免疫学检测阳性。

（3）脑脊液涂片找到病原菌。

（二）颅内血肿（包括脑血肿、硬膜下和硬膜外血肿等）

1.临床诊断

符合下述两条之一即可诊断

（1）患者出现发热、颅内高压症状之一，颅内占位体征（功能区定位征），并具有 CT 扫描、脑血管造影、核磁共振扫描、核素扫描等影像学检查证据之一。

（2）经外科手术证实即可诊断。

2.病原学诊断

临床诊断基础上，穿刺脓液或组织活检找到病原体，或细菌培养阳性。

（三）椎管内感染

1.临床诊断

患者出现发热、有神经定位症状和体征或局限性腰背痛和脊柱运动受限，并具有下列情况之一：①棘突及棘突旁有剧烈压痛及叩击痛；②神经根痛；③完全或不完全脊髓压迫症；④脊髓 CT、椎管内碘油造影、核磁共振成像、X 射线片、脑脊液蛋白及白细胞增加并奎氏试验有部分或完全性椎管梗阻。

2.病原学诊断

手术引流液细菌培养阳性。

四、预防控制措施

（1）仔细检查患者有无头面部化脓病灶，如有应及时清除感染病灶，防止感染蔓延。

（2）对住院患者应预防和治疗其败血症，以防血源性感染；控制化疗药物和免疫抑制剂的使用，积极改善和提高患者的防御功能。

（3）颅脑手术及各种侵入性操作应严格无菌操作技术，包括手术前皮肤的准备、手术器材灭菌及外科洗手和环境物品消毒，其卫生学标准及灭菌效果符合要求。

（4）对于开放性颅脑外伤扩创较晚者、手术野与鼻旁窦或中耳相通的污染手术、颅底骨折有脑脊液漏者、手术复杂、手术时间超过 4 h 者应在围术期应用抗菌药物。神经外科围术期应用抗生素与单纯术后应用相比，前者能明显降低中枢神经系统感染的发病率。

（曹　芳）

第十七节　血液系统感染的预防控制

血液系统感染包括血管相关性感染、输血相关性感染等。

一、血管相关性感染

血管相关性感染是指由于血管内放置器械或留置导管而引起的局部或全身急性感染。

(一)病原微生物

血管相关性感染的病原菌以表皮葡萄球菌、金黄色葡萄球菌、大肠杆菌等多见,在使用静脉高营养时的感染,以白色假丝酵母菌常见。流行病学资料显示,增长最快的 4 种病原菌为凝固酶阴性葡萄球菌、假丝菌属、金黄色葡萄球菌和肠球菌。致病菌有 4 种可能的来源,即皮肤插管部位、导管接头、其他感染灶的血行播散及静脉输液的污染。约 50% 的感染来自皮肤,40% 来自污染的接头。

(二)危险因素

1.患者因素

(1)年龄因素:婴幼儿(<1 岁)或老年人(>60 岁)可增加感染的风险。

(2)免疫功能低下:如接受放射治疗、化学治疗的肿瘤患者,血中性粒细胞减少者均是促进感染的独立危险因素。

2.导管相关因素

(1)导管本身特性:不同材料的导管感染的风险不同,使用组织相溶性差或制作粗糙的导管增加感染的风险。

(2)置管部位不同:置管部位感染的风险由大到小依次为股静脉、颈内静脉或肢体外周静脉、锁骨下静脉。

(3)置管时间:插管留置时间越长,发生感染的风险越大。

3.其他因素

(1)插管技术及消毒:操作者插管技术越好,感染率越低。插管时采用最大无菌屏障隔离(操作者戴帽子、口罩、手套、穿无菌衣、铺皮肤大铺巾)较仅戴手套和铺皮肤小铺巾感染率低。

(2)导管和输液系统的密闭性:破坏导管和输液系统的密闭性也是感染的危险因素,导管和输液系统开放的次数越多,导管与输液器连接处污染的可能性越大,发生感染的风险越大。

(3)输入液体性质:输入高渗性液体及某些对血管刺激性强的药物时,有利于细菌的生长及血栓形成,易发生感染。

(4)置管部位:皮肤穿刺置管部位污染、破损引起血源感染和输液污染,均可造成血管相关感染。

(三)感染诊断

1.临床诊断

符合下述三条之一即可诊断。

(1)患者静脉穿刺部位有脓液排出,或有弥散性红斑。

(2)沿导管的皮下走行部位出现疼痛性弥散性红斑(除外理化因素所致)。

(3)有血管介入性操作,出现无其他原因可解释的发热>38℃,局部有压痛即可诊断为血管相关性感染。

2.病原学诊断

导管尖端培养和(或)血液培养分离出有意义的病原微生物。

(四)预防控制措施

(1)严格掌握适应证,尽量避免导管插入。

(2)加强对医护人员进行防治血管内留置导管感染的教育培训,建立并完善中心静脉插管、静脉高营养及外周静脉操作规范。

(3)导管的选择应尽量选用质地柔软、口径相宜、富有弹性、刺激性小的硅胶管。增大导管的管腔会增加感染的危险性,如有可能尽量使用单腔导管。有些高危人群可选用抗菌物质包被的导管,以降低导管微生物定植和导管相关性感染的发病率。

(4)认真进行皮肤准备,严格无菌操作,导管插入和护理要保持高水平的无菌状态,插管时必须戴口罩、帽子、无菌手套和穿隔离衣,并要求按外科洗手法洗手或用消毒剂擦手。

(5)保持导管通畅和其密闭性,尽量减少导管与输液器之间的开放次数,以免接头污染增加感染机会;尽量减少导管在血管内的长度及缩短留置时间,并进行良好的导管固定。

(6)置管部位最好选择感染风险低的锁骨下静脉或 PICC 置管,尽量避免股静脉穿刺。置管时应采用皮肤穿刺法置入导管。导管部位覆盖的敷料更换时应严格遵守无菌技术。

(7)如果局部发生感染或发生静脉炎,应立即拔除导管。

二、输血相关性感染

输血是现代临床医学中不可缺少的治疗手段。随着用血量的增加,输血相关性感染的机会也大大增加,为此,1978 年美国 CDC 在医院隔离技术中增加了血液/体液隔离预防措施,这类疾病除输血传播外,还可通过器官移植、牙科操作、血液透析、意外针刺事故等方式传播。

(一)流行病学特点

目前已知的可以通过血传播的感染有病毒性肝炎、艾滋病、巨细胞病毒感染、EB 病毒感染、节肢动物传播的病毒感染、登革热、成人 T 细胞白细病、梅毒、回归热、鼠咬热、钩端螺旋体病、疟疾、弓形虫病、巴贝虫病和菌血症等。输血相关感染的原因有:①血源本身带有感染因子;②血液在进入受血者体内前,各个操作环节都可能受到来自环境、器材和工作人员携带的病原体污染。

(二)常见的输血相关性感染

1.输血后病毒性肝炎

在众多输血传播性疾病中,输血后肝炎最为多见,发病率为 $7.6\% \sim 19.7\%$。通过输血传播的病毒性肝炎有乙型、丙型、丁型和庚型病毒性肝炎。

乙型肝炎从起病前数周开始直至急性期、慢性期和病毒携带期整个过程中均有传染性,其传染性大小与病毒复制指标是否阳性有关。丙型肝炎于起病前 12 d 即有传染性,急慢性期均有传染性。丁型肝炎患者传染性与乙型肝炎相同。乙型肝炎普遍易感,凡未感染过丙型肝炎的人群对丙型肝炎易感,不同丙型肝炎病毒株之间无交叉免疫。丁型肝炎病毒依赖乙型肝炎病毒生存,因此,丁型肝炎易感者为 HBsAg 阳性者。乙型、丙型和丁型肝炎除血液传播外,也可经体液途径传播。输血及血制品、注射器污染、手术和口腔科器械消毒不严等是引起医院内病毒性肝炎的最常见原因。

2.艾滋病

艾滋病是由人类免疫缺陷病毒(HIV),即艾滋病毒引起的获得性免疫缺陷综合征。健康人受艾滋病毒感染后有 30%～70% 在 2～4 周内发生由病毒血症引起的急性期感染症状,此后需经 2～10 年或更长的无症状期后才发生以机会性感染和肿瘤为主要病变的艾滋病。美国输血性艾滋病占艾滋病的 1.7%。输注全血、红细胞、白细胞、血小板、血浆、凝血因子等均可传播 HIV。

3.巨细胞病毒感染

输血后感染多发生在免疫功能低下的宿主中,如早产儿、器官移植受体等。

4.弓形虫感染

弓形虫系寄生于人体和多种动物组织细胞内的原虫,可通过输血而传播。我国献血员的弓形虫感染率约 4%,输全血或白细胞可获得感染。

5.输血疟疾

感染疟原虫后可导致无症状疟原虫携带状态,即血液中可含有处于潜伏期的红细胞内期疟原虫,当输用这种血时可发生输血疟疾。在高疟区,人群中有一定数量的无疟疾发作史的带虫者,当成为献血员时即可传播疟疾。

6.菌血症

库存血的常见污染菌为大肠杆菌、副大肠杆菌、绿脓杆菌、变形杆菌等革兰阴性杆菌,少数为革兰阳性菌和厌氧菌。污染血放置 12～24 h 就可以有大量细菌生长,输入 10 mL 即可有反应,输入 20 mL 即可引起死亡。

7.附红细胞体病

本病为人畜共患传染病,病原为立克次体;当人体感染后,感染的红细胞比例达到一定程度可出现进行性贫血。

8.人类 T 细胞白血病

由人类 T 细胞白血病病毒Ⅰ型引起,在感染的人群中只有 1% 的人经过潜伏期才发生白血病。

(三)感染诊断

1.临床诊断

必须同时符合以下三种情况才可诊断。

(1)从输血至发病,或输血至血液中出现病原免疫学标志物的时间超过该病原体感染的平均潜伏期。

(2)受血者受血前从未有过该种感染,免疫学标志物阴性。

(3)证实供血员血液存在感染性物质,如血中查到病原体、免疫学标志物阳性、病原、DNA 或 RNA 阳性等。

2.病原学诊断

临床诊断基础上,必须符合下述四种情况中的一种即可诊断。

(1)血液中找到病原体。

(2)血液特异性病原体抗原检测阳性,或其血清在 IgM 抗体效价达到诊断水平,或双份血清 IgG 呈 4 倍升高。

(3)组织或体液涂片找到包涵体。

(4)病理活检证实。

(四)预防控制措施

1.加强行政管理

预防输血相关性感染的重点在于加强对献血者的管理,大力推广无偿献血。世界卫生组织提出的安全输血战略首先强调要建立布局合理的采供血机构体系,从来自低危人群的志愿无偿献血者中采血。

2.筛选献血员

在无偿献血的前提下,需详细询问病史,旅游史和生活习惯,以排除高危人群供血,更应对献血员做有关血清学检查。目前我国要求作为常规筛检项目有 HBsAg、抗-HCV、抗-HIV-1/2 及梅毒血清学检查。所采血液留标本复检上述项目,要求使用与初检不同批号的试剂。

3.重视临床输血工作,加强血液应用环节操作的规范化管理

临床上降低输血相关性感染的最直接而有效的方法就是节约用血,提倡成分输血和自身输血。建议临床尽量不输 3 d 以内的新鲜血,一些感染因子在 4 ℃环境中保存一定时间后即失去活性或不再有感染能力。如当天的新鲜血,在 1 d 之内来不及做病毒标志物的初检和复检项目,故有感染发生的危险;在 4 ℃环境下保存的血液苍白密螺旋体于 24～48 h 后即失去活性;保存 48 h 以上的血液可减少输血相关巨细胞病毒的传播。

4.对血液和血制品的病毒灭活处理

对血液和血液制品的病毒灭活处理可提高输血的安全性,用液体加热法,有机溶剂或去污剂法等能灭活血制品中 HBV、HCV、HIV 等病毒。

5.保护易感者

(1)严格掌握输血和血制品使用指征。

(2)需经常接受输血或血制品治疗者应接种乙型肝炎疫苗,肌内注射免疫球蛋白。

(3)在疟疾流行区,受者可在受血同时接受全疗程抗疟疾治疗。

(4)医务人员要注意自身防护,在医疗操作中防止受伤,接触有可能污染的血液或体液时应戴手套。

(5)发生误输感染性血液或血污染的针刺及意外伤害的处理:立即抽检肝炎血清学标志,按检测结果分别不同情况处理。①乙型肝炎:尽早给予患者注射乙型肝炎免疫球蛋白(24 h 内),同时进行疫苗注射。②丙型肝炎:误输血者接受干扰素治疗;针刺伤暴露后立即注射免疫球蛋白,并追踪检测丙肝抗体 6～9 个月,发现阳性立即接受干扰素治疗。③HIV 感染:暴露后尽早(1～2 h)开始预防治疗,持续 4 周。并在接触当时、接触后 6 周、3 个月、5 月及 12 个月进行 HIV 抗体检测,发现阳性及时治疗。

6.其他

(1)所有的血液制品都必须进行病毒灭活处理。

(2)使用一次性注射器和输血输液器材,用后按医疗废物处理。

(3)加强采血、储血、输血区域的消毒隔离制度和无菌操作技术。

(4)血站内感染的预防措施

1)血站内执行血液、体液隔离预防措施,当血液有可能污染医务人员手时,应戴一次性手套。

2)医务人员定期体检,检测乙型肝炎、丙型肝炎和艾滋病的病毒标志物,HBsAg 阴性者应进行乙型肝炎疫苗注射,有肝炎、艾滋病者进行隔离。

3)废血或污染血应置入耐高温容器内,高压灭菌处理。

4)污染有血迹的棉球、纱布等应置入塑料袋,捆扎袋口后按医疗废物处理。用后的针头置入耐刺容器,按规定处理。

三、静脉置管感染及预防

临床上采用静脉穿刺(或切开)留置导管的治疗方法日趋普遍,因而静脉导管感染的并发症也随之时有发生。妥善进行置入导管和局部皮肤及整个输液系统的护理,对预防置管引起的感染具有重要的作用。

1.病因

病原微生物侵入的途径还有多种:静脉导管本身已遭污染,测压器、换能器等监测装置和输液装置的各连接部位已染有病原体;输入的液体或药物及冲洗用液体等已含有致病菌;违反无菌操作规范的护理等等。各个环节有疏忽均可导致细菌侵入并引起感染。

2.正确选择导管

应选择口径相宜、质地柔软而光洁的导管,但要避免使用可减少发生血小板粘附的聚氨酯硅胶管;同样不应使用聚乙烯塑料管,以减轻导管纤维素包裹及导管尖端对血管的机械损伤。外周静脉置管可选用钢质针头,因其感染可能性低,但易致血管痉挛而影响补液速度。

3.严格无菌技术

操作时应严格执行无菌技术,必要时戴无菌手套。导管入口应尽量远离创面。置管处的皮肤应认真准备,严密消毒。置管操作要熟练而轻柔,努力做到一次成功。导管插入位置应不与血管壁接触,其尖端不应在涡流之中。导管置入血管内不宜过深,以有利于良好的固定为原则;一般插入 3～5 cm,以减少血栓形成。置入的导管要妥善固定,防止滑动。置管后导管入口部位应每天清洁消毒。及时更换敷料;应选用透明敷料,以便于局部观察。不提倡局部涂擦抗生素软膏或消毒软膏。

静脉导管置入 48～72 h 应常规更换导管插入部位,因为 48～72 h 后,附近皮肤的细菌易污染创口,并可逆行侵入血管。

4.置管部位

置管的部位同样与医院感染的发病率有关。置管于下肢,特别是大隐静脉,其感染率将高于颈部血管和锁骨下血管。若再与中心静脉置管相比,有人认为前者感染发病率会高于后者。对新生儿,有的采用脐静脉置管,以建立血管通道。由于脐部经常存在大量微生物,因此,该处置管的感染发病率是比较高的。通常,深部大静脉置管的感染发病率相对较低。

由于周围静脉感染在临床上处理比较方便,因而多主张静脉置管的部位尽量选用末梢静脉。由于留置导管的目的不同,手工操作的频率及密闭的程度就不一样,感染的发病率也各不相同。例如,监测中心静脉压的静脉插管,其感染发病率相对较高。

5.液体污染的预防

为了避免液体污染,原则上应现用现配。静脉营养液中混合电解质、微量元素及维生素的添加,应在无菌室或层流洁净工作台中进行。

配制的液体应强调在 4 h 内输完,放置不能超过 24 h;给患者输入液体前,必须严格检查输液质量;使用输液器具及静脉高营养瓶或袋,每 24 h 更换一次;输注血液制剂及脂类乳剂的器具,每次输完后均应更换。

6.调节液体的渗透压

注意随时按需要调整输入液体的渗透压及 pH,以增加静脉对液体的耐受性。周围静脉导管输液,渗透压不应超过 600 mOsm/kg 水柱(毫渗透摩尔每千克水柱),pH 以 6.8~7.4 为宜,大静脉输液时渗透压尽量不超过 1 500 mOsm/kg 水柱。对血管有刺激性的药物,要尽量避免高浓度输入,以免造成血管损伤。

7.应用小剂量肝素

每 12 h 自导管注入肝素盐水 2 mL,可推迟或预防导管血栓形成。凝血试验证实,小剂量肝素可使导管局部血抗凝,而不会产生全身抗凝作用。

8.观察局部情况

对于长期置管者,要经常检查导管的局部及导管走行处有无压痛,有无局部红肿,可根据患者局部和全身症状定期或不定期对穿刺点周围皮肤和患者的血液进行细菌培养,通过细菌学监测来预防感染的发生。

还可压迫置管处,观察皮肤表面有无脓性分泌物排出,若发生局部化脓性静脉炎、蜂窝组织炎或菌血症,应随即停止输液并立即拔管,采取标本和进行细菌培养,以及对局部进行必要处理。

(曹　芳)

第十八节　隔离预防技术的发展

1877 年在美国出版的有关医院治疗和护理的教材中记述了传染患者的隔离措施。

当时传染患者被集中在共同的简易隔离室内,不久就发生了交叉感染。约在 1889 年改变了上述做法,采用将同一类患者隔离在同一层楼或同一间病室内的措施,并在 1890~1900 年出版的护理学教材中介绍了无菌护理技术操作程序和隔离方法。

1970 年美国 CDC 出版了《医院内隔离技术手册》,并于 1975 年出版了第二版,1978 年做了再次修订,提出对传染病采取传染源隔离措施,对高危易感患者采取保护性隔离措施。

1983 年修订的指南分别描述了可供选用的三大隔离系统:以类目为特征的 A 系统,以疾病为特征的 B 系统和体内物质隔离系统。三种隔离系统在使用时不能混淆使用。

1985 年针对艾滋病的流行提出了普遍隔离措施,强调对血液体液的隔离。

1987 年提出了体内物质隔离法,把重点放在患者的体内物质、非完整性的皮肤及黏膜组织对护理者的影响,而不是待传染疾病确诊后再采取特殊隔离措施。

1996 年美国疾病预防控制中心(CDC)和医院感染控制顾问委员会(HICPAC)修订了《CDC 的医院内隔离预防指南》。修订的原因为:①流行病学研究的结果;②认识到血液、体液、分泌物、排泄物对医院内细菌病毒传播的重要性;③微粒传播也应适当预防;④临床工作者希望方法尽可能简便;⑤使用新的方法避免现有的隔离系统之间的混淆。

HICPAC 认为在医院中阻断感染的传播有许多方法,医院可以结合具体情况,从以下两方面进行修正:①隔离技术长期不变;②预防措施为切断所有传播途径。

被修正的指南包含两部分:其一,标准预防,也是最重要的,对医院中所有患者设计,不管他们是否具有传染性。因为对于成功的医院感染控制来说,标准预防的落实是主要的策略。其二,以传播为基础的预防,是只为指定患者设计的预防。其指感染或携带传染病病原体的患者,可以通过空气、微粒、干燥的皮肤和被污染的物体表面通过接触传播。

我国大多数医院现行的隔离制度基本上与美国 CDC 制定的手册中的条款相似。

(曹 芳)

第十九节 隔离预防的基本原则

感染在医疗机构的传播过程必须具备三个条件,即感染源、传播途径和易感宿主,隔离预防是针对感染传播的上述环节而制订的。

医疗机构应设立合适数量和类型的隔离病区或隔离室,其隔离原则为:隔离预防技术是利用各种措施阻止感染链的形成,达到感染控制的目的。

一、严格管理感染源

(1)传染患者、特殊感染患者如多重耐药性细菌感染患者等与普通患者应分开安置。

(2)可疑传染患者必须单间隔离;同种病原体感染患者可住一室。

(3)根据疾病种类、患者病情、传染病病期分别安置患者。

(4)感染患者与高度易感患者应分别安置。

(5)成人与婴、幼儿感染患者应分别安置。

二、切断传播途径

(1)不同种类的病原体传染性不同,传播方式各异,微生物可通过多种途径(空气、飞沫、接触、媒介物等)传播疾病,采用适宜和特定的隔离措施,切断传播途径,以预防疾病的传播。

(2)在标准预防的基础上,根据不同的传染性疾病,采取不同的切断传播途径的措施。

(3)接触患者的血液、体液、分泌物、排泄物等物质及被传染性物质污染的物品时应采取屏障隔离。

(4)医务人员应严格执行《医务人员手卫生规范》(2009 版)。

(5)传染病房和隔离区患者所有废物均视为感染性废物,严格按照国家颁布的《医疗废物管理条例》及其有关法规进行处置与管理。

三、保护易感宿主

(1)危重患者与感染患者分开安置;必要时实行分组护理。

(2)对易感宿主实施特殊保护性隔离措施,必要时实施预防性免疫注射。

(曹 芳)

第二十节　隔离预防技术

一、标准预防

（一）标准预防的概念

标准预防是针对医院所有患者和医务人员使用的一种预防感染措施，包括手卫生和根据预期可能的暴露选用手套、隔离衣、口罩、护目镜或防护面罩，以及安全注射，也包括穿戴合适的防护用品处理患者环境中污染的物品与医疗器械。

标准预防是基于将患者的血液、体液、分泌物、排泄物（不包括汗液）、非完整皮肤和黏膜均视为可能含有感染性因子，在接触上述物质、黏膜与非完整皮肤时必须采取相应的隔离措施。其包括既要防止血源性疾病传播，又要防止非血源性疾病传播；既要防止患者将疾病传染给医务人员，又要防止医务人员将疾病传染给患者，强调双向防护。

（二）标准预防的具体方法与措施

标准预防适用于所有患者的诊断、治疗、护理等操作的全过程，当医务人员每一次进行可能导致污染物的接触时，必须戴手套，有可能污染其他部位时采取相应的防护措施。标准预防的措施主要包括

（1）手卫生：洗手和手消毒。

（2）戴手套，戴口罩。

（3）在可能发生泼溅时使用面罩、防护镜，穿防护衣，防止医务人员皮肤、黏膜和衣服的污染。注意防护用品的穿脱流程，穿脱过程中，肩以上的操作视为干净操作，从污染操作转到干净操作时，及时进行手卫生。

（4）污染的医疗仪器设备或物品的处理：①可复用的医疗用品和医疗设备，在用于下一患者前，根据规定进行消毒或灭菌处理；②处理被血液、体液、分泌物、排泄物污染的仪器设备时，要防止工作人员皮肤和黏膜暴露、工作服的污染，以防止将病原微生物传播给患者和播散至污染环境中。

（5）物体表面、环境、衣物与餐饮具的消毒：①医院普通病区的环境以及经常接触的物体表面如床栏、床边、床头桌、椅、门把手等应定期清洁，遇污染时随时消毒；②在处理和运输被血液、体液、分泌物、排泄物污染的被服、衣物时，应防止医务人员皮肤暴露、污染工作服和环境；③可重复使用的餐饮具应清洗、消毒后再使用，对隔离患者尽可能使用一次性餐饮具；④复用的衣服置于专用袋中，运输至指定地点进行清洗、消毒，并防止运输过程中的污染。

（6）急救场所需要对患者实施复苏时，用简易呼吸囊（复苏袋）或其他通气装置代替口对口人工呼吸方法。

（7）医疗废物应按照国务院颁布的《医疗废物管理条例》及其相关法律、法规进行处理与管理。

（8）职业安全及健康管理：处理所有的锐器时应当特别注意，防止被刺伤。需重复使用的利器，应放在防刺的容器内，以便运输、处理和防止刺伤。一次性使用的利器，如针头等放置在防刺、防渗漏的容器内进行无害化处理。严禁锐器因未及时分类处理而用手直接分拣锐器。

二、基于传播方式的隔离预防

(一)隔离的原理

隔离技术是针对疾病传播的"三个环节",即感染源、传播途径和易感宿主而制订的。

1.感染源

根据病原体的来源分为两种。

(1)外源性感染(交叉感染):指病原体来自感源对象以外的地方,如其他患者、医务人员或环境等。

(2)内源性感染(自身感染):指病原体来自感染者自身,如患者自身的正常菌群。

2.传播途径

病原微生物从感染源传播到新宿主的方式。微生物可经多种途径传播,不同微生物传播方式不同,需制订不同的隔离预防措施。微生物的传播途径有以下 5 种,以前三种最为常见。

(1)接触传播:是医院感染最常见和主要的传播方式,接触传播又可分为两类。

1)直接接触传播:是指在没有外界因素参与下,易感宿主与感染源或带菌者直接接触的一种传播途径。

2)间接接触传播:易感者通过接触患者的血液、排泄物或分泌物等体内物质污染的物品而造成的传播。被污染的手在此种传播中起着重要作用。

(2)飞沫传播:是一种近距离(1 m 以内)传播。通过说话、打喷嚏、咳嗽以及进行支气管镜检查等操作时,患者产生带有微生物的飞沫核($\geqslant 5$ μm)在空气中移行短距离(小于 1 m)喷溅到易感者的鼻、口等部位而传播疾病。

(3)空气传播:是由长期停留在空气中的含有病原微生物的飞沫颗粒($\leqslant 5$ μm)或含有传染因子的尘埃引起。这种方式携带的病原微生物在空气当中播散可以被同病房的宿主吸入或播散到更远的距离。

(4)媒介物传播:微生物通过污染物品如水、食物、血液、体液、药品、仪器设备等传播。

(5)昆虫媒介传播:通过蚊、蝇、蟑螂等传播疾病。

3.易感人群

个体间对病原微生物的抵抗能力有显著差异,一些人对感染有免疫力或抵抗感染因子的能力强,另一些人在同样环境下,可能和病原微生物共存,成为病原携带者,有人则发展成疾病,当人体免疫功能低下时成为易感者。

易感因素包括年龄、慢性疾病、使用大量激素、抗菌药物、免疫抑制剂等,这些因素使人体的抵抗力下降,易于感染。

(二)隔离方式

1.接触传播的隔离预防

对确诊或疑似感染了接触传播病原微生物如肠道感染、多重耐药性细菌感染、皮肤感染等的患者,在标准预防的基础上,还应采用接触传播的隔离预防,病室或床尾使用蓝色标志提示接触隔离。

(1)患者的隔离

1)有条件的医院将患者安置在单人隔离间,无条件时可将同种病原体感染的患者安置于一室。

2)限制患者的活动范围。

3)减少转运,如必须转运时,应尽量减少对其他患者和环境表面的污染。

(2)防护隔离

1)接触患者血液、体液、分泌物、排泄物等物质时,应戴手套。

2)离开隔离病室前、接触污染物品后、摘除手套后,洗手和(或)手消毒。

3)进入病室,从事可能污染工作服的操作时,应穿隔离衣;离开病室前,脱下隔离衣,按要求悬挂,或使用一次性隔离衣,用后按医疗废物管理要求进行处置。

2.空气传播的隔离预防

如果患者确诊或疑似感染了经空气传播的疾病,如肺结核、流行性脑膜炎、腮腺炎、水痘、麻疹、肺鼠疫、肺出血热等,在标准预防的基础上还应采用空气传播的隔离预防,病室外挂黄色空气隔离标志,主要采用以下隔离措施。

(1)患者的隔离

1)无条件收治时,应尽快转送至有条件收治呼吸道传染病的医疗机构进行收治,转运过程中做好医务人员的防护。

2)有条件时进负压病房或安置在单人间;无条件时,相同病原微生物感染患者可同住一室;不同病原体感染的患者应分开安置。

3)当患者病情允许时,应戴医用防护口罩。

4)限制患者的活动范围。

5)严格空气消毒。

(2)防护隔离

1)应严格按照区域流程,在不同的区域,穿戴不同的防护用品,离开时按要求摘脱,并正确处理使用后物品。

2)进入确诊或可疑传染病患者房间时,应戴帽子、医用防护口罩;进行可能产生喷溅的诊疗操作时,应戴护目镜或防护面罩、穿防护服,当接触患者及其血液、体液、分泌物、排泄物等物质时应戴手套。

3.飞沫传播的隔离预防

如果患者确诊或疑似感染了经飞沫传播的疾病,如百日咳、白喉、流行性感冒、病毒性腮腺炎、脑膜炎等疾病,在标准预防的基础上还应采用飞沫传播的隔离预防,病室或床尾挂粉色飞沫隔离标志。

(1)患者的隔离

1)确诊或可疑传染患者安置在单人隔离间;无条件时相同病原体感染的患者可同室安置;不同病原体感染的患者应分开安置。

2)减少患者的活动范围,减少转运,需要转运时,医务人员应注意防护,患者病情允许时应佩带外科口罩。

3)患者之间、患者与探视者之间相隔空间在 1 m 以上,加强通风。

(2)防护隔离

1)与患者近距离(1 m 以内)接触,需佩戴帽子与医用防护口罩。

2)进行可能产生喷溅的诊疗操作时,应戴护目镜或防护面罩,穿防护服。

3)当接触患者及其血液、体液、分泌物、排泄物等物质时应戴手套。

三、常见耐药性细菌感染患者的隔离措施

医院感染病原体对常用抗菌药物呈现耐药性甚至多重耐药性,给临床治疗带来困难,因此对发现的耐药性细菌感染患者,应及时采取有效的隔离措施。常见耐药性细菌感染患者的隔离措施如下。

(1)按照特殊感染进行床边隔离(有条件进单独病室),该患者的所有治疗护理放在最后执行或单独执行,主要用具单独使用。

(2)做好交班和宣教,加强洗手和手消毒,包括医生、护士、护工、工勤人员、家属。处理患者伤口、导管、被血液、体液严重污染的物品时必须戴手套,必要时戴口罩、防护镜、穿隔离衣。

(3)对使用过的器械、物品及可能被污染的物体表面做好消毒处理;患者解除隔离、转床或出院后对环境、设备仪器等物体表面做终末消毒;必要时采样。

(4)污物直接送污物室,不得暂存治疗室或其他场所。

(5)重视会诊及防止床边检查操作时的交叉感染,转科时做好耐药菌的交接班,以防科室间耐药菌传播。

(6)检出耐药菌部位连续二次培养无耐药菌出现或临床感染症状消除1周以上时,解除耐药菌隔离措施。

(7)同一病区不同患者短时间内出现3例同种同源耐药菌时,在加强消毒隔离同时立即报本部门负责人,由本部门负责人核实后报医院感染控制办公室。

四、特殊急性呼吸道传染病的防护隔离

特殊呼吸道传染病指急性传染性非典型肺炎(SARS)、人感染高致病性禽流感等的防护隔离。

(一)患者的隔离

(1)将患者安置于有效通风的隔离病房或隔离区域内,必要时置于负压病房隔离。

(2)严格限制探视者,如需探视,探视者应正确穿戴个人防护用品,并遵守手卫生规定。

(3)限制患者活动范围,离开隔离病房或隔离区域时,应戴外科口罩。

(4)应减少转运,当需要转运时,医务人员应注意防护。

(二)医务人员防护

(1)医务人员未经培训不得进入传染病区工作。

(3)正确掌握穿脱隔离衣,戴口罩、帽子等防护用品的技术。

(4)严格按隔离防护规定着装。不同区域应穿不同服装,且服装颜色应有区别或有明显标志。

(三)医务人员防护用品穿戴程序

进入传染病区应穿防护服(内层)、隔离衣(外层),戴帽子、医用防护口罩、防护镜、手套、穿鞋套。严格执行"三区"着装要求。

1.穿戴防护用品程序

(1)清洁区进入潜在污染区:洗手→戴帽子→戴医用防护口罩→穿工作衣裤或刷手服→换工作鞋袜后→进入潜在污染区。手部皮肤破损的戴乳胶手套。

(2)半污染区进入污染区:穿隔离衣或防护服→戴护目镜/防护面罩→戴手套→穿鞋套→

进入污染区。当为患者进行吸痰、气管切开、气管插管等可能被患者的分泌物及体内物质喷溅或飞溅的诊疗护理工作前,应戴防护面罩或全面型呼吸防护器。

2.脱防护用品程序

(1)医务人员离开污染区(从污染区进入潜在污染区前):摘手套、消毒双手→摘护目镜/防护面罩→脱隔离衣或防护服→脱鞋套→洗手和(或)手消毒→进入潜在污染区,洗手和(或)手消毒。用后物品分别放置于专用污物容器内。

(2)从潜在污染区进入清洁区前:洗手和(或)手消毒→脱工作衣裤或刷手服→摘医用防护口罩→摘帽子→清洗和消毒双手后,进入清洁区。

(3)沐浴、更衣→离开清洁区。

3.医务人员穿脱防护用品的注意事项

(1)医用防护口罩可持续应用6~8 h,遇污染或潮湿及时更换。

(2)戴眼镜的医务人员在离开隔离区前应进行眼镜的消毒。

(3)医务人员接触多个同类传染患者时,防护服可连续应用,接触疑似患者必须一人一用一更换,当被血液、体液等污物污染时及时更换。

(4)戴医用防护口罩或全面型呼吸防护器应进行面部密合性试验。

(四)预防要求

(1)医务人员应正确掌握消毒、隔离的要求、方法和技能。

(2)在隔离区工作的医务人员应每日测体温两次,体温超过37.5 ℃及时就诊。

(3)医务人员应严格执行区域划分的流程,按程序做好个人防护方可进入病区,下班前应沐浴更衣后方能离开隔离区。

五、无菌操作原则

1.环境清洁

环境清洁无积灰。进行无菌技术操作前半小时,须停止清扫地面、铺床等工作,减少人员走动,以降低室内空气中的尘埃。需要时,紫外线消毒30 min后操作。

2.操作前准备

衣帽穿戴要整洁。帽子要把全部头发遮盖,口罩须遮住口鼻,并修剪指甲、洗手。无菌操作用物准备齐全,胶布、敷贴等用物根据需要事先准备。必要时穿好无菌衣,戴好无菌手套。

3.无菌物品管理

放置无菌包或无菌容器的橱柜需清洁无积灰,无菌物品与非无菌物品应分别放置。无菌物品一经使用或过期、潮湿应视为不能使用。落在地上的无菌物品、无菌包视为污染,不得使用。

无菌物品不可长期暴露在空气中,必须存放于无菌包或无菌容器内,复用的无菌器械一经使用后,必须再经无菌处理后方可再次使用。无菌容器中取出的物品,虽未使用,也不可放回无菌容器内。疑有污染,不得使用。

4.无菌盘

无菌盘是指将无菌巾铺在洁净、干燥的治疗盘内。形成一片无菌区域,放置无菌物品,供治疗时使用。传统的无菌盘有效期为4 h,用后及时处置。

常在集体注射时,为避免无菌注射器的污染而铺设。无菌注射器必须一人一药一弃,严禁随意放于非无菌盘内。

5.取无菌物

操作者距无菌区 20 cm,取无菌物品时须用无菌持物钳(镊)或戴无菌手套。非无菌部位或未经消毒的物品,不可触及无菌物品或跨越无菌区域,手臂应保持在腰部以上。

6.无菌操作

(1)严格区分无菌区域与非无菌区域;无菌物品与非无菌物品。

(2)根据操作需要,铺设适宜的无菌范围,必要时穿无菌衣、戴无菌手套。

(3)避免面对无菌区谈笑、咳嗽、打喷嚏。

(4)如器械、用物疑有污染或已被污染,即不可使用,应更换或重新灭菌。一套无菌物品供一位患者使用。

(5)换药、口腔护理等无菌操作时需区分置污物容器与置无菌物品容器;接触患者器械与取用无菌物品器械;严格专用,不得混用。污物容器靠近患者,无菌容器置于污物容器之后。传递无菌物品时,无菌器械在上,接触患者器械在下。

(6)置管时,患者体内段严格无菌,不得污染器械或被手所污染。

(7)注意操作顺序与流程,由洁至污,由内至外,由上至下。

(曹　芳)

第二十一节　　手卫生

在医院工作的医务人员及与患感染或传染病患者接触的人员,他们手上细菌的数量和种类与其接触的密切程度呈正相关。有研究表明,病区内护理员手上的病菌数量多于护士,而护士手上细菌的数量和种类又多于医生。

一、医务人员手的微生物污染

手上所带的细菌可分为两大类:常居菌和暂居菌。常居菌:也称固有细菌,为能从大部分人的皮肤上分离出来的微生物。这种微生物是皮肤毛囊和皮脂腺开口处持久的固有的寄居菌,并随气候、年龄、健康状况、个人卫生习惯、身体的部位不同而异,不易被机械的摩擦清除。如凝固酶阴性葡萄球菌、棒状杆菌类、丙酸菌属、不动杆菌属等。暂居菌:也称污染菌或过客菌丛,寄居在皮肤表层,常规洗手很容易被清除,直接接触患者或被污染的物体表面时可获得,而附着在手的皮肤上,其数量差异很大,主要取决于宿主与周围环境的接触范围。其可随时通过手传播。

医院工作人员手上革兰氏阴性杆菌携带率为 20%～30%,而烧伤病房或监护病房工作人员可高达 80% 或更多。25% 普通医院护士手上分离到金黄色葡萄球菌,也有报道高达 68% 者。一般手上不存在大量致病菌,除非在从事比较脏的工作后。Ay-liffe 报道护士手上携带金黄色葡萄球菌达 10^6～10^7 cfu,而 Casewll 在监护病房护士手上测得每只手指带菌量为 10^3 cfu。医疗工作中扶患者坐便盆、端便盆后手带菌 10^{11} cfu,吸痰手带 10^8 cfu,换药后手带 10^8～10^9 cfu。

人皮肤上每克组织有 5×10^5 cfu 左右的葡萄球菌就可能引起脓胞,而革兰氏阴性杆菌引起伤口脓肿需要的感染剂量每克组织 $>10^5$ cfu。医务人员手上带菌量为 10^8 cfu,一般不致病,但对免疫功能低下的患者来说带菌量为 10^3 cfu 甚至更少也可致病。Maki 证明40 多例医院感染是由医护人员通过手将革兰氏阴性杆菌传给患者而引起的。由于空气很少传播革兰氏阴性杆菌,通过手的接触传播是唯一重要的途径,应引起高度重视。

二、洗手的定义及目的

1.定义

手卫生:为医务人员洗手、卫生手消毒和外科手消毒的总称。

洗手:医务人员用肥皂(皂液)和流动水洗手,去除手部皮肤污垢、碎屑和部分致病菌的过程。

卫生手消毒:医务人员用速干手消毒剂揉搓双手,以减少手部暂居菌的过程。

外科手消毒:外科手术前医务人员用肥皂(皂液)和流动水洗手,再用手消毒剂清除或者杀灭手部暂居菌和减少常居菌的过程。使用的手消毒剂可具有持续抗菌活性。

手消毒剂:用于手部皮肤消毒以减少手部皮肤细菌的消毒剂,如酒精、异丙醇、氯己定、碘伏(聚维酮碘)等。

2.洗手的目的

目的是为了消除或杀灭手上的微生物,切断通过手的传播感染途径。

据卫生部抽查结果报道,医护人员操作前能做到洗手的仅有 54%;洗手及擦手用毛巾合格率仅为 32%。大部分医护人员洗手后均在白大衣上擦干。因此,洗手是一个既简单又难以很好执行的一项基本措施,务必要引起医护人员的高度重视。

许多流行病学调查证实,手是传播医院感染的重要途径,可手又无法进行灭菌处理,因为有效的灭菌方法不能用于皮肤,有效的消毒剂也往往因为毒性太大而不能应用于皮肤,因此经常性的洗手是防止手上的细菌传播、预防医院感染的重要手段。特别应该强调指出的是常住菌可以通过皮肤脱屑及出汗等途径转化为暂住菌,暂住菌也可以通过摩擦或不及时清洗而转化为常住菌,因此我们应强化洗手的意识。

三、洗手的指征

在医院内非紧急情况下,医务人员在下列情况下均应认真洗手。

(1)进入和离开病房前,在病室中由污染区进入清洁区之前。

(2)进行深部侵入性操作前,如脑室引流,胸腔穿刺等。

(3)护理每例特殊高危者前,如严重免疫缺陷患者和新生儿。

(4)接触伤口,无论是切口、创口或深部切口前后。

(5)处理污染的物品后,如接触被血液、体液、分泌物或渗出物污染的物品。

(6)在护理感染患者或可能携带具特殊临床或流行病学意义的微生物(如多重耐药菌)的患者之后。

(7)与任何患者长时间和密切接触后。

(8)在高危病房中接触不同患者前后。

(9)戴脱手套前后;戴脱口罩前后;穿脱隔离衣前后。

(10)准备及分发患者食品或发药送水等;无菌操作前后。

四、手消毒

1.卫生手消毒

单纯用水冲洗手虽简单但效果差。单纯用自来水轻洗基本无效。用液体肥皂洗 15 s,可使手上的金黄色葡萄球菌减少 77%,洗 2 min 可减少 85%;对铜绿假单胞菌效果更好,洗 12 s 可去除 92.4%,洗 2 min 可去除 97.8%。肥皂洗手也可有效地去除手上的巨细胞病毒。近年来,使用消毒纸巾或皮肤消毒剂直接擦拭替代肥皂洗手取得了较好的效果。

手的消毒是指使用消毒剂杀灭手上沉积的致病微生物,主要是暂住菌,常住菌也可被部分杀死。医护人员通过手消毒能去除暂住菌,以达到控制医院感染的目的。用于此方法的消毒剂要求在短时间内(一般不超过 1 min,最好在 15～30 s)能将污染的微生物数量降到安全水平。

2.外科手消毒

外科手消毒常规方法是,先用肥皂刷洗双手,再用消毒剂消毒。其目的是彻底消除手术者手上的细菌,防止细菌从他们手上污染至手术部位。为此,采取此项措施,不仅应能消除手上的暂住菌,还应能杀灭常住菌,达到近于无菌状态并维持较长时间的抑菌作用,应使用具有后效作用的消毒剂来消毒手。

近年来出现一些药刷,用于外科手消毒,效果甚佳。经 35 ℃ 自来水洗手后,用不同药刷刷洗 5 min,水冲洗 30 s 后再刷洗 1 次。经连续使用观察测定第 1 天、第 2 天和第 5 天手上细菌消除情况,其结果为:用 Antisept 药刷组的消除率分别为 82.12%、87.18% 和 91.97%;Hibiclens 药刷组消除率分别为 77.24%、81.33% 和 91.44%。

五、正确的洗手方法

(一)洗手的条件与设备

(1)水质的选择:洗手用水必须是优质的自来水或消毒过的水,不应使用预先用热水器加热到 37 ℃ 的水,因为这种水通常易被铜绿假单胞菌或其他革兰氏阴性菌污染,这类细菌有人称它们为"嗜水杆菌",容易在水中大量繁殖。温水、流动水有助于肥皂更好地发挥作用,可多冲掉些附着不牢固的污物。

如果用温水洗手,则应加热后立即使用,或使用前现用热水和凉水调和。更不能应用脸盆内的存水,因为不流动的水是细菌的良好"培养基",使用不流动水洗手的结果不但不能减少手上的细菌量,还可能会适得其反,成为手的污染环节,而使感染传播。

(2)洗手池的设置:洗手池必须数量充足,位置合理,每个病房内应有一个洗手池。居住数个患者的大病房,特别是重症监护病房内,最好设置多个洗手池。洗手池的位置应便于使用,而且不妨碍有效利用室内空间,如紧靠门处,进行侵入性操作的邻近处。

(3)水龙头的开关:水龙头最好是采用肘式、脚踏式、红外线传感自动调节开关,这种水龙头开关比较安全、卫生、方便,而且节约用水。医院的手术室、产房、重症监护室等重点部门应当采用非手触式水龙头开关。

应特别强调指出,绝对不可为了防止溅水或使水流柔和,而将纱布缠绕或用其他材料"套管"。因为湿纱布有利于铜绿假单胞菌生长和繁衍,"套管"也常会成为细菌滋生之处。

(4)肥皂和皂液的卫生:洗手的肥皂必须质量好、刺激性小,并应保持干燥。潮湿肥皂为细菌提供良好的生存条件,有的学者对洗手肥皂进行检测发现,盛放在肥皂盒中的肥皂带菌率为100%,其中致病菌为42.9%,当改用线绳悬挂肥皂其带菌率随之降至为16.7%,其中致病菌仅为8.3%。由此可见,保持肥皂干燥至关重要。

如果采用液体肥皂,于封闭挤压容器中使用,每次用完后容器必须更换,经清洗、消毒后再装入新的皂液,切不可未用完就加新液,以防止细菌在溶液中生长。

(5)擦手巾及手的烘干装置:反复使用的潮湿棉织毛巾可集聚大量细菌,洗净的双手若用这样的毛巾擦手,很容易使洗过或消毒过的手再污染。因此,擦手的毛巾必须是清洁干燥的,最好是使用后丢弃或一次性使用的擦手纸巾。

近年来采用烘干器,可利用热风将洗后的手吹干。这一方法可明显减轻洗手后的污染。但是对烘干器也有不同的看法,有些人认为气流中同样可携带致病菌;但多数人则认为,气流中的细菌很少,干燥过程中手被污染的可能性较小。但主要问题是干燥速度较慢,医务人员往往在手还未完全吹干就离开了。在有条件的情况下可装备烘干器,但手术室不推荐使用。

(二)洗手方法

(1)取下手上的饰物及手表,打开水龙头,弄湿双手。

(2)擦上肥皂或接取无菌皂液。

(3)充分搓洗10～15 s,注意指甲、指缝、拇指、指关节等处,范围为双手的手腕及腕上10 cm。

(4)流动水冲洗。

(5)用擦手纸巾或安全帽包住水龙头将其关闭,或用肘、脚关闭水龙头。

(6)六步洗手法。

(7)必要时增加对手腕的清洗。

用以上正确的洗手方法,可清除和降低暂住菌的密度,一般认为能使手表面的暂住菌减少10倍,以减少经手的交叉感染。

(三)手消毒剂的选择应遵循的原则

(1)选用的手消毒剂应当符合国家有关规定。

(2)手消毒剂对医务人员皮肤刺激性小、无伤害,有较好的护肤性能。

(3)手消毒剂的包装应当能够避免导致二次污染造成致病微生物的传播。

六、外科洗手

(一)外科手卫生设施应当遵循以下原则

(1)外科洗手池应设置在手术间附近,大小适度,易于清洁。

(2)外科洗手池水龙头的数量应根据手术台的数量设置,不应当少于手术间的数量。

(3)外科洗手可以使用肥皂、皂液,有条件的医疗机构应使用抗菌肥皂或者皂液。

(4)盛装肥皂或者皂液的容器应当每周进行清洁消毒,对容器进行清洁消毒时,容器内剩余的皂液应弃去,使用固体肥皂应当保持干燥。

(5)用于刷手的海绵、毛刷及指甲刀等用具应当一用一灭菌或者一次性使用,洗手池应当每日清洁。

(6)外科手消毒剂应当符合国家有关规定,手消毒剂的出液器应当采用非接触式,手消毒剂放置的位置应当方便医务人员使用。

(7)外科洗手后使用无菌巾擦手,盛装无菌巾的容器应当干燥、灭菌。

(8)洗手区域应当安装钟表。

(二)外科手消毒剂的选择应当遵循以下原则

(1)能够显著减少完整皮肤上的菌落数量。

(2)含有不刺激皮肤的广谱抗菌成分,能够在手术期间内连续发挥杀菌作用。

(3)作用快速。

(4)与其他物品不产生拮抗性。

(三)外科手消毒应当达到以下目的

外科洗手和手的消毒目的是完全清除术者手上的细菌,从而达到在手套破裂未被及时发现时,防止细菌从术者手上转移至手术部位。因此,采取这一措施,不仅应能清除手上的暂住菌,还要尽可能杀灭常住菌,达到接近无菌状态,并维持较长时间的杀菌和抑菌状态。

(1)清除指甲、手、前臂的污物和暂居菌。

(2)将常居菌减少到最低程度。

(3)抑制微生物的快速再生。

(四)医务人员外科手消毒应当遵循以下方法

1.清洗双手、前臂及上臂下 1/3

具体步骤如下所示。

(1)洗手之前应当先摘除手部饰物,并按要求修剪指甲;禁止佩戴假指甲、戒指。

(2)取适量的肥皂或者皂液刷洗双手、前臂和上臂下 1/3,清洁双手时应清洁指甲下的污垢。

(3)流动水冲洗双手、前臂和上臂下 1/3。

(4)使用清洁毛巾彻底擦干双手、前臂和上臂下 1/3。

2.进行外科手消毒

应将适量的手消毒剂认真揉搓至双手的每个部位、前臂和上臂下 1/3,充分揉搓 2～6 min,用洁净流动水冲净双手、前臂和上臂下 1/3,用无菌巾彻底擦干;如果使用免洗手消毒剂是指取适量消毒液于手心,双手相互揉搓直至干燥,不需外用水的一种消毒剂则充分揉搓至消毒剂干燥,即完成外科手消毒。

(五)其他

摘除外科手套后应当先清洁双手再进行其他操作。

七、不同病区医务人员手部的清洁与消毒

自从人们发现手是医院内病菌的主要传播媒介后,对于手部皮肤的清洁与消毒日益重视。任何一项医疗方案的实施,都需要医务人员的参与;而治疗目的能否达到,则与他们的双手是否符合卫生学的要求有密切关系。

目前,对于如何进行手的清洁、消毒,怎样选用具体的消毒方法等问题,尚缺乏统一的认识;操作中掌握的标准也不尽相同。下面将分别阐述参与手术者、普通病区和重点感染区工作人员的手部清洁和消毒问题。

1.普通病区的洗手规则

在综合性医院,普通门诊和普通病房是重要组成部分,这里把它们列为普通病区。普通门

诊系指除传染病科和急诊室外的各科门诊;普通病房主要指内、外、妇、儿、眼、耳鼻喉等科室的病房(不包括重症监护病房、烧伤病房和器官移植病房等)。在普通病区就诊和接受治疗的患者,病种繁多,情况复杂,并有相当数量的危重和疑难病例。据统计,医院医疗工作的 90% 以上是在普通病区内完成的。

在这支庞大的患者队伍中往往混有某些感染性和传染性患者,并可能就诊于普通门诊或被安置在普通病房。另外,还有许多老年患者、慢性病患者和未成年的儿童,这些人中有一部分体质衰弱、免疫力及对细菌的抵抗力均较低下,无疑会增加他们医院感染的危险性。对这些不利因素,医务人员应有充分的认识和警惕,尤其应看到,在这类感染中,医务人员可能成为疾病的传播者。所以,除应做好普通病区的分诊、检诊外,还应重视有关的消毒或隔离制度,严格遵守各项医院感染的管理规章,做好自身双手的清洁和消毒,以减少或杜绝通过手传播疾病的发生。

2.重点感染区的洗手规则

综合医院中重点感染区主要包括各种重症监护病房、烧伤病房、器官移植病房等。在这些病区接受治疗的患者,机体免疫力和对病菌的抵抗力均处于极端低下的状态,是医院感染的高发人群,且有较高的病死率。

有人报道,接受重症监护和治疗的患儿,其医院感染的发生率与住院时间的长短有明显关系,即住院时间越长,医院感染的发生率越高。烧伤患者的高度易感性几乎是所有患者生存的一大难关。

烧伤面积超过 40% 的患者,尽管使用了大量昂贵的抗生素,感染的发生几乎仍接近 100%,组织与器官移植乃是现代医学领域中的一个较新课题,它挽救了不少过去被认为是不治之症患者的生命,但是由于这类患者接受免疫抑制剂的治疗,加之自身疾病的严重程度使抗病能力明显下降,现代化的防护设备和抗生素的使用虽可帮助患者获得新生,但患者易感染性仍是医师们感到棘手的问题。

据报道,140 例肾移植患者,1/4 发生菌血症,其中有 1/3 菌血症患者死亡。尽管原因是多方面的,但由于医务人员手部清洁和消毒不当所致的感染占有相当的比重。在重点感染病区,特殊护理及治疗频繁,有较多的介入性操作,医务人员与患者的直接接触明显高于普通病区。所以,在这个区域内,严格实施手部皮肤的清洁与消毒显得尤为重要。

(曹　芳)

第十五章　护理管理

第一节　护理制度管理

一、交接班制度

护理规章制度涉及的面很广,有些护理制度如消毒、隔离制度;饮食管理制度;护理文件书写与保管制度;药品、器材请领、保管制度等。

(一)护士交接班方式

(1)日晨进行集体(早会)交接班先由夜班护士详细报告前一天患者的出入院人数、病情变化、医嘱执行情况等,再由护士长根据需要进行补充、小结,并扼要布置当天的护理工作,然后带领夜班、当日在班护士巡视病房。进行床边交接。

(2)夜班,中午班,通常采用书面报告与床边交接相结合的形式进行交接班。

(二)交接班内容

(1)患者总数,出入院、转科、转院、分娩、手术死亡人数,以及新入院患者、抢救患者、大手术前后或有特殊检查处理、有行为异常、自杀倾向的患者情绪变化及心理状态。

(2)医嘱执行情况,重症护理记录,各种检查标本采集及各种处置完成情况,未完成的工作,应向接班者交代清楚。

(3)查看昏迷、瘫痪等危重患者有无压疮,以及基础护理完成情况,各种导管和通畅情况。

(4)贵重、毒、麻、精神药品及抢救药品、器械、仪器的数量、技术状态等全名。交接班者共同巡视检查病房是否达到清洁、整齐、安静的要求及各项工作实际情况。其余班次除详细交接班外,均应共同巡视病房,进行床边交接班。交班中如发现病情、治疗、器械、物品交代不清,应立即查问。

接班时如发现问题,应由交班者负责;接班后如因交班不清,发生差错事故或物品遗失,应由接班者负责。交班报告护理记录应书写要求字迹整齐、清晰,重点突出。护理记录内容客观、真实、及时、准确、全面、简明扼要、有连贯性,运用医学术语。进修护士或实习护士书写护理记录时,由带教护士负责修改并签名。

(三)交接班的原则

交接护士应仔细填写值班报告,辅以口头重点交代,重症患者的病情、压疮护理等应在床边交接,必要时接班护士应检查患者局部受压情况。凡交代不清或有疑问处,应当即询问清楚,交班者方可离去。值班人员应严格遵照护理管理制度,服从护士长安排,坚守工作岗位,履行职责,保证各项治疗护理工作准确及时地进行。交班前,主班护士应检查医嘱执行情况和危重患者护理记录,重点巡视危重患者和新患者,在交班时安排好护理工作。每班必须按时交接班,接班者提前 15 min 到科室,阅读护理记录,交接物做到七不接(患者数不准、病情不清、床铺不洁、患者皮肤不洁、管道不通、各项治疗未完成以及物品数量不符不交接)。值班者必须在交班前完成本班的各项记录及本班的各项工作,处理好用物品,为接班者做好用物准备,如消毒敷料、试管、标本瓶、注射器、常备器械、被服等,以便于接班者工作。遇有特殊情况,必须做详细交代,与接班者共同做好工作方可离去。早交班时,由夜班护士报告病情,全体人员应严肃认真地听取夜班交接班之后由护士长带领日夜班护士共同巡视病房,床边交接病情及病房管理情况。

病区护士交接班程序标准化的实践:护士交接班是护理工作的一项重要内容之一,交接班程序标准化、规范化的实施,进一步明确了各班的责任,避免工作中的遗漏,有效防止了护理差错事故的发生,从而保证了护理工作的连续性、安全性和有效性。

二、查对制度

(一)医嘱查对制度

医嘱经双人查对无误方可执行,每日必须总查对医嘱一次;转抄医嘱必须写明日期、时间及签名,并由另外一人核对。转抄医嘱者与查对者均须签名临时执行的医嘱,需经第二人查对无误,方可执行,并记录执行时间,执行者签名;抢救患者时,医师下达口头医嘱,执行者须大声复述一遍,然后执行,抢救完毕,医生要补开医嘱并签名。安瓿留于抢救后再次核对;对有疑问的医嘱必须询问清楚后,方可执行和转抄。

(二)服药、注射、输液查对制度

(1)服药、注射、输液前必须严格执行三查七对。三查:摆药后查;服药、注射、处置前查;注射处置后查。七对:对床号、姓名、药名、剂量、浓度、时间、用法。

(2)备药前要检查药品质量,水剂、片剂注意有无变质,安瓿、注射液瓶有无裂痕;密封铝盖有无松动;输液袋有无漏水;药液有无混浊和絮状物。过期药品、有效期和批号如不符合要求或标签不清者,不得使用;摆药后必须经第二人核对,方可执行。

(3)易致过敏药物,给药前应询问有无过敏史;使用毒、麻、精神药物时,严格执行《医疗机构麻醉药品、第一类精神药品管理规定》(卫医药[2005]438号文件)。护士要经过反复核对,用后安瓿及时交回药房;给多种药物时,要注意有无配伍禁忌。同时,护理部要根据药物说明书,规范及健全皮试药物操作指引及药物配伍禁忌表。发药、注射时,患者如提出疑问,应及时检查,核对无误后方可执行;输液瓶加药后要在标签上注明药名、剂量、并留下安瓿,经另一人核对后方可使用;严格执行床边双人核对制度。

(三)手术患者查对制度

(1)手术室接患者时,应查对科别、住院号、床号、姓名、手腕带、性别、年龄、诊断、手术名称及部位(左右)及其标志,术前用药、输血前八项结果、药物过敏试验结果与手术通知单是否相符,手术医嘱所带的药品、物品。评估患者的整体状况及皮肤情况,询问过敏史。

(2)手术护士检查准备手术器械是否齐全,各种用品类别、规格、质量是否合乎要求。患者体位摆放是否正确,尽可能暴露术野和防止发生坠床和压疮。

(3)手术人员手术前再次核对科别、住院号、床号、姓名、手腕带、性别、年龄、诊断、手术部位、麻醉方法及用药、配血报告等。洗手护士打开无菌包时,查包内化学指标卡是否达标,凡体腔或深部组织手术,手术前和术毕缝合前洗手护士和巡回护士都必须严格核对,共同唱对手术包内器械、大纱垫、纱布、缝针等数目,并由巡回护士即时在手术护理记录单记录并签名。

术前后包内器械及物品数目相符,核对无误后,方可通知手术医师关闭手术切口,严防将异物留于体腔内;手术切除的活检标本,应由洗手护士与手术者核对,建立标本登记制度,专人负责病理标本的送检。

(四)输血查对制度

依据卫生部《临床输血技术规范》的要求,制订抽血交叉配备查对制度、取血查对制度、输血查对制度。

1.抽血交叉配血查对制度

(1)认真核对交叉配血单,患者血型化验单,患者床号、姓名、性别、年龄、病区号、住院号。

(2)抽血时要有 2 名护士(一名护士值班时,应由值班医师协助),一人抽血,一人核对,核对无误后执行。

(3)抽血(交叉)后须在试管上贴条形码,并写上病区(号)、床号、患者的姓名,字迹必须清晰无误,便于进行核对工作。

(4)血液标本按要求抽足血量,不能从正在补液肢体的静脉中抽取。

(5)抽血时对化验单与患者身份有疑问时,应与主管医生、当值高级责任护士重新核对,不能在错误验单和错误标签上直接修改,应重新填写正确化验单及标签。

2.取血查对制度

到血库取血时,应认真核对血袋上的姓名、性别、床号、血袋号、血型、输血数量、血液有效期,以及保存血的外观,必须准确无误;血袋须放入铺上无菌巾的治疗盘或清洁容器内取回。

3.输血查对制度

(1)输血前患者查对:须由 2 名医护人员核对交叉配血报告单上患者床号、姓名、住院号、血型、血量,核对供血者的姓名、编号、血型与患者的交叉相容试验结果。核对血袋上标签的姓名、编号、血型与配血报告单上是否相符,相符的进行下一步检查。

(2)输血前用物查对:检查袋血的采血日期,血袋有无外渗,血液外观质量,确认无溶血、凝血块,无变质后方可使用。检查所用的输血器及针头是否在有效期内。血液自血库取出后勿振荡,勿加温,勿放入冰箱速冻,在室温放置时间不宜过长。

(3)输血时,由两名医护人员(携带病历及交叉配血单)共同到患者床旁核对床号,询问患者姓名,查看床头卡,询问血型,以确认受血者。

(4)输血前、后用静脉注射生理盐水冲洗输血管道,连续输用不同供血者的血液时,前一袋血输尽后,用静脉注射生理盐水冲洗输血器,再继续输注另外袋血。输血期间,密切巡视患者有无输血反应。

(5)完成输血操作后,再次进行核对医嘱,患者床号、姓名、血型、配血单、血袋标签的血型、血编号、献血者姓名、采血日期,确认无误后签名。将记录单(交叉配血报告单)贴在病历中,并将血袋送回输血科(血库)至少保存一天。

(五)饮食查对制度

(1)每日查对医嘱后,以饮食单为依据,核对患者床前饮食标志,查对床号姓名、饮食种类,并向患者宣传治疗膳食的临床意义。发放饮食前,查对饮食单与饮食种类是否相符。开餐前在患者床头再查对一次。

(2)对禁食患者,应在饮食和床尾设有醒目标志,并告诉患者或家属禁食的原时限。因病情限制食物的患者,其家属送来的食物,需经医护人员检查后方可食用。

三、护理会诊查房制度

(一)护理行政查房

(1)由护理部主任主持,科护士长、护理部干事参加,每月一次以上,有专题内容,重点检查有关护理管理工作质量,岗位责任制、规章制度执行情况,服务态度及护理工作计划贯彻执行与护理教学情况。

(2)护理部主任定期到病区或门诊、急诊检查科护士长、区护士长岗位职责落实情况。护理查房:由科护士长主持,各病区护士长参加,每月一次,有重点地交叉检查本科各病区护理管理工作质量,服务态度及护理工作计划贯彻执行与护理教学情况。

(3)护理业务查房参照医师三级查房制度,上级护士对下级护士护理患者的情况进行的护理查房。护理查房主要对象:新收危重患者,住院期间发生病情变化或口头或书面通知病重或病危的患者,压疮评分超过标准的患者,院外带入Ⅱ期以上压疮、院内发生压疮、诊断未明确护理效果不佳的患者,潜在安全意外事件(如跌倒、坠床、走失、自杀等)高危患者。

(4)查房具体方法、科(区)护士长、护理组长或专科护士每天早上组织对新人、重患者或大手术前后的患者进行查房。初级责任护士对分管患者的情况、护理措施及实施效果向护士长或上级护士汇报。上级护士根据患者的情况和护理问题提出护理措施,由下级护士将其中的客观情况记录在护理记录中,并注明护士长查房、高级责任护士查房等。查房过程中,根据病情需要下级护士可以向上级护士提出护理会诊的要求。护理部主任应定期参加护理查房,并对科室的护理工作提出指导性意见。

(5)护理教学查房

1)护理技能查房:观摩有经验的护士技术操作示范、规范基础或专科的护理操作规程、临床应用操作技能的技巧等,通过演示、录像、现场操作等形式,不同层次的护士均可成为教师角色,参加的人员为护士和护生。优质护理病例展示和健康教育的实施方法等,达到教学示范和传、帮、带的作用。

2)临床案例教学:由病区的高级责任护士以上人员或带教老师组织的护理教学活动。选择典型病例,提出查房的目的和达到的教学目标。运用护理程序的方法,通过收集资料、确定护理问题、制订护理计划、实施护理措施、反馈护理效果等过程的学习与讨论,帮助护士掌握运用护理程序的思维方法,进一步了解新的专业知识的理论,能发现临床护理工作中值得注意的问题和方法,达到在教与学的过程中规范护理流程、了解新理论、掌握新进展的目的。

3)临床带教查房:由带教老师负责组织,护士与实习护士参加。重点是护理的基础知识和理论,根据实习护士的需要确定查房的内容和形式。围绕实习护生在临床工作中的重点和难点,按照《护理教学查房规范》,每月进行1~2次的临床带教查房,如操作演示、案例点评、案例讨论等。

(二)护理会诊制度

1.专科护理会诊

高级责任护士以上人员具备会诊资质。遇有本专科不能解决的护理问题时,应由病区或科部组织跨病区多专科的护理会诊。必要时护理部负责协调。护理会诊由专科护士或护士长主持,相关专业护士及病区相关护理人员参加,认真进行讨论,提出解决问题的方法或进行调查研究。进行会诊必须事先做好准备,负责的科室应将有关材料加以整理,尽可能做出书面摘要,并事先发给参加会诊的人员,预作发言准备。讨论时由高级责任护士负责介绍及解答有关病情、诊断、治疗护理等方面的问题,参加人员对护理问题进行充分的讨论,并提出会诊意见和建议。会诊结束时由专科护士或病区护士长总结,对会诊过程、结果进行记录并组织临床实施,观察护理效果。对一时难以解决的问题可以立项专门研究。

2.疑难病例护理会诊

(1)病区收治疑难病例时,应及时提出申请,由科护士长组织护理会诊。内容主要是正确评估患者,发现不正确的护理问题和对病情转归的判断,提出有效的护理措施及注意的问题,根据临床需要随时进行护理会诊,并在护理会诊单中按要求记录。

(2)对特殊病例或典型病例,可由护理部负责组织全院性的护理会诊。会诊前应做好充分的准备,会诊结束时应提供书面的会诊意见。

(沈兆媛)

第二节 护理人力资源管理

护理人力资源是指经职业注册取得护士执业证书,依照护士条例规定从事护理活动的护士,以及未取得护士执业证书但经岗位培训考核合格,协助注册护士承担患者生活护理等职责的护士和护理员。

一、护理人力规划

1.护理人力规划的概念

护理人力规划是指根据医院技术建设发展的要求和护理任务,预测各类护理人员的需求以及为满足和达到这些需求所进行的各项工作。内容包括各类人员的需要数量、素质要求、人员配备、培训等。搞好护理人力规划,有利于减少人力资源浪费,充分发挥护理人力资源的作用。

2.护理人力规划的原则

(1)功能需要原则:护理的功能需要包括按专业要求达到的护理目标、标准和患者的合理要求。所配置的护理人员的数量、质量、结构等均应满足患者的护理需要,有利于护理目标的实现。

(2)能级对应原则:对护理人力的规划要根据病房的工作量配备护士,做到分层使用、能级对应。即在实行责任包干制的基础上,根据不同病情危重程度患者的数量,决定所需的护士数量;根据护士的经验、能力来分配不同护理难度的患者,安排能力强、经验丰富的护士负责病情较重的患者。护士的层级不宜划分过多,要深化扁平管理,明确岗位职责,规范工作流程,做到分层不分等,切忌将护士分成不同等级。

(3)合理比例原则:护理人员是由不同资历、不同学历人员构成的,各比例合理配备,才能发挥最大的整体效应。通常以在基层从事护理技术、初级职称、青年护理人员比例较大,形成高、中、初级学历、职称和老、中、青人员的梯队,既能保证组织有效工作,又留有发展空间,同时也能使不同人群优势互补,达到少投入多产出,发挥人力资源的经济效益。

(4)动态发展原则:医院在发展中才能求得生存。护理人力规划要适应医院发展的需要,实现人员合理流动,不断进行动态调整,重视对护理人员的继续教育,为其提供发展空间。充分发挥护理管理者的人事自主权,对达到动态发展的需要是十分重要的。

3.护理人员的绩效考核

绩效考核又称绩效评估、人事评估、员工考核等。护理人员绩效考核是护理管理者或相关人员对护理人员工作所做的系统评价。绩效考核是护理人力资源管理中的重要组成部分,正确有效的绩效考核有利于激励护理人员士气,使护理人员积极地投入工作,提高对工作的满意感和认同感,为护理人力管理中的奖励、晋升、调动及人员解雇等情况提供客观的评判标准。

4.建立护士职业发展阶梯

护士职业发展是为了满足患者需求,促进健康服务和护理专业发展。在完成高等专业在校教育之后,通过多种方式的教育培训,使护士的核心能力、专业水平继续不断提高和完善。护士的核心能力包括基础护理能力、专科护理能力、心理护理能力、护理教育能力、护理管理能力以及护理科研能力。目前,根据护士核心能力、教育程度、工作经验,通常将护士职业发展从新职护士到临床专科护士或护理专家,划分为 N1~N4 四个发展阶梯模式,同时建立护士分级培训体系。

N1:工作<3 年护士或轮转护士,注重基础护理、基本技能培训。

N2:工作≥3 年护士或护师,注重专科及急危重症护理技能培训。

N3:主管护师及高年资护师,加强护理教学及护理查房等整体护理能力培养。

N4:专科护士或护理专家,加强护理研究及专科护理领域知识技能培养。

二、护理人员的编制

我国医院护理人员编制,目前仍参照 1978 年卫生部制订的《综合性医院组织编制原则试行草案》(以下简称《编制原则》)。

但是,随着医学技术的进步,护理专业的发展,计算机网络在医院管理中的应用,临床各种新业务新技术的开展等,对包括护理人员在内的各类专业技术人员的配备都提出了新的要求,需要各级管理部门,包括护理管理人员,探索新的编配方案。

1.护理人员与床位的比例

(1)病房护理人员的编制:护理人员包括护士(含护师)和护理员。护士和护理员之比以3∶1为宜。病房护理人员担当的工作量不包括发药及治疗工作在内,发药及治疗工作每40~50 床位编配护士 3~4 名。

(2)其他科室护理人员编制:门诊护理人员与门诊医师之比为 1∶2;急诊室护理人员与医院总床位之比为(1~1.5)∶100;观察室护理人员与观察床位之比为 1∶(2~3);注射室护理人员与医院总床位之比为(1.2~1.4)∶100;住院处护理人员与病床之比为(1~1.2)∶100;婴儿室护理人员与婴儿床之比为 1∶(3~6);供应室护理人员与病床之比为(2~2.5)∶100;手术室护理人员与手术台之比为(2~3)∶1;助产士与妇产科病床之比为 1∶(8~10);病房、门诊、住院处、急诊室、观察室、婴儿室、注射室、手术室、供应室等单位,每 6 名护理人员(助产士)增加替班 1 名。

(3)护理指挥系统的编制:300 床位以下的医院可设总护士长 1 名;300 床位以上的医院可设护理副院长兼护理部主任 1 名,副主任 2~3 名;病床不足 300 张,但医、教、研任务繁重的专科医院,设护理部主任 1 名,副主任 1~2 名;其他 300 床位以下的县级和县级以上医院,设总护士长 1 名;在 100 张床位以上的科室可设科护士长 1 名;门、急诊,手术室等任务重、工作量大的科室均可设科护士长 1 名;护理部还应设夜班总护士长,根据床位和病房数目,可设 1~2 名或 2~3 名,也可由科护士长或病房护士长轮流值夜班,以代替夜班总护士长进行工作。

2.影响人员编制的因素

护理人员编制受到许多因素影响,护理管理者要充分认识到这些因素,加以考虑,以保证护理工作的落实。

(1)工作量:包括护理工作数量和质量两方面,是影响人员编制的主要因素。工作数量受床位使用率、床位周转率、平均住院日、住院患者手术率等影响。工作质量则由患者护理需要的性质决定,如特级护理患者、急诊抢救患者、专科护理诊疗技术等任务量,质量要求高。

(2)护理人员能力:选择业务技术熟练、经验丰富的护理人员,可以保证护理质量,提高工作效率。另外,还应考虑护理人员的年龄、体力状况等。

(3)管理水平:护理管理水平直接影响护理人员的编制。护理管理者与医院行、管、医技、后勤部门的协调工作,可以为护理工作提供良好的支持系统,从而保障护理一线直接护理时间,同时护理管理者有效地利用人力资源、科学管理,均能节省护理人力。

(4)政策规定:护理人员以女性为主,妊娠期受到保护,加上节日、公休日、病假等均影响人员的编制。

三、护理人员的排班

1.排班的基本原则

目前我国医院常用的护理模式有功能制护理、小组护理、个案护理(特护)、责任制护理、整体护理等。不管采用何种分工方式,都应遵循下列原则。

(1)以满足患者护理需要为原则,保证护理工作 24 h 不间断,使各班次互相衔接。

(2)根据护理人员不同层次,能级对应,新老搭配。

(3)根据工作量,合理协调人员,工作量大的时段,工作人员应相对集中。

(4)各班人员相对稳定,避免轮换过频,便于了解患者病情和保证工作连续性。

(5)保证护理人员充分休息和学习的时间,尽量照顾护理人员的特殊需求。

2.排班的类型

(1)集权式排班:由护理部或科护部集中对各部门护理人员排班。其优点是便于排班者掌握全部护理人力,可依部门需要灵活调动人力。它的缺点是不了解各部门的实际需求,照顾不到人员的个人需要,护理人员满意度低。

(2)分权式排班:是目前最常用的排班方式,由护士长负责本部门人员排班。其优点是排班者了解本部门的人力需要状况、能够照顾人员的个人需要。其缺点是在本部门工作量大、人力不足时,无法取得其他部门人力支援。

(3)自我排班法:是由护理人员自己进行排班,选择自己想上的班次,实施中要经过讨论修改,以满足患者需要为主,兼顾护理人员自身需要为辅,制订排班规则,自觉遵守。其优点是充分调动护理人员主动性、积极性、促进护理人员之间、护士长与护理人员的关系融洽,节省护士长排班时间,减少换班,保持工作稳定性。

3.排班的方法

根据科室的工作任务不同,排班的方法可以不同,各医院采用的排班方法,体现了这种差异性和各自特点,但均受到本单位人员的认同。所以,不限制采用哪种方式排班,这里仅介绍几种方法供参照。

(1)周期性排班:每隔一定周期(如2周、4周)使各个固定班轮回一次,使护理人员了解排班规律,利于个人安排。缺点是忽略了每日工作量的不均衡,容易出现忙闲不均。

(2)每日三班制或两班制:三班为日班、小夜班、大夜班;两班为日班、夜班。上下班时间可有多种选择,如:日班可有"7:00～15:00""7:00～12:00""3:00～6:00""8:00～16:00""8:00～12:00""14:00～18:00";小夜班可有"15:00～23:00""17:00～1:00";大夜班可有"23:00～7:00""1:00～9:00"等。

(3)上班时数的种类每日上班可有8小时制、10小时制、12小时制等,可根据各科室情况而定。总之,护理人力资源管理是护理管理者面临的重要课题。搞好护理人力规划要遵循功能需要、能级对应、合理比例、动态发展的原则。护理管理者应该综合分析护理工作量、护理人员能力、护理管理水平、政策规定等对护理人员编制的影响,探索与医院自身发展相适应的护理人员编制方案。合理安排护理人员班次是满足患者需要,保持护理工作连续性的保证。各种排班类型和方法各有利弊,应根据各单位实际情况遵循排班的原则进行。

(沈兆媛)

第三节　护理物品设备的管理

医院各个部门均有很多物品与设备,这是保证医院正常工作所必须的。管理好各个护理单元的物品与设备,发挥它们的作用,减少成本消耗,最大限度地提高经济效益,是护理管理者必须重视的问题。加强护理物品设备管理,能够提高物品、设备的完好率和使用率,充分利用、减少浪费,为临床护理工作提供可靠的物质基础,保证安全高效的护理实施。很难想象,如果面对呼吸衰竭患者正要使用呼吸机,而管道裂隙漏气,护士该如何应对。

一、护理物品管理

护理物品是指护理、治疗使用的用具和用物,如血压计、听诊器、流量表、患者被服、轮椅和平车等。

(1)建立登记本,详细记录物品的请领、外借、损坏和遗失情况等。

(2)按物品种类建立物品清单。

(3)定位放置,定人管理,定期维护,严格交接。

(4)定期清点物品,对需补充的物品,及时请领;破损物品办理报废手续,与破损物品一起送物品管理部门。

二、护理设备管理

病房常见的护理设备有心电监测仪、呼吸机、输液泵等,保持其完好状态,是保证医疗安全实施的必要条件。

(1)收集管理各种仪器说明书,了解仪器性能、使用方法和操作要求。

(2)制订仪器操作规程,指导护理人员按操作规程严格使用。

(3)建立设备卡,注明品名、用途、厂家、出厂日期和使用时间等。

(4)设备要定人管理,定点存放,定期检查,定期维护,发现损坏,及时送修。

(5)建立使用登记本,记录使用的起止时间和完好性。

(6)科室负责人更换时,应清点设备,办理移交手续,移交人和接收人应签名。

三、易消耗品管理

易消耗品是指短期使用的物品,如文具、纸张、一次性护理用物(如注射器、导尿管等)、清洁用品(毛巾、洗手液等)。

(1)每月统计消耗量,分析使用情况,减少浪费。

(2)按规定时间及时请领,保证供应,避免积压过期。

(3)各种物品要按用途进行分类,固定摆放,便于取用。

四、常用药物管理

(1)病区药柜的药品根据临床病种和需要,确定数量基数。

(2)按药品保存要求储存,如胰岛素等生物制剂应放在冰箱内冷藏。

(3)各类药品:内服、外用、片剂、针剂分开放置,按用途归类,原盒包装,如镇静药物,可将地西泮(安定)、苯巴比妥(鲁米那)、氯丙嗪注射液等归类放置。

(4)抢救药品必须固定存放在抢救车内,定量定位存放,用后立即补足,每班清点。

(5)毒麻限剧药应专人负责,每班清点,用后及时补充,上锁保存。

(6)定期清点数量,检查药品质量,防止变质,药瓶标签与药品不符、标签模糊者不得使用。

(7)交给患者自服的药品,应在取药后交患者核对后签字接收。

护理物品管理是护理资源管理的一部分,管理好护理物品设备能够提高经济效益,保证临床护理安全高效地实施。护理人员应该根据护理物品、设备、易消耗品、药物的特点对它们进行有效的管理。

(沈兆媛)

第四节　护理教育管理

护理教育包括护士在职教育和临床护理教育。护士在职教育包括新护士岗前培训、规范化培训、继续教育、进修生培训等。临床护理教育包括临床教学和临床实习。护理教育管理包括护理教育组织管理体系的建设、临床教育工作管理制度的制定、教学质量评价体系的制定及落实、教学师资的选拔及培养、分层次培训管理等。

一、临床教学管理

1.临床护理教学组织管理

构建护理部-科-病区三级教学质量管理体系,形成护理部主任-护理部教学助理-科教学干事-病区教育护士-病区带教老师分级管理网络,明确各级教学人员工作职责,各司其职,完成医院临床护理教学任务。

2.临床护理教学管理制度

为进一步加强护理教育管理,促进教学管理工作规范化、科学化、制度化和现代化,不断提高护理教学管理水平与教学质量,应建立健全护理教学管理制度。如临床护理教师资格认证与管理制度、临床护理教学质量考评管理办法、教学档案管理、带教老师管理制度、护生管理制度等。

3.临床护理师资队伍管理

在临床教学工作中,教师队伍的水平如思想素质、知识结构、业务素质的高低直接影响教学质量。因此,对临床护理教学人员应实行资格认证和聘任制,严格甄选,选择具有良好的职业素质和专业技能、责任心强、乐于施教的护士。同时加强临床护理师资队伍的培养,采用集中培训、外院进修、参加学术交流等,提高教学水平,并定期考核。

4.临床教学计划管理

护理部应根据各院校护理教学计划,结合医院实际,以临床应用能力为主线设计培养方案。临床带教老师应根据护理部教学计划,结合专科特点和学生所在院校的教学计划制定个性化的教学方案,各级教学管理组织定期对计划实施情况进行检查。

二、护士岗位培训

(一)培训目的

根据本医院护士的实际业务水平、岗位工作需要以及职业生涯发展,制定并落实本医院各级护士在职培训计划,加强护士的继续教育,注重新知识、新技术的培训和应用。护士培训要以岗位需求为导向、岗位胜任力为核心,突出专业内涵,注重实践能力,提高人文素养,适应临床护理发展的需要。

(二)培训内容

1.新护士岗前培训

实行岗前培训和岗位规范化培训制度。岗前培训包括相关法律法规、医院规章制度、服务理念、医德医风以及医患沟通等内容。岗位规范化培训包括岗位职责与素质要求、诊疗护理规范和标准、责任制整体护理的要求及临床护理技术等,以临床科室带教式为主,在医院内科、外科等大科系进行轮转培训,提高护士为患者提供整体护理服务的意识和能力。

2.专科护理培训

根据临床专科护理发展和专科护理岗位的需要,按照国家卫生计生委和省级卫生行政部门要求,开展对护士的专科护理培训,重点加强重症监护、急诊急救、血液净化、肿瘤等专业领域的骨干培养,提高专业技术水平。

3.护理管理培训

从事护理管理岗位的人员,应当按照要求参加管理培训,包括现代管理理论在护理工作中的应用、护士人力资源管理、人员绩效考核、护理质量控制与持续改进、护理业务技术管理等,提高护理管理者的理论水平、业务能力和管理素质。

4.各个能级分层培训

培训内容依护士能级不同而异,一般采用阶段式、阶梯式培养模式。按各层级能力要求、职责及晋级条件将护理人员分为四到五级,定期评估。各级护士培训内容的设置遵循弹性原则和反馈原则,根据实际情况不断调整和修改培训计划和内容,及时加入先进知识及技术。分层次培训可以遵循共性、个性相结合原则,比如 N0～N4 的共享课程和 N1～N5 的个性化课程。N1、N2 主要围绕扎实强化打好基础,N3～N5 主要围绕提升扩展帮助发展。在内容的选择方面,共享课程主要涵盖人文修养、新的政策规范标准、相关的法律法规以及护士专业发展和执业中存在的问题等;个性课程则按不同能级护士的岗位职责、任职条件、核心能力要求、工作标准拟定授课内容。

(三)培训方法

1.护理部层面

(1)专题短训班。定期举办专题短训班(建议 1 个月一次),包括护理教学、护理管理、优质护理、急诊危重病、循证护理、国外动态等,从外院聘请或医院内部副高职称以上的护理专家、国内外进修学习者、研究生等担任讲师,护士根据自己能级和需求进行学习。

(2)业务讲座。护理部定期组织业务讲座(建议 2 个月一次),包括护理前沿、新技术、新知识、护理文化政策等,讲座结束,组织考试,可按规定授予 2 学分。

2.病区层面

(1)各病区应根据专科特点定期组织专业知识、技能学习与演练,努力提高各级护理人员的专业护理水平,提高服务质量。

(2)各病区护士长可利用每日晨会时间对当日病区重症患者、术后患者等护理情况,进行相关护理问题应知应会提问,成绩记个人技术档案。

(3)护士长根据病区现有的疑难护理问题或新技术、新业务开展情况,组织专业知识学习,保证业务学习的质量。

(4)各病区护士长定期组织本专科护理常规和专科护理技术操作的学习和示教,认真落实专科护理常规和技术操作规范的知晓率和执行率。

(5)病区各项业务活动要理论联系实际,解决临床护理中存在的或潜在的护理问题,保证人人落实到位,各项活动安排要有完善的记录。

(6)病区护士长对病区护师以下的护理人员定期进行三基考核,提高低年资护士的护理技能。

(李彩玲)

第五节　感染科护理管理

一、概述

护理管理贯穿于患者住院治疗始终,合理的护理不仅有利于患者的康复,也有利于控制和预防医院感染。国内外学者研究表明,30％ ～50％医院感染与不规范的护理工作有关。

护理操作与医院感染有一定的相关性,如消毒隔离技术、无菌操作、病人的日常护理环境物品检测、患者家属的管理等都是护理工作的范畴。感染科住院者均是各类传染病患者,其不仅是感染科的传播源,也是医院的住院感染传播源,因此严格的护理管理对控制医院的感染率具有重要的意义。

二、感染高危因素及护理环节因素

(一)护理管理制度执行度欠佳

临床护理工作中,有部分护理工作人员不循规蹈矩,自行简化操作程序,对患者的症状体征观察不细致,不能及时发现及报告患者的异常情况,对一些常规护理工作未执行到位,甚至出现失误。

(二)忽视对院内感染的预防和控制

很多护理人员只专注于自己的工作,而对于院内感染的认识不够。甚至,很多基层医院也未重视院内感染的预防和控制,对于传染病患者未能及时作出相应的处理(如隔离等),而增加了院内传染的风险。

(三)医疗器械消毒不规范

医疗中应用的各种可反复使用器械消毒灭菌后一般只有 15 d 的保质期,因此需要定期地进行消毒。医疗器械如体温计、呼吸机管路、湿化瓶、听诊器、雾化吸入器、血压计、止血带等都有相应的消毒程序,其消毒时间的控制、消毒液的溶度等都会影响消毒效果。使用率较高的器械若是不能及时有效地消毒将会通过器械增加交叉感染的几率。

(四)医疗环境及生活用品消毒不规范

我国人口众多,患者剧增,护理人员的工作量也是剧增,这也导致护理人员忙于护理患者,而忽视了对医疗环境及生活用品的消毒。如病床的清扫、一人一套一刷一消毒的基础工作被忽视;空调等的定期清洗除尘;清洗消毒被血液等污染过的地方;病床床单的清洗消毒等。医疗环境的常规清洗消毒。若是忽视以上工作将会导致细菌的滋生繁殖,甚至出现交叉感染等。

(五)医疗垃圾不规范

处理医疗垃圾,特别是感染科的医疗垃圾常带有各种传染病菌或病毒,若是处理不当如存放时间过长、封闭不严、液体外漏等均会导致病菌的传播,是院内感染的高危因素。另外,医疗垃圾应该和生活垃圾严格分开存放,因为它们之间的处理方式是不相同的。

(六)护理人员感染防控意识淡薄

护理人员不能严格按照操作规范进行无菌操作,无菌观念淡薄,同时对传染病患者隔离等重视不够。手是最容易受到污染的,也是最容易被忽视的。特别是在感染科,不同患者带有不同的传染源,护理人员在护理不同病人时易通过手造成交叉感染。因此,护理人员在护理完一个病人后应该常规消毒手,方能再护理下一个患者,这不仅是保护自己也是在保护患者。

(七)忽视对护理人员的相关业务的培训

患者多、工作量大,导致护理人员及护理实习生只是忙于采血、换药等技术操作,而忽视了理论的系统化学习,特别是感染科关于感染防控的知识的学习,最终导致护理人员业务水平并没有实质性的提高。这不仅没有提高工作效率,同时也增加了院内感染的几率。

三、护理管理措施

(一)健全护理管理制度

结合医院、科室的实际情况及《医院感染规范》《消毒技术规范》《医疗废物管理条例》等制定完善的护理管理制度。同时,加强对执行者的指导及监督,定期检查各项制度的执行情况,积极防控院内感染。

制订发生职业暴露后的处理措施,必要时建立健康档案。对发生职业暴露后的护士,应根据规定采取紧急处理措施,并进行上报,必要时实施预防性用药,最大限度地保护护士安全。

(二)成立院内感染管理小组

感染管理小组人员可由感染相关人员组成,负责对医院感染的全面监管,定期对感染管理进行评估及报告并根据情况进行及时调整监督,从而避免院内感染,同时可提高医院防控院内感染的应急能力。

(三)提高医务人员防控感染的意识

不管是医师还是护理人员都贯穿患者治疗始终,提高医务人员防控感染意识能降低患者间交叉感染的机会。因此,应该定期进行院内感染防控动员,强化意识。

(四)定期培训及质量考核

对于在护理工作中易出现感染的操作及相关知识,应该定期进行培训,以提高护理人员的业务水平。在日常工作中应该对培训内容的执行情况互相监督,互相改进。医院或科室应该定期进行质量考核,从而全面提高护理人员的综合素质。

四、护理方法

(一)加强健康宣教

首先对患者和陪护人员进行健康教育,主要内容是陪护管理和抗感染措施。充分利用医院内的各种媒介,例如宣传栏、板报、发放宣传手册等形式,增强自我保健意识。加强护士职业防护的教育与培训,使护士增强自我防护意识,掌握各种防护用具的正确使用方法。

(二)提高护理质量

一方面,建立健康档案,记录患者的一般资料、临床特征、心理状态,根据患者实际情况制定护理措施,并随时进行调整,符合患者的实际,使患者感受到人性化服务。另一方面,提高医护人员的技能水平,开展抗感染相关知识的培训和考核,促进护理技能的提升。

加强高危环节管理,如接触患者血液等体液时应戴手套,禁止回套针帽、徒手分离针具等,患者使用过的针头应放入防水、防刺破并有标识的容器内,直接送焚烧处理。

(三)强化病房管理

制定陪护人员护理标准,首先要求具备一定的知识水平,具有较高的理解能力,经体检合格后参与到患者的护理管理工作中。完善陪护人员的护理工作流程,能够根据患者实际情况、科室特点制定管理制度,从而规范患者和医护人员的行为,确保病房管理有序进行。

(四)落实消毒隔离措施

向患者和家属讲解消毒隔离知识,明确可能发病人群、感染传播途径,从而实施有效的消毒措施。另外,要加强陪护人员的身体检查,确保不会引入传染源,严格执行探视规定,从而减少交叉感染。

1. 环境

病室经常通风,保持适宜的温湿度。床单位、门把手、墙、地面等每日用过氧乙酸或含氯消毒剂消毒 1 次;终末消毒用上述方法消毒后再用清水冲刷或抹洗。抹布要专用,用后浸泡消毒、洗净、晾干。

2.用物

一应用物尽可能使用一次性用品。

诊疗器具尽量固定专用,用后原则上进行消毒-清洁-再消毒流程处理,并根据器具的不同消毒要求采用不同的方法消毒处理。患者接触过的物品或落地的物品应视为污染,消毒后方可给他人使用;患者的衣物、信件、钱币等经熏蒸消毒后才能交家人带回;患者的排泄物、分泌物、呕吐物须经消毒处理后方可排放;需送出病区处理的物品,置污物袋内,袋外有明显标识。

3.医务人员

医务人员诊疗、处置工作前后均应洗手,必要时用消毒液浸泡,无菌操作时要严格遵守无菌操作原则;认真贯彻标准预防措施,即根据普遍预防原则,医疗卫生机构所采取的一整套预防控制血源性病原体职业接触的程序和措施,如正确洗手,恰当使用手套、隔离衣等防护用具,正确处理锐器及其他污物。

五、公共卫生事件管理

公共卫生事件是指突然发生,造成或者可能造成社会公众健康严重损害的重大传染病疫情、群体性不明原因疾病、重大食物和职业中毒,以及其他严重影响公众健康的事件。公共卫生事件管理以预防为主,常备不懈。

1.制订应急预案

按传染病散发、暴发、流行情况等明确应急成员和备用人员数量、技术水平、分工、职责,建立护理教护分级标准及启动程序。

2.建立应急护理人员储备队伍

加强对护理人员急救意识的培养和急救技术的培训,定期进行实战演练,规范相关程序,提高应急人员实战能力。

3.备好常用仪器及药品

常规仪器设备、药品、器械及监护仪、呼吸机、输液泵等急救用物准备充分,确保性能完好,时刻备用。

4.制订相关的工作流程

制订相关的工作流程,如发热患者就诊流程、门诊预检分诊工作流程、急诊分诊工作流程、患者出入护送流程,以及对隔离病区和发热门诊医疗卫生用品传送流程、患者标本传送流程、被服更换处理流程、垃圾运送流程、疫情报告程序、消毒隔离制度及流程等,一旦发生突发疫情,护理工作能规范化、制度化地有序进行。

5.成立突发疫情防治质量控制小组

负责急、危、重病患者的抢救与护理,迅速识别问题并做出积极反应。

六、总结

保证护理质量是防控院内感染的重要措施之一,特别是在感染科,面对各类传染病患者,更是只有通过严格的护理管理,充分动员护理人员的感染防控意识、严格执行操作程序,才能降低患者之间的交叉感染,从而全面降低医院的感染率。

(张建伟)

第十六章　临床常用护理操作技术

第一节　心肺复苏

心肺复苏是对心脏停搏所致的全身血循环中断、呼吸停止、意识丧失等所采取的旨在恢复生命活动的一系列及时、规范、有效急救措施的总称。心肺复苏是一个连贯的、系统的急救技术,各个时期应紧密结合,不间断进行。

心肺复苏的三个阶段:心肺复苏包括基础生命支持、高级生命支持和复苏后处理 3 个阶段。基础生命支持的抢救要点可以表达为"ABCD",即"维持气道开放(airway)、提供呼吸支持(breathing)、恢复有效循环(circulation)、电击除颤(defibrillation)"。

一、目的

保护脑和心、肺等重要脏器不致达到不可逆的损伤程度,并尽快恢复自主呼吸和循环功能。

二、适应证

因各种原因所造成的循环骤停(包括心搏骤停、心室纤颤及心搏极弱)。

三、禁忌证

(1)胸壁开放性损伤。

(2)肋骨骨折。

(3)胸廓畸形或心脏压塞。

(4)凡已明确心、肺、脑等重要器官功能衰竭无法逆转者,可不必行复苏术,如晚期癌症等。

四、操作方法

1.判断心脏呼吸骤停

患者有突然的意识丧失、大动脉搏动消失、心音消失即可确定心脏骤停诊断,不必等待心电图检查,患者鼻、口无气体流动,口唇发绀,胸腹无起伏,可判定呼吸停止。

2.紧急处理

(1)患者仰卧,抬高下肢,解开衣领、衣扣和裤带,挖出口中污物、义齿及呕吐物。

(2)连接心电监护仪,通知麻醉科气管插管,通知上级医师,注意须与下面的步骤同时进行,切不可因此而延误抢救时间。

(3)心前区捶击(拳击):心脏骤停后 1 min 内进行,用握拳拳底肌肉部分,距胸壁 20～30 cm 高度捶击胸骨中部,可重复 2～3 次。

(4)人工呼吸。①口对口人工呼吸:术者一手托起患者下颌使其头部后仰,另一手捏紧患者鼻孔,深吸一口气,紧贴患者口部用力吹入,使其胸廓扩张,吹毕立即松开鼻孔,让患者胸廓自行回缩而将气排出,如此反复进行,16～18 次/分。②口对鼻人工呼吸:不宜行口-口人工呼吸者可采取口-鼻人工呼吸,向鼻孔内吹气时,应将口闭住,步骤同口-口人工呼吸。③若现场仅一个抢救者,应胸外心脏按压 30 次,人工呼吸 2 次;如有 2 个抢救者,则一个负责胸外心脏按压,另一个施行人工呼吸。一旦有关人员到达现场,即应作气管插管,必要时气管切开。

(5)胸外心脏按压:在人工呼吸的同时,进行人工心脏按压。①在患者的背部垫一块木板。②按压部位:胸骨上 2/3 与下 1/3 交界处。③按压姿势与方法:术者以一手掌的根部置于上述按压部位,另一手掌交叉重叠于此掌背之上,其手指不应加压于患者胸部;按压时两肘伸直,用肩背部力量垂直向下,使胸骨下压 5～6 cm,然后放松,使掌根不离开胸壁。④按压次数:≥100 次/分钟。

(6)药物治疗:①肾上腺素,每次 1～2 mg 静脉注射,必要时每隔 5～10 min 重复 1 次;②利多卡因,酌情选用。

(7)除颤和人工心脏起搏:心脏骤停为心室颤动所致者,立即除颤,首次电能 250～300 kJ,心室颤动波细小者先予肾上腺素 1.0 mg 静脉注射后再电击;心室停搏、无效室性自主心律可采取人工起搏器治疗。

3.心脏复跳后的处理

①治疗原发病;②维持酸碱平衡;③维持有效循环;④维持呼吸功能,必要时可用呼吸机治疗;⑤防止再度发生心脏骤停;⑥防治脑水肿、脑损伤;⑦防治急性肾衰竭;⑧防止继发感染。

五、护理措施

(1)目击患者出现呼吸心搏骤停,立即判断患者意识,同时高声呼叫其他医务人员协助抢救。

(2)将患者安置复苏体位,同时判断颈动脉搏动和自主呼吸后开始胸外按压 30 次,频率100～120 次/分,按压深度 5～6 cm。开放气道,人工通气 2 次。连续按压通气 5 个循环,比例30：2。

(3)对于发生心室颤动的患者应实施有效的非同步直流电除颤。

(4)尽快建立心电监护和静脉通路。建议建立两条静脉通路,复苏时首选肘正中静脉,距心脏较近,可输入大量的液体。中心静脉可取股静脉虽距心脏较远,但复苏抢救工作可以不必间断,并发症也较少。

(5)复苏药物给药途径应首选静脉给药,其次选择气管给药。遵医嘱准确快速应用复苏药物。

(6)建立抢救特护记录,详细记录抢救用药、抢救措施、病情变化、出入量、生命体征等。

(7)复苏后的护理措施。①密切观察生命体征变化:如有无呼吸急促、烦躁不安、皮肤潮红、多汗和二氧化碳潴留而致酸中毒的症状,并及时采取防治措施。②维持循环系统的稳定:复苏后心律不稳定,应予心电监护。同时注意观察脉搏、心率、血压、末梢循环[通过观察皮肤、口唇颜色,四肢温度、湿度,指(趾)甲的颜色及静脉的充盈情况等]及尿量。③保持呼吸道通畅,加强呼吸道管理:注意呼吸道湿化和清除呼吸道分泌物。对应用人工呼吸机的患者应注意呼吸机参数(潮气量、吸入氧浓度及呼吸频率等)的监测和记录;气道湿化;观察有无人工气道阻塞、管路衔接松脱、皮下气肿、通气不足或通气过度等现象。④加强基础护理,预防压疮、肺部感染和泌尿系统感染等并发症的发生。⑤保证足够的热量,昏迷患者可给予鼻饲高热量、高蛋白饮食。⑥定期监测动脉血气及水、电解质平衡情况。⑦复苏后可根据医嘱给予患者亚低温治疗。

（沈兆媛）

第二节　气管插管

气管插管是各种急危重症患者抢救过程中的一项非常实用而重要的技术。要求在短时间内完成气管插管,建立人工气道,迅速恢复患者的通气与供氧,是逆转急危重症患者病情和预后的关键。

一、目的

(1)促使高浓度氧气的吸入。

(2)保护气道。

(3)有利于吸引。

(4)提供复苏时另一给药途径。

二、适应证

(1)**心搏骤停**:患者自主呼吸、心跳突然停止,使用简易呼吸器通气无效。

(2)**呼吸衰竭**:严重的呼吸衰竭和急性呼吸窘迫综合征,不能满足机体通气和供氧的需要。

(3)**上呼吸道阻塞**:自主清理呼吸道无效或有误吸的危险。

(4)**上呼吸道损伤**:存在上呼吸道损伤,通气受阻。

(5)**手术需要**。

三、禁忌证

①咽喉部急性症状和疾病:急性喉炎、喉头水肿、咽喉部肿瘤、烧灼伤等;②胸主动脉瘤;③下呼吸道梗阻。

四、操作前准备

插管之前应充分做好准备工作。插管所需用具如下:喉镜、气管导管、导丝、压舌板、面罩、简易呼吸器、听诊器、注射器(5 mL)、口咽通气道、负压吸引设备、吸痰管、生理盐水(易拉盖)、气管插管固定寸带、气囊压力表、布胶布、康惠尔泡沫敷料(10 cm×10 cm)、吸氧设备、备用电池两节和相关急救药物,一般护理记录单,呼吸机、灭菌注射用水、可调节输液器。

五、操作配合

1.插管前准备

插管时需要医生护士配合共同完成。护士戴手套;取下患者枕头,患者呈仰卧位,肩背部垫高,头尽量后仰,使患者口、咽、喉成一直线;用吸痰管吸净口鼻、咽喉部分泌物、血液或胃反流物;取下义齿,检查有无牙齿松动,松动明显可拔除,松动不明显用外科缝线拴牢以防插管时脱落坠入。根据患者年龄、性别遵医嘱选择合适的气管导管,一般男性使用内径 7～8.5 mm,

女性使用内径 7~8 mm,插管前必须检查气管插管套囊是否松动、漏气。将导丝插进气管导管床旁备用。

插管前,检查气管插管所需用物是否齐全,特别是喉镜光源是否明亮。根据患者具体情况遵医嘱使用相应镇静药和肌松药,与此同时使用简易呼吸器面罩加压给氧 2~3 min,使血氧饱和度保持在 95% 以上,由医生判断患者意识、镇静程度,符合插管条件立即行气管插管术。插管过程医护需高度配合,医生右手持气管导管,对准声门,插入 3~5 cm(气囊越过声门即可)。立即拔出导丝,向导管气囊内注入空气 5~7 mL。

2.插管后观察

导管是否有气体随呼吸进出,或用简易人工呼吸器压入气体观察胸廓有无起伏,或听诊两肺有无对称的呼吸音以确定导管已在气管内。

3.固定

用胶布把气管导管与口咽通气道固定在一起,必要时在双颊垫上康惠尔泡沫敷料,并牢固固定于口部四周及面颊皮肤,再用寸带进行进一步固定并预留两指的空隙。

六、操作后护理

1.观察病情

注意观察患者神经精神症状及体征,注意观察血压和周围循环情况,注意体温、呼吸、尿量变化。

2.体位

患者头部位置稍后仰,以减轻插管对咽后壁的压迫,并定时左右转动头部以变换导管压迫点,防止局部损伤。

3.使用呼吸机的监护

全面掌握呼吸机的性能,如呼吸机的声音、节律是否异常,发现异常及时调节或更换。注意观察患者胸廓起伏、神志、面色、周围循环,观察有无自主呼吸,是否与呼吸机同步,否则应设法调整。注意避免脱管、堵管及气胸的发生,意识清醒或躁动者用约束带固定手脚。

4.保持呼吸道通畅

吸痰是气管插管后保持呼吸道通畅的主要措施。如操作不当可致缺氧或低氧血症,吸引时间过长压力过高或吸管太粗等都可能导致肺不张、气道痉挛、心律失常、血压变化、颅内压增高和气道损伤。因此,护士要掌握吸痰的技巧及吸痰的时机,呼吸时导管内传出响声表示气管内有不易咳出的分泌物,需吸痰。吸痰应严格无菌操作,先吸导管内后吸口鼻分泌物,吸痰前后高浓度吸氧 1~2 min,每次吸痰不超过 15 s,吸引负压不要太大,吸痰管要插入气管内边旋转边吸引向上提,动作一定要轻柔。注意观察痰量、颜色、黏稠度。

5.呼吸道湿化

气管插管后,患者原有湿化功能丧失,加上通气又会使气道水分丢失,导致气道干燥,痰液干结,形成痰阻气道而造成患者窒息。因此,呼吸道湿化是气管插管中不可忽视的环节。①雾化器雾化:是应用气体射流原理,将水滴撞成小颗粒,输入呼吸道,对下呼吸道和支气管的分泌物有更好的稀释作用;②湿化器湿化:呼吸机湿化器湿化起到一个人工鼻的作用,它包含一个可自动控温加热装置,可将湿化器中的蒸馏水加热,改善吸气气流的湿度和温度,并能直接供给患者蒸发丢失的水分,温度 34℃~35℃。